国家卫生健康委员会“十三五”规划教材
全国中医药高职高专教育教材

供康复治疗技术专业用

临床康复学

第3版

主　　编　邓　倩

副主编　孙　博　熊国星

编　　委　（按姓氏笔画排序）

邓　倩（南阳医学高等专科学校）
卢　哲（南阳医学高等专科学校）
孙　博（江苏省连云港中医药高等职业技术学校）
李秀坤（四川中医药高等专科学校）
曹　渺（四川护理职业学院）
熊国星（重庆医药高等专科学校）

人民卫生出版社

图书在版编目（CIP）数据

临床康复学／邓倩主编.—3版.—北京：人民卫生出版社，2019

ISBN 978-7-117-28719-7

Ⅰ.①临… Ⅱ.①邓… Ⅲ.①康复医学－高等职业教育－教材 Ⅳ.①R49

中国版本图书馆CIP数据核字（2019）第138958号

人卫智网	www.ipmph.com	医学教育、学术、考试、健康，购书智慧智能综合服务平台
人卫官网	www.pmph.com	人卫官方资讯发布平台

版权所有，侵权必究！

临床康复学

第3版

主　　编：邓　倩

出版发行：人民卫生出版社（中继线 010-59780011）

地　　址：北京市朝阳区潘家园南里19号

邮　　编：100021

E - mail：pmph @ pmph.com

购书热线：010-59787592　010-59787584　010-65264830

印　　刷：人卫印务（北京）有限公司

经　　销：新华书店

开　　本：787×1092　1/16　　印张：22

字　　数：507千字

版　　次：2010年5月第1版　　2019年8月第3版

2024年11月第3版第9次印刷（总第17次印刷）

标准书号：ISBN 978-7-117-28719-7

定　　价：59.00元

打击盗版举报电话：010-59787491　E-mail：WQ @ pmph.com

（凡属印装质量问题请与本社市场营销中心联系退换）

《临床康复学》数字增值服务编委会

主　　编　邓　倩

副主编　孙　博　熊国星

编　　委　（按姓氏笔画排序）

邓　倩（南阳医学高等专科学校）
卢　哲（南阳医学高等专科学校）
孙　博（江苏省连云港中医药高等职业技术学校）
李秀坤（四川中医药高等专科学校）
曹　渺（四川护理职业学院）
熊国星（重庆医药高等专科学校）

修订说明

为了更好地推进中医药职业教育教材建设，适应当前我国中医药职业教育教学改革发展的形势与中医药健康服务技术技能人才的要求，贯彻落实《国家中长期教育改革和发展规划纲要(2010—2020年)》《医药卫生中长期人才发展规划(2011—2020年)》《中医药发展战略规划纲要(2016—2030年)》精神，做好新一轮中医药职业教育教材建设工作，人民卫生出版社在教育部、国家卫生健康委员会、国家中医药管理局的领导下，组织和规划了第四轮全国中医药高职高专教育、国家卫生健康委员会“十三五”规划教材的编写和修订工作。

本轮教材修订之时，正值《中华人民共和国中医药法》正式实施之际，中医药职业教育迎来发展大好的际遇。为做好新一轮教材出版工作，我们成立了第四届中医药高职高专教育教材建设指导委员会和各专业教材评审委员会，以指导和组织教材的编写和评审工作；按照公开、公平、公正的原则，在全国1 400余位专家和学者申报的基础上，经中医药高职高专教育教材建设指导委员会审定批准，聘任了教材主编、副主编和编委；确立了本轮教材的指导思想和编写要求，全面修订全国中医药高职高专教育第四轮规划教材，即中医学、中药学、针灸推拿、护理、医学美容技术、康复治疗技术6个专业83门教材。

第四轮全国中医药高职高专教育教材具有以下特色：

1. 定位准确，目标明确 教材的深度和广度符合各专业培养目标的要求和特定学制、特定对象、特定层次的培养目标，力求体现“专科特色、技能特点、时代特征”，既体现职业性，又体现其高等教育性，注意与本科教材、中专教材的区别，适应中医药职业人才培养要求和市场需求。

2. 谨守大纲，注重三基 人卫版中医药高职高专教材始终坚持“以教学计划为基本依据”的原则，强调各教材编写大纲一定要符合高职高专相关专业的培养目标与要求，以培养目标为导向、职业岗位能力需求为前提、综合职业能力培养为根本，同时注重基本理论、基本知识和基本技能的培养和全面素质的提高。

3. 重点考点，突出体现 教材紧扣中医药职业教育教学活动和知识结构，以解决目前各高职高专院校教材使用中的突出问题为出发点和落脚点，体现职业教育对人才的要求，突出教学重点和执业考点。

4. 规划科学，详略得当 全套教材严格界定职业教育教材与本科教材、毕业后教育教材的知识范畴，严格把握教材内容的深度、广度和侧重点，突出应用型、技能型教育内容。基础课教材内容服务于专业课教材，以“必须、够用”为度，强调基本技能的培养；专业课教材紧密围绕专业培养目标的需要进行选材。

5. 体例设计，服务学生 本套教材的结构设置、编写风格等坚持创新，体现以学生为中心的编写理念，以实现和满足学生的发展为需求。根据上一版教材体例设计在教学中的反馈意见，将"学习要点""知识链接""复习思考题"作为必设模块，"知识拓展""病案分析(案例分析)""课堂讨论""操作要点"作为选设模块，以明确学生学习的目的性和主动性，增强教材的可读性，提高学生分析问题、解决问题的能力。

6. 强调实用，避免脱节 贯彻现代职业教育理念。体现"以就业为导向，以能力为本位，以发展技能为核心"的职业教育理念。突出技能培养，提倡"做中学、学中做"的"理实一体化"思想，突出应用型、技能型教育内容。避免理论与实际脱节、教育与实践脱节、人才培养与社会需求脱节的倾向。

7. 针对岗位，学考结合 本套教材编写按照职业教育培养目标，将国家职业技能的相关标准和要求融入教材中。充分考虑学生考取相关职业资格证书、岗位证书的需要，与职业岗位证书相关的教材，其内容和实训项目的选取涵盖相关的考试内容，做到学考结合，体现了职业教育的特点。

8. 纸数融合，坚持创新 新版教材最大的亮点就是建设纸质教材和数字增值服务融合的教材服务体系。书中设有自主学习二维码，通过扫码，学生可对本套教材的数字增值服务内容进行自主学习，实现与教学要求匹配、与岗位需求对接、与执业考试接轨，打造优质、生动、立体的学习内容。教材编写充分体现与时代融合、与现代科技融合、与现代医学融合的特色和理念，适度增加新进展、新技术、新方法，充分培养学生的探索精神、创新精神；同时，将移动互联、网络增值、慕课、翻转课堂等新的教学理念和教学技术、学习方式融入教材建设之中，开发多媒体教材、数字教材等新媒体形式教材。

人民卫生出版社医药卫生规划教材经过长时间的实践与积累，其中的优良传统在本轮修订中得到了很好的传承。在中医药高职高专教育教材建设指导委员会和各专业教材评审委员会指导下，经过调研会议、论证会议、主编人会议、各专业编写会议、审定稿会议，确保了教材的科学性、先进性和实用性。参编本套教材的近 1 000 位专家，来自全国 40 余所院校，从事高职高专教育工作多年，业务精纯，见解独到。谨此，向有关单位和个人表示衷心的感谢！希望各院校在教材使用中，在改革的进程中，及时提出宝贵意见或建议，以便不断修订和完善，为下一轮教材的修订工作奠定坚实的基础。

人民卫生出版社有限公司

2018 年 4 月

全国中医药高职高专院校第四轮规划教材书目

教材序号	教材名称	主编	适用专业
1	大学语文（第4版）	孙 洁	中医学、针灸推拿、中医骨伤、护理等专业
2	中医诊断学（第4版）	马维平	中医学、针灸推拿、中医骨伤、中医美容等专业
3	中医基础理论（第4版）*	陈 刚 徐宜兵	中医学、针灸推拿、中医骨伤、护理等专业
4	生理学（第4版）*	郭争鸣 唐晓伟	中医学、中医骨伤、针灸推拿、护理等专业
5	病理学（第4版）	苑光军 张宏泉	中医学、护理、针灸推拿、康复治疗技术等专业
6	人体解剖学（第4版）	陈晓杰 孟繁伟	中医学、针灸推拿、中医骨伤、护理等专业
7	免疫学与病原生物学（第4版）	刘文辉 田维珍	中医学、针灸推拿、中医骨伤、护理等专业
8	诊断学基础（第4版）	李广元 周艳丽	中医学、针灸推拿、中医骨伤、护理等专业
9	药理学（第4版）	侯 晞	中医学、针灸推拿、中医骨伤、护理等专业
10	中医内科学（第4版）*	陈建章	中医学、针灸推拿、中医骨伤、护理等专业
11	中医外科学（第4版）*	尹跃兵	中医学、针灸推拿、中医骨伤、护理等专业
12	中医妇科学（第4版）	盛 红	中医学、针灸推拿、中医骨伤、护理等专业
13	中医儿科学（第4版）*	聂绍通	中医学、针灸推拿、中医骨伤、护理等专业
14	中医伤科学（第4版）	方家选	中医学、针灸推拿、中医骨伤、护理、康复治疗技术专业
15	中药学（第4版）	杨德全	中医学、中药学、针灸推拿、中医骨伤、康复治疗技术等专业
16	方剂学（第4版）*	王义祁	中医学、针灸推拿、中医骨伤、康复治疗技术、护理等专业

续表

教材序号	教材名称	主编	适用专业
17	针灸学(第4版)	汪安宁　易志龙	中医学、针灸推拿、中医骨伤、康复治疗技术等专业
18	推拿学(第4版)	郭　翔	中医学、针灸推拿、中医骨伤、护理等专业
19	医学心理学(第4版)	孙　萍　朱　玲	中医学、针灸推拿、中医骨伤、护理等专业
20	西医内科学(第4版)*	许幼晖	中医学、针灸推拿、中医骨伤、护理等专业
21	西医外科学(第4版)	朱云根　陈京来	中医学、针灸推拿、中医骨伤、护理等专业
22	西医妇产科学(第4版)	冯　玲　黄会霞	中医学、针灸推拿、中医骨伤、护理等专业
23	西医儿科学(第4版)	王龙梅	中医学、针灸推拿、中医骨伤、护理等专业
24	传染病学(第3版)	陈艳成	中医学、针灸推拿、中医骨伤、护理等专业
25	预防医学(第2版)	吴　娟　张立祥	中医学、针灸推拿、中医骨伤、护理等专业
1	中医学基础概要(第4版)	范俊德　徐迎涛	中药学、中药制药技术、医学美容技术、康复治疗技术、中医养生保健等专业
2	中药药理与应用(第4版)	冯彬彬	中药学、中药制药技术等专业
3	中药药剂学(第4版)	胡志方　易生富	中药学、中药制药技术等专业
4	中药炮制技术(第4版)	刘　波	中药学、中药制药技术等专业
5	中药鉴定技术(第4版)	张钦德	中药学、中药制药技术、中药生产与加工、药学等专业
6	中药化学技术(第4版)	吕华瑛　王　英	中药学、中药制药技术等专业
7	中药方剂学(第4版)	马　波　黄敬文	中药学、中药制药技术等专业
8	有机化学(第4版)*	王志江　陈东林	中药学、中药制药技术、药学等专业
9	药用植物栽培技术(第3版)*	宋丽艳　汪荣斌	中药学、中药制药技术、中药生产与加工等专业
10	药用植物学(第4版)*	郑小吉　金　虹	中药学、中药制药技术、中药生产与加工等专业
11	药事管理与法规(第3版)	周铁文	中药学、中药制药技术、药学等专业
12	无机化学(第4版)	冯务群	中药学、中药制药技术、药学等专业
13	人体解剖生理学(第4版)	刘　斌	中药学、中药制药技术、药学等专业
14	分析化学(第4版)	陈哲洪　鲍　羽	中药学、中药制药技术、药学等专业
15	中药储存与养护技术(第2版)	沈　力	中药学、中药制药技术等专业

续表

教材序号	教材名称	主编	适用专业
1	中医护理(第3版)*	王　文	护理专业
2	内科护理(第3版)	刘　杰　吕云玲	护理专业
3	外科护理(第3版)	江跃华	护理、助产类专业
4	妇产科护理(第3版)	林　萍	护理、助产类专业
5	儿科护理(第3版)	艾学云	护理、助产类专业
6	社区护理(第3版)	张先庚	护理专业
7	急救护理(第3版)	李延玲	护理专业
8	老年护理(第3版)	唐凤平　郝　刚	护理专业
9	精神科护理(第3版)	井霖源	护理、助产专业
10	健康评估(第3版)	刘惠莲　滕艺萍	护理、助产专业
11	眼耳鼻咽喉口腔科护理(第3版)	范　真	护理专业
12	基础护理技术(第3版)	张少羽	护理、助产专业
13	护士人文修养(第3版)	胡爱明	护理专业
14	护理药理学(第3版)*	姜国贤	护理专业
15	护理学导论(第3版)	陈香娟　曾晓英	护理、助产专业
16	传染病护理(第3版)	王美芝	护理专业
17	康复护理(第2版)	黄学英	护理专业
1	针灸治疗(第4版)	刘宝林	针灸推拿专业
2	针法灸法(第4版)*	刘　茜	针灸推拿专业
3	小儿推拿(第4版)	刘世红	针灸推拿专业
4	推拿治疗(第4版)	梅利民	针灸推拿专业
5	推拿手法(第4版)	那继文	针灸推拿专业
6	经络与腧穴(第4版)*	王德敬	针灸推拿专业
1	医学美学(第3版)	周红娟	医学美容技术等专业
2	美容辨证调护技术(第3版)	陈美仁	医学美容技术等专业
3	美容中药方剂学(第3版)*	黄丽萍　姜　醒	医学美容技术等专业

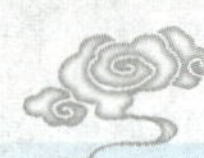

续表

教材序号	教材名称	主编	适用专业
4	美容业经营与管理(第3版)	申芳芳	医学美容技术等专业
5	美容心理学(第3版)*	陈　敏　汪启荣	医学美容技术等专业
6	美容外科学概论(第3版)	贾小丽	医学美容技术等专业
7	美容实用技术(第3版)	张丽宏	医学美容技术等专业
8	美容皮肤科学(第3版)	陈丽娟	医学美容技术等专业
9	美容礼仪与人际沟通(第3版)	位汶军　夏　曼	医学美容技术等专业
10	美容解剖学与组织学(第3版)	刘荣志	医学美容技术等专业
11	美容保健技术(第3版)	陈景华	医学美容技术等专业
12	化妆品与调配技术(第3版)	谷建梅	医学美容技术等专业
1	康复评定(第3版)	孙　权　梁　娟	康复治疗技术等专业
2	物理治疗技术(第3版)	林成杰	康复治疗技术等专业
3	作业治疗技术(第3版)	吴淑娥	康复治疗技术等专业
4	言语治疗技术(第3版)	田　莉	康复治疗技术等专业
5	中医养生康复技术(第3版)	王德瑜　邓　沂	康复治疗技术等专业
6	临床康复学(第3版)	邓　倩	康复治疗技术等专业
7	临床医学概要(第3版)	周建军　符逢春	康复治疗技术等专业
8	康复医学导论(第3版)	谭　工	康复治疗技术等专业

*为“十二五”职业教育国家规划教材

第四届全国中医药高职高专教育教材建设指导委员会

主任委员　方家选　胡志方

副主任委员（按姓氏笔画排序）

王义祁　王之虹　刘　斌　李　丽　何文彬
张立祥　张先庚　陈　刚　陈林兴　周建军
秦晓明　郭争鸣

委　　员（按姓氏笔画排序）

王秀兰　卞　瑶　孔令俭　刘　勇　李灿东
李治田　李景儒　李榆梅　吴　彬　张　科
张美林　张登山　张震云　陈文松　陈玉奇
陈景华　金玉忠　周忠民　顾　强　徐家正
唐家奇　曹世奎　龚晋文　董维春　董辉光
谭　工　潘年松

秘　　书　滕艺萍　范　真　马光宇

第四届全国中医药高职高专康复治疗技术专业教材评审委员会

主任委员　周建军

副主任委员　姚应水　王　飞

委　　员　王德敬　刘　茜　那继文　孙　权
张建中　袁荣高　符逢春

前　言

随着康复医学的发展，新理念、新技术不断创新和涌现，使得教材的修订和完善迫在眉睫。因此，我们在总结汲取前一版教材成功经验的基础上，在人民卫生出版社、全国中医药高职高专教育教材建设指导委员会的组织规划下，按照全国中医药高职高专院校康复治疗技术专业的培养目标，根据职业岗位实际工作流程所必需的知识与技能，并结合康复工作岗位设置的需要，确立本课程的教学内容，编写了本教材。我们力争使第 3 版教材的修订和出版，为初涉康复治疗技术专业的人员打开康复医学的知识大门，同时也力争使该教材成为康复治疗技术专业人员执业资格考试、规范职业行为和提高专业知识水平的重要教材之一。

本教材以临床各科疾病和损伤引起的功能障碍为中心，每一章均按照学生学习思考的逻辑顺序，从概述、康复评定、康复治疗、康复预后和预防等几方面进行阐述。临床特征主要从康复治疗的角度描述，使之更紧密地与临床康复治疗相联系，并重点突出康复治疗方法，便于学生掌握和理解，力求为学生提供一整套立体的、临床实用的康复治疗方法。

本次修订，除了把“神经系统疾病的康复”和“骨科疾病的康复”继续作为重点章节之外，还添加了关节脱位、慢性胃炎、急性肾衰竭、深静脉血栓形成等临床常见疾病的康复，并增加了一些新的康复治疗技术，力求使教材内容更全面，相关内容的层次更深，概念和理论更趋于完善。

在第 3 版教材中，我们力求文字语言精练、通俗，图表制作精美，使教材更具有直观性，具体内容更具有可读性，增加学生对临床康复学学习兴趣，给学生留有思维空间，从而让学生真正喜欢上这门学科。

本教材在编写过程中，得到了各参编单位领导的大力支持以及人民卫生出版社的具体指导，所有编写人员均感到受益匪浅，在此表示衷心的感谢。

由于作者水平有限，本教材在编写过程中可能存在一定的疏漏之处，敬请广大师生提出宝贵意见，以便再版时修订。

《临床康复学》编委会

2019 年 3 月

目　录

第一章　总论 …… 1
第一节　临床康复学概述 …… 1
一、临床康复学的定义 …… 1
二、临床康复的基本目标 …… 2
第二节　临床康复学的工作特点及工作方式 …… 2
一、临床康复学的工作特点 …… 3
二、临床康复学的工作方式 …… 6
第三节　康复医师与康复治疗师的资格与职责 …… 8
一、康复医师的资格与职责 …… 8
二、康复治疗师的资格与职责 …… 9

第二章　神经系统疾病的康复 …… 11
第一节　脑卒中 …… 11
一、概述 …… 11
二、康复评定 …… 15
三、康复治疗 …… 19
四、康复预后和预防 …… 27
第二节　颅脑损伤 …… 28
一、概述 …… 28
二、康复评定 …… 30
三、康复治疗 …… 32
四、康复预后和预防 …… 36
第三节　脑性瘫痪 …… 37
一、概述 …… 37
二、康复评定 …… 39
三、康复治疗 …… 43
四、康复预后和预防 …… 46
第四节　脊髓损伤 …… 47
一、概述 …… 47

二、康复评定 …… 50
三、康复治疗 …… 52
四、康复预后和预防 …… 55
第五节 脊髓灰质炎后遗症 …… 56
一、概述 …… 56
二、康复评定 …… 59
三、康复治疗 …… 60
四、康复预后和预防 …… 62
第六节 周围神经损伤 …… 63
一、概述 …… 63
二、康复评定 …… 65
三、康复治疗 …… 68
四、康复预后和预防 …… 70
第七节 帕金森病 …… 70
一、概述 …… 70
二、康复评定 …… 72
三、康复治疗 …… 74
四、康复预后和预防 …… 77
第八节 多发性硬化 …… 77
一、概述 …… 77
二、康复评定 …… 79
三、康复治疗 …… 80
四、康复预后和预防 …… 83
第九节 阿尔茨海默病 …… 84
一、概述 …… 84
二、康复评定 …… 85
三、康复治疗 …… 89
四、康复预后和预防 …… 93

第三章 骨科疾病的康复 …… 94
第一节 软组织损伤 …… 94
一、概述 …… 94
二、康复评定 …… 96
三、康复治疗 …… 97
四、康复预后和预防 …… 99
第二节 肩关节周围炎 …… 100
一、概述 …… 100
二、康复评定 …… 101
三、康复治疗 …… 103
四、康复预后和预防 …… 107

第三节 骨折 …… 107
一、概述 …… 107
二、康复评定 …… 109
三、康复治疗 …… 110
四、康复预后和预防 …… 114
第四节 手外伤 …… 115
一、概述 …… 115
二、康复评定 …… 116
三、康复治疗 …… 117
四、康复预后和预防 …… 125
第五节 颈椎病 …… 125
一、概述 …… 125
二、康复评定 …… 128
三、康复治疗 …… 129
四、康复预后和预防 …… 132
第六节 腰椎间盘突出症 …… 133
一、概述 …… 133
二、康复评定 …… 135
三、康复治疗 …… 136
四、康复预后和预防 …… 142
第七节 类风湿关节炎 …… 143
一、概述 …… 143
二、康复评定 …… 145
三、康复治疗 …… 148
四、康复预后和预防 …… 152
第八节 关节脱位 …… 152
一、概述 …… 152
二、康复评定 …… 153
三、康复治疗 …… 154
四、康复预后和预防 …… 155
第九节 骨关节病 …… 155
一、概述 …… 155
二、康复评定 …… 157
三、康复治疗 …… 158
四、康复预后和预防 …… 162
第十节 强直性脊柱炎 …… 163
一、概述 …… 163
二、康复评定 …… 165
三、康复治疗 …… 167
四、康复预后和预防 …… 172

第十一节　骨质疏松症 …… 173
一、概述 …… 173
二、康复评定 …… 175
三、康复治疗 …… 177
四、康复预后和预防 …… 181
第十二节　关节置换术 …… 182
一、概述 …… 182
二、康复评定 …… 183
三、康复治疗 …… 185
四、康复预后和预防 …… 189
第十三节　截肢 …… 190
一、概述 …… 190
二、康复评定 …… 191
三、康复治疗 …… 194
四、康复预后和预防 …… 197

第四章　内科疾病的康复 …… 199
第一节　冠状动脉粥样硬化性心脏病 …… 199
一、概述 …… 199
二、康复评定 …… 202
三、康复治疗 …… 204
四、康复预后和预防 …… 210
第二节　高血压 …… 210
一、概述 …… 210
二、康复评定 …… 213
三、康复治疗 …… 214
四、康复预后和预防 …… 219
第三节　慢性充血性心力衰竭 …… 219
一、概述 …… 219
二、康复评定 …… 221
三、康复治疗 …… 222
四、康复预后和预防 …… 226
第四节　慢性阻塞性肺疾病 …… 226
一、概述 …… 226
二、康复评定 …… 229
三、康复治疗 …… 231
四、康复预后和预防 …… 236
第五节　哮喘 …… 237
一、概述 …… 237
二、康复评定 …… 239

三、康复治疗 …… 240
四、康复预后和预防 …… 242
第六节　糖尿病 …… 243
一、概述 …… 243
二、康复评定 …… 245
三、康复治疗 …… 247
四、康复预后和预防 …… 251
第七节　慢性胃炎 …… 251
一、概述 …… 251
二、康复评定 …… 253
三、康复治疗 …… 253
四、康复预后和预防 …… 256
第八节　急性肾衰竭 …… 257
一、概述 …… 257
二、康复评定 …… 259
三、康复治疗 …… 260
四、康复预后和预防 …… 263

第五章　其他疾病的康复 …… 265
第一节　烧伤 …… 265
一、概述 …… 265
二、康复评定 …… 268
三、康复治疗 …… 271
四、康复预后和预防 …… 274
第二节　癌症 …… 274
一、概述 …… 274
二、康复评定 …… 277
三、康复治疗 …… 279
四、康复预后和预防 …… 282
第三节　深静脉血栓形成 …… 282
一、概述 …… 282
二、康复评定 …… 285
三、康复治疗 …… 286
四、康复预后和预防 …… 288

第六章　临床常见功能障碍的康复 …… 290
第一节　疼痛 …… 290
一、概述 …… 290
二、康复评定 …… 292
三、康复治疗 …… 295

四、康复预后和预防 …… 297
第二节　痉挛 …… 297
一、概述 …… 297
二、康复评定 …… 298
三、康复治疗 …… 299
四、康复预后和预防 …… 300
第三节　挛缩 …… 300
一、概述 …… 300
二、康复评定 …… 301
三、康复治疗 …… 302
四、康复预后和预防 …… 302
第四节　膀胱和直肠功能障碍 …… 303
一、概述 …… 303
二、康复评定 …… 304
三、康复治疗 …… 305
四、康复预后和预防 …… 308
第五节　压疮 …… 308
一、概述 …… 308
二、康复评定 …… 309
三、康复治疗 …… 311
四、康复预后和预防 …… 313
第六节　吞咽功能障碍 …… 313
一、概述 …… 313
二、康复评定 …… 315
三、康复治疗 …… 316
四、康复预后和预防 …… 318
第七节　言语功能障碍 …… 319
一、概述 …… 319
二、康复评定 …… 321
三、康复治疗 …… 322
四、康复预后和预防 …… 325

主要参考书目 …… 327

第一章

总　论

学习要点

临床康复学的基本概念、临床康复的基本目标、临床康复学的工作特点及工作方式、康复医师与康复治疗师的资格与职责。

第一节　临床康复学概述

世界卫生组织(World Health Organization,WHO)将医学分为保健医学、预防医学、临床医学(curative medicine)和康复医学(rehabilitation medicine)四个领域,并称四大医学。由此可见,康复医学不是临床医学的从属,而是一个相对独立的医学分支。根据中华人民共和国原卫生部发布的《综合医院康复医学科管理规范》第三条有关规定,康复医学科是在康复医学理论指导下从事康复医疗服务的临床科室,是二级以上医院必须建立的科室,是 12 个一级临床科室之一。目前,康复中心和部分综合医院康复医学科已建立康复病区,开设康复病床进行临床康复治疗。康复医学要与相关临床科室密切协作,为病伤急性期、恢复早期的患者提供康复医学专业诊疗服务。

随着康复医学的发展,特别是近年来早期康复和专科康复的发展,使得康复医学和治疗医学的关系更加密切。康复医疗不再是临床医疗的延续,而应尽早和临床医疗同时进行。康复医学已深入临床医学的各个科室,形成了神经康复学、骨科康复学、儿童康复学、心肺康复学等专科康复学,统称为临床康复学。临床康复学已成为康复医学的重要组成部分,成为康复医学和临床治疗医学密切结合的学科,受到康复医师和临床医师的重视。

一、临床康复学的定义

临床康复学是一门研究各类病、伤、残者生理、病理及功能障碍的预防、评定和治疗,最大限度恢复其功能的医学学科。临床康复学研究的主要对象是临床各科疾病所引起的功能障碍者。功能障碍可以是潜在的,也可以是现存的、可逆的或不可逆的,可在疾病之前出现、与疾病并存或发生在疾病后,所以,临床康复学实际上涉及临床各个学科,它涵盖了临床各学科的知识,侧重康复医学的内容。临床康复学的基本领域主

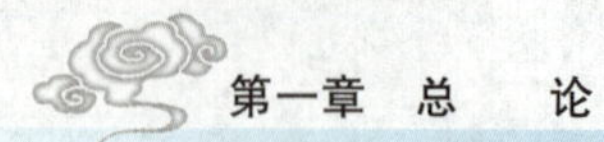

要包括神经康复学(neurological rehabilitation)、骨科康复学(orthopaedic rehabilitation)及其他康复学科。

1. 神经康复学 是一门研究中枢神经系统及周围神经系统病损所致的功能障碍及康复处理的学科。

2. 骨科康复学 是一门研究骨骼、关节、肌肉、外周神经和软组织的损伤、畸形和疾病所导致的功能障碍及康复处理的一门学科。康复治疗手段包括必要的手术治疗、手术前后的功能训练以及假肢、助行器和矫形器的应用等。

3. 其他康复学科 包括内科康复学、儿科康复学、老年病康复学、肿瘤康复学、疼痛康复学等。

二、临床康复的基本目标

现代医学不再单纯追求疾病的治愈,而是更加追求功能的改善,追求疾病治愈之后患者是否能真正地回归家庭、适应社会,融入社会。所以临床康复的根本目标是让患者重获独立的日常生活能力,可以重新回归社会并具备社会生活能力。

(一)重获独立日常生活能力

重新获得独立日常生活能力是康复的首要目标。日常生活能力是人在独立生活中反复进行的、最必要的基本活动能力。独立能力不能单纯看作身体或生理功能上的独立能力,而应包括在家庭、工作单位及社会上管理自己的能力,与他人交往的能力,在经济、社会和职业上合理安排自己生活方式的能力。如高位截瘫患者,通过别人协助或应用辅助器具移动就能达到一种相对独立的生活方式,但这并不意味着具备真正意义上的独立能力,而应同时注意培养患者独立做出决定和解决问题的能力,即自决能力(self-determination),从而尽可能达到身心独立。日常生活活动(activity of daily living,ADL)或生活自理能力(self-care)的明显提高,往往被作为临床康复成功的标志。

(二)回归社会并具备社会生活能力

社会生活能力是指一个人在社会生活中生存、创造和发展的能力,或者说是获取并支配人类所创造的一切物质财富和精神财富的能力。康复的最终目标是让患者回归社会,无论是机构康复还是社区康复,回归社会即社会康复是全面康复的重要方面。至今,很多康复医师仍把康复目标局限于生活自理能力和独立能力的恢复或提高,而社会适应能力及潜在的就业能力的恢复往往被忽视,甚至被忽略。虽然生活自理能力的恢复为社会适应能力和就业能力的恢复奠定了基础,但是生活自理能力的恢复并不意味着社会适应能力及就业能力的恢复。因为生活自理能力的恢复,实际上只是人的自然属性的恢复,而只有社会适应能力及就业能力的恢复,才是人的社会属性的恢复。因此,在临床康复中,应进行职业康复的训练,通过职业咨询、职业培训等手段使患者重新获得适宜的工作岗位,从而真正地回归社会,具备社会生活能力,达到全面康复的目标。

第二节 临床康复学的工作特点及工作方式

临床康复的主要任务是综合采用各种康复评定与康复治疗手段,对各类病、伤、残者的功能障碍进行康复医疗实践。临床康复以功能康复、整体康复、重返社会为基本原则,以促进功能恢复为目的,以回归家庭与社会为最终目标。临床康复学在临床实践中有着自己的工作特点和工作方式,与临床医学有很大的区别。

一、临床康复学的工作特点

临床康复学在工作内容上有着自己的特色,主要包括康复预防、康复评定及康复治疗三个组成部分,每部分内容又与临床医学有所区别。

(一)康复预防

临床康复学与临床医学一样,重视康复预防,早期采取康复预防措施,以防止残疾和功能障碍的发生、发展。WHO 确定的康复预防包括三级:一级预防,即伤病发生的预防。如接种预防;供应净水和卫生设施;公共卫生教育;通过立法,减少事故数量,降低职业病害;限制购买和使用酒类、精神病药物和烟草。二级预防,即伤病后积极开展临床治疗,以及早期和恢复期康复。如早期下床、早期良肢位摆放、关节活动技术等各种有效的康复治疗方法;早期有效治疗骨折和保养伤口;消除或减少致残因素;职业和教育咨询;躯体疾病后防止出现精神障碍的措施等。三级预防,即伤病后造成残疾,积极开展后遗症期功能康复。如各种矫形器或支具材料等技术的应用;社会的广泛干预等。

(二)康复评定

康复评定类似于临床诊断,但又不同于临床诊断。康复评定是在临床检查的基础上,客观、准确地判断患者功能障碍的性质、部位、范围和严重程度,确定尚存的代偿能力,估计功能障碍的发展趋势、预后和转归,确定康复目标,以利于制订可行的康复治疗措施,判断康复治疗效果,决定康复治疗后患者的回归及去向。应在康复治疗的前、中、后期对患者进行与康复治疗相关的功能评定。康复评定是康复治疗的基础,没有评定就无法规划治疗,无法评价治疗效果。

1. 康复评定的目的　①明确功能障碍的性质、部位、范围和严重程度;②确定康复治疗方案;③评定康复治疗效果;④帮助判断预后。

2. 康复评定的内容　康复评定应该通过采用国际认可标准的评价技术对患者进行多方面、多层次的定量和定性评定,为康复医师及康复治疗人员分析功能障碍存在的原因,制订康复处方、检验治疗效果、预测预后,以及为判定残疾等级提供科学、客观的依据和指导。其主要内容包括:

(1)躯体功能评定:主要包括肌力评定、关节活动度评定、上下肢功能评定、步态分析、神经电生理评定、痉挛与弛缓评定、感觉与知觉功能评定、平衡协调功能评定、姿势反射与原始反射评定、日常生活活动能力评定、上下肢穿戴假肢或矫形器能力评定、脊柱矫形器穿戴能力评定、心肺功能评定、泌尿和性功能评定等。

(2)精神心理功能评定:主要包括认知功能评定、情绪评定、残疾后心理状态评定、疼痛评定、智力测定、非痴呆性认知障碍(注意力、记忆、思维)评定、人格评定、失用症和失认症评定等。

(3)语言功能评定:主要包括构音障碍评定、失语症评定、言语错乱评定、痴呆性言语评定、言语发育迟缓评定等。

(4)社会功能评定:主要包括社会生活能力评定、生活质量评定、就业能力的医学评定等。

3. 康复评定的分期

(1)初期评定:在患者入院前期完成。目的是全面了解患者功能状况和障碍程度、致残原因、康复潜力,据此确定康复目标和制订康复治疗计划。

(2)中期评定:在康复治疗中期进行。目的是经过一段时间的康复治疗后,评定患者功能情况,有无康复效果,分析其原因,并据此调整康复治疗计划。中期评定可在治疗过程中进行多次。

(3)后期评定:在康复治疗结束时进行。目的是经过康复治疗后,评定患者总的功能状况,评价康复治疗的效果,提出重返家庭和社会的建议或提出做进一步康复治疗的建议。

4. 康复评定会　是康复评定工作的一种重要方式。由康复医师主持召开,康复治疗师、康复护士、康复工程师等相关人员参加的康复治疗组会议,在会上小组成员根据其对患者的评定及分析,对患者功能障碍的性质、部位、程度、发展、预后及康复目标发表意见,提出各自领域的康复处理意见和康复目标(包括近期和远期目标),然后由康复医师归纳总结,制订出一个完整的康复评定和治疗方案,指派各专业人员分头实施。治疗中期再次召开评定会,对计划执行情况进行评价、修改和补充。治疗结束时再召开小组会,对康复疗效进行总结,并为下一阶段的治疗或出院后康复的去向问题提出意见。

5. 康复评定应做出的判断

(1)确定患者功能障碍的种类和主要障碍情况。

(2)确定患者功能障碍程度:对于患者的功能障碍不仅应了解其种类,还应判断其严重程度。

(3)判断患者的代偿能力:在康复医疗工作中,康复治疗师不仅应了解患者功能障碍的情况,知道其丧失了什么功能,更应了解其代偿能力如何,即还存有什么功能,能发挥多大的代偿能力,怎样利用这些残存的功能发挥代偿作用,以提高患者的生活自主能力和社会适应能力。

(4)确定康复治疗目标:正确、全面地了解患者功能障碍的种类、程度,明确治疗重点,预计患者的功能障碍将恢复到何种水平,这种水平即为康复治疗所需达到的目标。治疗目标又分为初期目标、中期目标、出院目标和远期目标。

1)初期目标:康复治疗初级阶段应达到的目标。

2)中期目标:康复治疗过程中分阶段应达到的目标。

3)出院目标:康复治疗结束,准备出院时应达到的目标。

4)远期目标:患者出院后回归家庭和社会后所能达到的目标。

(5)确定最适合的功能训练人员:根据患者功能障碍的种类和严重程度,结合治疗小组各成员的专长,将功能训练的任务分配给能胜任的各个成员,充分发挥康复治疗小组人员的特长,分工协作,共同完成康复预期目标。

(6)制订康复治疗措施:康复评定会要综合各专业人员的评定结果和意见,根据功能障碍的主次,制订康复治疗计划并合理安排康复治疗的先后顺序。严重影响患者生活自理能力和患者感到最痛苦、最迫切希望解决的问题,应优先考虑。

(7)评价康复治疗效果、修改康复治疗计划:在康复治疗工作中,可根据需要随时评定患者的功能状况，修改康复治疗计划，优化康复治疗措施，以取得更好的康复治疗效果。

(8)评定康复结局及转归：康复治疗结束时，应对患者做出全面的评定，指出其治疗后的去向，如回归家庭、回归工作岗位、回归社会抑或转至其他康复机构（康复中心、疗养院）继续康复治疗等。

（三）康复治疗

康复治疗是以康复训练为主要手段，结合临床行之有效的药物、手术、石膏、夹板、中医传统疗法等，以促进患者身心功能最大限度地恢复的治疗技术。康复治疗技术的应用是康复医学的又一特征之所在。主要的康复治疗方法如下：

1. 物理疗法（physical therapy，PT） 包括运动疗法和物理因子疗法。运动疗法是物理疗法的主要组成部分，它是通过器械、徒手或患者自身的力量，采取主动和（或）被动运动的方式来训练患者，以恢复其运动或感觉功能的训练方法。如关节活动技术、关节松动技术、肌肉牵伸技术、平衡协调功能训练技术、步行功能训练、神经肌肉促进技术等。物理因子疗法简称理疗，是应用电、光、声、磁、水、温度等各种物理因素治疗疾病的方法。如电疗法、光疗法、磁疗法、超声波疗法、压力疗法、冷疗法等。

2. 作业疗法（occupational therapy，OT） 根据患者的功能障碍，有目的、有选择性地从日常生活活动、手工操作活动或文体活动中选出一些针对性强，能恢复患者功能和技巧的作业活动，让患者按照指定的要求进行训练，逐步恢复其功能，提高其日常生活活动能力，最终能自理生活和进行学习。日常生活活动方面，常选用穿衣、梳洗、进食等活动；手工操作方面，常选用木工、手工制作等；文体活动方面，常选用绘画、套环、拼七巧板及各种有康复价值的游戏等。对活动困难者，可为其配置自助具，如手握持困难，可配置粗柄勺，方便握持；对已装配假肢、矫形器和配备特殊轮椅者，进行操纵和使用训练；对认知功能障碍患者，进行认知功能的训练。

3. 言语疗法（speech therapy，ST） 又称言语训练或言语再学习，是指通过各种手段对有言语障碍的患者进行针对性治疗，以改善患者的言语功能，提高其交流能力的方法。如发音器官练习、构音结构练习、读字练习、单音刺激等。

4. 心理疗法（psychotherapy） 是通过观察、谈话、实验和心理测试（智力、人格、精神、心理等），对患者的心理异常进行诊断，采用精神支持疗法、行为疗法、暗示疗法、松弛疗法、音乐疗法等对患者进行训练、教育和治疗，减轻或消除其症状，改善其心理和精神状态，恢复健康。

5. 康复护理（rehabilitation nursing，RN） 围绕全面康复的目标，由康复护士配合临床医师、康复医师、康复治疗师的工作，对残疾者和慢性病者进行护理操作。除了一般基础护理内容外，还应对患者施行符合康复要求的专业护理和必要的功能训练，预防并发症，防止继发性残疾，使患者功能障碍减至最低程度，提高生活自理能力，使患者最大限度地康复并回归社会。康复护理的具体内容包括：防止长期卧床导致的不良反应（如早期活动防止失用综合征，定时翻身防止压疮等）；指导患者自主进行日常生活活动（如穿衣、吃饭、洗漱等）；配合治疗师训练患者的肢体运动功能（如坐、站、走等）；做好患者的心理康复工作等。

6. 康复工程（rehabilitation engineering，RE） 是应用现代工程学原理和方法，借助假肢、矫形器、辅助用品以及环境改造等途径，以最大限度恢复、代偿或重建患者躯体功能的科学。具体工作有:康复评定设备的研制、功能恢复训练器械的研制、功能代偿性用品的研制(矫形器和辅助用品如自助具、助行器、轮椅等)、功能重建性用品的研制(人工喉、人工耳蜗等)、康复工程材料的研制(人工骨关节、肌肉、血管等)、装饰性假器官的研制(人工眼、耳、鼻、乳房等)。

7. 中国传统康复疗法(traditional Chinese medicine,TCM) 针灸、推拿、中药、太极拳、八段锦等中国传统疗法在调整功能、控制疼痛、身体协调等方面具有独特的作用,对功能障碍性疾病的治疗有重要作用。

二、临床康复学的工作方式

(一)康复治疗团队模式

临床康复需要多学科、多专业的共同参与,因此,多学科、多专业人员共同组成的康复团队是康复工作的主要方式。康复治疗团队由学科间团队和学科内团队组成。学科间团队是指与康复医学密切相关的学科之间的合作,如神经内科、神经外科、骨科、儿科、风湿科、心血管内科和心血管外科等,请相关学科专家对特殊问题共同进行诊疗讨论,即会诊,这也是医院工作的基本形式。学科内团队是指康复医学科内专业人员组成的团队,团队的组长是康复医师,成员包括康复护士、物理治疗师、作业治疗师、言语治疗师、心理治疗师、假肢及矫形器技师、中医传统疗法师、职业咨询师、社会工作者等。学科内团队各成员的任务如下:

1. 康复医师(physiatrist) 主要任务是接诊患者,采集病史及体格检查,进行临床诊断和功能测评,制订康复方案,指导、监督、协调各部门康复治疗工作,负责领导本专业领域的医疗、教学、科研工作。

2. 物理治疗师(physical therapist) 主要任务是进行肢体运动功能的评定与训练,特别是对骨关节、神经肌肉和心肺功能的评定与训练,如关节活动度、肌力、肌耐力、肌张力、平衡与协调功能、站立与步行功能、转移能力、心肺功能等的评定与训练,以及各种理疗技术操作等。

3. 作业治疗师(occupational therapist) 主要任务是恢复患者日常生活、学习、娱乐和工作能力。包括日常生活活动能力(穿衣、进食、洗漱、如厕等),职业能力,转移能力,使用上肢矫形器、假肢和辅助具的能力,以及必要的感知、感觉和认知功能的评定与训练。吞咽功能评定与训练有时也由作业治疗师进行。此外,还包括出院前向患者提供家庭和工作环境改造建议、就业建议等。对患者家属和陪护者进行指导训练也是作业治疗师的责任。

4. 言语治疗师(speech therapist) 主要任务是评定和治疗神经源性语言障碍,包括失语症、构音障碍、听力语言障碍、儿童语言发育迟缓及认知性交流障碍等的评定与治疗。吞咽障碍评定与训练也属于言语治疗师的范畴。

5. 康复护士(rehabilitation nurse) 康复护士除了完成基本护理任务外,还要指导或协助患者在病区开展康复训练,使患者从被动接受他人护理,转变为自己照料自己的自我护理。康复护士也是康复教育的组织者,使患者及家属了解康复的目标和基本操作方式,以利于患者住院期间和出院后的康复。

6. 心理治疗师(psychologist) 主要任务是对患者进行心理评定、心理咨询、心理疏导、应激处理、行为治疗、性功能障碍评定和治疗等。

7. 假肢和矫形器师(prosthesis and orthosis specialist) 主要任务是矫形器和假肢评定、制作和训练,指导患者和家属进行矫形器和假肢的日常使用和维护等。

8. 文体治疗师(recreational therapist) 主要任务是评定和训练患者进行文体活动的能力,通过文娱、体育等方面的活动帮助患者恢复精神健康,为患者确定合适的文体活动。

9. 社会工作者(social worker) 主要任务是与患者家庭和社区联络,评定患者的家居、家庭收入、就业情况、生活方式等,协调患者的治疗费用,为患者做出院安排,协调医患关系等。

10. 其他治疗师 与康复治疗相关的其他治疗技术人员还包括运动治疗师(kinesiotherapist)、园艺治疗师(horticultural)、音乐治疗师(music therapist)、足疗师(podiatrist)、舞蹈治疗师(dance therapist)等,可根据患者的具体情况选择相应的治疗师进行康复治疗。

康复治疗团队所有成员不仅要致力于特定的专业目标,而且要对康复治疗的所有结果承担共同的责任,共同参与康复目标的确定,提供与目标相关的观察结果(不仅局限于自身的专业),与所有成员交流工作经验,相互学习,取长补短。康复治疗团队的工作方式可以使各康复医疗相关专业的作用得到充分发挥,因此,已成为临床康复医疗最典型的工作方式。

(二) 临床康复治疗的工作过程

1. 患者入院后由康复医师为患者检查,确定患者存在的主要问题,按损伤、活动受限、参与局限性三个水平罗列出来。

2. 康复部负责人通知会议日期、时间、地点、参加人员。

3. 各治疗师以组为单位收集相关资料,并对患者存在的功能障碍进行评估。

4. 各治疗小组将收集并评估的内容总结整理出来,提出自己的看法、设定治疗目标(近期、远期)、处理原则、治疗方案、确定重点治疗内容、影响康复进程的因素、注意事项,由各小组组长将总结的内容形成文字,并交给康复部负责人。

5. 康复部负责人对参加会议的各小组总结的内容进行综合分析,对有关问题进行比较,并把意见分歧点列入讨论议题。

6. 会议开始后,由会议主持者主持会议,由各相关专业人员汇报所总结的内容。

7. 在会议上,各专业人员报告患者评定结果、确定或回顾治疗目标、设定重点治疗内容。治疗团队会议的宗旨是为治疗团队各成员提供相互交流的论坛,弥补各个专业的缺点或盲点,对患者近期和远期治疗目标及重要的治疗策略和方针达成共识。讨论要有充分的言论自由,允许保留观点,但是不能影响治疗,意见不一致时可以通过协商的方式确定治疗方案,并在实施过程中不断调整和修正。

8. 康复医师要对以上各问题进行总结,整理出一套完整的治疗方案。

9. 会议记录者要对会议内容进行记录,写出会议纪要,各相关专业人员每人一份,以便其对患者的治疗有一个完整全面的认识。

10. 会议结束后各相关专业人员分头实施治疗。治疗中期,再召开治疗团队会议,必要时可多次召开治疗团队会议,对计划的执行结果进行评价、修改和补充。治疗结束时,仍需再次召开治疗团队会议,对康复效果进行总结,并为下一阶段的治疗或出院后的康复提出意见。

第三节 康复医师与康复治疗师的资格与职责

一、康复医师的资格与职责

（一）资格

康复医师在国际上通常采用的培养方式是医科大学本科毕业后，在相应的临床科室（如神经科、骨科、内科、外科等）进行1～2年的轮转，有了一定的临床基础后，再经过3～5年的康复医学专业培训，并通过国家资格认定（在美国需要经过两次考试），才能取得康复医师执业资格。即康复医师首先必须是合格的临床医师，然后经过系统的康复医学专业训练和考核，并取得国家的认可资格。

在发达国家，从事康复医学工作的专科医师，不仅有专科的执业康复医师，还有对专科康复医疗感兴趣并且通过康复医学专科协会考核而获得从事康复医疗资格的其他临床专科的医师，如对神经康复感兴趣的神经科医师、对骨科康复感兴趣的骨科医师、对心肺康复感兴趣的心肺科医师。在日本，专职从事康复医学的执业医师被称为“专门医”，而从事其他临床专业但对康复医学感兴趣并通过考核取得康复医学执业资格的医师被称为“认定医”。除此以外的任何医师均无资格从事临床康复医学医疗活动，即只有经过认定的康复医学“专门医”和“认定医”才有资格从事康复医疗活动，否则就是非法行医。

我国卫生部、人事部从1995年开始着手进行全国卫生专业技术人员专业技术资格认证的工作，组织制定临床医学专业中高级技术资格评审条件。1999年组建全国卫生专业技术资格考试办公室，2001年开始举行每年一次的康复医学专业中级技术资格考试，2002年开始举行每年一次的康复治疗技术专业初、中级资格考试，2003年开始举行康复医学专业副主任医师和副主任技师技术资格考试的试点工作。考试在人事部、卫生部统一领导下进行，实行全国统一组织、统一时间、统一考试大纲、统一考试命题、统一合格标准，原则上每年进行一次。报考卫生专业技术资格的人员必须具备人事部、卫生部所规定的有关政治思想、医德医风、相应学历和工作年限的基本条件。在考试的学科设置中，按卫生部有关综合医院科室设置的要求，康复医学工作者定位于康复医学科，其中“医师”资格考试列入康复医学专业，“技师”资格考试列入康复医学治疗技术专业。考试合格后可取得全国统一印制的、在全国范围内有效的专业技术资格证书，它是聘任相应专业技术职务的必备条件。

（二）职责

康复医师是康复团队的组织者和领导者，其主要职责有：

1. 接诊患者，采集病史及做体格检查。经过康复评定后，列出患者存在的康复问题，制订康复治疗计划。

2. 对住院患者负责查房和会诊，及时开出临床康复医嘱或进行康复处理。对门诊患者进行复查及处理。

3. 指导、监督、协调各部门康复治疗工作。

4. 主持病例讨论会、出院前病例分析总结会（决定能否出院及出院后的康复计划）。

5. 负责本专业领域的康复医疗、教学、科研工作。

二、康复治疗师的资格与职责

（一）资格

康复治疗师属医学相关领域专业技术人才，不属医师范畴。康复治疗师资格认定条件有：

1. 正规学校康复治疗专业学习3年以上，考试合格、取得毕业证。

2. 正规医学院校毕业，经系统康复医学培训1年以上，考试合格。

3. 在国外学习获得康复治疗师资格或证书。资格获得认定后，需经执业考试合格方可从业。初级阶段为综合康复治疗师，以后应逐渐过渡到专业康复治疗师（如PT治疗师、OT治疗师、ST治疗师等），以突出专业特长，促进专业发展，提高专业技术水平，与世界接轨。

康复治疗师的初、中级考试内容包括基础知识、相关专业知识、专业知识和专业实践能力四个模块。具体内容包括：

1. 基础知识　本学科的基本概念、相关的解剖学、运动学、生理学、人体发育学、神经生物学、残疾学、康复心理学、社会学、药理学、免疫学与微生物学等。

2. 相关专业知识　与康复治疗有关的神经科、骨科、内科等疾病和病症的定义、病因病理、临床表现、辅助检查、诊断与鉴别诊断、临床分型、临床处理原则、临床治疗要点等。

3. 专业知识　本专业的基本概念，康复评定和康复治疗的基本概念，康复治疗分期、康复治疗原理和原则、功能障碍、特殊康复评定、治疗方案和程序、康复预防原则和方案、临床疾病和康复治疗的适应证及禁忌证。

4. 专业实践能力　本专业需要的体格检查、功能评定技术、诊断技术、治疗技术、康复预防知识和技能，以及相关临床治疗技术的操作方法和注意事项。

（二）职责

康复治疗师是在康复医疗机构工作，为患者进行康复治疗的专业技术人员。其主要职责包括：

1. 在康复医师的指导下，遵医嘱执行各项康复工作，并做好康复治疗记录和相关医疗文书书写。

2. 在治疗过程中，密切观察病情、治疗效果及反应，并向康复医师反馈，如有异常及时处理。

3. 严格按照各项操作规程进行康复治疗，遵守各项规章制度，严防差错事故发生。

4. 负责对患者进行康复宣教，介绍各种康复方法的治疗作用及注意事项，以便患者能理解、配合并主动参与康复治疗。

5. 熟悉康复治疗设备的操作原理，掌握操作方法，定期检查康复设备，能进行简单的维护和保养，保证操作的安全。

6. 积极进行业务知识学习与探究，不断提升业务水平。

7. 对经治患者的满意度负责。

（李秀坤）

扫一扫
测一测

复习思考题

1. 什么是临床康复学？其基本领域有哪些？
2. 简述临床康复的基本目标。
3. 简述临床康复学的工作方式。

第二章

神经系统疾病的康复

学习要点

脑卒中的定义、康复治疗原则、康复目标、功能评定、治疗分期及各期的康复治疗方案；颅脑损伤的定义、治疗原则、功能评定、康复治疗分期和康复方案；脑性瘫痪的康复评定和康复治疗；脊髓损伤的临床表现、康复评定及急性期和恢复期的康复治疗；周围神经损伤的临床表现和体征、功能评定、康复治疗目标和康复方案；帕金森病的临床表现和体征、康复评定和康复治疗；脊髓灰质炎后遗症的功能评定、治疗分期和康复治疗方案；多发性硬化的康复评定、康复治疗目标和康复治疗方法；阿尔茨海默病的定义、临床症状和体征、功能评定、康复治疗目的和常用康复方法。

第一节　脑　卒　中

一、概述

脑卒中(stroke)又称脑血管意外(cerebral vascular accident,CVA)或脑中风,是一组突然起病、以局灶性神经功能缺失为特征的急性脑部血管疾患,是神经系统常见病、多发病。依据病理性质可分为缺血性卒中和出血性卒中,前者主要包括短暂性脑缺血发作和脑梗死,后者主要包括脑出血和蛛网膜下腔出血。

(一)病因和发病机制

脑卒中的发生主要与以下因素有关:

1. 高血压　是脑卒中最主要和独立的危险因素,控制高血压是预防脑卒中发生的核心环节,可显著降低脑卒中的发病率。有资料表明,脑出血患者 93%有高血压史,脑血栓形成患者也有 86%有高血压史。

2. 糖尿病　糖尿病与微血管或大血管病变、高脂血症有密切关系,糖尿病患者中,动脉粥样硬化、肥胖、高血压及血脂异常等的发生率均高于相应的非糖尿病患者人群。高血糖是与缺血性脑卒中发病相关的独立危险因素。糖尿病患者发生卒中的危险性约是普通人的 4 倍,动脉硬化发生率较正常人高 5 倍,发生动脉硬化的时间比正常人要早,动脉硬化的程度亦较重。

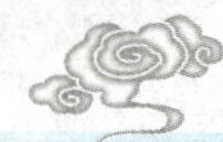

3. 高脂血症　可增加血黏度，加速脑动脉硬化的进程。其中低密度脂蛋白增高是导致动脉粥样硬化的主要危险因素。

4. 心脏病　是脑栓塞的主要原因之一。风湿性心脏病、高血压性心脏病、冠状动脉硬化性心脏病及亚急性细菌性心内膜炎等，均有可能产生附壁血栓，当出现心力衰竭或房颤时，促使血栓脱落，流至脑动脉而发生栓塞。由于栓子可以反复脱落，所以容易复发。

5. 高同型半胱氨酸血症　是脑卒中的独立危险因素。正常时同型半胱氨酸水平为5~15μmol/L，当同型半胱氨酸含量高于16μmol/L时，提示有高同型半胱氨酸血症。

6. 颅内血管发育异常　动脉瘤、动静脉畸形是蛛网膜下腔出血和脑出血的常见病因，并且可反复破裂出血。

7. 炎症　某些炎症可侵犯脑膜、脑血管，或单独侵犯脑血管引起脑动脉炎，如化脓性、结核性、霉菌性炎症和风湿病等，均可引起脑血管病。

8. 血液病　如血小板减少性紫癜、红细胞增多症、白血病，可引起出血性或缺血性脑血管病。

9. 吸烟　吸烟是脑卒中的危险因素，烟草中含有的尼古丁可以使血管痉挛、血压升高及加速动脉粥样硬化。卒中风险与吸烟量及持续时间有关，戒烟2年后卒中风险才会降低。

10. 酗酒　酒精可能通过多种机制，包括升高血压、降低脑血流量、使血液处于高凝状态、导致心律失常等引起脑卒中。长期酗酒和急性酒精中毒是脑梗死的危险因素，酒精的摄入量和出血性卒中存在直接的剂量相关性联系。长期酗酒者脑卒中发病率是一般人群的4~5倍。

11. 其他　各种外伤、中毒、脑瘤、脑肿瘤放射治疗后等，均可造成缺血性或出血性脑血管病；此外，超重、高盐及高脂饮食、活动减少、口服避孕药等，均与脑卒中发生有关。

本病属于中医学“中风”范畴。其发生是多种因素所导致的复杂的病理过程，其病机概而论之有虚、火、风、痰、气、血六端，病位在脑。肝肾阴虚，水不涵木，肝风妄动；五志过极，肝阳上亢，引动心火，风火相煽，气血上冲；饮食不节，恣食厚味，痰浊内生；气机失调，气滞而血运不畅，或气虚推动无力，日久血瘀。当风、火、痰浊、瘀血等病邪，上扰清窍，气血逆乱，上犯于脑，导致脑脉痹阻或血溢脑脉之外，则发为中风。

知识链接

关于脑卒中，这些知识你知道吗？

脑卒中是一个具有高患病率、高发病率、高死亡率和高致残率的“四高”疾病。2004年6月24日，在加拿大温哥华召开的第5届世界卒中大会上，来自世界各地的神经病学专家发表一份宣言，提交世界卫生组织，呼吁设立“世界卒中日”。宣言指出，卒中已成为世界人口的第二大死因，仅次于缺血性心脏病。如不加以控制，预计到2020年，脑卒中病例将增加1倍。大会主席之一、Stroke杂志总编Hackinski在发言中指出：“在美国，每45秒就有1个卒中新发或复发病例，每3分钟就有1人死于卒中。”

11月20日是中国卒中教育日。中国是目前老龄化最快的国家之一，是脑卒中高发国家，每年新发脑卒中病例约为250万例，平均每12秒就有1人发生卒中，而由卒中造成的死亡率目前仍在不断攀升。在卒中存活者中，约3/4丧失劳动能力，每年医疗支出约120亿元人民币，给患者和家庭带来沉重的经济和心理负担。

（二）临床表现

脑卒中的症状多种多样、变化多端，呈急性脑功能障碍的表现。一般分为以下几个方面：

1. 全脑症状　指大脑广泛的、弥漫性损伤的症状，如意识障碍、头痛等。全脑症状的特点主要包括以下几个方面：

（1）全脑症状多发生于大量脑出血、大面积脑梗死、严重的蛛网膜下腔出血，而较少出现在小血管闭塞的脑梗死、小量脑出血和少量的蛛网膜下腔出血。

（2）意识障碍可分为嗜睡、昏睡、昏迷等不同层次，患者一发病就陷入昏迷，多见于大面积脑梗死、大量脑出血和严重的蛛网膜下腔出血，病情危重，而且预后较差。部分特殊部位的梗死还会出现如醒状昏迷、闭锁综合征等。

（3）头痛多伴有脑膜刺激症状，查体可发现颈项强直、布氏征阳性、克氏征阳性。必要时需行腰椎穿刺检查脑脊液，明确有无蛛网膜下腔出血。

2. 局灶症状　指脑局部损害时，引起相应部位的临床症状。可分为缺损性或刺激性病变，前者包括偏瘫、偏盲、偏身感觉障碍、失语等；后者如癫痫发作等。局灶症状的特点主要包括以下几个方面：

（1）局灶性症状和体征多与某血管供应的大脑区域相关。在缺血性卒中发生时，脑血管的闭塞使大脑相应部位的脑血流中断，影响到相关的神经功能，产生了或多或少有一定模式的神经功能缺失。出血性卒中定位没有那么准确，因为常常伴发颅内压升高、脑水肿、脑组织或脑室受压、出血破入脑室及蛛网膜下腔，从而造成周围部位的功能障碍。

（2）根据血管分布，一般将脑卒中的局灶症状分为前循环（颈内动脉系统）障碍和后循环（椎基底动脉系统）障碍两个类型。前循环卒中通常表现为偏侧功能障碍，导致偏瘫、偏身感觉障碍、视野缺失等，如累及优势半球（左侧大脑半球），可出现言语障碍（失语症）、书写障碍（失写症）、计算不能（失算症）等。后循环卒中导致脑干功能障碍，如昏迷、猝倒发作（无意识丧失）、眩晕、恶心、呕吐、脑神经麻痹、共济失调、交叉性感觉障碍（累及面部和对侧肢体）等，其中偏瘫、偏身感觉障碍、视野缺损也可在后循环卒中发生，但不特异于后循环障碍。

3. 其他症状　有的脑卒中是由特殊病因引起的，所以还可以表现出原发病的症状，如钩端螺旋体感染的临床表现、血管炎的临床表现等。

（三）辅助检查

1. 血液化验　包括血常规、血糖、血脂等检查，有利于发现脑卒中的危险因素，以便对相关病因进行针对性治疗。

2. 头颅 CT 及 MRI 检查　是目前普遍用于脑卒中诊断的检查方法，不仅能明确病灶部位、大小、性质，并且能观察病情，估计预后。

3. 颈动脉超声检查　可客观检测和评价颈部血管的结构、功能状态或血流动力学的改变，对头颈部血管病变，特别是缺血性脑血管病的诊断具有重要意义。

4. 超声心动描记术　可检查出使脑栓塞容易发生的心脏异常，包括二尖瓣病损、左室动脉瘤、心脏瓣膜上的赘生物、心房和心室血栓等。经食管的超声心动描记术用于检查上述病损时，比经胸部的超声心动描记术更灵敏。

5. 经颅多普勒超声（TCD）检查　对评估颅内外血管狭窄或闭塞、血管痉挛、侧支

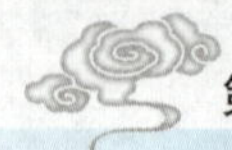

循环建立的程度等有帮助。

6. 脑血液流变学检查　血液流变学的异常是缺血性卒中不可忽视的发病因素之一，对其指标的动态观察，有助于判定临床治疗效果。约 3/4 的缺血性卒中患者全血黏度增高，伴有血细胞比容和血浆黏度增高，红细胞电泳时间延长，血浆中纤维蛋白含量增高，这些与出血性卒中不同，在一定程度上可做出鉴别诊断。

7. 血管造影检查　数字减影血管造影（DSA）、CT 血管造影（CTA）和磁共振血管成像（MRA）可判定有无动脉狭窄、脑动脉瘤、脑血管畸形、烟雾病等，其中 DSA 是目前诊断颅内外血管病变的“金标准”。

8. 其他检查方法　正电子发射断层术（PET）和单光子发射断层术（SPECT）可了解脑血流和脑代谢，但是对评价缺血性卒中患者，其临床用途有限。

（四）诊断要点

正确的诊断是合理治疗的前提，除了应详细了解病史和认真体格检查外，还应做必要的辅助检查，并进行科学的分析。脑卒中的诊断要点包括以下几个方面：

1. 定位诊断　根据患者的症状和体征，分析病变部位，是弥漫性还是局限性，然后再指出病变的具体部位。大脑半球、小脑、脑干、蛛网膜下腔等不同部位的病变，表现不同。大脑半球的病变主要表现为对侧中枢性面瘫、舌瘫、肢体偏瘫与偏盲等；小脑病变主要表现为剧烈眩晕、站立不稳、眼球震颤等；脑干病变的临床表现较复杂，主要表现为交叉性瘫痪；蛛网膜下腔出血主要表现为剧烈头痛、呕吐、脑膜刺激征阳性，头颅 CT 或 MRI 检查可明确病变的具体部位。

2. 定性诊断　根据发病经过、病情特点和病变部位，分析疾病的性质，是出血性还是缺血性，二者的治疗方法不同，必须辨别清楚。

3. 病因诊断　从发病的全过程，结合定位和定性诊断，找出疾病的具体原因。DSA、CTA、MRA 以及颈动脉超声等辅助检查有助于明确病因。

（五）临床治疗

1. 治疗原则　以药物治疗为主，同时辅以康复治疗。

2. 治疗方法

（1）药物治疗：对于缺血性脑卒中，可应用抗血小板聚集药物（如阿司匹林、氯吡格雷）、抗凝药（如低分子肝素）、他汀类药物（如阿托伐他汀）、钙拮抗剂（如尼莫地平）以及活血化瘀的中药等；对于出血性脑卒中，可应用甘露醇、甘油果糖等脱水降颅压药物，而蛛网膜下腔出血患者还需应用抗纤溶药物（如 6-氨基己酸）及钙拮抗剂等。

（2）病因治疗：对于脑卒中要积极查找病因，针对可能存在的危险因素，如高血压、糖尿病、血脂异常、心脏疾病等进行积极有效的治疗，同时建立健康的生活方式，如合理运动、避免酗酒、降低体重等。

（3）手术治疗：对于颈动脉狭窄所致的缺血性脑卒中，若狭窄程度超过 70%，可行颈动脉内膜切除术（carotid endarterectomy，CEA），对于颅内外血管狭窄所致的缺血性脑卒中也可行介入治疗，即血管内支架成形术；对于脑实质出血患者，可酌情行颅内血肿清除术、去骨瓣减压术等；对于蛛网膜下腔出血患者，若存在脑动脉瘤，可酌情应用手术夹闭动脉瘤或介入栓塞动脉瘤。

（4）康复治疗：包括急性期、恢复期、后遗症期的康复治疗和并发症的康复治疗，以及中医传统康复治疗等。

二、康复评定

早期而全面地对脑卒中患者进行康复评定，有助于指导制订康复方案，观察治疗效果及分析预后。

（一）昏迷和脑损害严重程度的评定

1. 格拉斯哥昏迷量表（Glasgow coma scale，GCS） 由格拉斯哥大学的 Graham Teasdale 和 Bryan J. Jennett 于 1974 年制订（表 2-1），用于确定患者有无昏迷及昏迷的严重程度。若 GCS 分数≤8 分为昏迷状态，提示重度脑损害；9～12 分为中度脑损害；13～15 分为轻度脑损害。最大得分 15 分，预后最好；最小得分 3 分，预后最差；8 分以上恢复机会较大；3～5 分潜在死亡危险，尤其是伴有瞳孔固定或缺乏眼前庭反射者。评定时间一般为 2 分钟。该表优点为简单、可靠。

表 2-1 Glasgow 昏迷量表（GCS）

项目	评分	评价内容
睁眼反应（E）	4	自己睁眼
	3	呼叫时睁眼
	2	疼痛刺激时睁眼
	1	任何刺激不睁眼
言语反应（V）	5	正常
	4	有错语
	3	词不达意
	2	不能理解
	1	无语言
非偏瘫侧运动反应（M）	6	正常（服从命令）
	5	疼痛时能拨开医生的手
	4	疼痛时逃避反应
	3	疼痛时呈屈曲状态
	2	疼痛时呈伸展状态
	1	无运动

2. 脑卒中患者临床神经功能缺损程度评分内容及标准 1995 年，我国第四届脑血管病学术会议通过了脑卒中患者临床神经功能缺损评分标准（MESSS）（表 2-2），用来评定脑卒中损伤的程度。MESSS 是由斯堪的纳维亚卒中量表（scandinavian stroke scale score，SSS）修订而来，其目的是对脑卒中后患者所存留的或新出现的神经功能缺损进行识别和评定，并进行疗效考评。该评分标准简单实用，是脑卒中最基本的功能评定之一。它的最高分是 45 分，最低分是 0 分，轻型是 0～15 分，中型是 16～30 分，重型是 31～45 分。

表 2-2　脑卒中患者临床神经功能缺损程度评分标准(MESSS)

评价内容	得分	评价内容	得分
意识(最大刺激、最佳反应)		**上肢肌力**	
1. 两项提问:年龄?现在是几月?		5 级(正常)	0
(相差 2 岁或 1 个月均算正确)		4 级(不能抵抗强外力)	1
均正确	0	3 级(抬臂高于肩)	2
一项正确	1	3 级(平肩或以下)	3
都不正确,做以下检查:		2 级(上肢与躯干夹角>45°)	4
2. 两项指令(可以示范):		1 级(上肢与躯干夹角≤45°)	5
握拳、伸掌;睁眼、闭眼		0 级(完全瘫痪)	6
均完成	3	**手肌力**	
完成一项	4	5 级(正常)	0
都不能完成,做以下检查:		4 级(不能紧握拳)	1
3. 强烈局部刺激健侧肢体		3 级(握空拳,能伸开)	2
定向退让(躲避动作)	6	3 级(能屈指,不能伸)	3
定向肢体回缩	7	2 级(能屈指,不能及掌)	4
肢体伸直(反射性动作)	8	1 级(指微动)	5
无反应	9	0 级(完全瘫痪)	6
水平凝视功能		**下肢肌力**	
正常	0	5 级(正常)	0
侧凝视动作受限	2	4 级(不能抵抗强外力)	1
眼球侧凝视	4	3 级(抬腿 45°以上,踝或趾可动)	2
面瘫		3 级(抬腿 45°左右,踝或趾不能动)	3
正常	0	2 级(抬腿离床不足 45°)	4
轻瘫,可动	1	1 级(水平移动,不能抬高)	5
全瘫	2	0 级(完全瘫痪)	6
言语		**步行能力**	
正常	0	正常行走	0
交谈有一定困难,借助表情		独立行走 5m 以上,跛行	1
动作表达,或语言流利但不		独立行走,需扶杖	2
易听懂,错语较多	2	有人扶持下可以行走	3
可简单对话,但复述困难,言		自己站立,不能走	4
语多迂回,有命名障碍	5	坐不需支持,但不能站立	5
词不达意	6	卧床	6

(二)运动功能评定

早期而全面地对脑卒中患者运动功能进行评价,有助于了解患者运动障碍的程度,指导制订康复方案,观察治疗效果及分析预后。脑卒中运动功能评定可分为两大类,包括以肌力变化为标准的评价法和以运动模式改变为标准的评定体系。在以运动模式改变为标准的评定体系中,临床上常采用的有 8 个评定法,分别是 Brunnstrom 法、Bobath 法、上田敏法、Fugl-Meyer 法、MAS 法、Rivermead 法、Lindmark 法和 Karen Margrethe 法。这些评定方法各有侧重,选用哪种方法可依据具体了解的信息而定。

1. Brunnstrom 6 阶段评价法　是脑卒中最常用的评定运动模式的一种方法。它是二战时期在美国工作的瑞典物理治疗师 Signe-Brunnstrom 女士基于大量丰富的临床病例的系统总结，归纳为 Brunnstrom 理论体系，对脑卒中的康复问题提出了系统的理论分析，此理论对后来的脑卒中康复影响深远。Brunnstrom 将偏瘫肢体功能的恢复过程根据肌张力的变化情况分为 6 阶段来评价运动功能（表 2-3）。Brunnstrom 阶段评价法的优点是：内容精简、省时，易为患者接受，也易为同行所重复，每个阶段采用罗马数字表示，同行看一下数字即知患者的运动功能处在何种状态。该方法比较适合于神经内外科的查房及对门诊患者的评价。但该评定法也存在一定的局限性，因其为等级评价，所以敏感度稍差，常出现患者的功能恢复虽有进步，但功能级别却无变化的现象，故不适合用于科研。

表 2-3　Brunnstrom 6 阶段评价法

阶段	特点	上肢	手	下肢
Ⅰ	无随意运动	弛缓，无随意运动	弛缓，无随意运动	弛缓，无随意运动
Ⅱ	出现联合反应、协同运动	仅出现协同运动模式	仅有极细微屈曲	仅有最小限度的随意运动
Ⅲ	随意出现的协同运动，痉挛逐渐加重	可随意发起协同运动	能全指屈曲，钩状抓握，但不能伸指	坐位和立位时，髋、膝、踝可屈曲
Ⅳ	协同运动模式打破，开始出现分离运动，痉挛逐渐减弱	痉挛开始减弱，出现脱离协同运动的活动：手能置于腰后部；肘伸展时上肢前屈 90°；屈肘 90°时，前臂能旋前、旋后	能侧方抓握及拇指松开，手指能半随意地、小范围地伸展	坐位，足可向后滑动，可屈膝大于 90°；足跟触地时踝能背屈
Ⅴ	肌张力逐渐恢复，有分离精细运动	肘伸展，前臂旋前时上肢可外展 90°；肘伸直，前臂中立位，上肢可上举过头；肘伸展位，前臂能旋前旋后	用手掌抓握，能握圆柱状及球形物，但不熟练；能随意全指伸开，但范围大小不等	健腿站，患腿可先屈膝，后伸髋；膝伸直时踝背屈
Ⅵ	运动接近正常水平	协调运动正常或接近正常，手指指鼻无明显辨距不良，但速度比健侧慢	能进行各种抓握，能全范围伸指，可进行单个指活动，但比健侧稍差	立位时髋能外展超过骨盆上提的范围；坐位时髋可交替地内、外旋，并伴有踝内、外翻

2. Fugl-Meyer 评定法（Fugl-Meyer assessment，FMA）　由瑞典医生 Fugl-Meyer 等人在 Brunnstrom 阶段评价法的基础上发展而来。是将上肢、下肢、手和手指运动等的功能评价与平衡能力、关节活动度、关节运动时的痛觉、感觉功能等 5 项与偏瘫后身体运动功能恢复有密切关系的内容综合定量的评定方法，由 4 部分组成，总分为 226 分，其中运动占 100 分，平衡占 14 分，感觉占 24 分，关节活动度及疼痛占 88 分，临床上可

根据需要选择。它能反映偏瘫患者功能恢复过程中各种因素的相互作用，也是脑卒中康复评定常用的方法之一。FMA 评定法的优点是内容详细，并且把功能障碍的评定进行了量化，提高了评价信度和敏感度，有利于学术交流和科研。但不足之处是项目过多，评定较费时，对每个患者评价 1 次需要花费 20~30 分钟（较熟练者），且需患者积极配合和精力集中，而偏瘫患者往往伴有注意力障碍。此外，该评定法对运动能力的评价只注重肢体，而忽略了躯干运动。该评定法多应用于科研。

3. 上田敏评定法　日本东京大学上田敏教授认为，Brunnstrom 阶段评价法的特点是能正确掌握脑卒中所致偏瘫的恢复过程，但判定标准不够明确，从完全瘫痪到完全恢复仅分为 6 级是不够的。他于 1972 年将 Brunnstrom 的 6 个阶段细分为 12 个阶段，并进行了标准化。此评定方法可信度高而适当，其特点是患者患侧下肢的功能障碍与移动能力之间有高度相关的意义。

（三）日常生活活动能力（ADL）评定

ADL 是指人们在每日生活中，为了照料自己的衣、食、住、行，保持个人卫生整洁和进行独立的社区活动所必需的一系列的基本活动，是人们为了维持生存及适应环境而每天必须反复进行的、最基本的、最具有共性的活动。对它的评定可以了解患者的身体功能和残存能力，对确定患者能否自理及自理的程度，制订和修订治疗计划、判定预后、评定治疗效果、安排重返家园或就业都十分重要。目前有超过 200 种的 ADL 评定量表，但是很多量表的设计不够合理，不能广泛地推广使用。脑卒中患者 ADL 评定最常用的量表有：功能独立性测量（functional independence measure，FIM）和 Barthel 指数（Barthel index，BI），它们都具有良好的信度和效度。FIM 不仅能评定躯体功能，还能够评定言语、认知和社会功能，是一种较全面的康复评定方法，现已广泛应用于临床。但由于 FIM 量表的使用需要经过专门的培训及支付版权费，导致其普及应用受到限制。Barthel 指数量表（表 2-4）简单，是临床上应用最广泛、研究最多的一种 ADL 评定方法，其主要不足是设定的评定等级较少，相邻等级之间的分值差距太大（5 分），不能很好地反映等级之间的变化和需要帮助的程度，特别是不能很好地反映出治疗作用，故其灵敏度有限。

表 2-4　Barthel 指数评定内容及计分法

ADL 项目	自理	稍依赖	较大依赖	完全依赖
进食	10	5	0	0
洗澡	5	0	0	0
修饰（洗脸、梳头、刷牙、刮脸）	5	0	0	0
穿衣	10	5	0	0
控制大便	10	5	0	0
控制小便	10	5	0	0
上厕所	10	5	0	0
床椅转移	15	10	5	0
行走（平地 45m）	15	10	5	0
上下楼梯	10	5	0	0

Barthel 指数评分结果：最高分为 100 分，60 分以上者为良，生活基本自理；60～40 分者为中度残疾，有功能障碍，生活需要帮助；40～20 分者为重度残疾，生活依赖明显；20 分以下者为完全残疾，生活完全依赖。Barthel 指数 40 分以上者康复治疗效益最大。

（四）生活质量（quality of life，QOL）评定

QOL 评定分为主观取向的 QOL、客观取向的 QOL 和疾病相关的 QOL 三种。常用的量表有 SF-36、世界卫生组织生存质量测定量表（WHOQOL-100）、生活满意度量表等。

（五）其他功能障碍的评定

其他评定还有认知功能的评价、感觉的评价等。对有言语交流功能障碍的脑卒中患者，应进行构音障碍或失语症的评定；对脑卒中产生心理障碍的患者，应进行心理评定。

三、康复治疗

（一）康复治疗目标

1. 急性期康复目标

（1）通过早期康复干预，预防压疮、肺部感染、泌尿系统感染、关节挛缩和变形、深部静脉炎、肌肉萎缩、心脑综合征、肩关节半脱位、肩手综合征等并发症的发生。

（2）尽早从床上的被动活动过渡到主动活动。

（3）为主动活动训练创造条件。

（4）尽早开始床上的生活自理。

（5）为恢复期功能训练做准备。

2. 恢复期康复目标

（1）矫治患侧肢体异常姿态，改善步态，恢复步行能力。

（2）增强肢体协调性和精细运动，提高和恢复日常生活活动能力。

（3）学习使用移动工具、辅助工具如手杖、步行器、轮椅等，以补偿患侧肢体欠缺的功能。

（4）重视生活环境的改造、心理状态的调整，使患者重新回归社会。

3. 后遗症期康复目标

（1）继续训练和利用患者残存的功能，以防止功能退化。

（2）充分发挥健侧的潜能。

（3）进一步改善周围环境以适应残疾，争取最大限度的功能独立。

（二）现代康复治疗

1. 急性期康复治疗　脑卒中患者在中枢神经系统结构和功能上具有一定的代偿和功能重组能力，这是康复训练后运动恢复的理论基础。脑卒中后的神经功能恢复通常在病后 3 个月内最快，3 个月后关节挛缩，肢体强直，一旦形成错误的行走模式，将很难纠正。因此，康复治疗应尽早介入到脑卒中的治疗中，发病后早期即开始康复治疗，是脑卒中的康复原则，但脑卒中后何时进行康复练习，目前尚无统一标准。近 10 年来多数学者认为，康复治疗开始的时间越早越好，若生命体征稳定、神经学症状不再进展即可开始。目前主张脑出血发病后 7 天左右、脑梗死发病后只要病情稳定就可立

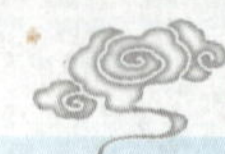

即进行康复治疗。此时康复治疗的目的是以预防继发性（二次性）损害为主，一方面要预防压疮、肌肉萎缩、关节痉挛和疼痛及心、肺、泌尿系的合并症等，另一方面是为主动的功能训练做准备。主要康复措施有以下几个方面：

（1）床上良姿位的设计：在早期康复治疗中注重床上的正确体位，可预防和减轻痉挛模式的出现和发展。良姿位是从治疗的角度出发而设计的一种临时性体位。

1）患侧卧位：使患臂前伸，前臂旋后，将患肩拉出，避免受压和后缩；患腿放于舒适位置，患侧髋关节伸展、膝关节微屈；健腿屈曲向前置于体前支撑枕上（图 2-1）。该体位可以增加患侧感觉输入，牵拉整个偏瘫侧肢体，有助于防止痉挛。

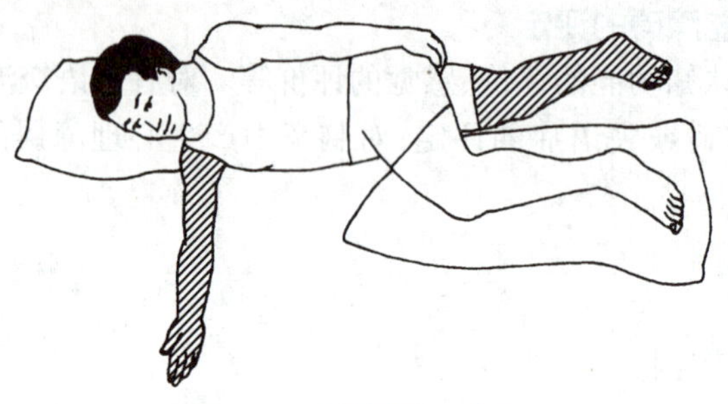

图 2-1　患侧卧位示意图

2）健侧卧位：是患者最舒适的体位。在胸前放一枕头，患肩前伸，患侧肘关节伸展，腕、指关节伸展放在支撑枕上；患腿屈曲向前放在身体前面另一支撑枕上，髋、膝关节自然屈曲；支撑枕应高低适宜，以舒适为度；健侧自然放置（图 2-2）。

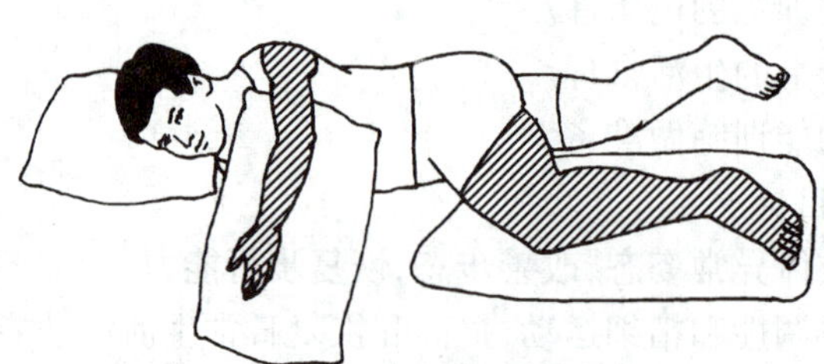

图 2-2　健侧卧位示意图

3）仰卧位：由于该体位容易引起骶尾部、足跟外侧及外踝部发生压疮，故脑卒中患者应以侧卧位为主，仰卧位仅适用于下肢屈肌张力高而缺乏伸肌张力的患者。患者平卧，在患侧臀下放一支撑枕，支撑枕的长度要足以支撑整个大腿外侧，但要避免下肢内旋，保持其中立位；在膝关节下置一小枕，使膝关节稍屈曲，足底避免接触任何支撑物，以免足底感受器受刺激后通过阳性支撑反射而加重足下垂；患肩应放在体旁的枕上，肩关节前伸，手臂伸展、外旋、稍抬高，头呈中立位（图 2-3）。要避免半卧位，因半卧位时躯干屈曲和下肢伸直姿势直接强化了痉挛模式。

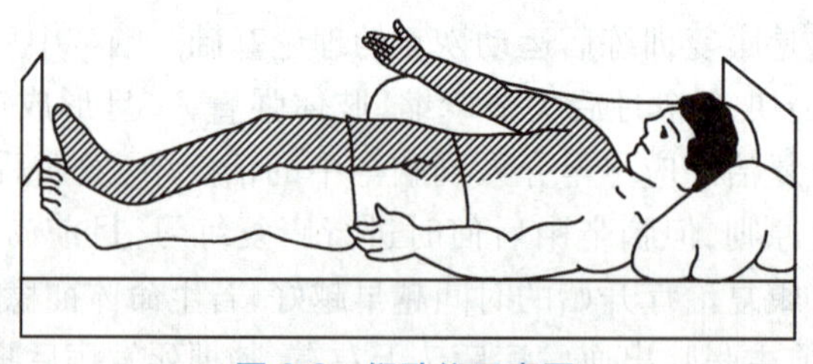

图 2-3　仰卧位示意图

(2)关节的被动运动和自我辅助运动：被动运动是借助治疗师进行的活动，其目的是防止发生关节挛缩，保持关节活动度，促进局部血液循环，为将来的主动活动打下基础。自我辅助运动是指患者健侧肢体带动患侧肢体运动。对昏迷或不能做主动运动（如全瘫、严重并发症）的患者，应做患肢关节的被动活动。活动顺序应从近端关节至远端关节，多做抗痉挛模式的活动，如肩外展、外旋、前臂旋后、腕背伸、指伸展、伸髋、屈膝、踝背伸等。每日2次以上，每次进行各方向运动3~5遍，直至主动运动恢复。动作要轻、慢、稳，活动范围以不引起疼痛为宜，避免因粗暴动作而造成软组织损伤。一旦患者意识清楚就应训练患者进行自我辅助运动。

(3)体位的变换：不仅对保持关节活动度、保持肢体的良好位置及防止挛缩有利，对防止压疮和呼吸道感染、改善循环也有利。无论轻症或重症脑卒中，体位变换都十分重要。即使患者有意识障碍，只要生命体征平稳，在确保呼吸道通畅的前提下，应每2小时变换体位一次，每次翻身时用空心掌从患者背部肺底部向上拍打至肺尖部，以帮助患者排痰。重症或并发呼吸道感染的患者以侧卧位为佳，除可避免仰卧位时伸肌肌张力容易增高外，还有利于呼吸道分泌物的引流，从而预防坠积性肺炎的发生。

(4)床上活动：对意识清醒、生命体征平稳的患者，可及早指导患者进行一些床上主动活动，目的是使患者在独立完成各种床上的早期训练后，能够达到独立完成从仰卧位到床边坐位的转移。急性期主动训练都在床上进行。

1)上肢自助被动运动：双手手指交叉，患手拇指置于健指之上（Bobath 握手），利用健侧上肢进行患侧上肢的被动活动，肘关节充分伸展。

2)桥式运动：仰卧位，上肢伸直放于体侧，双下肢屈膝屈髋，足平踏于床上，伸髋并将臀部抬离床面，下肢保持稳定，持续5~10秒。

(5)心理支持：脑卒中患者容易产生悲观、绝望、焦虑等各种不良情绪，从而影响临床和康复治疗，因此应常规给患者进行心理评定和心理支持治疗，同时还要争取患者家属及社会的支持和配合。

知识链接

脑梗死康复的认识误区

传统观点认为脑梗死后早期不宜搬动，脑出血发病后应卧床4周，限制患者活动，这种观点是十分有害的，明显增加了患者的致残率。有时脑卒中后一动不动地长期卧床，导致双腿肌肉萎缩，骨质疏松，造成各关节挛缩、畸形、疼痛，这在医学上叫"失用综合征"。目前认为脑卒中后越早开展规范的神经康复治疗，预后越好。

但遗憾的是，国内大多数地区康复条件很有限，许多患者错过了最佳康复时间。据统计，中国城市居民脑卒中后，大多数不能及时得到有效的康复治疗。而对某些神经功能损害较重的患者而言，若脑卒中后1年才进行康复，对运动功能的恢复已无大的帮助。

总之，早期康复非常重要，时间就是健康。

2. 恢复期康复治疗　脑卒中急性期过后即进入恢复期，恢复期一般为1年，言语和认知功能的恢复可能需要1~2年。发病后1~3个月是康复治疗和功能恢复的最佳时间。对于脑卒中的运动训练，要按照人类运动发育的规律，由简到繁、由易到难的顺序进行，从翻身→坐→坐位平衡→双膝立位平衡→单膝立位平衡→坐到站→站位平

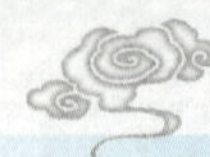

衡→步行。具体的康复措施如下：

（1）床上训练

1）牵伸患者的躯干肌：患者屈膝、髋内旋，治疗者在一手向下按压患者的同时，另一手作用于肩，使患者的躯干肌得到持续的牵伸。

2）髋控制能力的训练：患者仰卧位，双膝屈曲，双膝从一侧向另一侧摆动；同一体位，患者两髋同时做从外旋到中立位的反复运动，治疗者可在健膝内侧施加阻力，加强联合反应以促进患髋由外旋回到中立位，避免外旋用力过猛而损伤内收肌。

3）仰卧位屈膝运动：患者仰卧位，下肢由伸展位做屈膝运动，治疗者可用手控制足跟不离开床面。

4）翻身训练：患者双上肢 Bobath 握手伸肘，肩上举 90°左右，头转向侧方，健侧上肢带动患肢伸肘向前送，用力转动躯干向翻身侧，同时进行肩胛带、骨盆带的共同摆动而达到侧卧位。治疗者站在患者转向的一侧，若患者不能单独完成翻身动作，治疗者可酌情帮助。

（2）坐起及坐位平衡训练

1）坐起训练：患者由侧卧位开始，健足推动患足，健手掌支撑于腋下，用力推动躯干，手掌边推边后撤，同时躯干用力侧屈坐起，治疗者可在患者膝和小腿部推压以帮助坐起。

2）坐位平衡训练：应尽早进行坐起训练，要求达到三级平衡。从仰卧位到床边坐、能无支撑地坐在椅子上达到一级静态平衡；继之，坐位时患肢能做躯干各方向不同摆幅的摆动活动，达到二级“自动态”平衡；最后，坐位时患者能做到完成抵抗他人外力，达到三级“他动态”平衡。

需要强调的是床上正确的坐姿。一些偏瘫患者坐在床上时常取半卧位，躯干屈曲，患肩下降、后缩、内收、内旋，肘部屈曲、前臂旋前，腕关节和手指屈曲内收，患侧下肢伸展，足跖屈、内翻（图 2-4），这是偏瘫患者典型的痉挛体位，十分有害。正确坐姿是抗痉挛体位，是将背部用支撑枕垫好，髋关节保持近 90°的屈曲位，双上肢伸展位放在胸前桌上（图 2-5），避免患侧上肢悬吊于身旁而引起肩关节半脱位或肩手综合征等并发症。

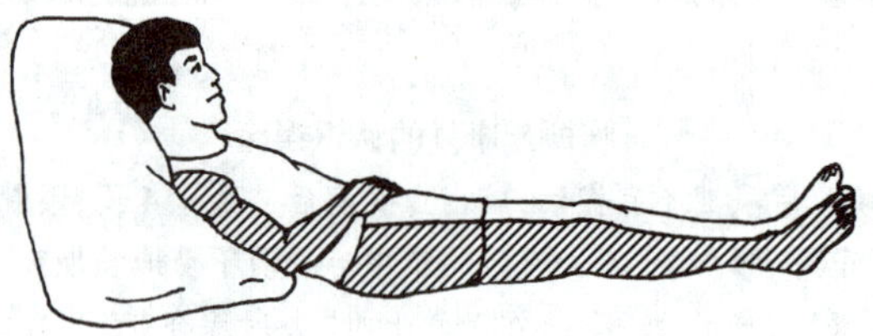

图 2-4　床上不正确坐姿示意图

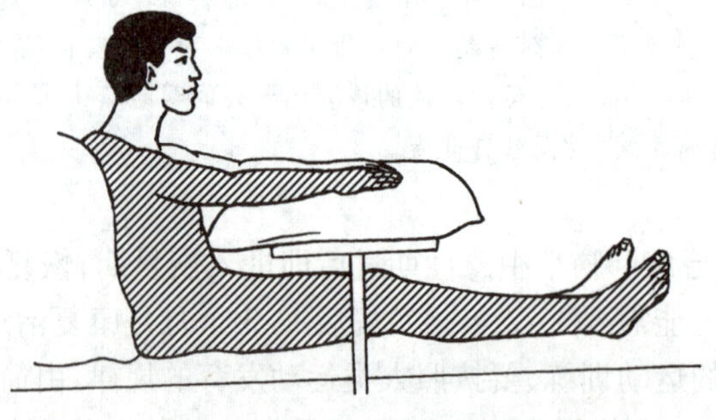

图 2-5　床上正确坐姿示意图

(3)坐位到站立位的转移训练:患者坐直,双足平放于地上,足尖与膝盖成一直线,双上肢 Bobath 握手伸肘,肩充分前伸,躯干充分前倾,抬头向前、向患侧方向触及目标,髋关节尽量屈曲,重心从臀部逐渐转移到双足而站立。起立后双下肢要同时负重。坐下时,躯干应前倾,膝前移,髋、膝关节屈曲而坐下。

(4)站立位平衡训练:训练内容包括双下肢负重站立、单腿独立负重站立、在站立位进行一些相关作业,如治疗者在患者的双肩外侧或骨盆两侧施加一定的推力,以训练其动态平衡。平衡能力改善后,可训练患者站立位进行头部、四肢、躯干的各种动作,也可让患者在摇晃板上练习站立。对于卧床时间较长的患者,可先用起立床进行站立训练,起立床可从 40°开始逐渐过渡到 90°,可预防直立性低血压,并可以使患者通过患肢负重,获得直立的感觉刺激,同时可通过反射机制诱发肌张力。

(5)步行训练:包括步行前准备活动、扶持或平衡杠内行走、徒手行走、上下台阶训练、复杂步行训练等。

1)步行前准备活动:在扶持立位下进行患侧下肢前后摆动、踏步、屈膝、伸髋训练。在患侧下肢支撑期,应注意避免膝过伸。

2)平衡杠内行走训练:在平衡杠内练习向前行走、向后倒走、转身行走、侧方行走。

3)上下台阶训练:上台阶时应先上健肢,下台阶时应先下患肢,即遵循“健足先上、患足先下”的原则。

4)复杂步行训练:包括肌力、耐力、稳定性及协调性的训练。

(6)ADL 训练:包括床椅转移、穿衣、进食、上厕所、洗澡、行走、上下楼梯、个人卫生等。

1)穿衣:穿上衣时,应先穿患侧上肢的衣袖,穿好后再穿健侧上肢的衣袖;脱衣时,应先脱健肢的衣袖;穿裤子时,应先将患侧下肢置于健侧下肢上,先穿患肢,后穿健肢。

2)个人卫生:上厕所应使用坐式马桶,洗澡时应坐在洗澡椅上,洗脸时可借助水龙头拧干毛巾。

(7)作业治疗:包括肩、肘、腕的训练、前臂旋前或旋后的训练、手指精细活动的训练、改善协调平衡训练、认知功能的作业训练等。

1)肩、肘、腕的训练:可应用墙式或桌式插件、捶钉木板、调和黏土等进行训练。

2)前臂旋前或旋后的训练:可利用圆盘插件、拧螺丝帽或水龙头等进行训练。

3)手指精细活动的训练:可利用栓状插件进行拇指对指、内收、屈曲功能的训练,还可进行捡拾豆子、拼图等练习。

4)改善协调平衡训练:可进行砂磨板作业、拉锯等练习。

5)认知功能的作业训练:可进行计算力、理解力、记忆力等的训练。

(8)语言治疗:及早进行语言训练可使患者运用和提高残存的语言功能,补充多种其他交流途径,改善实际交流能力。语言治疗的康复方法很多,其中失语症比较完全的治疗方法包括经典疗法或刺激疗法、程序化指导方法、实用方法等。

3. 后遗症期康复治疗　对于此期开始的时间,目前尚无统一标准。世界卫生组织规定 8 个月后即为后遗症期,我国多以 1 年后为后遗症期。此期患者常不同程度地留下各种后遗症,如瘫痪、关节挛缩畸形、姿势异常等。康复措施主要包括以下几个方面：

（1）继续强化患侧肢体的康复训练：可防止功能退化，提高日常生活活动能力。

（2）对患侧功能不能恢复的患者，应充分发挥健侧的代偿作用。

（3）辅助器具的应用：如手杖、步行器、轮椅和矫形器的应用，可以补偿患肢的功能，帮助患者提高日常生活活动能力。

（4）家庭生活环境的改造：为方便患者进行日常生活活动、防止摔倒等意外，可对其家庭环境进行一些改造，如厕所改为坐厕或设置凳式坐便器，墙壁安装扶手，床铺不应太高，以40cm左右比较合适。

4. 并发症的康复治疗

（1）肩痛：脑卒中偏瘫患者肩痛的发生率很高，约为70%。由于肩痛，使得患者患侧上肢的主动活动减少，从而妨碍了患肢的功能恢复。为避免肩痛的发生，应特别注意患者卧床和坐位时的正确体位；在上肢运动前应充分松动肩胛骨。若肩痛出现，可采用周围关节松动术、热疗、超声波治疗等。

（2）肩关节半脱位：也是脑卒中偏瘫患者常见的并发症。为避免其发生，应使患侧上肢处于抗痉挛体位；多向患侧翻身，注意正确的坐姿。若肩关节半脱位出现，可配置肩悬吊带加以固定保护，还可采用按摩、挤压、早期负重等方法增加肩周肌肉的肌力，改善肩关节的正常固锁机制。

（3）肩手综合征（shoulder-hand syndrome，SHS）：常于脑卒中后1~3个月出现。表现为突然出现的肩部疼痛，运动受限，手浮肿及疼痛，后期出现手部肌肉萎缩、手指挛缩畸形，致患手的运动永久丧失。为避免其发生，偏瘫早期应避免牵拉损伤肩关节周围组织，注意矫正肩胛骨的位置，预防肩关节半脱位。若SHS出现，用夹板固定腕部，以免腕部掌屈位；鼓励患者做手的被动和主动运动；还可用冷水浸泡法、冷水温水交替浸泡法；禁止患侧上肢负重训练；严重患者可用类固醇药物治疗。

（4）痉挛：表现为骨骼肌肌张力随牵张速度的增加而升高。脑卒中后3周内90%左右的患者可出现痉挛。痉挛的治疗应是综合性的，包括预防伤害性刺激、早期的预防体位、运动疗法和其他物理治疗法、药物、神经阻滞和手术等。

1）物理治疗：包括持续被动牵伸、放松疗法、抑制异常反射性模式、冷水浸泡法、电刺激疗法、冷水温水交替浸泡法、温水浴等。

2）药物治疗：可口服巴氯芬每次5~10mg，每日2次，每3日增加5mg，直到痉挛缓解为止，通常每日最大量可达80mg。此外，复方氯唑沙宗、地西泮、氯丙嗪等口服药也可应用；还可局部注射用药，肌内注射最常用的是肉毒素，一般按千克体重、靶肌的体积、痉挛的严重程度计算治疗剂量。通常最大注射剂量为每个注射位点50IU，每次不超过500IU。一般在注射后3~10天出现药物的有效作用，药效可维持3~4个月或更长时间。

3）手术治疗：包括神经切断、高选择性脊神经根切断、肌腱切断或肌腱延长等。

（5）深静脉血栓形成（deep venous thrombosis，DVT）：是血液在深静脉内不正常凝结引起的静脉回流障碍性疾病，多发生于下肢；血栓脱落可引起肺动脉栓塞（pulmonary embolism，PE），大面积PE会导致患者猝死。脑卒中后22%~73%的患者可出现下肢DVT，表现为患肢肿胀、疼痛、不明原因发热等。脑卒中后第1周内是DVT发生的高峰期。高龄、严重瘫痪及房颤均增加DVT的风险，而DVT又增加了PE

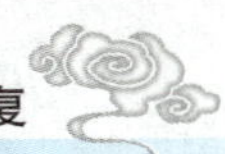

的风险。为避免其发生，应鼓励患者尽可能早期下床活动，经常做下肢的主动或被动运动，下肢抬高，避免下肢静脉输液（尤其是瘫痪侧下肢）。若出现 DVT，急性期应卧床休息 1~2 周，患肢抬高使其高于心脏水平，离床 20~30cm，膝关节稍屈曲，避免用力排便以防血栓脱落导致肺栓塞；应用弹力绷带或穿弹力袜，以增加静脉回流，减轻下肢水肿；同时应用抗凝药物如低分子肝素注射液皮下注射，急性期还可应用尿激酶溶栓治疗。具体可参考深静脉血栓形成康复治疗部分（第五章第三节）。

（6）脑卒中后抑郁症（post-stroke depression，PSD）：是以心境低落、兴趣下降等为特征的脑卒中并发症。PSD 对患者的康复有消极影响，可延缓神经功能缺损和认知功能的恢复，降低康复治疗效果，使生活质量显著下降，明显增加死亡率。PSD 是脑卒中后常见的并发症，国内有学者报道其发生率为 34.2%，其中轻度抑郁症发生率为 20.2%，中度为 10.4%，重度为 3.7%。心理学量表是 PSD 评估和预后判断的有力工具。最常用的有汉密尔顿抑郁量表（HAMD）、Zung 抑郁自评量表（ZSDS）和流行病学研究中心抑郁自评量表（CES-D）等。对原发病的积极治疗是预防 PSD 的关键。若出现 PSD，则需心理治疗和药物治疗。心理治疗包括解释、鼓励、支持和安慰；提高患者的认知功能，纠正其不合理观念；同时还需要家属、亲友、组织的配合。心理治疗每周 2~3 次，每次约 1 小时。在药物治疗方面，传统的三环类抗抑郁药（TCAs）如阿咪替林，由于其心血管和抗胆碱能副作用较大，故目前已不作为治疗 PSD 的首选药物；20 世纪 90 年代以来，选择性 5-HT 再摄取抑制剂（SSRIs）因耐受性较好、没有心血管和抗胆碱能等方面的副作用而成为国际公认的新型抗抑郁药物，常用的有盐酸氟西汀 10~20mg，每日 1 次；舍曲林 50mg，每日 1 次；西酞普兰 20~60mg，每日 1 次；或盐酸帕罗西汀 10~20mg，每日 1 次。

（7）吞咽困难：约 50%的脑卒中患者可存在吞咽困难。为避免吞咽困难导致的吸入性肺炎和营养不良，应重视吞咽困难的评估和处理。患者开始进食、饮水及口服药物之前，应筛查吞咽困难，识别高危误吸患者并进行吞咽困难的治疗。具体可参考吞咽功能障碍康复评定和康复治疗部分（第六章第六节）。

（三）中医康复治疗

中医康复治疗对于改善患者的功能障碍、提高其日常活动能力、改善生活质量，有着十分重要的意义。特别是进入恢复期后，大部分患者都会转入社区进行康复，而中医传统的康复方法如针灸、推拿、药养、食疗、太极拳等，简单易学、安全有效，容易被社区康复人员、患者及家人接受和掌握，值得临床推广。

1. 中药治疗

（1）中药口服：中医学认为，中风多与风、痰、瘀、热等因素有关。在治疗上应根据患者的症状特点进行辨证施治。

1）肝风夹痰型

主症：半身不遂，口眼歪斜，头晕或头痛，急躁易怒，或见多痰，肢体麻木，舌质红，舌苔白腻，脉弦或滑。

方药：白术、茯苓、天麻、橘红、半夏、甘草、生姜、大枣等。

2）风中经络型

主症：半身不遂，口眼歪斜，肌肤不仁，发热恶寒，舌质淡红，舌苔薄白，脉滑或弦。

方药：防风、防己、当归、人参、川芎、白芍、杏仁、黄芪、甘草、肉桂、炮附子、麻黄、生姜等。

3）邪热壅盛型

主症：半身不遂，口眼歪斜，面色潮红，口渴喜冷饮，小便赤黄，舌质红，舌苔黄，脉数有力。

方药：当归、石膏、川芎、白芍、白术、菊花、桔梗、荆芥穗、连翘、黄芩、寒水石、砂仁、薄荷、滑石、大黄等。

4）气虚痰阻型

主症：半身不遂，口眼歪斜，面色萎黄，语言謇涩，痰稀而白，或见头晕目眩，舌质淡有齿痕，舌苔白滑或腻，脉滑或弦。

方药：茯苓、白术、陈皮、半夏、竹茹、胆南星、人参、甘草等。

5）气滞经络型

主症：肢体瘫痪或口眼歪斜，胸胁胀满，脘腹满闷，舌质淡红，舌苔薄白，脉弦。

方药：茯苓、陈皮、人参、白术、白芷、乌药、青皮、甘草等。

6）气虚血瘀型

主症：肢体缓纵不举，或见挛蜷，或见疼痛，舌质淡或紫黯，舌有瘀斑，舌苔薄白，脉沉细或涩。

方药：生黄芪、当归、桃仁、赤芍、川芎、炙地龙、红花等。

7）气血两虚型

主症：肢体缓纵无力，或见苍白肿胀，面色无华，少气懒言，声低气怯，或畏风自汗，舌质淡白，舌边有齿痕，脉细弱。

方药：熟地、茯苓、当归、人参、白术、川芎、白芍、甘草等。

8）腑气不通型

主症：半身不遂，口眼歪斜，脘腹满闷，大便秘结，小便赤黄，或见头晕烦躁，舌红，舌苔黄或腻，脉滑或弦。

方药：厚朴、大黄、枳实、甘草等。

（2）中药注射剂：脑卒中急性期中医辨证属于痰热证者，甚或出现昏迷者宜选用清开灵注射液；兼有气阴不足者可用生脉注射液或参麦注射液。临床中一般治疗缺血性卒中可选用川芎嗪注射液、复方丹参注射液、红花注射液、灯盏细辛注射液、三七皂苷注射液等具有活血化瘀作用的中药制剂；出血性卒中急性期可选用清开灵注射液等；对于脑出血或大面积脑梗死患者，多伴有脑水肿、颅内压增高，可用七叶皂苷注射液，但单用中药注射剂难以起到快速降低颅内压的作用，可配合应用甘露醇、甘油果糖等西药脱水剂，以减轻脑水肿。

（3）中药熏洗：中药煎汤熏洗，是一种外治疗法，具有热疗和药物的双重作用，可直接作用于患侧肢体，有舒筋活络、缓解疼痛、减轻肿胀等多种作用，对改善患侧肢体痉挛、缓解肩痛、消除手足肿胀有很好的效果。可根据患肢肌张力的不同选用不同的药物。对于肌张力增高手足痉挛者，可选用伸筋草、豨莶草、白芍、生甘草、木瓜、萆薢、汉防己、桑枝、桂枝、红花、川乌、川椒等；对于肌张力低下手足弛缓者，可选用生黄芪、小茴香、鸡血藤、苍术、红花、透骨草等。对于偏瘫患者主要以熏洗患侧局部为主，分上肢熏洗和下肢熏洗。在药液温度较高时，先以蒸气熏患肢，或以药液浸湿毛巾敷于患肢，主要是肩、肘、腕、手及髋、膝、踝关节等处。当药液温度下降到能浸浴时（一般为

37℃～44℃)，再将患侧手足浸浴。浸浴的时间为 20～30 分钟。一剂药液可反复加热使用 4～5 次。

2. 针灸治疗　对脑卒中的治疗有较好疗效，不但在脑卒中的恢复期可以普遍应用，对部分病例还可早期治疗。现将较常用的体针和头针疗法介绍如下：

(1)体针的常用穴位

头面部：百会、上星、印堂、迎香、太阳、下关、地仓、人中、翳风、风池等穴。

上肢：曲池、手三里、外关、内关、合谷、少泽、后溪等穴。

下肢：环跳、秩边、风市、阳陵泉、足三里、承山、三阴交、昆仑、涌泉等穴。

每次取穴不宜过多，可轮流使用。一般选用 1～2 个主穴，再选若干配穴。每日 1 次，7～10 天为一个疗程，休息 5～7 天，可再行下个疗程，并可用电针。

(2)头针：是治疗脑卒中偏瘫的一种特殊针刺疗法。主要是根据神经解剖中大脑皮质功能的理论，运用针刺疗法，在头皮上划出皮质功能相应的刺激区，在这些刺激区进行针刺，以达到治疗疾病的目的。目前主要用于治疗脑卒中引起的瘫痪、麻木、失语等症。脑梗死患者以早期治疗为佳，脑出血患者一般待病情稳定后开始。

取穴：下肢偏瘫取对侧运动区上 1/5，上肢偏瘫取对侧运动区中 2/5，面瘫取对侧运动区下 2/5；下肢麻木、感觉异常取对侧感觉区上 1/5，上肢麻木、感觉异常取对侧感觉区中 2/5，面部感觉异常取对侧感觉区下 2/5；运动性失语取左侧运动区下 2/5，感觉性失语取左侧言语 3 区，命名性失语取左侧言语 2 区。

操作：根据上述原则选好刺激区位置，快速进针，达到头皮下或肌层，斜向捻转至要求的区域长度，进行快速持续捻针，每分钟要求捻转 200 次左右，一般 2～3 分钟即达到适应刺激量和刺激强度，休息 5 分钟，再捻转 2～3 分钟，再休息 5～10 分钟起针。每日 1 次，一般 10～15 天为一个疗程，中间可休息 1 周左右，再进行下个疗程。

3. 按摩　对患侧肢体是一种感觉刺激，并可促进血液和淋巴回流，有利于防止深静脉血栓的形成。按摩动作应轻柔、缓慢。

4. 传统养生功法　可选用太极拳、内养功、六字诀、八段锦等功法导引练习。

5. 食疗　可根据不同病证进行辨证施治。如对于气虚血瘀者，可选用山楂和黄芪各 30g、粳米 200g 煮粥，每日 1 次，早晚服用；对于肝肾亏虚者，可选用龟甲和山药各 30g、粳米 200g 煮粥，每日 1 次，早晚服用。

四、康复预后和预防

影响脑卒中康复预后的因素很多，疾病本身起主导作用，如病变的部位、病灶的大小、功能障碍的情况及身体状况等。轻症者不经康复治疗也可恢复良好的功能，而重症者康复预后差，康复的受益者为中等功能缺损患者。可以从以下几个方面预测其康复预后：

1. 年龄　是预测康复预后的敏感指标，年龄越高预后越差。有报道低年龄组患者 ADL 及回归家庭率均高于高年龄组患者。

2. 认知功能障碍　是影响康复预后的重要因素，认知障碍严重者，康复预后差。由于认知障碍导致康复实施过程中学习能力下降，从而延长了住院时间，严重者即使出院返家也需家人照顾。

3. 患者的心理状况　抑郁、焦虑可使患者的康复欲望下降、主动能力缺乏、意志力薄弱、康复配合程度差，从而影响康复进程。

4. 运动功能障碍　持续运动不能者，康复预后差。

5. 其他　患者的某些症状，如昏迷时间过长、弛缓性瘫痪超过3~4周、2次以上的脑卒中发作、持续尿便失禁、视野缺损、本体感觉障碍、平衡失调等，均提示康复预后不良。

脑卒中康复治疗视频

脑卒中的预防，首先应控制导致脑卒中的危险因素，如控制高血压、糖尿病、高血脂、心脏病等，同时还应做到合理膳食、适量运动、戒烟限酒、心理平衡等。另外，健康教育对预防脑卒中以及卒中后复发有着积极的意义，应充分利用社区进行预防脑卒中的健康教育。社区卫生服务中心可根据现有资源，开展丰富多彩的宣传方式，如建立健康咨询门诊，设立图文并茂的卫生墙报、橱窗，发放健康教育处方、科普资料，定期举办预防脑卒中的科普讲座、知识竞赛等。特别是对于脑卒中高危人群，社区卫生工作者更应高度重视，必要时可走访家庭、上门服务，满足个体健康需要，以增加个人、家庭、社区共同预防脑卒中的能力。

第二节　颅脑损伤

一、概述

颅脑损伤（traumatic brain injury，TBI）是指外界直接或间接暴力作用于头部而致的损伤，常与身体其他部位的损伤复合存在，是常见的头颅和脑组织的创伤，在创伤中其发生率仅次于四肢，占全身损伤的10%~20%，其伤死率居各类损伤之首。按损伤部位可分为头皮损伤、颅骨损伤及脑损伤（脑震荡、脑挫裂伤、脑干损伤、颅内血肿等）三种，三者既可单独发生，也可合并存在。

（一）病因和发病机制

TBI多见于各种交通事故、工矿事故、自然灾害、爆炸、火器伤、坠落以及各种锐器、钝器对头部的伤害。

神经组织受外力的机械性损伤引起膜结构的变化、各种酶复合物交联系统和活动障碍，可以立即影响到中枢神经系统的整合活动。高能物质的不足更加重了神经元之间的联系和调节机制障碍。分泌的“休克性”神经递质和调节剂，作用于高级中枢和边缘-网状结构，使神经生理障碍加重并使得皮质-皮质下相互关系失调。TBI可视为特种应激，可形成适应性反应机制障碍，产生许多“恶性循环”，它们将决定病理过程的发展。而局部缺血和缺氧是TBI后神经元损害的主要原因和细胞死亡的机制。

中医学认为，脑为元神之府，颅脑创伤后，元神受损致气泄、气虚、气脱，正气大量耗伤则脏腑功能失调；正气不足，运化无力则津液停滞、痰浊凝聚，致清窍蒙蔽。TBI突发而至，出现气机逆乱，进而气行失常，血不循经，致血瘀。故TBI急性期主要病机为气虚血瘀、脑窍闭阻。

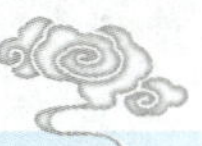

知识链接

TBI的流行病学概况

TBI是引起病残甚至死亡的重要原因，每年国家投入大量人力和财力，对社会、家庭和个人造成惨重损失。根据北京神经外科研究所等7所院校在1983年对上海、长沙、广州、成都、哈尔滨及银川等6个城市居民的抽样调查，共计调查了63 195人，发现TBI的现患率、年发病率及年死亡率分别为783.7/10万、56.4/10万及63/10万。据上海医科大学神经病学研究所及北京神经外科研究所在1984—1985年期间对全国22个省市的农村及少数民族地区共246 812人的抽样调查，发现TBI的现患率、年发病率及年死亡率分别为442.4/10万、64/10万及9.2/10万。近年来，随着现代化高速运输及机械化生产的不断发展，TBI的发生率进一步增加，损伤程度更趋严重。

（二）临床表现

TBI的临床表现据损伤的部位及程度不同而异。

1. 一般症状

（1）意识障碍：可分为即发意识障碍与迟发意识障碍两类。迟发意识障碍多为颅内血肿、脑水肿或颅内压增高的结果。

（2）头痛：可表现为局部头痛或全头痛。其原因可能为颅内压增高或因脑膜血管被牵伸或压迫所致。若头痛剧烈，提示蛛网膜下腔出血的可能；若头痛与体位有关，站立位时头痛明显，平躺时减轻，则提示低颅压的可能。

（3）恶心呕吐：有急性颅内压增高时可出现呕吐；若后颅窝或迷路受损时，呕吐可较频繁。儿童由于不善于表达，呕吐往往是唯一的客观症状。

（4）抽搐：多为大脑皮质受刺激或脑缺氧、脑水肿所致。若局限性抽搐反复发作，提示有硬膜下血肿的可能。

（5）鼻孔、耳道、眼结膜下出血：多为颅底骨折所致。反复大量鼻孔出血提示有颈内动脉破损的可能。

（6）瞳孔：单侧瞳孔扩大、对光反射消失，提示同侧天幕裂孔疝的可能；双侧瞳孔缩小、对光反射消失，伴两眼凝视，或瞳孔时大时小，则提示脑干损伤，预后不良。

（7）生命体征的变化：包括体温、脉搏、呼吸、血压，是急性TBI的重要观察指标。如下丘脑受损时可出现中枢性高热，体温可高达41℃以上；当颅内压增高时可出现脉搏减慢、血压上升，随着颅内压的不断增高，可出现脉搏细快、节律不齐、血压下降；若呼吸不规则或呈喘息状，提示呼吸中枢有功能障碍。以上均提示病情严重、预后不良。

2. 局灶性症状

（1）肢体瘫痪：单瘫和偏瘫提示病变多在对侧大脑半球的中央前区或内囊。

（2）失语症：若患者不能表达自己的意图，则为运动性失语，提示左侧大脑半球额下回后部病变；若不能理解他人的语言、语无伦次，则为感觉性失语，提示左侧大脑半球颞上回后部病变。

（3）遗忘症或记忆障碍：近期记忆障碍提示颞叶海马和间脑区的病变；远期记忆障碍则多与大脑皮质损害有关；对伤前数小时或数天内的事情不能回忆，而更远以前的事却记得很清楚，为逆行性遗忘；对伤后所发生的事很快遗忘，称为顺行性遗忘。TBI中发生的伤后遗忘症多指顺行性遗忘。

(4)下丘脑损害症状:可出现中枢性高热、尿崩症、嗜睡、血糖增高、胃肠道出血等症状。

(5)脑干损伤症状:除昏迷、呼吸、循环功能障碍外,还可有双眼球固定、吞咽动作消失、四肢肌张力消失或呈去大脑强直状态。

(6)脑神经损害症状:可出现嗅神经、面神经、视神经、眼球运动神经、听神经、三叉神经损害。

(7)脑膜刺激征:可出现颈项强直、项背酸痛、克氏征和布氏征阳性,多提示蛛网膜下腔出血或颅内继发感染的可能。

(三)辅助检查

1. 头颅 CT 检查　可显示血肿的大小、部位、性质等,还可显示颅骨骨折情况,可作为 TBI 的首选检查方法。

2. 头颅 MRI 检查　可显示大脑半球、脑干及小脑等部位的损伤。

(四)诊断要点

根据患者外伤史、神经损伤的症状和体征,并结合辅助检查,一般可明确诊断。

(五)临床治疗

1. 治疗原则　密切观察病情,重点是处理继发性 TBI,注意脑疝的预防和早期发现,特别是颅内血肿的早期发现和处理,以便及时救治。对于原发性 TBI,主要是对症治疗、预防并发症。

2. 治疗方法

(1)一般处理:严密观察体温、脉搏、呼吸、血压等生命体征的变化。重型患者应采取头高位,保持呼吸道通畅和电解质平衡。

(2)降颅压处理:可应用甘露醇、甘油果糖等脱水剂;激素应用可减轻脑水肿,有助于缓解颅内压增高;冬眠疗法、亚低温疗法能降低脑耗氧量,对降低颅内压有一定作用。

(3)手术治疗:对于开放性 TBI,应争取在 12 小时内行清创缝合术,使其变为闭合性 TBI;对于闭合性 TBI,若有手术指征,应争取在脑疝发生前酌情行开颅血肿清除术、去骨瓣减压术、脑室引流术、钻孔引流术等。

(4)对症治疗:对于合并颅内感染者,可应用抗生素进行抗感染治疗;对于脑外伤后癫痫患者,可应用抗癫痫药物治疗;对于骚动不安者,可先寻找原因做相应的处理,之后考虑给予镇静剂应用。

(5)康复治疗:包括急性期、恢复期和后遗症期康复治疗,以及中医传统康复治疗等。

二、康复评定

(一)严重程度的评定

TBI 的严重程度主要通过意识障碍程度来反映,昏迷的深度和持续时间是判断 TBI 严重程度的指标。格拉斯哥昏迷量表(表 2-1)是 TBI 评定中最常用的一种国际性评定量表。该表内容简单,只有 3 项(睁眼反应、言语反应、运动反应),评分标准具体,是反映急性期 TBI 严重程度的可靠指标。GCS 自 20 世纪 70 年代提出后一直沿用至今,已被国际公认。

在重度TBI中,持续性植物状态(persistent vegetative state,PVS)占10%,是一种特殊类型的意识障碍,这一命名是由Jennett和Plum于1972年首先提出的。中华医学会急诊医学学会于1996年4月制定了我国PVS诊断标准,并于2001年在全国脑复苏持续植物状态诊断标准修订会议上,国内高压氧治疗和脑复苏专家就PVS诊断和疗效标准进行了修订,标准如下:①认知能力丧失,无意识活动,不能执行命令;②保持自主呼吸和血压;③有睡眠—觉醒周期;④不能理解和表达语言;⑤能自动睁眼或刺激下睁眼;⑥可有无目的性眼球跟踪运动;⑦丘脑下部及脑干功能基本保存。以上几个条件持续1个月以上即可认定为PVS。

(二)认知功能的评定

认知功能主要涉及记忆力、注意力、理解力、思维能力、智力、推理能力、心理活动等方面,属于大脑皮质的高级活动范畴。TBI后可出现各种障碍,尤其是认知功能障碍。

认知功能障碍包括意识障碍、记忆障碍、空间辨别障碍、听力理解障碍、体像障碍、智能障碍、失用症、失认症、忽略症、皮质盲等。对于TBI后的认知功能障碍,可分别进行记忆、注意、思维等各个方面的评定。临床常采用由美国心理学家Wechsler所编制的韦氏成人智力量表(Wechsler intelligence scale,WAIS)。WAIS是目前世界上应用最广泛的智力测验量表,分为操作量表和言语量表,操作量表由图画填充、图片排列、木块图、图形拼凑、数字符号、迷津组成;言语量表由常识、类同、词汇、算术、理解、数字广度组成。

(三)行为障碍的评定

主要依据行为障碍常见的临床表现来评定,如攻击、冲动、无自制力、无积极性、癔症、严重强迫观念等。

1. 发作性失控　是一种突然无诱因、无预谋、无计划的发作,直接作用于最靠近的人或物,如抓伤他人、损毁家具等,往往是颞叶损伤的结果,发作时脑电图有阵发性异常。

2. 额叶攻击　对细小的诱因或挫折发生过度反应,其行为直接针对诱因,最常见的是间歇性激惹,并逐步升级为一种完全与诱因不成比例的反应,多因额叶受损引起。

3. 负性行为障碍　常表现为情绪低落、情感淡漠、懒动,不愿主动做一些力所能及的事情。

(四)情绪障碍的评定

患者常表现为抑郁或焦虑,对于有抑郁症状的患者可用汉密尔顿抑郁量表(Hamilton depression scale,HAMD)进行评定;对于有焦虑症状的患者,可采用焦虑自评量表(self-rating anxiety scale,SAS)进行评定。

(五)言语功能障碍的评定

TBI患者中常见的一种言语障碍为言语错乱,主要表现为:失定向,对地点、时间、人物等不能辨认;答非所问,但无明显的词汇和语法错误;不配合检查;意识不到自己回答的问题不正确。

(六)运动功能障碍的评定

与脑卒中所致运动功能障碍的评定相似,具体可参考脑卒中运动功能评定部分(第二章第一节)。

（七）ADL 评定

由于脑损伤患者多有认知功能障碍，所以在评定时宜采用包括有认知项目的评定，如功能独立性测评（FIM）。

三、康复治疗

（一）康复治疗目标

1. 急性期康复目标　稳定病情，提高患者觉醒能力，促进记忆恢复，预防并发症，促进功能恢复。

2. 恢复期康复目标　减少定向障碍和言语错乱，提高记忆力、注意力、思维能力、组织和学习能力；最大限度地恢复感觉、运动、认知、语言功能和生活自理能力，提高生存质量。

3. 后遗症期康复目标　让患者学会应对功能不全状况，学会用新的方法代偿功能不全，增强患者在各种环境中的独立和适应能力，回归社会。

（二）现代康复治疗

TBI 的康复治疗与脑卒中有一些共同之处，但也有区别。脑卒中的康复治疗是以运动疗法为主的综合康复治疗，而 TBI 的康复治疗是以认知功能训练为主的综合康复治疗。

1. 急性期康复治疗　TBI 患者无论手术与否，急性期正确、及时的非手术治疗仍十分重要。

（1）药物治疗：可根据具体病情酌情应用减轻脑水肿的药物、止血药物、催醒药物、抗癫痫药物治疗等。

（2）支持治疗：可给予高蛋白、高热量饮食，以提高机体的免疫力，促进创伤的恢复及神经组织修复和功能重建，同时保持水、电解质平衡。

（3）保持良姿位：头的位置不宜过低，以利于颅内静脉血的回流；肢体应保持功能位，如患侧上肢置于伸展、外旋位，手指伸展，下肢保持伸髋、膝微屈位。特别注意避免上肢屈曲、下肢过伸、足下垂的痉挛模式。要定时翻身、变换体位，以预防压疮的发生。具体可参考脑卒中急性期康复治疗部分（第二章第一节）。

（4）尽早活动：应进行关节的被动运动和自我辅助运动、床上活动等，具体可参考脑卒中急性期康复治疗部分。

（5）高压氧治疗：系统应用高压氧治疗能有效改善受损脑组织的供氧、降低颅内压、减轻脑水肿，从而减轻继发性损害、促进脑功能的恢复，对改善预后、降低重型 TBI 死亡率有积极意义。

高压氧治疗 TBI 的原理是：①收缩脑血管，减少脑血流量，减轻脑水肿，降低颅内压；②增加血氧含量，提高血氧分压，增加有效氧弥散距离，可有效地纠正脑缺氧状态，对解决脑水肿条件下的组织缺氧是临床其他方法难以比拟的；③促进毛细血管再生，加快侧支循环形成，保护病灶周围“缺血半暗带区”内的神经细胞，促进脑组织的修复；④增加吞噬细胞消化坏死细胞和组织的能力，加速病灶清除和血肿的吸收；⑤加速组织修复，促进胶质细胞分化、增殖，产生大量胶质纤维以修补损伤的组织；⑥改善脑电活动，促进觉醒状态。

高压氧治疗作为一种特殊的治疗手段，在对 TBI 患者的治疗应用中，应注意以下

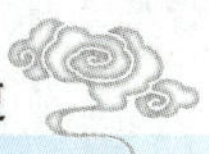

几点:①强调综合治疗,若存在脑水肿,应与脱水剂配合使用;②患者进舱前生命体征必须平稳,以确保治疗安全,否则不宜进舱;③应确保循环功能良好,才能发挥高压氧的治疗作用;④保持呼吸道通畅,防止分泌物阻塞呼吸道,防止吸入性肺不张的发生;⑤对颅内血肿术后患者,若出血停止,可再观察 6 小时,病情稳定者方可考虑采用高压氧治疗。

2. 恢复期康复治疗　TBI 引起的功能障碍是多种多样的,各患者之间的差异很大,因此治疗计划应因人而异。损伤后躯体方面的障碍在 1 年内大多已经稳定,但认知、行为和社会心理方面的问题往往持续很长时间,因此应制定长期康复治疗的目标。如同时有行为、情绪、认知方面的障碍,必须首先处理,否则患者可能抗拒、抵制、消极对待康复治疗,或因注意力、记忆力差而使许多再训练的方法不能生效,从而成为康复训练的巨大障碍。在 TBI 康复中,运动治疗可参考脑卒中康复治疗部分。这里主要介绍认知障碍、行为障碍的训练治疗,同时简要介绍情绪障碍、言语障碍的治疗。

(1)认知障碍的治疗:认知障碍是 TBI 后的常见症状,认知功能训练是提高智能的训练,应贯穿在整个治疗的全过程。在国外已广泛应用计算机进行认知障碍的治疗,但在我国还未普及。下面介绍一些简单实用、无论在医院还是在家庭和社区都可进行的康复方法。

1)记忆障碍的训练:在进行记忆训练时,进度应慢,训练应从简单到复杂进行练习,将整个练习分解成若干小部,先一小部一小部地训练,成功后再逐步联合;每次训练的时间不宜过长,患者需要记住的内容要少,信息呈现的时间要长,以后逐步增加信息量;记忆正确时要及时地给以奖励;应反复刺激、反复训练、强化记忆。常用的训练方法有:

①PQRST 法:对于信息量较大的内容可采用此法。

P(preview)——先预习要记住的内容。

Q(question)——向自己提出与内容有关的主要问题。

R(read)——为了回答问题而仔细阅读资料。

S(state)——反复陈述阅读过的资料。

T(test)——用回答问题的方法来检验自己的记忆。

②视觉记忆(visual memory):先将 3~5 张绘有日常用品的图片卡放在患者面前,告诉患者每卡可以看 5 秒,然后将卡收起,让患者用笔写下所看到的物品的名称,反复数次,成功后增加卡的数目。

③编故事法:把要记忆的内容按自己的习惯和爱好编成一个小故事,有助于记忆。

④作业疗法:木工、黏土作业、镶嵌等。

⑤在日常生活中可采用下述的方法:建立恒定的每日活动常规,让患者不断地重复和练习;反复耐心地向患者提问和下命令等。

2)注意力的训练:TBI 患者的注意力易受外界因素的干扰而分散。常用的训练方法有:

①猜测游戏:取两个透明玻璃杯和一个弹球,在患者注视下,训练者将一个杯扣在弹球上,让患者指出有弹球的杯子,反复数次,无误后改用两个不透明的杯子,操作同上,反复数次,成功后改用更多的杯子或更多不同颜色的球,扣上后让患者分别指出有各种颜色弹球的杯子,移动杯子后再问。

②删除作业：在一张白纸上写几个大写的汉语拼音字母如 KBLRPYO（亦可用数字、图形），让患者用铅笔删除训练者指定的字母，如 B，无误后再改写字母的顺序和规定要删的字母，反复进行数次，成功后增加字母的行数和难度。

③时间感：要求患者按训练者命令启动秒表，并于 10 秒钟时停止秒表，然后将时间逐渐延长至 1 分钟，当误差小于 1～2 秒时，改为不让患者看表，启动后让他心算到 10 秒时停止，然后将时间延长，到 2 分钟时停止，每 10 秒的误差不得超过 1.5 秒。达到要求后改为一边与患者交谈，一边让患者进行上述训练，使患者尽量控制自己不因交谈而分散注意力。

④作业疗法：编织、木工、拼图练习等。

3）思维能力的训练：思维包括推理、分析、综合、比较、抽象、概括等多种过程，而这些过程往往表现在人类对问题的解决中。常用的训练方法有：

①指出报纸中的消息：取一张报纸，首先问患者有关报纸首页的信息，如大标题、报纸的名称、日期等，如回答无误，再要求患者指出报纸中的专栏，如新闻、商业、广告等，回答无误后，再训练患者寻找特殊的消息，如可问患者某电影院上映的电影如何，回答无误后，再训练患者寻找一些需要做出决定的消息。

②排列数字：拿出三张数字卡，让患者将卡片由小到大排列，正确后再拿出一张卡片，让患者根据数字的大小插进已排好的三张卡片之间，无误后再拿出几个数字卡，询问患者其中有什么共同之处，如有哪些是奇数或偶数、哪些可以互为倍数等。

③分类：让患者将多项物品名称按物品用途分类、配对等。

④作业疗法：图画合成、木工等。

（2）行为障碍的治疗：

1）发作性失控：可给予卡马西平 0.1～0.3g/次，一日 2～4 次，配合行为疗法中的暂停法。

2）额叶攻击：用暂停法，同时给患者厌恶的刺激，如在患者鼻孔下释放挥发性氨等正惩罚法。

3）负性行为障碍：可采用以下方法进行训练：①用神经行为疗法中的成型法训练患者完成晨间日常活动。若患者有能力完成晨间日常活动，但却不愿做，可用代币法处理。让患者起床，完成后奖一代币，持此代币可换取自己喜欢的东西；起床后整理好床被再给一个代币，即完成一种行为奖励一个代币；以后改为起床、起床后整理好床被才给一个代币，即完成两种行为奖励一个代币；此后又改为起床、起床后整理好床被、洗脸给一代币，即完成三种行为奖励一个代币，依次逐步鼓励患者，将孤立行为成型为连续系列的行为；②用负惩罚法要求患者行走，如患者有能力行走却不愿步行，并且对代币法不感兴趣，可规定患者，若能主动走到餐厅，则可正常就餐，否则只给少量面包，从而逐渐刺激患者主动走向餐厅。

（3）情绪障碍的治疗：可采用心理治疗，与患者建立相互信赖的关系，认真倾听患者的主诉，向患者仔细解释实际病情，增加患者的自信心，消除抑郁、紧张、焦虑等不良情绪，同时适当应用抗抑郁、抗焦虑药物。

（4）言语障碍的治疗：对于有言语障碍的患者，通过言语康复治疗师在评定患者言语的基础上，采用综合治疗手段，包括视听觉的应用、多途径的言语刺激方法、替代方式（手势、交流板等），促进言语的理解、口语的表达，恢复、改善构音功能，提高语言的清晰度和流畅性。并且随着认知障碍的改善，相应的言语障碍也会随之逐渐好转。

3. 后遗症期康复治疗　TBI 患者经过正规的急性期和恢复期康复治疗后，许多患者的各种功能可有不同程度的改善，大多可返回社区和家庭，对于部分仍遗留有功能障碍的患者，可进行以下几个方面的康复治疗：

(1)在社区和家庭继续加强 ADL 训练，同时逐步学习外出购物、乘坐交通工具等。

(2)矫形器和辅助器具的应用：对运动障碍患者需应用各种助行工具如手杖、步行器、轮椅等，部分患者需应用矫形器如分指板、足踝矫形器等以改善功能。

(3)职业训练：部分 TBI 患者在功能康复后需重返工作岗位，部分不能胜任原来工作者需转换工作，应尽可能地对这部分患者进行相关工作技能的训练。

（三）中医康复治疗

1. 中药治疗　对于 TBI 患者，可根据伤情轻重及病程不同，采用中医辨证与西医辨病相结合，在西药常规治疗的基础上辅以中药治疗，对改善病情、缓解症状有一定的作用。

(1)中药口服：据 TBI 不同病机可将其分为 6 种证型，据此进行辨证论治。

1)瘀阻脑络型

主症：头痛、头晕、视物模糊、烦躁、乏力。

方药：柴胡、土鳖虫、当归、泽兰、半夏、丹皮、细辛、薄荷(后下)、白芥子、茺蔚子、枸杞子、菟丝子、车前子(包煎)、黄芪、煅龙骨(先煎)、煅牡蛎(先煎)、大枣等。

2)髓海不足型

主症：头痛、眩晕、语言错乱、哭笑无常、智力下降、忧郁焦虑、注意力不集中、记忆力减退或丧失、消极悲观。

方药：酸枣仁、柏子仁、熟地黄、黄精、益智仁、菟丝子、赤芍、川芎 、石菖蒲、当归、远志等。肾阴虚者加女贞子、龟板；肾阳虚者加仙茅、仙灵脾；瘀血加桃仁、红花；心气不足加人参。

3)痰浊阻滞型

主症：头痛、头晕、头重而晕，伴脘痞纳呆、舌白苔腻。

方药：桃仁、红花、远志、石菖蒲、川芎、白蔻、薏米、杏仁、滑石、地龙等。

4)肝阳亢盛型

主症：头痛、头晕、失眠多梦、恶心、呕吐、健忘、抑郁、恐惧。

方药：桃仁、赤芍、丹参、天麻、钩藤、杭菊、田七、蝉蜕、龙骨、牡蛎等。

5)心神失养型

主症：伤处肿痛、心乱气越、神不守舍。

方药：龙齿、川牛膝、菊花、桑叶、丹参、川芎等。

6)气血亏损型

主症：头痛、头晕、恶心、呕吐、记忆力减退。

方药：黄芪、白术、党参、当归、红花(包煎)、陈皮 、升麻、柴胡、炙甘草等。

(2)中药注射剂：重型 TBI 患者伤后机体免疫功能低下，黄芪注射液能提高其免疫力，改善预后；川芎嗪注射液可降低急性 TBI 患者血液黏度，对改善脑组织缺血、缺氧、减轻脑水肿有一定的作用；七叶皂苷钠注射液可降低急性 TBI 患者的颅内压；参麦注射液可治疗 TBI 所致的脑心综合征；醒脑静注射液可治疗重症 TBI 患者的发热，并有促醒作用。

2. 针灸治疗　针灸疗法在治疗脑外伤方面疗效良好，但缺乏统一治疗标准，临床可运用各种治疗手段，选择最佳治疗方案。

(1)急性期

1)闭证

治法：上下配穴法。泻法或点刺出血。

取穴：十二井、水沟、太冲、涌泉。

操作：持续行针，捻转泻法，意识好转后间歇行针。

2)脱证

治法：远近配穴法。用艾条、艾炷灸。

取穴：神阙、关元、百会。

操作：神阙、关元艾炷灸，百会艾条灸，脉象好转后，稍休息后再灸。

(2)恢复期

治法：上下配穴法。针灸并用。

取穴：百会、神阙、关元、三阴交、太阳、合谷。

操作：毫针刺，神阙、关元用灸法，其他穴用补法。留针 30 分钟，每日 1 次，一个疗程 6 次。

(3)后遗症期

毫针疗法

治法：上下配穴法。平补平泄。

取穴：百会、神门、三阴交。

操作：留针 30 分钟，每日 1 次，一个疗程 10 次。

四、康复预后和预防

TBI 患者的预后与损伤的程度、康复治疗的介入、家庭的支持等多种因素有关。但即使得到及时的康复介入和良好的家庭支持，仍有 14%~18%的患者遗留有不同程度的残疾，其结局可通过格拉斯哥结局量表(Glasgow outcome scale，GOS)(表 2-5)进行评估。

表 2-5　Glasgow 结局量表(GOS)

分级		简写	特征
Ⅰ	死亡(dead)	D	死亡
Ⅱ	持续性植物状态(persistent vegetative state)	PVS	无意识、无言语、无反应，有心跳和呼吸，有睡眠觉醒周期，有睁眼、哈欠、吸吮等无意识动作。特点：无意识，但仍存活
Ⅲ	严重残疾(severe disability)	SD	有意识，但由于精神、躯体残疾或虽躯体尚好但精神残疾而生活不能自理。记忆、注意、思维、言语均有严重残疾，24 小时均需他人照顾。特点：有意识，但不能独立

续表

	分级	简写	特征
Ⅳ	中度残疾(moderate disability)	MD	记忆、思维和言语均有障碍,有极轻偏瘫、共济失调等,可勉强使用交通工具,在日常生活、家庭中尚能独立,可在庇护性工厂中参加一些工作。特点:残疾,但能独立
Ⅴ	恢复良好(good recover)	GR	能重新进入正常社交生活,并能恢复工作,但可遗留有各种轻度的神经学和病理学缺陷。特点:恢复良好,但仍有缺陷

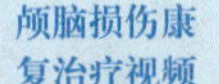

TBI 的预防,主要是做好各种安全防范措施,避免各种损伤因素,特别是应加强安全生产和交通安全教育,以减少 TBI 的发生。

第三节　脑性瘫痪

一、概述

脑性瘫痪(cerebral palsy)简称脑瘫,是指出生前、出生时或出生后 1 个月内,由于某些原因造成非进行性脑损伤所致的综合征,主要表现为中枢性运动障碍和姿势异常,可伴有不同程度的智力障碍、癫痫、言语障碍、视听觉障碍、心理行为障碍、感觉障碍等。

(一)病因和发病机制

导致脑瘫的直接病因是脑损伤和脑发育缺陷,可发生在出生时,也可发生在出生前或出生后。

1. 出生前因素　包括母体因素和遗传因素。

(1)母体因素:孕妇在孕期大量吸烟、酗酒、吸毒、用药、妊娠高血压综合征、心力衰竭、贫血、糖尿病、先兆流产以及孕妇妊娠早期患风疹、带状疱疹、感冒等。

(2)遗传因素:可导致胎儿中枢神经系统的先天畸形,如神经管闭合不全、神经元移行、脑回形成障碍等。

2. 出生时因素　包括胎龄及体重因素、分娩时因素等。

(1)胎龄及体重:胎龄<32 周、出生时体重<2 000g,或胎龄>42 周、体重>4 000g。特别是在早产未成熟儿和足月小样儿中,缺血缺氧性脑病和颅内出血的发生率明显增高。

(2)分娩时因素:异常产程、胎位异常、脐带脱垂或脐绕颈等导致的脐带血流阻断、窒息、产伤等。

3. 出生后因素　新生儿呼吸窘迫综合征、新生儿期惊厥、缺血缺氧性脑病、核黄疸、新生儿期的脑外伤、脑部感染等。

脑瘫的发病机制较复杂,可归纳为以下三种:

1. 脑缺血、缺氧　是本病的主要发病机制。血管内皮细胞缺氧后紧密连接松解,血管通透性增加,引起水、钠、蛋白渗出,导致脑水肿;缺氧还可引起组织坏死、毛细血管缺乏支持、静脉压升高致血管破裂，导致颅内出血，引起脑瘫。

2. 核黄疸　游离的胆红素可透过血脑屏障，沉着于细胞膜和线粒体的生物膜上，与磷脂结合，从而阻碍细胞的氧化磷酸化，导致细胞变性、坏死。结合的胆红素不能透过血脑屏障，如果血脑屏障功能低下，则可进入颅内引起核黄疸。缺氧可导致血管内皮细胞损害，使血脑屏障功能降低。

3. 先天畸形　与多种因素有关，如遗传因素、药物、缺氧等，机制复杂且不十分清楚，可能与影响神经细胞的分裂、移行和演化有关。

本病属于中医学“五迟”“五软”范畴。“五迟”指立迟、行迟、发迟、齿迟、语迟，“五软”指头项软、口软、手软、脚软、肌肉软。其病因与先天、后天和外伤有关。先天因素是指父精不足，母血气虚，导致胎儿禀赋不足，精血亏损，不能充养髓脑；或其母孕中受惊吓或抑郁悲伤，扰动胎气，以致胎育不良。后天因素是指小儿初生、脏气怯弱、护理不当致生大病，损伤脑髓。外伤因素是指各种原因引起的产时脑部损伤。其主要病机为禀赋不足、胎育不良，以致精血空虚、脑髓失养，则脑与肢体发育不全、功能障碍；脑髓损伤，通过经络而累及四肢百骸、五官九窍，以致产生脑瘫的各种证候。

（二）临床表现

脑瘫的临床表现多种多样，由于类型、受损部位不同而表现各异，即使同一患者，在不同年龄阶段表现也不尽相同。临床表现比较复杂，主要有以下几种表现。

1. 运动发育落后、主动运动减少　运动发育落后表现在粗大运动和（或）精细运动两方面。患儿 100 天不能抬头，5 个月后不会伸手抓物，4～6 个月不会笑、不认人、面貌异常，8 个月不会坐，10 个月不会爬，15 个月不会走。

2. 肌张力异常　脑瘫患儿在不同年（月）龄时肌张力表现有所不同，痉挛型脑瘫在新生儿期除个别严重患儿表现为肌张力增高外，多数表现为肌张力低下，之后肌张力逐渐增高。

3. 反射异常　痉挛型脑瘫患儿膝腱反射等深反射活跃或亢进，踝阵挛阳性，2 岁后 Babinski 征仍呈阳性。

4. 姿势异常　脑瘫患儿异常姿势多种多样，姿势的稳定性差，在运动或静止时姿势别扭，左右两侧不对称，严重的患儿头部不能处于竖直正中位置，而是习惯于偏向一侧，或左右前后摇晃。

5. 其他　可有智力障碍、共济失调、语言障碍、视觉和听觉障碍、癫痫、口面部功能障碍、情绪和行为异常等。

（三）辅助检查

1. 影像学检查　头颅 CT 或 MRI 可明确颅脑结构有无异常，如有无脑畸形、脑积水、脑出血等，有助于明确病因及判断预后。

2. 神经电生理检查　可根据患儿病情酌情选择脑电图、肌电图、诱发电位等检查。

（四）诊断要点

主要依靠病史、临床表现、体格检查、CT 或 MRI 等。

1. 致病因素发生在母体妊娠时、围生期或新生儿时期。

2. 询问有无发育不良或脑部受损病史，如早产、难产、高热、脑缺血、脑缺氧、TBI 及脑感染等。

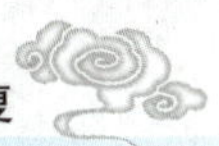

3. 婴儿期内出现的中枢性瘫痪，可伴有智力低下、惊厥及行为异常等。

4. 检查有无痉挛性瘫痪、肌张力增高、腱反射亢进、肌肉萎缩、关节畸形、共济失调及智力障碍等。

5. 除外进行性疾病（代谢病、肿瘤等）所致的中枢性瘫痪及正常小儿一过性运动发育落后。

6. 结合相关的辅助检查。

（五）临床治疗

1. 治疗原则 应早发现、早治疗，以康复治疗为主，药物治疗为辅，利用各种有效手段对患儿进行全面的、多样化的综合治疗。

2. 治疗方法

（1）药物治疗：无特殊治疗方法，除癫痫发作可用药物控制以外，其余症状多为对症处理。

（2）康复治疗：宜采用综合性治疗，包括智力和语言训练、理疗、体疗、针灸、按摩、支架及石膏矫形等。

（3）矫形手术：仅适用于痉挛型、智力尚可、年龄在5岁以上、非手术治疗无效者。手术目的是减少痉挛、改善肌力平衡、矫正畸形、稳定关节。手术方法可分4类：后根神经切断术、神经切断术、肌腱手术及骨关节手术。

知识链接

中枢神经系统的代偿功能

大脑中枢神经细胞一旦死亡，就会永远消灭，且神经细胞在出生后不能再分裂、增殖。小儿脑瘫患儿的大脑病损是静止的，但所造成的神经功能缺陷并非永远固定不变。如未能在早期进行恰当治疗，异常姿势和运动模式就会固定下来。同时，由于运动障碍还会造成肌腱挛缩，骨、关节畸形等二级损害，相关缺陷未能及时治疗也可加重智力障碍。这些因素使患儿学习新的正确姿势和运动模式就更为困难。但由于婴幼儿特别是婴儿的脑组织可塑性大、代偿能力强，若康复治疗措施恰当，可获得最佳疗效，这与中枢神经系统的代偿功能有关。

二、康复评定

对脑瘫患儿进行全面系统的康复评定有助于了解患儿目前所存在的功能障碍及严重程度，为康复治疗计划的制订和判断康复治疗效果提供客观依据。因此，对患儿进行康复治疗前的全面评定十分重要。

（一）脑瘫的分型

在进行康复评定之前，须了解脑瘫的分型，从分型中可以大概了解病变的部位。但由于脑瘫病因多样，临床表现各异，且随年龄增长而不同，故至今仍无统一的分型。依据运动障碍的性质和体征，临床可分为以下5种类型：

1. 痉挛型 是脑瘫中最典型、最常见的一种类型，约占70%，其特征性症状和体征常到2岁才出现。主要表现为以双下肢为主的痉挛性肢体瘫痪，患儿行走、站立困难，走路足尖着地呈“剪刀步态”，常伴有语言及智能障碍。检查可发现全身肌张力明显增高，腱反射亢进，病理反射阳性。主要病变在锥体束。

2. 手足徐动型　约占20%，主要表现为面、舌、唇的不自主运动及躯干肢体的舞蹈样或徐动样动作，伴有运动障碍。检查可发现肌张力降低（在新生儿期）或增高，病理反射一般为阴性。主要病变在锥体外系，由基底核受损引起。

3. 弛缓型　是疾病发展的暂时阶段，多见于1~3岁的小儿，2~3岁以后临床多转变为痉挛型或手足徐动型。主要表现为明显的运动障碍，不能站立行走，头颈不能抬起，常伴有失语及智能低下。检查可发现关节活动幅度过大，肌力下降，肌张力低下，但腱反射活跃，可出现病理反射。

4. 共济失调型　此型少见，主要表现为运动缺乏稳定性和协调性，步行时步态不稳，可有意向性震颤、构音障碍及运动发育迟缓。检查可发现肌张力低下、共济运动不良。主要病变在小脑。

5. 混合型　以上任何2型或2型以上的症状、体征混合出现。此型常提示脑部病变广泛。

（二）评定内容

包括以下几个方面的评定：体格发育障碍的评定、运动功能障碍的评定、特殊感觉障碍的评定、言语障碍的评定、智力障碍的评定、日常生活能力的评定和全面综合评定。

1. 体格发育障碍的评定　通过对患儿体格发育的评定，可以看出患儿比同年龄小儿发育差别的程度和发育滞后的时间，明确是否有畸形、挛缩等情况。小儿体重的估计：出生后前半年的体重(kg)＝出生体重+月龄×0.7；出生以后后半年的体重(kg)＝出生体重+6×0.7+(月龄−6)×0.5；2岁以上体重(kg)＝年龄×2+8。

2. 运动功能障碍的评定　脑瘫的运动功能评定，主要是通过检查确定不正常的反射和不正常的肌力、肌张力及关节活动度，进行平衡调节与大动作和手指精细动作的测试，找出问题所在，制订康复方案。

（1）运动发育障碍的评定：正常小儿的运动和姿势发育有一定的时间和顺序，如3个月时俯卧位能抬头，4~5个月时能主动伸手触物、两手能在胸前相握、安静时能在眼前玩弄双手，6~7个月时会独坐，8~10个月时会爬，1岁时能站立，1岁~1岁半时能行走，2岁会跑，3岁会骑三轮车，4岁能爬梯子。脑瘫患儿在上述年龄段不能达到正常小儿水平。

（2）肌张力及关节活动度（ROM）的评定：人体肌肉和肌群存在持续的肌张力活动，正常情况下肌张力的变化是有限度的，否则人体就丧失了运动的可能性。脑瘫患儿由于反应过激或过迟而出现肌张力过高或过低，而肌张力的异常又对关节活动度发生影响。肌张力增高时，关节活动产生较大的抵抗感，肢体摆动幅度小，关节伸屈受限；反之，肌张力降低时，活动关节无抵抗，肢体摆动幅度大，关节屈伸过度。临床亦可通过以下关节活动度，间接了解肌张力的情况。

患儿取仰卧位，头和身体居中，将患儿双下肢伸直，外展至最大限度，两大腿间的夹角为内收角；将患儿一侧下肢拉直、抬高、屈髋关节，大腿与小腿之间的夹角为腘窝角；尽量被动背屈踝关节，足背与小腿间的角度为足背屈角。正常小儿的关节活动度见表2-6。

（3）协调功能与精细动作的评定：可了解患儿四肢的共济运动、协调能力及手指基本功能状况，常用以下几种方法：

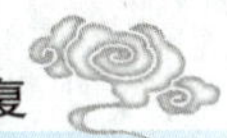

表 2-6　正常小儿的关节活动度

月龄	内收角	腘窝角	足背屈角
1～3 月	40°～80°	80°～100°	60°～70°
4～6 月	70°～110°	90°～120°	60°～70°
7～9 月	100°～140°	110°～160°	60°～70°
10～12 月	130°～150°	150°～170°	60°～70°

1）指鼻试验：患儿将上肢伸直后用食指触鼻尖。有共济运动失调时难以准确完成。

2）对指试验：患儿用拇指与其余指依次对指。有共济运动失调时难以准确完成。

3）轮替试验：快速、反复做前臂的旋前、旋后动作。有共济失调时难以准确完成。

（4）原始反射的评定：这一评定非常重要，通过检查可判断患儿神经发育与动作发育水平，是指导训练的依据。

1）紧张性迷路反射：小儿头取正中位，上下肢伸展，仰卧位时头后仰，全身伸肌张力增高，呈“伸展模式”，俯卧位时头前屈，四肢屈曲，全身屈肌张力增高，呈“屈曲模式”。小儿 4 个月后此反射消失，若此反射持续存在，则多见于痉挛型和运动障碍型脑瘫。

2）不对称颈紧张反射：小儿仰卧位，当头部转向一侧时，同侧的上下肢伸展，对侧的上下肢屈曲。小儿 4 个月后此反射消失，若此反射持续存在，则多见于痉挛型和运动障碍型脑瘫。

3）拥抱反射：检查者用手扶住小儿的头部或躯干，使其处于坐位，然后将扶着的头迅速后仰，使小儿的头和躯干向后倒下，倒入测试者手中，小儿立刻做出肩关节外展、肘关节伸展、手掌放开、五指分开、形似拥抱的动作。小儿 3～4 个月后此反射消失，若此反射持续存在，则提示大脑损伤。

4）觅食反射：检查者用手指触摸小儿口周皮肤或上下唇，小儿将头转向受刺激方向，并歪嘴要吃手指。小儿 4 个月后此反射消失，脑瘫患儿此反射可持续存在。

5）握持反射：检查者将一手指放进小儿手掌并按压，小儿的手指不自主地迅速屈曲，握住测试者的手指。正常婴儿 2～3 个月后此反射消失，脑瘫患儿此反射可持续存在。

6）咬合反射：检查者将手指放进小儿口内，并触摸牙床的咬合面，小儿会做出上、下牙床咬合的动作。正常小儿 6 个月后此反射消失，如持续存在，提示与咬肌张力增高有关。

7）交叉伸展反应：小儿仰卧位，检查者抓住小儿一条腿，使其伸展，用另一手刺激此足外缘，小儿对侧腿先屈曲后外展，然后内收并伸展，想蹬掉另一足的刺激。正常小儿此反射 6 个月消失，如持续存在，则提示婴儿有下肢痉挛。

8）躯干内弯反射：小儿仰卧位，检查者用手指在小儿一侧背部从肋缘下至髂棘划一条与脊柱的平行线，小儿躯干受到刺激的一侧出现弯曲，突向对侧。正常小儿 8 周后此反射消失，若持续存在，则提示有痉挛性脑瘫。

（5）自动反应的评定：包括翻转反应、平衡反应和保护性伸展反应。

3)翻转反应:又称调正反应,是小儿头和身体位置在空间发生变化时,头颈、躯干和肢体立即恢复到正常姿势和体位的反应。

2)平衡反应:包括倾斜反应、坐位反应、立位平衡反应。可通过 FUGL-MEYER 评定法了解患儿的平衡反应能力。

3)保持性伸展反应:抱住小儿腋下,使其从高处向下接近桌面,小儿出现双上肢支撑桌面反应,该反应于6个月出现。

(6)肌力评定:对不同年龄阶段的患儿,肌力评定的要求不尽相同。发育前期,患儿主动运动较少,对其进行肌力评定,其治疗意义不大;但当患儿会坐爬、会站、会走路时,对其进行肌力评定有重要的临床价值。

(7)步态分析:对有行走能力但步态异常的患儿,须进行步态分析,通过步态分析,可揭示患儿步态异常的性质和程度,为其进行行走功能评估和矫正提供必要的依据。脑瘫患儿的异常步态常见的有"剪刀步态"和"划圈步态"等。

3. 特殊感觉障碍的评定

(1)视觉障碍的评定:可以粗略检查患儿是否有斜视、弱视、散光、视神经萎缩等。

(2)听觉障碍的评定:可利用视听反射了解患儿的听力是否有障碍。

(3)触觉障碍的评定:可触摸患儿身体某些部位如口唇、手掌等,以了解患儿反应是否过敏或迟钝。

4. 言语功能评定　脑瘫患儿的言语功能障碍有以下几种:

(1)发音障碍:患者头部变化多,有时不能控制呼吸,出现发声困难。

(2)共鸣障碍:多由于发音器官痉挛及言语中枢受损引起。

(3)语言发育迟缓:主要为智力迟缓所致。

5. 智力评定　部分脑瘫患儿智力可正常,对不正常者可从以下几方面进行智力测验:个人既往史、作业评定、现场观察、家长或老师介绍情况等。

6. ADL 评定　主要评定脑瘫患儿日常生活能力,如进食水、穿衣、洗脸、刷牙、大小便控制、行走等。目前儿童多用的 ADL 评价量表是胡莹媛修定的,该量表包括9个部分:个人卫生动作、进食动作、更衣动作、排便动作、电器使用、认识交流动作、床上运动、移动动作、步行动作,共50项,评分按完成的程度每项有2分、1.5分、1分、0.5分、0分共5个评定级别,满分100分。该量表可以较全面地反映脑瘫患儿治疗前后粗大运动、精细动作、手眼协调动作、肌力及肌张力的情况。

7. 全面综合评定　上述6项评定内容,从不同角度对脑瘫进行康复评定。全面综合评定包括运动、生活自理能力、心理、认知、神经反射等综合评价。Russell 于1989年报道了婴幼儿运动功能评估量表,经修订后应用于脑瘫的疗效评估,其方法简易实用。该量表共分5个功能区:卧位运动与部分原始反射残存,姿势反射(降落伞反射)的建立;爬与跪的运动;坐位运动结合平衡反射建立;站位运动;走、跪、跑及攀登运动。该量表共计80项,评分标准按完成的程度评分0~3分。其适应年龄在0~6岁,以功能区分、实际得分、总分来表示脑瘫康复治疗前后的疗效,该量表5个功能区可以将脑瘫的主要功能障碍、姿势异常、异常姿势反射的康复情况反映出来。该量表既可评估小儿运动发育,又可对重要反射进行评估,从某些功能区也可看出肌力、肌张力的变化情况。因此该量表基本上可以较全面评价脑瘫康复状况,其不足之处是无生活自理能力的评价内容。

三、康复治疗

（一）康复治疗目标

1. 改善运动功能，最大限度地降低患儿残疾程度，尽可能使其正常化。

2. 提高生活自理能力。

3. 提高交流能力。

4. 提高社会适应能力。

（二）现代康复治疗

康复治疗应遵循早发现、早确诊、早治疗的原则，采用综合康复治疗手段，如运动疗法、作业疗法、语言治疗、药物治疗、手术治疗等，结合心理康复、教育康复及社会康复。在治疗中，应结合儿童年龄和发育特点，注意增加趣味性，采用家庭训练和医生指导相结合的方式，以达到预期治疗目的。

1. 运动疗法　根据运动学、神经生理学和神经发育学理论，借助器械或徒手的方法，对脑瘫患儿实施运动治疗。目前针对脑瘫患儿的运动疗法较多，包括 Bobath 法、Vojta 法等。目前临床上仍以 Bobath 法为主。Bobath 治疗法是当前世界各国治疗脑瘫的主要方法，它是由英国学者 KaIel Bobath 和 Beda Bobath 夫妇从上世纪 50 年代起共同创造的治疗方法。Bobath 治疗法主要采用抑制异常姿势、促进正常姿势的方法治疗脑瘫，可以在社区、家庭中开展应用，临床治疗效果显著。常见运动障碍的具体治疗方法包括：

(1)训练头部控制的方法

1)痉挛型：此型患儿经常头后仰，训练者将两手放在患儿头部的两侧，把颈部向上拉长，并用前臂将患儿的肩膀往下压。用手抓住患儿的前臂，将患儿的手抬高且往外转，拉坐起来，即可使患儿的头抬高而保持正位。

2)手足徐动型：此型患儿的肩关节常外转，双手或单手扭曲，训练者将患儿的手臂拉直往内转且稍往下压，慢慢将患儿拉坐起来，可促进患儿的头部保持抬高而向前。

3)迟缓型：由于肌张力低下，患儿的头无法控制在正中位置，训练者用手抓住患儿肩膀，用大拇指顶在胸前，将肩膀往前给患儿较大的稳定性，协助将头抬起。

(2)四肢训练方法

1)上肢：对于痉挛型患儿，头常歪向一侧，肩关节内转下压、手肘弯曲、前臂内转而手心朝下，腕关节屈曲，大拇指握于手心。训练者可将患儿手臂抬高、伸直、向外转，并将拳头张开。若肘部弯曲严重，可将肘部向内或向外转，同时将其手臂伸直。若患儿的拳头紧握，可以利用手臂伸直外转的方法使手腕和手指都自然伸直。对于徐动型患儿，常呈典型的伸直模式，患儿肩关节外转，双手或一手挛屈，髋关节过分挛屈现象常见。训练者可将患儿的手向内转而稍微往下拉，当患儿向前拉时，再慢慢将其手向上抬，如此可促进患儿头向前弯、拱背，并改善髋关节过分弯曲现象。

2)下肢：下肢呈僵直并夹紧时，最佳活动方法是控制膝关节，使双下肢外转，自然轻易地分开；双下肢夹紧时可将髋关节弯起来，旋转活动髋关节即可放松。

(3)翻身的训练方法：患儿仰卧于床垫上，训练者跪在患儿脚侧，先使患儿双下肢伸展、分开，然后双手分别握住患儿的双踝部，让患儿双腿交叉带动髋部，使骨盆旋转，继而带动躯干旋转，最后带动肩部转动，完成向俯卧位的翻身。从俯卧位向仰位翻身

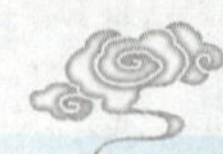

方法相同。另外，也可以从肩部开始训练，以肩部的旋转带动躯干、骨盆及下肢。让患儿仰卧位，训练者跪在患儿头侧，令患儿双上肢伸直并上举过头，然后双手握住患儿双肘部或者一侧肩部，使肩部做旋转运动，从而完成翻身动作。

(4)坐姿训练

1)痉挛型：先将患儿的两腿分开，上身前倾，并用手将下肢压直，并且鼓励患儿向前弯腰。

2)手足徐动型：将患儿两脚并拢弯曲，并用手抓住肩膀，向前内方转动，让其用双手撑在两旁支持自己。

3)迟缓型：训练者抱住患儿，用双手在患儿的腰椎部位往下压，并且用大拇指放在脊椎两旁给以固定力，可促进患儿头及身躯的伸直。当患儿学会坐稳后，可经常前后、左右推动患儿，让其学会在动态中保持平衡。

(5)爬行训练：当患儿刚开始学习爬行时，要以手固定骨盆，轻轻地将盆骨向上提，左右交替，有助于练习爬行。选容易回转的场地，使其俯卧，在其能够抓到的地方摆放玩具，让其用一只手去抓，如果同侧下肢不能屈曲，要协助其提起；摇晃玩具逗引，然后再调换方向让其抓取。

(6)站立训练：在学会站立前，必须学会使用腿部肌肉，尤其是臀部、膝部的伸肌，小腿后群肌肉用力，将支持上半身重量的重心放在两足之间。站立起来时必须注意保持患儿的两侧大腿分开和外转，并用手顶住膝盖，使重心往前倾，均匀地落在地上。然后，扶着患儿站起来，也可由患儿扶着东西站起来。训练其由蹲位和坐位站立时，可让患儿坐在小凳子上，在前方扶住膝盖，让其练习站立，注意矫正尖足和“剪刀腿”。

(7)步行训练：步行对患儿建立自信心及参加各种活动十分重要。此训练可提高患儿在行走中控制躯干及下肢的能力，以逐步扩大其活动范围，增加与外界接触的机会。训练时应及时矫正患儿出现的异常步态并注意安全。

1)平行杠内步行训练：患儿站在平行杠内，双手分别握住双杠。训练者位于患儿身后，双手扶住患儿一侧膝关节和踝关节；让患儿另一侧下肢屈膝、抬起，然后足跟先着地，脚掌后着地。

2)用步行器辅助训练：足下垂的患儿应在佩戴小腿矫形器后练习行走。患儿双手扶在步行器上，练习独立行走。训练者应在患儿身边保护，以免发生危险。

3)引导步行训练：训练者站在患儿一侧，拉着其手臂，诱导其练习步行。

(8)手部动作训练：在训练手张开的时候，可把患儿大拇指往外拉，其余指头均会伸直；在练习刺激抓握反应时，可将小玩具塞入患儿的手心，并稍用力压一下，患儿的手就会较容易抓住玩具；在训练抓拿与放置的连续动作时，可让患儿抓拿圈圈并放入架上；在训练双手并用时，可用能连接和拆开的积木进行训练；还可训练患儿用双手放在地上撑身的动作，这种动作可使手指张开，并缓和手指与手关节屈肌的紧张度。此外，还可采用其他各种综合性手部动作训练。

(9)其他训练

1)用各种不同的方式使患儿趴着玩东西，可促进头和上身挺起来。如让患儿趴在家长身上，练习上身挺起来，渐渐爬起来，用手去摸家长的鼻子、嘴、耳朵等。这样不仅可促进患儿头和身体的控制能力，还可以练习对五官的认识。

2)让患儿呈俯卧方式看电视，可让其较有耐心地练习头部抬起运动。

2. 作业疗法　通过游戏、作业及各种技能训练，增加患儿的躯体感觉和运动能力，促进其身体的协调运动、精细动作、手眼协调能力，改善其注意力、认知、感知和解决问题的能力，提高生活自理和社会适应能力，逐步达到个人和社会生活上的自立。主要内容包括：

(1)肩肘关节的伸屈功能和灵活性训练：如推拉砂磨板、拉锯、投接球、套圈等。

(2)腕指关节的活动能力增强训练：如绘画、折纸、敲鼓、指攀阶梯等。

(3)手指的协调和灵活性训练：可提高患儿手眼协调能力，改善注意力，提高感知能力。如泥塑、弹琴、书法、镶嵌板的匹配、结绳、系扣、解扣等。

(4)日常生活能力训练：包括穿脱衣、进食训练、个人卫生训练、移动能力训练等。

3. 言语治疗　脑瘫患儿的语言障碍主要表现为构音障碍和言语发育迟缓。对于构音障碍的训练主要包括基本言语运动功能的刺激和促进、改善呼吸、增加面部活动等；对于言语发育迟缓的患儿，应根据患儿的年龄、训练频率、康复效果制订系统的训练方案，以促进其语言发音、使用语言符号、理解语言概念和含义，逐步训练使患儿具有语言交流能力，从而最大限度地降低语言障碍。

4. 水疗法　是利用水的物理特性对脑瘫患儿进行训练、促进康复的一种方法。水的浮力、涡流、水波的冲击、水温的刺激等，可使患儿骨骼肌松弛，缓解全身痉挛，改善肌张力，改善关节的活动，从而使其在水中能较容易地完成各种正常姿势与动作；同时，练习游泳还可以帮助患儿树立信心、改善情绪，有利于患儿个性的发展；此外，也给患儿提供了有趣的娱乐活动，因小儿喜欢玩水，故水中训练容易被接受并能坚持下去。

5. 辅助器具及矫形器的应用　可矫正肢体畸形、保持良好肢位、支持体重、增加肢体实用功能、矫正异常姿势、提高和保持治疗的效果。主要有：姿势保持用具，如坐位姿势保持具、立位姿势保持具等；各种矫形器，如上肢矫形器和下肢矫形器(足部矫形器、踝足矫形器、膝踝足矫形器、骨盆带膝踝足矫形器、髋矫形器、膝矫形器、骨盆带矫形器等)；各种拐、步行器等。

6. 其他疗法　包括手术治疗、药物治疗、低频脉冲电疗法等。

7. 心理康复　是指通过与他人的日常接触及各种教育训练活动，减少或消除脑瘫患儿的心理障碍，调整人际关系，恢复和形成患儿正常的心态和人格。在康复训练中应尽可能多地提供成功的体验，及时给予表扬和鼓励，帮助患儿树立信心，对患儿因能力而造成的失误及遇到的任何困难均应给予极大的关怀和帮助，用爱逐渐打开患儿封闭的心灵，使其能接纳他人，愿意与他人交往和游戏，也愿意接受训练者实施的康复训练措施，为患儿融入社会群体打下良好的基础。

8. 教育康复　部分脑瘫患儿的智力水平可因脑损伤、运动受限、心理行为异常、并发症、社会因素等而低于正常水平，故脑瘫的教育应提倡早期进行。通过教育康复，帮助患儿克服躯体和社会心理适应上的困难，充分挖掘出患儿的各种潜能，促进其身心的正常发育，以提高生活质量。对脑瘫患儿应从医疗、教育、社区和家庭四个方面实施全面的康复，同时，为了提高康复的效果，最大限度地发挥脑瘫患儿的潜能，应考虑如何协调、统一康复教育的计划、内容、方法、评估标准等，并进行合理科学的分工，建立医疗、教育、社区和家庭相结合的康复模式，通过此模式来完成脑瘫患儿的教育康复任务，最终达到提高患儿的体能、自理能力、沟通能力、智力、社交能力以及独立生活的意识与能力，使患儿将来能更好地融入社会。

（三）中医康复治疗

1. 针灸治疗　针灸是治疗脑瘫的重要方法，以头部取穴为主，配合辨证取穴。头部取穴主要根据脑的神经功能分布定位、经络学说和临床经验，以区域取穴为主。

（1）常用体针疗法

主穴：百会、大椎、四神聪、悬钟、合谷、足三里。

随症配穴：颈软可选配天柱、颈百劳等；语言障碍可选配廉泉、通里、承浆、玉液等；上肢瘫可选配曲池、手三里、外关等；下肢瘫可选配环跳、申脉、解溪、阳陵泉、风市等；腰部软瘫可选配腰眼、腰阳关、命门等；智力低下可选配风府、风池、神门等。

操作：毫针刺，可加灸。靠近重要器官的穴位不得留针，安全部位可留针 10~15 分钟，囟门未闭者禁针百会、四神聪。每日 1 次，10 次为一个疗程。

（2）标准头针疗法

选穴：额中线、顶颞前斜线、顶旁 1 线、顶旁 2 线、顶中线、颞后线、枕下旁线。

操作：毫针平刺，视具体病情选 2~3 线（区），每日 1 次，每次留针 20~30 分钟，每隔 5 分钟快速行针 1 分钟，10 次为一个疗程。囟门未闭者禁针囟门区域。

（3）耳针疗法

选穴：枕、皮质下、心、肾、交感、神门。

操作：毫针刺，每次 3~5 穴，每日 1 次，每次留针 20~30 分钟。亦可用王不留行籽贴压。

2. 穴位注射疗法　选穴同针灸的体针选穴。可选用具有营养神经作用的针剂如维生素 B_{12}、神经生长因子等，每日或隔日注射 1 次，10 次为一个疗程。

3. 推拿按摩治疗　同针灸治疗一样，该法也是治疗脑瘫的重要方法，并且它没有针灸的痛苦，容易被患儿接受。推拿治疗的选穴与常用体针疗法和头针疗法的选穴一样。推拿按摩可以加速局部血液循环，还可解除痉挛、缓解疼痛，尤其适用于婴幼儿。

四、康复预后和预防

脑瘫的预后，取决于合理开展综合康复治疗时间的早晚及大脑损害程度的轻重以及是否有并发症等。因婴儿大脑发育还没有成熟，容易控制、塑造、诱发应有的生理反射，促使残存组织发挥代偿作用，故发现越早、治疗越及时，改善会越明显。

脑瘫的发生，给社会和家庭带来了沉重的负担，对于患儿本身来说，更是一种磨难和痛苦，因此，积极预防脑瘫的发生，是全社会和家庭的共同愿望。由于脑瘫可发生在出生前、出生时和出生后，并以围生期的发生率为最高，因此，预防脑瘫发生，应紧紧围绕这三个阶段开展工作，并把预防的重点放在围生期上。

1. 出生前的预防　积极开展早期产前检查、胎儿预测，开展优生优育宣传教育，做好围生期保健工作，防止胎儿发生先天性疾病。孕妇应戒除吸烟、饮酒等不良嗜好；避免滥用麻醉剂、镇静剂等药物；避免流感、风疹等病毒感染；避免接触猫、狗等动物；避免接触放射线等有害、有毒物质及频繁的 B 超检查，尽量不看电视及操作计算机。

2. 出生时的预防　分娩过程中引起的胎儿窒息和颅内出血是造成小儿脑瘫的一个重要原因。故应预防早产、难产，提高医护人员的医技，认真细致地处理好分娩的各个环节，做好难产胎儿各项处理，是预防小儿脑瘫发生的极为重要的一环。

3. 出生后的预防　出生后特别是在生后 1 个月内，要加强护理，合理喂养，预防颅内感染、脑外伤等疾病的发生，若出现上述疾病，应尽早去医院诊治。

第四节　脊 髓 损 伤

一、概述

脊髓损伤(spinal cord injury,SCI)是由各种原因引起的脊髓结构、功能的损害,造成损伤水平以下运动、感觉和自主神经功能障碍。胸段以下SCI造成躯干及双下肢的运动、感觉和自主神经功能障碍,称为截瘫;颈段SCI造成四肢及躯干运动、感觉和自主神经功能障碍,称为四肢瘫。根据致病因素的不同,可将SCI分为非外伤性SCI(炎症、肿瘤等)和外伤性SCI,一般所指的SCI指外伤性SCI。

(一)病因和发病机制

1. 闭合性损伤　是SCI最常见的病因,主要外因为车祸,占半数左右;其次为坠跌伤,约占30%;此外,暴力、体育意外、杂技事故、工矿事故及自然灾害亦非罕见。在上述外因下,脊柱发生过度伸展、屈曲、扭转,造成脊柱骨折、脱位,以及脊椎附件的损伤或韧带及脊髓供血血管的损伤,进而造成闭合性损伤。

2. 开放性损伤　主要见于枪弹、刀刺、爆炸性损伤等,多伴有脊椎的损伤,脊椎可发生骨折或脱位,进而使脊髓受到损害,损伤与外力作用的部位一致,损伤程度与外力的大小成正比。可发生于任何脊髓部位,以胸髓最为多见。

急性SCI机制包含原发性SCI和随之发生的继发性SCI。原发性损伤指由于局部组织变形和创伤能量传递引起的初始机械性的SCI;继发性SCI是指原发性损伤激活的包括生化和细胞改变在内的链式反应过程,可以使神经细胞损伤进行性加重甚至死亡,并导致脊髓自体溶解破坏,髓内结构发生不可逆性的损害,引起SCI区域的进行性扩大。实验研究证明,SCI最早的变化是损伤区的微血管改变,引起微血管阻塞,脊髓局部缺血。这一反应将持续存在一段时间,使被激发的脊髓自行破坏过程继续发展。微血管的改变主要是由于血管壁上的受体受到损伤神经元所释放出来的大量儿茶酚胺类神经介质如去甲肾上腺素的刺激,使血管平滑肌发生收缩,造成脊髓局部微血管痉挛、缺血。此外,血管的通透性增加,小静脉破裂,可产生继发性出血性坏死。

本病属于中医学外伤瘀血所致"腰痛""痿证""癃闭"等病证范畴。由于受到直接或间接暴力损伤,导致脑气震激,髓窍壅塞不通,阳气不能上达于脑,神明失用,而致肢体失司;或血脉损伤,血溢于脉外,阻塞髓窍,日久筋脉失养而致病。

知识链接

SCI的危害

SCI是一种严重的致残性损伤,随着现代交通事业和工矿业的发展,其发病率呈逐年上升的趋势。在美国,SCI年发病数为50/100万人口左右,在澳大利亚、法国、加拿大和挪威为12~24/100万人口。

2008年5月12日,四川汶川地区发生里氏8.0级大地震,约7万人死亡,近2万人失踪,受伤人数达37.4万余人,造成严重的人身和财产损失。地震伤害主要由房屋倒塌砸伤、压伤人体,骨折最为多见,约为50%,其中有1/4为脊柱骨折,所造成的SCI将遗留不同程度的终生残疾,因截瘫导致的各种并发症还会威胁患者的生命,给患者带来巨大的痛苦,也给社会和家庭带来沉重的精神和经济负担。

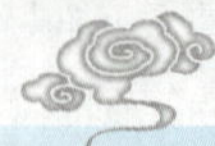

（二）临床表现

1. 脊髓损伤后的共同性表现

(1)脊髓休克:为脊髓损伤后在损伤节段以下立即发生的完全性弛缓性瘫痪,并伴有各种反射、感觉、括约肌功能丧失的临床征象。脊髓休克可持续数小时到数周,该临床征象消失的早或晚是判断预后的重要指征,脊髓休克时间越长表示其损害越严重,预后亦越差。

(2)运动障碍:脊髓横贯性损伤时,在脊髓休克期消失后损伤节段以下的运动功能完全消失,但肌张力逐渐增高,腱反射亢进。部分损伤者在脊髓休克期消失后可逐步出现肌肉的自主活动,但相当于损害节段所管辖的肌群可表现为肌张力低下、肌肉萎缩、腱反射消失等下运动神经元瘫痪的体征,有定位诊断意义。

(3)感觉障碍:在损伤平面以下各种感觉部分或全部丧失,待脊髓休克消失后,感觉可逐渐出现。有时在脊髓休克期中肛门及会阴部可有部分感觉保留,表示 SCI 是不完全性的。

(4)排便障碍:脊髓的排尿中枢在脊髓圆锥,主要反射控制源在 $S_2 \sim S_4$ 节段。在不同时期和不同水平的 SCI 中可出现不同类型的神经源性膀胱。在脊髓休克期表现为无张力性膀胱,脊髓休克逐步消失时,可表现为反射性膀胱和间歇性尿失禁。

(5)反射:休克期消失以后,瘫痪肢体的腱反射逐渐亢进,肌张力逐渐增高。脊髓完全性损伤者可呈屈性截瘫,脊髓部分性损伤者则呈伸性截瘫。

(6)自主神经系统功能紊乱:常见 Horner 征、内脏功能紊乱、血压下降等。

1)阴茎异常勃起:见于胸中段以上完全性 SCI。

2)颈交感神经麻痹征群:即 Horner 综合征,表现为瞳孔缩小、眼球内陷、眼裂变小、患侧面部出汗减少。见于 $C_8 \sim T_1$ 节段的 SCI。

3)内脏功能紊乱:见于胸中段以下的 SCI。由于内脏神经的功能丧失,内脏失去感觉,胃肠道蠕动受到抑制,出现麻痹性肠梗阻症状,并可有肛门括约肌的痉挛或收缩。

4)立毛反应及出汗反应:在损伤节段以下消失。

5)血压下降:见于高颈段完全性 SCI,主要由于周围血管的收缩功能丧失所致。

2. 脊髓横断面不同部位损伤的临床表现

(1)脊髓半切综合征:脊髓只损伤半侧,出现损伤同侧深感觉及运动障碍,对侧痛温觉障碍。

(2)脊髓前部损伤综合征:即前束综合征,多由于压缩后凸的椎体及其碎片、脱出的椎间盘等压迫脊髓前部及脊髓前动脉所致。临床表现为损伤平面以下的运动和痛温觉丧失,而深感觉保留。

(3)脊髓后部损伤综合征:即后束综合征,多由于椎板及棘突骨折引起。临床表现为损伤平面以下深感觉障碍,而运动和痛温觉保留。

(4)脊髓中央损伤综合征:即中央束综合征,常见于颈部脊髓血管损伤。血管损伤时脊髓中央先发生损害,再向外周扩散。由于上肢的运动神经偏于脊髓中央,下肢的运动神经偏于脊髓外侧,故临床表现为四肢瘫痪,且上肢重于下肢。

（三）辅助检查

1. X 线检查　拍摄损伤节段的脊柱正侧位片，必要时加照双侧斜位片，怀疑寰枢椎骨折时加照张口位。读片时应注意椎体有无压缩及脱位，椎间隙有无狭窄，横突、椎板、椎弓根及其他附件有无骨折等。X 线片基本可确定骨折的部位和类型。

2. 脊柱 CT 扫描　在诊断 SCI 方面具有很高的价值。它能显示损伤节段椎管骨质结构的全面情况，特别是对椎弓骨折及碎骨片的位置、脊椎关节突绞锁均可清楚显示。

3. MRI 检查　对判定 SCI 状况极有意义，其诊断价值明显优于 CT。它可显示损伤早期的水肿、出血，并可显示损伤的各种病理变化、脊髓受压、脊髓横断、脊髓不完全性损伤、脊髓萎缩或囊性变等。

4. 体感诱发电位（SEP）　可测定脊髓传导功能是否正常，对 SCI 的诊断及预后判定均有一定的帮助。完全性 SCI 时头部不能描记出诱发电位，不完全性 SCI 时头部可描记出异常波型。伤后复查中如 SEP 波型渐趋正常，则提示脊髓功能有恢复的可能。

（四）诊断要点

1. 病史　有明确的脊柱外伤史。

2. 临床表现　SCI 水平以下出现运动、感觉和大小便功能障碍。

3. 辅助检查　X 线检查显示有椎体骨折或脱位，CT 或 MRI 检查发现 SCI。

（五）临床治疗

1. 治疗原则　应强调早期救治；做到正确的急救转运，搬动时应维持脊柱的稳定，防止因损伤部位的移位而产生脊髓再损伤；早期应通过手术结合激素等药物积极抢救并保护残存的脊髓功能；积极预防及治疗各种并发症。

2. 治疗方法

（1）急诊处理：休克者应立即抗休克治疗，搬运时应防止因脊柱扭曲或过伸过屈而加重 SCI，尿潴留者应留置导尿管。

（2）合适的牵引：可防止因损伤部位的移位而产生脊髓再损伤。可用 Halo 牵引支架或颅骨牵引复位。

（3）药物治疗：早期药物治疗可减轻脊髓水肿和继发性损害。常用的药物有地塞米松和甲基强的松龙等类固醇激素、甘露醇等脱水剂、自由基清除剂、Ca^{2+} 通道阻滞剂等。

（4）手术治疗：手术的主要目的是尽早解除对脊髓的压迫，及时将椎骨骨折或脱位予以复位和内固定，重建脊椎的稳定性，防止不稳定的脊椎对脊髓的再损伤，以利于康复训练的进行。手术方法有椎管减压、手术复位、内固定、植骨融合等。

（5）高压氧治疗：可以增加脊髓血氧饱和度，改善脊髓缺氧。动物实验表明，伤后 2 小时进行高压氧治疗效果最好，一般伤后 4～6 小时内应用也可收到良好的效果。

（6）康复治疗：包括物理治疗、作业治疗、心理治疗以及中医传统康复治疗等康复措施。

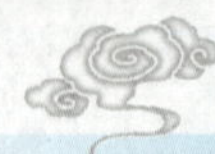

知识链接

SCI 的急救和搬运

由于急救和搬运不当可使 SCI 平面上升或由不完全损伤变为完全性 SCI，故在急救现场，对于脊柱受伤的患者如怀疑 SCI，一定要固定好头部，头和躯干必须同时转动，最好在原位固定后搬动，别轻易改变患者体位，禁搂抱式搬运，尤其不能采取一人抬头或腋窝部、一人抬下肢的“吊车式”搬运方法，不要用软担架，宜用硬木板搬运。

对于已经出现四肢或双下肢受伤、没有昏迷的伤员，要特别注意呼吸是否困难，应解开衣领、去掉领带、解开腰带、固定好头部，立即拨打急救电话，等待医生到现场。对怀疑有脊柱 SCI 的患者，最好在有经验的急救人员指导下搬运至有条件进行骨科手术的医院，如条件允许，最好直接送到对脊柱 SCI 有综合抢救能力的医院，避免多次转运伤员而造成脊髓的二次损伤。转运路途中要注意固定和观察呼吸，尽量避免路途颠簸。

二、康复评定

（一）关于损伤的评定

1. 损伤平面的评定　神经损伤平面是指脊髓损伤后保留身体两侧正常运动和感觉功能的最低脊髓节段水平。例如 C_6 损伤，意味着 C_6~C_1 节段仍然完好，C_7 以下有功能障碍。

SCI 平面主要以运动损伤平面为依据，但 T_2~L_1 节段，因运动损伤平面难以确定，则主要以感觉损伤平面确定。美国脊髓损伤学会（American Spinal Injury Association，ASIA）根据神经支配的特点，选出一些关键性的肌肉（key muscle）即关键肌和关键性的感觉点（key sensory areas）即关键点，运动损伤平面和感觉损伤平面是通过检查这些关键肌的徒手肌力和关键点的痛觉（针刺）和轻触觉来确定，通过对这些肌肉和感觉点的检查，可迅速地确定损伤平面，评定方法见表 2-7。确定损伤平面时，该节段关键肌的肌力必须≥3 级，该平面以上关键肌的肌力必须≥4 级。如考虑为 C_6 损伤，C_6 节段支配的桡侧伸腕长、短肌的肌力必须≥3 级，C_5 节段支配的肱二头肌的肌力必须≥4 级。在记录损伤平面时，由于身体两侧感觉、运动检查正常的神经节段可能不一致，因此评定时需同时检查身体两侧的运动损伤平面和感觉损伤平面，并分别记录，即 R（右）-感觉、L（左）-感觉、R-运动、L-运动。而单个神经损伤平面为这些平面中的最高者。

表 2-7　SCI 平面的确定

平面	关键肌	感觉关键点
C_2		枕骨粗隆
C_3		锁骨上窝
C_4		肩锁关节的顶部
C_5	屈肘肌（肱二头肌，旋前圆肌）	肘前窝的外侧面
C_6	伸腕肌（桡侧伸腕长肌和短肌）	拇指
C_7	伸肘肌（肱三头肌）	中指

续表

平面	关键肌	感觉关键点
C_8	中指屈指肌(指深屈肌)	小指
T_1	小指外展肌	肘前窝的内侧面
T_2		腋窝
T_3		第三肋间
T_4		第四肋间(乳线)
T_5		第五肋间(在 T_4 与 T_6 之间)
T_6		第六肋间(剑突水平)
T_7		第七肋间(T_6 与 T_8 之间)
T_8		第八肋间(T_7 与 T_9 之间)
T_9		第九肋间(T_8 与 T_{10} 之间)
T_{10}		第十肋间(肚脐水平)
T_{11}		第十一肋间(T_{10} 与 T_{12} 之间)
T_{12}		腹股沟韧带中部
L_1		T_{12} 与 L_2 之间上 1/3 处
L_2	屈髋肌(髂腰肌)	大腿前中部
L_3	伸膝肌(股四头肌)	股骨内上髁
L_4	踝背伸肌(胫骨前肌)	内踝
L_5	长伸趾肌(趾长伸肌)	足背第三跖趾关节
S_1	踝跖屈肌(腓肠肌、比目鱼肌)	足跟外侧
S_2		腘窝中点
S_3		坐骨结节
S_4~S_5		肛门周围

2. 损伤程度的评定　1992 年 ASIA 用与 Frankel 标准类似的病损分级(impairment scale,IS),即修订的 Frankel 分级进行损伤分级,据 ASIA 损伤分级(表 2-8),损伤是否完全的评定以最低骶节(S_4~S_5)有无残留功能为准。若残留感觉功能,则刺激肛门皮肤与黏膜交界处有反应;若残留运动功能,则肛门指检时肛门外括约肌收缩;完全性 SCI 时,S_4~S_5 感觉和运动功能均丧失,但可有部分保留区,且部分保留区的范围≤3 个节段;不完全性 SCI 时,S_4~S_5 感觉和运动功能存在,部分保留区的范围>3 个节段。

表 2-8　ASIA 损伤分级

损伤程度		临床表现
A	完全性损伤	$S_4 \sim S_5$ 感觉及运动功能均丧失
B	不完全性损伤	在损伤平面以下包括 $S_4 \sim S_5$ 存在感觉功能，但无运动功能
C	不完全性损伤	在损伤平面以下存在运动功能，且大部分关键肌的肌力<3 级
D	不完全性损伤	在损伤平面以下存在运动功能，且大部分关键肌的肌力≥3 级
E	正常	感觉和运动功能正常

（二）运动功能的评定

ASIA 标准确定人体左右各有 10 组关键肌（表 2-7），SCI 的肌力评定不同于单块肌肉，应综合进行。ASIA 采用运动评分法（motor score，MS），评分时分左右两侧进行，根据徒手肌力测定法（manual muscle test，MMT）测定肌力，肌力分 0~5 级，每一条肌肉所得分与测得的肌力级别相同，如测得肌力为 1 级则评分 1 分，以此类推。最高分左侧、右侧各 50 分，正常运动功能总评分为 100 分，评分越高表示运动功能越接近正常。

（三）感觉功能的测定

采用 ASIA 的感觉指数评分（sensory index score，SIS）评定感觉功能，选择 $C_2 \sim S_5$ 共 28 个节段的感觉关键点，每个关键点要检查二种感觉，即针刺觉和轻触觉，并按三个等级分别评定打分：感觉消失为 0 分，感觉减退或过敏为 1 分，感觉正常为 2 分。每种感觉一侧最高为 56 分，左右两侧为 112 分，正常感觉功能总评分为 224 分，评分越高表示感觉功能越接近正常。

（四）ADL 评定

常用的 SCI 患者 ADL 评定方法有 Barthel 指数和功能独立性评定（FIM）。

三、康复治疗

（一）康复治疗目标

1. 急性期康复目标　防止卧床并发症，对残存肌力或受损平面以上的肢体进行肌力和耐力的训练，为以后康复治疗创造条件。

2. 恢复期康复目标　进一步改善和加强患者残存功能，训练各种转移能力、姿势控制及平衡能力，尽可能使患者获得独立生活活动能力。

（二）现代康复治疗

1. 急性期康复治疗　当经过临床抢救，患者的生命体征和病情基本平稳、脊柱稳定后，即可开始康复训练。训练内容主要包括以下几个方面：

（1）良肢位训练：患者卧床时应保持肢体于功能位，以防止肌腱及关节挛缩；对于四肢瘫痪的患者，应采用手功能位夹板，使腕、手保持于功能位。

（2）体位变换：对于卧床患者应定时变换体位，一般应每 2 小时翻身 1 次，以避免压疮的发生。

（3）关节活动度训练：对瘫痪肢体应进行关节被动运动训练，1~2 次/天，每一关节在各轴向活动 20 次左右，以避免关节挛缩和畸形。对颈椎不稳定者，肩关节外展不超过 90°；对胸腰椎不稳定者，髋关节屈曲不应超过 90°。因为脊柱不稳，如果超过上

述角度可能会对脊柱脊髓造成二次损伤。

(4)呼吸和排痰训练:对于颈髓损伤导致呼吸肌麻痹的患者,为避免发生呼吸系统感染并促进呼吸功能,可训练患者腹式呼吸、咳嗽和咯痰及体位排痰训练。

(5)坐起训练:对于经X线检查确定骨折已趋稳定或骨折充分内固定、脊柱稳定性良好的患者,应尽早开始进行坐起训练,一般于伤后或术后1周左右开始,2次/天,30分钟~2小时/次。可利用摇床,逐渐抬高床头角度,从30°开始,根据患者耐受情况而逐渐增加坐位时间,若无头昏、眼花、心慌、恶心等不良反应,可每天将床头升高5°~10°,直到90°。一般从平卧位到直立坐位需1周的适应时间,适应时间长短与损伤平面相关。

(6)站立训练:患者经坐起训练后若无直立性低血压等不良反应,可利用电动起立床进行站立训练。训练时可佩戴腰围或胸腰椎矫形器,可从倾斜20°开始,逐渐增加角度,一直到90°直立位。训练时若有不良反应发生,应及时降低起立床的角度。一般需8周的适应时间可达到90°直立位。

(7)肌力增强训练:原则上所有能主动运动的肌肉都应当运动,使在急性期过程中不发生肌肉萎缩或肌力下降。

(8)膀胱和直肠功能训练:脊髓损伤后1~2周,多应用留置尿管的方法,之后开始间歇导尿和自主排尿或反射排尿训练。便秘的患者可用润滑剂、缓泻剂、灌肠等方法进行处理。

2. 恢复期康复治疗　一旦患者生命体征平稳,骨折部位稳定,神经损害或压迫症状稳定,即可进入恢复期治疗。

(1)物理治疗:可改善瘫痪肢体血液循环,减轻肢体水肿和炎症反应,改善神经功能,防止和延缓肌肉萎缩。包括蜡疗、超短波、紫外线、功能性电刺激等。

(2)肌力训练:肌力训练的目标是使肌力达到3级以上。肌力1级时只能采用功能性电刺激的方式进行训练,肌力2级时可采用滑板运动或助力运动,肌力3级时可采用渐进抗阻运动。完全性SCI患者肌力训练的重点是肩和肩胛带的肌肉,特别是背阔肌、内收肌、上肢肌肉和腹肌等;不完全性SCI患者,残存肌肉应一并训练。SCI者为了应用轮椅、拐或助行器,在卧位、坐位时均要重视锻炼肩带肌力,包括上肢支撑力训练、肱三头肌和肱二头肌训练、握力训练。对于采用低靠背轮椅者,还需要进行腰背肌的训练。

(3)垫上运动训练:主要是进行躯干和四肢的灵活性训练、力量训练及功能性动作的训练。包括以下训练内容:

1)翻身训练:目的是改善床上活动度,达到独立的翻身活动,以利于减压,包括从仰卧到俯卧、从俯卧到仰卧的翻身训练。

2)牵伸训练:是康复治疗过程中必须始终进行的项目,目的是减轻肌肉痉挛、防止关节挛缩。包括腘绳肌、内收肌和跟腱的牵伸训练。腘绳肌牵伸训练的目的是使患者直腿抬高大于90°,以实现独立坐位;内收肌牵伸训练的目的是避免患者因内收肌痉挛而造成会阴部清洁困难;跟腱牵伸训练的目的是为了保证跟腱不发生挛缩,以进行站立和步行训练。

3)垫上支撑:训练患者双手支撑,使臀部充分抬起。

4)垫上移动:包括侧方支撑移动、前方支撑移动、瘫痪肢体的移动。

(4)坐位训练:正确的独立坐位是进行转移、轮椅和步行训练的前提。可在垫上和床上进行训练。坐位可分为长坐位(膝关节伸直)和端坐位(膝关节屈曲 90°)。进行坐位训练的前提是患者的躯干要有一定的肌力和控制能力,双下肢各关节特别是双髋关节活动范围须接近正常。实现长坐才能进行床上转移训练和穿裤、袜、鞋的训练。坐位训练还应包括坐位静态平衡训练及躯干向前、后、左、右旋转活动时的动态平衡训练。

(5)转移训练:包括帮助转移和独立转移。帮助转移指患者在他人的帮助下转移体位,可有三人帮助、两人帮助和一人帮助;独立转移指患者独立完成转移动作。转移训练包括床与轮椅之间的转移、轮椅与凳子之间的转移、轮椅与坐便器之间的转移以及轮椅与地之间的转移等。在转移时可以借助一些辅助器具,如滑板等。

(6)轮椅训练:脊髓损伤后 2~3 个月,若患者脊柱稳定性良好,坐位训练已经完成,能独立坐 15 分钟以上,即可开始轮椅训练。上肢力量和耐力是良好轮椅操纵的前提条件。轮椅训练分为轮椅上的平衡训练和轮椅操作训练。轮椅操作训练包括向前驱动、向后驱动、左右转训练及旋转训练、上下斜坡训练和跨越障碍训练等。患者驱动轮椅向前行驶时,首先提肩、屈肘,手握在躯干垂直线靠后方位置的手轮圈上,然后伸肘,用大鱼际和拇指指腹抓住手轮圈向前下方推动,由拇指指腹最后离开手轮圈;手离开手轮圈后,两臂两手立刻放松。颈椎损伤患者大多四肢瘫,手指无抓握能力,只能用手掌或虎口部位接触手轮圈来驱动轮椅。

(7)步行训练:先要进行步态分析,以确定髂腰肌、臀肌、股四头肌、腘绳肌等肌肉的功能状况。完全性 SCI 患者步行的基本条件是上肢有足够的支撑力和控制力;对于不完全性 SCI 患者,则要根据残留肌力的情况确定步行能力。步行训练的基础是坐位和站位平衡训练,重心转移训练和髋、膝、踝关节控制能力训练。步行训练的目标是:

1)社区功能性行走:L_4 以下损伤患者,可穿戴踝足矫形器,能上下楼梯,能独立进行日常生活活动,能连续行走 900m 以上。

2)家庭功能性行走:L_1~L_3 损伤患者,可在室内行走,但行走距离不能达到 900m。

3)治疗性步行:T_6~T_{12} 损伤患者,上述行走均不能做到,但可佩戴骨盆托矫形器或髋膝踝足矫形器,借助双腋拐进行短暂步行。

(8)矫形器的应用:佩用适当的下肢矫形器对于截瘫患者重新获得站立及行走能力十分重要。上胸段 SCI 患者,可使用往复式截瘫步行器(reciprocating gait orthosis, RGO)或改进往复式截瘫步行器(advanced reciprocating gait orthosis, ARGO);对于下胸段 SCI 患者,出现腰腹肌受损,需配用带骨盆托的髋膝踝足矫形器(hip knee ankle foot orthosis, HKAFO);腰脊髓平面损伤引起膝关节和踝关节不稳,但腰肌和腹肌功能存在,可使用膝踝足矫形器(keen ankle foot orthosis, KAFO)。

(9)ADL 训练:脊髓损伤水平对患者生活自理能力具有重要的作用。C_7 损伤的患者,生活基本可以自理;C_5 和 C_6 损伤的患者,生活可以部分自理;C_4 损伤的患者,生活完全不能自理。生活自理包括床上活动、吃饭、穿脱衣服、洗漱、梳头、大小便、使用轮椅、书写、使用电话、穿脱矫形器等。

(10)心理治疗:SCI 患者的心理反应,一般要经历休克期、否认期、抑郁或焦虑反应期和依赖期等各个阶段。康复工作者应了解各期特点,采取有针对性的心理康复治疗,如在焦虑期应予以谅解,抑郁期应耐心规劝并防止自杀,同时应用抗焦虑及抗抑郁

药物,以确保患者顺利度过心理危机期,接受其他康复治疗,重新回归社会和家庭。

3. 并发症的康复治疗　脊髓损伤后常见的并发症为压疮并发败血症、尿路感染与肺部感染。痉挛、深静脉血栓、异位骨化也不少见,因此对合并症的处理很重要。

(1)深静脉血栓形成:SCI 患者中,深静脉血栓的发生率为 40%~100%,但具有诸如大腿或小腿肿胀、体温升高、肢体局部温度升高等临床表现的只占 15%。未发现和未处理的深静脉血栓可导致肺栓塞引起猝死,因此需要早期诊断并采取治疗措施,具体可参考深静脉血栓形成康复治疗部分(第五章第三节)。

(2)异位骨化:通常指在软组织中形成骨组织。在脊髓损伤后,异位骨化的发生率为 16%~58%,其发病机制不明。此症好发于髋关节,其次为膝、肩、肘关节及脊柱,一般发生于伤后 1~4 个月,多在损伤水平以下发生,局部多有炎症反应,伴全身低热,任何 SCI 患者如有不明原因的低热应想到此症。治疗措施包括应用消炎止痛药和其他药物、冷敷及手术治疗。若骨化限制关节活动则需手术摘除。

(三)中医康复治疗

1. 针灸治疗　针灸疗法不仅可以直接改善运动功能,并且对 SCI 所致的大小便障碍、疼痛、多汗等均有一定的治疗作用。

(1)毫针治疗

治法:夹脊配穴法与远部取穴相结合。

主穴:取损伤平面上下各 1~2 个棘突旁的夹脊穴 2~4 对。

随症配穴:上肢取曲池、合谷、外关;下肢取环跳、承山、委中、昆仑、绝骨、太冲、三阴交、阳陵泉。

操作:夹脊穴针刺时,针尖应稍向内倾斜,深度据部位不同为 1~1.5 寸,其他穴位常规针法,用提插与捻转相结合的手法。留针 30 分钟,期间捻针 2 次,每日 1 次,6 次后休息 1 天。

(2)灸法:灸法具有行气活血、温通经络、祛寒逐湿等作用,对 SCI 阳虚寒凝导致的痉挛、尿失禁、尿潴留等有一定的疗效。

2. 中药治疗　本病的辨证分型属于瘀血阻络,治疗原则以活血化瘀通络为主。

方药:葛根、桂枝、白芍、甘草、僵蚕、伸筋草、狗脊、骨碎补、生姜、大枣、桃仁、红花,每日 1 剂,水煎服。

3. 推拿疗法　可以有效地改善患侧肢体的血液循环,防止肌肉萎缩,扩大、维持关节活动度,缓解肌肉痉挛,从而达到恢复功能的目的。

处方:百会、肝俞、肺俞、胆俞、肾俞、脾俞、环跳、风市、足三里、阳陵泉、委中、昆仑、承山、解溪。

手法:㨰法、拿法、按法、揉法、拍法、抖法、摇法。

操作:俯卧位,按揉百会 5 分钟,施㨰法于腰背部 5 遍,点按肝俞、肺俞、胆俞、肾俞、脾俞、环跳、风市、足三里、阳陵泉、委中、昆仑、承山、解溪穴,每穴 1 分钟,拍打脊背部,以皮肤发红为度,下肢施以抖法、摇法。15 次为一个疗程,休息 3 天后进行下一个疗程的治疗。

四、康复预后和预防

SCI 平面与功能预后有密切的关系,正确的临床及康复治疗对预后亦有重要的影

脊髓损伤康复治疗视频

响。对于完全性 SCI 的患者，可根据其不同的损伤平面预测其功能恢复情况（表 2-9）。

表 2-9　损伤平面与功能恢复的关系

损伤平面	不能步行	轮椅依赖程度			在轮椅上独立程度		用矫形器加拐杖步行或独立步行
		大部分	中度	轻度	基本独立	完全独立	
$C_1 \sim C_3$	√						
C_4		√					
C_5			√				
C_6				√			
$C_7 \sim T_1$					√		
$T_2 \sim T_5$				√			
$T_6 \sim T_{12}$							√①
$L_1 \sim L_3$							√②
$L_4 \sim S_1$							√③

注：①可进行治疗性步行；②可进行家庭性步行；③可进行社区性步行

SCI 所致残疾的预防可分为三级预防。

1. Ⅰ级预防　即预防残损（impairment），主要是指采取必要的措施，防止损伤脊髓的发生。在院前急救及院后急救搬运及检查治疗过程中，应防止因搬运不当而损伤脊髓。抢救人员应当避免在急救治疗过程中发生或加重 SCI。

2. Ⅱ级预防　即预防残能（disability），是指 SCI 发生后，预防各种并发症和开展早期康复，最大限度地利用所有的残存功能，达到最大限度的生活自立，防止或减轻残疾的发生。

3. Ⅲ级预防　即预防残障（handicap），是指在 SCI 造成脊髓功能障碍后，应用全面康复措施，最大限度地利用所有的残存功能并适当改造外部条件（如房屋的无障碍改造等），以使患者尽可能地在较短时间内重返社会，即全面康复。

第五节　脊髓灰质炎后遗症

一、概述

脊髓灰质炎（poliomyelitis，polio）是由脊髓灰质炎病毒引起的急性传染病，常侵犯脊髓灰质，尤以腰段和颈段最常受累，少数患者可波及延髓、脑桥和中脑。主要损害脊髓前角细胞，导致前角运动神经元变性、坏死，使相应神经纤维支配的肌肉产生弛缓性瘫痪。本病好发于 5 岁以下的儿童，故又称小儿麻痹症。部分患者留下瘫痪后遗症，受累肌肉出现萎缩，神经功能不能恢复，造成受累肢体产生畸形。目前，我国虽已消灭了脊髓灰质炎，但遗留的后遗症患者仍占世界首位。

（一）病因和发病机制

脊髓灰质炎病毒属肠道病毒，是一种微小核糖核酸病毒。病毒存在于患者或亚临

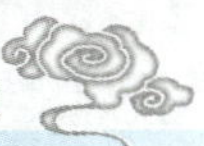

床型感染者的粪便中，粪便是病原的唯一来源。脊髓灰质炎病毒在外界生活力强，对低温稳定，对高温、干燥及氧化消毒剂敏感，在粪便中可存活半年，污水中存活3~4个月，奶制品或食品中存活2~3个月，加热至56℃以上、紫外线、甲醛、2%碘酊及各种氧化剂如高锰酸钾、过氧化氢等，均可使其灭活。

脊髓灰质炎病毒自口、咽或肠道黏膜侵入人体后，1天内即可到达局部淋巴组织，在扁桃体、咽壁淋巴组织、肠壁集合淋巴组织等处生长繁殖，若机体能及时将病毒清除，可不发病而呈隐形感染；若病毒进入血流，可导致病毒血症，此时如果体内抗体能中和病毒则不侵犯中枢神经系统，患者仅有上呼吸道和肠道症状，形成顿挫型脊髓灰质炎；若病毒致病力强或抗体产生过迟或不足，则病毒进一步侵犯中枢神经系统，引起无瘫痪型或瘫痪型脊髓灰质炎。

中医典籍中对本病虽无系统论述，但对其中某些证候已有类似的记载。根据其发病季节及临床证候的表现，在麻痹前期属于"温病"范畴，后期则属于"软脚瘟""痿证""中风"等范畴。本病主要由于外感时行疫毒之邪，内伤饮食不洁之物，病从口鼻而入，侵犯肺胃，加之素体禀赋不足，筋骨虚弱，正气不足，导致病情不断深入演变，迁延难愈。肌肉失养，筋脉枯萎为本病主要病机。

知识链接

脊髓灰质炎根治的国际决议

1988年，在166个会员国代表出席的第四十一届世界卫生大会上，通过了一项全球根除脊髓灰质炎的决议。它标志着由世界卫生组织、国际扶轮社、美国疾病防治中心和儿童基金会率先发起的全球根除脊髓灰质炎行动正式启动。这是继1980年根除天花认证之后的又一行动。在该行动启动以来的20年中，病例数量减少了99%以上。2008年全世界只有四个国家仍有该疾病流行，处于有史以来最低水平。这四个剩余国家是阿富汗、印度、尼日利亚和巴基斯坦。只要有一名儿童还感染有脊髓灰质炎病毒，所有国家的儿童就仍有感染该疾病的危险。2003—2005年期间，25个已无脊髓灰质炎的国家因输入病毒而再次发生感染病例。当前，印度北部、尼日利亚北部以及阿富汗与巴基斯坦边界地区脊髓灰质炎的持续小面积传播给人类提出了重要的流行病学挑战。而一旦根除脊髓灰质炎，人类就完成了一项重大的全球公益事业，所有人，不论其生活在何处，都将能平等地从中获益。

（二）临床表现

典型病例可分为以下4期：

1. 前驱期　或称潜伏期，一般为5~14天。以发热、乏力、全身不适为主症，可伴轻咳、咽痛、流涕、咳嗽、头痛、纳差、恶心、呕吐、腹痛、腹泻等上呼吸道和胃肠道症状。症状持续1~4天消失。若病情终止于此阶段而不继续发展，即为顿挫型。

2. 瘫痪前期　前驱期症状消失后1~6天，再次出现发热，呈本病典型的双峰热型，伴剧烈头痛、呕吐、烦躁、嗜睡、面红、多汗、尿潴留、全身肌肉疼痛、感觉过敏及脑膜刺激征阳性。因颈背肌强直，迫使患儿坐起时需用两手后撑在床上，使身体呈三角架征，以支撑身体；患者坐位时不能自如弯颈使下颌抵膝，即吻膝试验阳性。如病情不再进展，经3~5天恢复，即为无瘫痪型。

3. 瘫痪期　多在起病后2~7日，体温开始下降时出现瘫痪，并逐渐加重，至体温正常后瘫痪多停止进展，无感觉障碍。

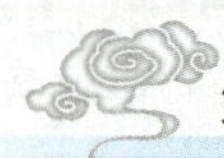

4. 恢复期　体温降至正常，瘫痪停止发展，肢体肌力及功能逐渐由远端向近端恢复，开始几个月的恢复较快，6个月以后逐渐减慢。

5. 后遗症期　由于病变神经细胞坏死，其所支配的肌群因失去神经冲动而出现无力、萎缩，久之形成肌肉功能的不平衡，如马蹄内翻足畸形、高弓足等；出现肌肉、筋膜的变性挛缩，如髋屈曲外展外旋畸形、脊柱侧凸、膝关节屈曲畸形、反屈畸形及（或）膝内外翻畸形等；还可出现骨骼发育畸形、缩短畸形、肌肉失用性萎缩等。

（三）辅助检查

1. 血常规检查　白细胞总数及中性粒细胞百分比大多正常，少数患者白细胞及中性粒细胞轻度增多。

2. 脑脊液检查　瘫痪前期开始异常，细胞数大多增加，一般不超过$500\times10^6/L$，早期中性粒细胞增多，以后以淋巴细胞增高为主；蛋白质早期可正常，以后逐渐增加，糖正常或轻度增高，氯化物正常；瘫痪出现后第2周，细胞数迅速降低，蛋白质继续增高，形成蛋白细胞分离现象。

3. 病毒分离　起病1周内可从咽部及粪便内分离出病毒，可用咽拭子及肛门拭子采集标本并保存于含有抗生素的Hanks液内，多次送检可增加阳性率。

4. 血清学检查　特异性抗体在第1周末即可达高峰，尤以特异性IgM上升较IgG为快，阳性者可做出早期诊断。中和抗体在起病时开始出现，持续阳性时间较长，可保持终生，双份血清效价有4倍及4倍以上增长者可确诊。补体结合试验转阴较快，平均保持2年。若补体结合试验阴性而中和试验阳性，常提示既往感染，若两者均为阳性，则提示近期感染。近来采用免疫荧光技术检测抗体，有助于早期诊断。

5. 神经电生理检查　可对下运动神经元和肌肉的受损情况进行定量检查。无创性电诊断学动态变化可显示神经的恢复情况，对诊断和疗效判断具有指导意义。

6. 步态分析　多以目测法观察和分析步态，有条件的可以使用步态分析仪进行检查。

7. X线　可以显示骨与关节的结构、骨质情况、畸形程度等，是骨性矫形术的依据，也是手术疗效的评价指标。

（四）诊断要点

脊髓灰质炎的诊断必须根据病史、临床症状、体检及实验室检查等进行综合分析，做出诊断。一般诊断要点如下：

1. 非对称性弛缓性瘫痪。

2. 智力正常、感觉正常。

3. 发热时出现瘫痪，退热后瘫痪逐渐减轻。

4. 后遗症期常有肌肉萎缩、软组织挛缩、骨与关节畸形、患肢短小等继发性改变；X线片可显示畸形等改变。

5. 顿挫型和无瘫痪型需借助病毒分离和血清学检查方可诊断。

（五）临床治疗

1. 急性期的治疗　严格卧床休息至退热后1周，避免肌内注射和针刺等治疗，避免过早活动肢体；睡硬板床有助于减轻背痛，对患肢用热毛巾包敷可减轻肢体疼痛，必要时可口服少量镇痛剂以减轻肌痛。

2. 瘫痪期治疗　瘫痪肢体应置于功能位，以防足下垂及足外翻等畸形。对于呼吸肌麻痹的患者，应保持呼吸道通畅，防止分泌物阻塞咽部，必要时可行气管切开术和

采用人工呼吸机。

3. 恢复期治疗　鼓励患儿起床活动，或由医护人员及家属做各种被动运动，还可运用针刺、艾灸、推拿、理疗等多种治疗手段，配以加兰他敏、地巴唑等促进神经细胞代谢和神经传导的药物应用，以促进患肢的功能恢复。

4. 后遗症期的治疗　必要时可通过手术矫治来矫正畸形；此外，坚持功能锻炼，配合针灸、理疗、推拿等多种治疗手段进行康复治疗。

二、康复评定

脊髓灰质炎后遗症主要是肢体运动功能障碍，对患者全面正确的评估，是康复的前提和基础。要做到比较正确的评估，除了具有丰富的临床经验外，认真、细致、全面的检查分析是关键。

（一）一般检查

应显露足够的检查范围，脱去长裤和衣袜，患者只穿背心，在良好的光线下，观察患者瘫痪畸形的部位和程度、肢体力线有无改变、肌肉有无萎缩、姿态有无异常，然后做动态检查。嘱患者行动、坐、立，以观察其姿势和步态，站立是否稳妥，还应观察患者各种动作的特点，如爬行、蹲行、扶膝、扶拐、扶凳、跛行及跛行的程度，观察患者上肢的活动和功能、脊柱有无侧弯、骨盆有无倾斜等。如发现有任何异常，应做进一步的检查和测量。

（二）肌力检查

肌力检查是运动系统功能检查的基本内容之一，用以评价神经肌肉系统功能损害的范围及程度，并作为选择肌力练习方法和负荷量、评价训练效果的基础，是制订合理康复方案的主要依据，因此显得十分重要。检查时嘱患者先做肌肉的主动收缩，然后给予抗阻力检查，以了解患肢肌力的大小、运动幅度、速度和耐力。根据国际通用的6级分级标准，采用0~5级的肌力记录法（表2-10）。

表2-10　肌力的分级

分级	评级标准
0级	完全瘫痪，肌肉没有任何收缩现象
1级	肌肉可轻微收缩，但肢体不能移动，仅在触摸肌肉时感觉到
2级	肢体能在床上平行移动，但不能对抗地心引力，肢体不能抬离床面
3级	肢体可以对抗地心引力，能抬离床面，但不能对抗阻力
4级	肢体能做对抗阻力的活动，但较正常差
5级	肌力正常

（三）肢体测量

肢体测量包括肢体长度和周径的测量。

1. 肢体长度的测量　一般采用无伸缩性的皮尺，以骨性标志为定点。下肢长度的测量通常以髂前上棘通过髌骨中点至内踝为准；亦可分段测量大腿和小腿的各自长度，大腿的长度为髂前上棘到膝关节内侧间隙，小腿的长度为膝关节内侧间隙到内踝。下肢有真长和假长之分，假长多由于骨盆倾斜等原因造成，由脐孔到内踝为假性长度。

2. 肢体周径的测量　下肢常选髌骨上方10cm和髌骨下方10cm为测量点，以皮尺测量双下肢周径并作比较，同时记录时间，作为康复治疗前后疗效对比的依据。

（四）关节活动范围检查

在做关节活动范围的检查时，应先检查主动运动，再检查被动运动。测量关节活动度一般用量角器，对关节内、外翻畸形的度数，亦可以用量角器测量。

（五）步态分析

脊髓灰质炎后遗症以下肢病变为多，由于下肢不同程度的瘫痪、关节畸形、肢体力线变异和缩短，故可导致步态和功能异常。对于步态的检查和分析，目前国内仍以目测法为主。此法无需特殊设备，简单易行。检查时嘱患者以自然的姿态和速度来回步行数次，以观察患者步行时全身姿势是否协调、身体摇摆的幅度大小、各关节的姿态和特点；然后让患者单腿站立、快速或慢速行走。对应用辅助器的患者，可嘱其去掉辅助器，以观察其活动障碍程度；对于不能站立行走的患者，可嘱其做爬行或蹲行等活动，以观察其活动特点。有条件的医院，亦可利用步态分析仪对患者的行走功能做出比较精确的评定。

（六）日常生活能力和职业能力评价

脊髓灰质炎后遗症患者以肢体运动功能障碍为主，由于病变位于上肢者较少，且智力不受影响，因此日常生活如吃饭、穿衣、书写等活动以及脑力劳动与正常人无异。由于该病主要表现为下肢瘫痪畸形，因此一些下肢严重功能障碍的患者，由于行走受到极大限制，不仅对日常生活、学习、婚姻带来一定的影响，而且对就业、经济带来很大的困难，使精神、心理产生较大的障碍。康复工作者应对每位患者做出全面的检查评估，采取最佳康复措施，使患者最大限度地得到功能改善，从而为提高日常生活活动能力、增加就业能力和机会、减轻心理负担和障碍等创造条件。

三、康复治疗

（一）康复治疗目标

恢复或补偿脊髓灰质炎后遗症患者已丧失的运动功能，进而提高上肢的日常活动能力和下肢的站立和行走功能，争取达到生活自理，早日回归社会。

（二）现代康复治疗

为使脊髓灰质炎后遗症患者能够和健康人一样生活、学习和工作，应对患者进行全面的康复治疗，全面康复一般包括医疗康复、教育康复、职业康复和社会康复等。

1. 医疗康复　应用医疗手段对脊髓灰质炎后遗症患者进行康复工作，称为医疗康复。医疗康复是患者全面康复中的一个重要方面，它贯穿于患者康复的全过程。这种工作包括：手术治疗、功能训练、康复护理、心理康复、矫形器、助行器等康复工程。医疗康复的重点是采取一切有效措施，消除或改善肢体功能障碍，为回归社会创造条件。其中矫形外科的手术治疗是切实有效的方法之一。

（1）矫治手术的目的：预防和矫正畸形、均衡肌力、稳定关节、等长肢体、重建静力和动力上的平衡，从而最大限度地重建肢体功能。

（2）矫治手术的分类：国内外脊髓灰质炎后遗症矫形手术方式约160余种，主要分为四类：畸形矫正术、肌腱移位术、关节稳定术、下肢等长术。

（3）矫治手术和年龄的关系：手术矫治的最佳年龄是6~30岁，有些40岁以上的患者也可获得良好效果。一般来说，软组织畸形矫正手术可不拘年龄，尽早施行手术，以免引起平衡失调和骨骼改变而加重畸形；6岁以下患儿由于年龄过小常不能合作，检查不够准确，手术后又难以接受指导锻炼，从而影响手术效果，故不宜做肌腱移位手术，宜在6岁以后施行；10岁以下患儿由于骨骺正在发育期，故一般不宜做骨性手术，以免影响肢体生长；年龄过大患者，如中年以后，由于患者应变能力差，畸形虽然矫正，但常功能不佳，故手术亦要慎重。

（4）矫治手术的适应证

1）具有肢体畸形的存在：如髋关节屈曲、踝关节马蹄内翻或外翻等，由于静态平衡破坏，站立行动不稳，肢体功能存在不同程度的障碍，故应采取矫形手术，以恢复生理性负重力线。

2）肌力严重不平衡：患者肌力不均衡的瘫痪，是造成畸形发展恶化的根本原因，调整肌力平衡的手术，是防止畸形、增加肢体功能的有效措施。常用的手术方法有：肌腱止点的转位手术，如将胫前肌或胫后肌止点外移，以防止足内翻畸形；将腓骨长、短肌止点内移，以防止足外翻畸形等。

3）存在明显关节松弛和失稳：下肢的关节稳定是站立行走的基础，患者若关节明显松弛应做关节固定术，如跗间关节固定等。

4）肢体长度不均衡：患侧下肢不同程度地缩短，是造成患者跛行的重要原因之一，下肢等长术是重建肢体长度均衡、改善跛行、增加肢体功能的有效手术措施。

（5）术后的功能锻炼：矫治手术后早期有效的康复锻炼，可充分发挥和调动患者的主观能动性，挖掘机体的运动潜能，还可以防止术后切口瘢痕粘连、增加患肢肌力、加快骨骼和肌腱愈合、防止术后并发症等。根据患者的具体情况，功能锻炼可采取以下几种运动类型：

1）被动运动：患者可借助器械、他人的帮助或自身健肢的力量使患侧肢体被动活动，如康复师或家属为患者屈伸肢体、活动足趾等。

2）主动运动：患者可依赖自己的力量进行肢体的功能锻炼。

3）辅助运动：患者在做主动运动时，因肌力差而不能独立完成动作，可依靠器械或他人的帮助进行功能锻炼。

4）抗阻力运动：患侧上肢可利用滑轮、下肢可利用沙袋使肢体负载一定量的负荷，然后进行肢体的主动锻炼。

5）静力性紧张运动：对于持续牵引和石膏固定的患者，患肢可有节奏地用力做肌肉的收缩和舒张运动，但不引起关节和肢体运动。

2. 教育康复　应用文化教育及技能教育等对脊髓灰质炎后遗症患者进行康复工作，称为教育康复。这项工作可以促进患者成长发育，使患者最终能够融入社会生活并参加工作。尤其对脊髓灰质炎后遗症儿童而言，患儿的肢体虽然有残疾，但头脑是健全的，智力是正常的，因此应该有和正常儿童一样受教育的权利，任何在入学等方面的歧视行为都是错误的。此外，由于受到严重疾病的摧残，患儿的心灵受到不同程度的打击，更需要我们健全人的关心、支持、鼓励和帮助。

3. 职业康复　促进脊髓灰质炎后遗症患者获得职业技能并胜任工作，称为职业康复。患者希望能够成为自食其力的劳动者，能够在经济上独立，成为社会的一分子。目前残疾人包括脊髓灰质炎后遗症患者就业仍有困难，经济收入及生活水平在全国人均水平以下，因此全社会应共同关心残疾人就业问题，提高认识，纠正个别人的歧视观

点，使残疾人真正有用武之地，有可靠的经济来源，实现回归社会的理想。对脊髓灰质炎儿童来说，家庭、学校和社会都应重视对患儿的培养教育，不要歧视患儿，除了提高其文化知识，还要根据残疾的特点进行适当的职业教育，如对于双下肢瘫痪的患儿，可以训练其从事上肢活动的工作，如操纵电脑、雕刻、绘画、会计等。另外，要重视对患者的心理教育，消除自卑、悲观、消极、失望的情绪，要使患者能够和正常人一样工作，平等地参与社会生活，为社会做贡献，从而真正地获得心理上的平衡。

4. 社会康复　提高脊髓灰质炎后遗症患者对社会的适应能力和生活能力，改造环境，帮助患者回归社会的工作，称为社会康复。为患者平等参与社会创造必要的条件，是全社会义不容辞的责任；鼓励患者自尊、自强、自立，以健康的心态参与社会，是实现社会康复的重要方面。

（三）中医康复治疗

1. 针灸治疗　适用于年龄小、病程短、肢体萎缩不明显者，可根据瘫痪部位取穴。

（1）上肢瘫痪

主穴：曲池、臂中。

随症配穴：外关、臑俞。

（2）下肢瘫痪

主穴：风市、环跳、足三里、伏兔。

随症配穴：绝骨、阴陵泉、阳陵泉、昆仑、太溪。

操作：根据瘫痪肢体所涉及的主要肌群选有关穴位 3~4 个，每次可更换轮流进行，每次留针 20 分钟，每日 1 次，10~15 次为一个疗程，两个疗程之间相隔 3~5 天。

2. 推拿疗法　在瘫痪肌局部和松弛关节周围，用捏、揉、搓、拿等手法进行按摩推拿，每个部位 5~10 分钟，每日或隔日 1 次，1 个月为一个疗程。

3. 中药治疗　应根据患者的症状特点进行辨证施治。

（1）气虚血瘀型

主症：身热已退，肢体瘫痪无力，面色苍黄，舌稍黯，苔薄白，脉细弱或细涩，指纹隐滞。

方药：黄芪、当归、桃仁、红花、赤芍、川芎、地龙、白僵蚕、蜈蚣等。

（2）肝肾亏损型

主症：长期瘫痪麻痹，肌肉萎缩，骨骼畸形，患肢皮肤欠温，舌红少津，脉沉细，指纹滞沉。

方药：萆薢、牛膝、杜仲、当归、黄芪、白僵蚕、木瓜、巴戟天、菟丝子、蜈蚣、全蝎、马钱子等。

4. 理疗　可采用水疗、电疗、蜡疗、光疗等方法，以促使患侧肌肉松弛，促进局部血液循环和炎症吸收。

5. 其他　可用拔火罐及中药熏洗外敷的方法，以促进瘫痪肢体的恢复。

四、康复预后和预防

由于脊髓灰质炎每次流行病情轻重不一，各地区的流行情况也不一样，加之疫苗服用率各异，故早期难以预计其预后。病死率亦有高有低，为 5%~10%，多因呼吸衰竭致死。发热持续常预示可能发生瘫痪。发热高低、症状轻重、脑脊液细胞多少与瘫

痪发生与否及其严重程度无关，体温下降后瘫痪不再进展。延髓型麻痹及呼吸肌瘫痪者预后差。瘫痪肌肉功能恢复的早晚与神经病变程度有关，神经细胞已坏死的肌纤维功能不可复原，肌力的恢复有赖于未受损肌群的代偿。病后最初几周肌力恢复快，以后逐渐减慢，1~2 年后不恢复者常成为后遗症。

由于脊髓灰质炎无法完全根治，故强调预防胜于治疗。预防本病的发生可从以下几个方面着手：

1. 积极开展卫生宣传教育，将本病的传染途径及其预后，用科普方式向广大群众宣传。

2. 必须普遍接种疫苗，按期给小儿口服预防本病的减毒活疫苗糖丸，是预防小儿麻痹症最好的方法。临床直接服用这种疲劳疫苗安全、方便、免疫力强且维持时间长，极少有不良反应。

3. 做好日常卫生，经常搞好环境卫生，消灭苍蝇，培养儿童的卫生习惯等十分重要。本病流行期间，儿童应少去人群众多的公共场所，合理安排儿童的休息和营养，避免过度劳累和受凉、以增强儿童对疾病的抵抗力。

4. 一旦发现患者，应自起病日起至少隔离 40 天，患者的衣物、用具、床单等用品应煮沸消毒 15 分钟，不能煮沸的物品可在阳光下曝晒 2 小时。患者的排泄物和呕吐物需加浓石灰水、漂白粉或 5%的来苏水消毒 2 小时，再排入下水道。密切接触者应连续观察 20 天，未服过疫苗者可注射丙种球蛋白 0.3~0.5ml/kg。

第六节　周围神经损伤

一、概述

周围神经（peripheral nerve，PN）是指中枢神经（脑和脊髓）以外的神经。它包括 12 对脑神经、31 对脊神经和自主神经（交感神经、副交感神经）。它是由运动、感觉、交感三种神经纤维组成的混合神经。周围神经损伤（peripheral nerve injury，PNI）是指由于外伤、感染、缺血、代谢障碍、营养缺乏、铅和酒精中毒等引起的周围运动神经、感觉神经和自主神经的结构和功能障碍。一般习惯将炎症性质的病变称为周围神经炎，将因营养、代谢、中毒等导致的病变称为周围神经病，将外力作用的损伤称为周围神经损伤。本节主要介绍因外力作用引起的 PNI。

（一）病因和发病机制

牵拉伤、骨折脱位、开放性损伤是临床常见的引起 PNI 的主要原因。常见的原因可分为以下几个方面。

1. 牵拉损伤　可见于手术中或骨折脱位整复过程中的过度牵拉、产伤引起的臂丛神经损伤、运动员肩过度外展综合征等。

2. 切割伤　是由锐利器物所致，可见于刀割伤、电锯伤、玻璃割伤等。

3. 压迫性损伤　可见于骨折脱位、肘部外伤后尺神经受压、腕管综合征、梨状肌综合征以及劳损等因素引起腱弓增厚压迫神经等。

4. 火器伤　战争年代多见，可见于枪弹伤和弹片伤等。

5. 缺血性损伤　肢体缺血挛缩，神经亦受损。如前臂缺血性肌挛缩常伴正中神经及尺神经损伤。

6. 其他　可见于放射性烧伤、电烧伤、药物注射性损伤等一些医源性损伤。

在临床实践中，很多 PNI 其实并不是由单一的因素所造成的，而是多种因素综合作用的结果。如在体育运动中，运动员的肩过度外展综合征，既有神经的过度牵拉，也有喙突和胸小肌的磨损和压迫；自行车运动员的腓总神经损伤，既有坐骨神经受压迫，也可由于骑车时膝踝关节长时间用力屈伸，使腓总神经绕过腓骨头时被牵拉、压迫和磨损所致。故临床上应综合分析，避免得出片面结论。

本病属于中医学"痿证""筋伤"等范畴，多由外伤引起气血不和、瘀血阻络、筋脉失养所致。根据八纲辨证，还可将 PNI 分为虚实两证，即痹证型和痿躄型两大类。痹证型为实证，因创伤使神经受到牵拉、挤压或血肿压迫而致损伤；痿躄型为虚证，因损伤日久，经脉痹阻不通，筋脉肌肉失养，肢体痿软无力，渐而伤及脾胃，气血日衰，故又将其分为气血两虚和脾肾两虚证两类。

知识链接

PNI 的主要表现

周围神经损伤，无论平时或战时均比较多见。根据第二次世界大战时期战伤的一些统计，四肢神经损伤约占外伤总数的 10%，在火器伤骨折中，约有 60% 合并神经损伤。在四肢神经损伤中，最多见的为尺神经损伤、正中神经损伤、桡神经损伤、坐骨神经损伤和腓总神经损伤等，其中上肢神经损伤较下肢神经损伤多，占四肢神经损伤的 60%～70%。

（二）临床表现

周围神经损伤后主要有以下几个方面的临床表现：

1. 运动功能障碍　主要表现为弛缓性瘫痪，即肌力下降、肌张力降低、肌肉萎缩；还可出现肢体姿势异常。

2. 感觉功能障碍　可出现自发感觉异常、自发疼痛、幻肢痛等主观感觉障碍，也可出现感觉过敏、感觉减退、感觉丧失、感觉倒错等客观感觉障碍。

3. 反射障碍　体检可发现腱反射减弱或消失。

4. 自主神经功能障碍　可表现为局部皮肤发红、皮温升高、多汗、角化过度等刺激性损伤症状，也可出现皮肤发绀、发凉、少汗或无汗、指(趾)甲粗糙脆裂、毛发脱落等损伤。

（三）辅助检查

1. 神经电生理检查　可对其损伤程度、范围及其再生后功能恢复情况予以评价。电生理检查因客观、灵敏及损伤性小而得以广泛应用于临床。常用的电生理检查方法有肌电图(EMG)和诱发电位。完全性神经损伤时，EMG 检查可见肌肉不能自主收缩，记录不到电位，或出现纤颤电位、正锐波等；神经部分性损伤时，EMG 检查可见平均时限延长，波幅和电压降低，其变化程度与损伤的轻重有关。

2. 超声诊断　PNI 的超声诊断，已逐渐成为当前的研究热点。使用高频线阵探头可清晰地显示主要周围神经的分布、走行、粗细及其与周围组织的解剖关系，为临床诊断和治疗提供有意义的参考。

（四）诊断要点

根据病史、临床表现和体征，结合相关辅助检查，即可诊断。详细地询问病史和体

格检查，对于该病的诊断起着十分重要的作用，通过临床表现和体征还可以判断神经损伤的程度、范围、恢复情况以及可能的预后。

（五）临床治疗

1. 治疗原则　PNI 无论是否手术，均应尽早消除病因，减轻神经损伤，及早采用综合治疗，以有效改善因神经损伤所导致的功能障碍。

2. 治疗方法

(1)药物治疗：主要用于损伤早期。对于周围神经炎，可酌情使用激素治疗，如强的松、地塞米松；对于有明显疼痛症状者，可酌情使用镇痛药物，如卡马西平等；局部或全身应用神经营养药物，对促进神经再生具有一定的临床意义，如口服 B 族维生素、地巴唑等药物，局部注射神经生长因子等，对促进神经再生也有一定的疗效。

(2)手术治疗：主要用于保守治疗无效而又适合或需要手术的损伤。开放性神经损伤常出现神经断裂，应早期手术治疗；合并闭合性骨折及脱位的神经损伤，多为牵拉或挫伤所致，应早期整复骨折及脱位。手术治疗主要包括神经松解、缝合、转移移植及修复术。神经缝合术是治疗神经轴索中断、神经断裂的有效方法，但对于周围神经缺损，由于直接缝合端的张力太大，易致手术失败，现多采用断端延长或移植修复术。

(3)康复治疗：无论在 PNI 的早期、恢复期还是在手术治疗的前后，均应进行康复治疗。包括运动疗法、物理疗法、矫形器的应用、作业疗法、心理治疗以及中医传统康复治疗等。

二、康复评定

周围神经损伤后，为了进一步确定神经损伤的性质以及判断预后、确定康复目标、制订康复计划、判断康复效果，还需进行功能检查及评定。

（一）运动功能检查和评定

1. 视诊　观察皮肤是否完整、肢体有无畸形、肌肉有无肿胀或萎缩、步态和姿势有无异常，必要时可用尺测量或容积仪测量对比。

2. 肌力和关节活动范围评定　评定运动功能主要是检测肌力，同时可评价关节活动范围。一般将肌力分为 6 级(表 2-11)。

表 2-11　肌力的评级标准

分级	评级标准
0 级	肌肉完全无收缩
1 级	可扪到并看出肌肉收缩，但不能使关节产生运动
2 级	排除肢体重力，肌肉收缩可使关节主动活动，且活动可达正常范围
3 级	抗地心引力，关节可自主活动至正常范围
4 级	抗地心引力及检查者所加的一定阻力，关节可活动至正常范围
5 级	正常肌力，关节可活动至正常范围

3. 运动功能恢复程度的评定　在众多评定方法中，目前多采用 Lovett 法或 BMRC 法进行评定(表 2-12、表 2-13)。但有学者认为 Lovett 法对单块肌肉评价较正确，而 BMRC 法对支配近、远侧肌肉的单根神经运动功能评价准确。如前臂的中下段及腕部

的尺神经、正中神经损伤用 Lovett 法评定、前臂上段和其他神经用 BMRC 法评定较好。

表 2-12　Lovett 运动功能评价标准

恢复程度(%)	分级	评级标准
0	0	无肌肉收缩
10	1	肌肉有轻微收缩,但无关节活动
25	2	无地心引力完成全幅活动
50	3	抗地心引力完成全幅活动
75	4	能抗一定阻力完成全幅活动
100	5	能抗强阻力完成全幅活动

表 2-13　BMRC 运动功能评价标准

分级	评级标准
M_0	无肌肉收缩
M_1	近侧肌肉恢复收缩功能
M_2	近侧和远侧肌肉恢复收缩功能
M_3	所有重要肌肉都能抗阻力活动关节
M_4	所有协调运动或自由运动均能完成
M_5	完全恢复

(二) 感觉功能检查和评定

1. 感觉检查　检查痛觉、触觉、温度觉、实体感觉、两点辨别觉及其改变范围,判断神经损伤程度。一般用针刺检查痛觉,用棉花或软毛刷检查皮肤触觉,用拾物试验检查手的感觉及运动的综合功能等,并用 Tinel 征(新生感觉纤维有叩击痛)来判断神经再生情况,但只能作为判断再生神经的参考因素,不能定量。临床通常检查痛觉及触觉即可。注意感觉供给区为单一神经或其他神经供给重叠,可与健侧皮肤比较。实物感与浅触觉为精细感觉,痛觉与深触觉为粗感觉。神经修复后,粗感觉恢复较早、较好。

2. 感觉功能恢复评定　对感觉功能的恢复情况,英国医学研究院神经外伤学会将其分为 6 级(表 2-14)。

表 2-14　周围神经损伤后感觉功能恢复等级

恢复等级	评定标准
S_0	单一神经支配区感觉无恢复
S_1	单一神经支配区皮肤深感觉恢复
S_2	单一神经支配区浅表痛觉和触觉部分恢复
S_3	单一神经支配区皮肤浅表痛觉和触觉恢复,感觉过敏消失
S_4	感觉达到 S_3 水平外,两点辨别觉部分恢复
S_5	完全恢复

（三）自主神经功能检查

自主神经又称植物神经，是神经系统有机组成部分之一，其分布在皮肤上的纤维与感觉纤维分布相同。自主神经主要控制血管的收缩与汗腺的分泌。如某区感觉消失，则该区就会无汗，因此，自主神经功能检查对评价周围神经损伤修复是不可缺少的。神经损伤后，其支配区域皮肤温度下降、出汗停止、干燥、光滑、萎缩等。坐骨神经损伤后，常发生足底压疮、足部冻伤。无汗或少汗区一般与感觉消失的范围相符合。可做出汗试验，常用的方法有以下几种：

1. 碘—淀粉试验　在手指掌侧涂 2%的碘溶液，干后涂抹一层淀粉，然后用灯烤，嘱患者饮热水后适当运动使其出汗，出汗区变为蓝色。

2. 茚三酮指印试验　在发汗后将患指（趾）在干净纸上按一指（趾）印，用铅笔画出手指或足趾范围，然后将纸投入 1%的茚三酮溶液中，再取出烤干。因汗中含有多种氨基酸，遇茚三酮后变为紫色，故如有汗液即可在指印处显出紫色点状指纹。用硝酸溶液浸泡固定，可长期保存。通过多次检查对比，可观察神经恢复情况。

根据以上检查结果进行评定，可分为 4 级（表 2-15）。

表 2-15　交感神经功能评价标准

分级	等级	评价标准
A_0	差	无出汗
A_1	中	少量出汗，见散在紫色或蓝色的点，不连成指（趾）纹
A_2	良	中量出汗，显示出紫色或蓝色指（趾）纹
A_3	优	出汗正常

（四）ADL 评定

周围神经损伤后，患者会出现不同程度的日常生活活动能力困难。ADL 评定对了解患者的能力、制订康复计划、评价治疗效果、安排重返家庭或参加就业等均具有十分重要的意义。具体评定方法可参考“脑卒中”一节。

（五）电生理学评定

电生理检查对神经损伤程度的判断有着重要的参考价值，还可作为检测、评价神经损伤后神经再生与功能恢复的重要手段，还有助于判断 PN 肌肉病变、确定病变阶段、预估预后和帮助制订康复方案。常用的方法有以下几种：

1. 强度—时间曲线（I/t 曲线）检查　是一种神经肌肉兴奋性电诊断方法。通过时值测定和曲线描记以判断肌肉是完全失神经支配、部分失神经支配或是正常神经支配。该检查可对神经损伤程度、损伤部位、恢复程度进行判断，对康复治疗也具有一定的指导意义。

2. 肌电图（EMG）检查　对 PNI 有重要的评定价值，可判断神经损伤的程度，是神经失用、轴索断离或是神经断离，还可判断神经有无再生。如出现失神经电位逐渐减少和消失，运动单位电位出现新生电位和正常运动单位电位，神经传导速度由慢变到正常，则提示神经功能恢复。EMG 一般可比肉眼和手法检查早 1~2 个月发现肌肉重新获得神经支配。

3. 神经传导速度测定　因其操作简单和无创性而常作为 PNI 的基本检查项目。

传导速度明显减慢及神经动作电位波幅降低只出现于周围神经病变，是该类疾病的确切指征。测定感觉和运动神经传导速度的方法是一种客观的定量检查方法，它对于判断周围神经有无损害、损害的程度和损害的部位具有重要的临床价值。

三、康复治疗

（一）康复治疗目标

1. 短期康复目标　在 PNI 的早期，康复目标主要是及早消除炎症和水肿，促进神经再生，防止肢体发生挛缩畸形；在 PNI 的恢复期，康复目标主要是促进神经再生，增强肌力和促进感觉功能恢复，矫正畸形。

2. 长期康复目标　使患者最大限度地恢复原有功能，恢复正常的日常生活和社会活动，解除心理障碍，重返工作岗位或从事力所能及的工作，提高患者的生活质量。

（二）现代康复治疗

1. 运动疗法　运动疗法在 PNI 的康复中起着非常重要的作用，在损伤早期就应进行，但需注意急性期动作要轻柔，运动量不能过大。

（1）保持功能位：周围神经损伤后，为了预防关节挛缩变形，损伤部位和神经所支配的关节应保持良好的姿位。

（2）被动运动：为保持和增加关节活动度，防止肌肉挛缩，保持肌肉的生理长度和肌张力，改善局部血液循环，在周围神经损伤后即可进行被动运动。患者可借助治疗师或器械的力量进行被动运动，也可借助患者自身健康部位帮助患处进行自我被动运动。被动运动应注意动作要缓慢，应在无痛范围内或关节正常活动范围内进行运动，切忌粗暴，不能过度牵拉瘫痪的肌肉，以免引起新的损伤；在周围神经和肌腱缝合术后，应在充分固定后进行被动运动。

（3）主动运动：若 PNI 的程度较轻，肌力在 2~3 级以上时，在早期应积极进行主动运动。但应注意运动量不能过大，尤其是在神经创伤、神经和肌腱缝合术后。

2. 物理疗法

（1）温热疗法：早期应用超短波、微波透热疗法等，可以消除炎症、促进水肿吸收，有利于神经的再生。应用热敷、蜡疗、红外线照射等方法，可以改善局部血液循环、促进水肿吸收、缓解疼痛、松解粘连。治疗时应注意温度要适宜，避免因感觉障碍而发生烫伤。

（2）水疗法：用温水浸浴、漩涡浴，可以缓解肌肉紧张、促进局部血液循环、松解粘连。水的浮力有助于瘫痪肌肉的运动，水的阻力可使水中的运动速度变慢，从而防止运动损伤的发生。在水中进行被动运动和主动运动，可以防止肌肉挛缩。

（3）激光疗法：可用氦—氖激光或半导体激光照射损伤部位，也可沿神经走向选取穴位照射，每个部位照射 5~10 分钟，可起到消炎、促进神经再生的作用。

3. 矫形器　周围神经损伤后，由于神经修复所需时间较长，故容易发生关节挛缩，因此早期就应将关节固定于功能位。在 PNI 的早期，夹板的使用目的主要是防止关节挛缩等畸形的发生；在恢复期，使用夹板的目的是矫正畸形和助动功能。若关节或肌肉已经出现挛缩，夹板的牵伸作用具有矫正挛缩的功能，动力性夹板可以提供或帮助瘫痪肌肉的运动。

4. 作业疗法　可根据功能障碍的部位及程度、耐力和肌力的检测结果，指导患者进行相应的作业治疗，如利用橡皮筋、橡皮泥、海绵、揉面、翻扑克牌等简易有效的手段。对正中神经损伤的患者着重训练手指的屈、伸、对指、对掌功能；对桡神经损伤的患者着重训练腕背伸、伸指的功能；对尺神经损伤的患者主要训练指外展、内收的功能。同时，还可指导患者进行感觉功能的训练，利用不同温度、材质、形状的日常用品对患者进行感觉的强化训练。如对实体感觉缺失者，当指尖感觉有所恢复时，可在布袋中放入日常可见的物体如手表、钥匙等，用患手进行探拿，以训练实体感觉。在作业治疗的过程中，应不断增加训练的难度和时间，以增加肌肉的灵活性和耐力；要注意防止因感觉障碍而引起的机械摩擦性损伤。

5. 心理治疗　PNI 的患者，因担心损伤后不能恢复、治疗上的费用负担、损伤导致工作障碍等方面的因素，很容易产生心理问题，出现急躁、焦虑、躁狂、抑郁等。可采用医学宣教、心理咨询、集体治疗、患者示范、作业治疗等方式来消除或减轻患者的心理障碍，使其发挥主观能动性，积极地进行康复治疗。

（三）中医康复治疗

中医治疗 PNI，是一个有待进一步开发的领域，近年来已引起广大医务人员和科研工作者的广泛关注，并取得了一定成绩，具有广阔的前景。

1. 针灸治疗　针灸作为一种独特而有效的方法，有着镇痛效果确切、能明显改善损伤的周围神经功能、明显促进周围神经损伤后修复的功效，已被越来越多的医生所采用。

上肢神经损伤取穴：肩三针（肩髃、肩贞及肩前）、极泉、小海、曲池、手三里、四渎、八邪等穴。

下肢神经损伤取穴：环跳、足三里、髀关、涌泉、八风等穴。

操作：可采用深浅刺法交替使用，亦可应用补泻法，神经损伤处可用三针齐刺法等。也可用电针，强度以患肢肌肉出现收缩为准。

2. 推拿按摩　可改善血液循环、防止软组织粘连、延缓肌肉萎缩。但应注意手法要轻柔，若按摩力量过大，则对软瘫的肌肉不利。

3. 中药治疗　应根据患者的症状特点进行辨证施治。

（1）寒邪阻络型

主症：手指、足趾或大腿前外侧麻木、发冷，伸屈困难，口淡不渴，舌淡苔白，脉细沉。

方药：黄芪、细辛、桂枝、白芍、姜黄、甘草、淫羊藿、桑枝等。

（2）血虚不荣型

主症：手指、足趾或大腿前外侧麻木，不能屈伸，头晕心悸，面色苍白，唇甲色淡，舌淡苔白，脉细。

方药：生地、当归、川芎、丹参、白芍、地龙、鸡血藤、黄芪、乌梢蛇等。

（3）瘀血阻络型

主症：肘、腕、掌指、踝关节不能伸直，手指或足趾麻木，活动受限，舌质紫黯，苔薄白，脉细涩。

方药：红花、桃仁、赤芍、当归、生地、川芎、丹参、地龙、鸡血藤等。

（4）肝肾亏虚型

主症：腿胫大肉减脱，膝胫痿软无力，步履全废，舌红少苔，脉细数。

方药：龟甲(先煎)、黄柏、知母、熟地、白芍、当归、锁阳、枸骨、牛膝、陈皮等。

4. 其他　可选用维生素 B_{12} 注射液、地塞米松注射液等药物进行穴位注射，也可用艾条悬灸等。

四、康复预后和预防

PNI 可分为可自行修复和不可自行修复两大类。轻度损伤可自行修复，预后较好；重度损伤则不能自行修复。影响神经修复的因素有以下几点：

1. 神经损伤的类型和性质　单纯的神经切割伤，早期容易做到较准确的缝合，术后功能恢复较理想；压砸、撕脱致伤的神经，由于神经及周围软组织的广泛损伤，神经修复效果较差。

2. 神经损伤的部位　低位神经损伤较高位神经损伤恢复效果好。

3. 神经损伤距修复时间的长短　早期缝合断裂的神经，神经断端容易精确对合，故神经纤维再生时错长的机会较少，且神经可获得早期恢复；反之，失去早期修复的神经，在二期修复时，因神经两断端的回缩，神经不易准确对合，再生时错长的机会多，从而影响神经修复的效果。

4. 神经缝合的方法　神经损伤后，神经修复的方式和手法能否实现同一性神经束的准确对合，是神经修复成功与否的关键。

5. 年龄　由于儿童正处于生长发育时期，断裂神经修复后，有较强的再生能力，其功能恢复较成人好。

6. 及时、持续的康复治疗　康复治疗有助于并发症的防治，从而有效地促进神经功能的恢复。应定期进行复查，通过体检和 EMG 检查，及时了解神经恢复的情况。如在术后 4~6 个月，神经无任何再生的迹象，则应进行手术探查。

PNI 的预防可分为三级预防：

1. 一级预防　即预防病损。主要是指采取必要的措施，防止损伤的发生。如制定生产安全条例并贯彻执行，以减少工伤事故的发生；禁止枪支弹药的使用，以减少火器伤的发生等。

2. 二级预防　即预防活动受限。PNI 发生后，应早期采取急救措施，制动固定、药物治疗、正确选择外科手术适应证，以防止继发性损伤；应进行正确的诊断和评定，掌握神经修复的时机和方法、防止并发症的发生；早期进行康复锻炼，防止和减轻残疾的发生。

3. 三级预防　即预防参与受限。要应用全面的康复措施，最大限度地利用所有的残存功能，并适当进行周围生活环境的无障碍改造，必要时可借助矫形器，以便使患者早日重返社会。

第七节　帕金森病

一、概述

帕金森病(Parkinson disease，PD)又称震颤麻痹，是发生于中老年人的一种以静止性震颤、运动减少、肌张力增高和姿势步态异常为主要临床表现的中枢神经系统变性病，属于锥体外系疾病。由英国医生 James Parkinson 于 1817 年首先报道并系统描述。

（一）病因和发病机制

本病的研究已经有 190 余年的历史，病因目前尚不清楚，发病机制十分复杂，可能与以下因素有关：

1. 年龄因素　PD 主要发生于中老年人，在 40 岁以前发病少见，发病率为 0.4%；60 岁以上发病明显增多，在≥65 岁的人群中，1% 患有本病，提示年龄老化与发病有关。

2. 环境因素　目前较多的流行病学调查结果显示，PD 的患病率存在地区差异，推测可能是环境中存在的一些有毒物质如某些工业和农业毒素，损伤了大脑神经元，使其发生变性。但是否肯定与环境因素有关，尚缺乏科学证据。

3. 遗传因素　PD 在一些家族中呈聚集现象，有学者报道约 10% 的 PD 患者有家族史。

本病属于中医学“颤震”“颤证”“颤振”“振掉”“肝风”“痉证”等范畴。《素问·至真要大论》中提出“诸风掉眩，皆属于肝”，是对本病的早期认识，其中“掉”即含有“震颤”之意；隋·巢元方撰《诸病源候论》，其在“风四肢拘挛不得屈伸候”“五指筋挛不能屈伸候”中进一步解释了强直和姿势障碍的发病机制。至明代，对颤证的认识进一步深化，楼英在《医学纲目》中提出邪实为患，风、火、痰致病的观点。孙一奎在《赤水玄珠》中首次把震颤为主要临床表现的疾病统一命名为颤振证。目前认为其发病系由诸虚生风，多为本虚标实，或诸虚并存，互相兼杂，变换不一。“虚”是该证的关键所在，年老体弱则精血亏虚、髓海不足，从而导致经脉失去濡养、虚风内生而出现震颤、哆嗦、抖动；素体痰盛者，虚风夹痰而动。故辨证可分为三型：精血亏虚型、髓海不足型、痰阻脉络型。也有人将本病分为肝肾阴虚型、气滞血瘀型、气血两虚型、痰热风动型。这些分型都能结合病因病机，在辨证论治方面起到执简驭繁的指导作用。在此基础上，既照顾普遍性，又考虑个体化，据阴阳、气血、虚实、兼夹，灵活化裁治疗。

知识链接

关注帕金森病

欧洲帕金森病联合会（EPDA）从 1997 年开始，将每年的 4 月 11 日定为“世界帕金森病日”，以此纪念最早描述这种疾病的英国内科医生 James Parkinson 博士，这天是他的生日。世界卫生组织（WHO）赞助并全力支持了世界帕金森病日及欧洲联合会纲领。联合会的宗旨在于，促使 PD 患者、家人、专业医疗人员共同努力，让 PD 家喻户晓，并提高公众的关注程度。EPDA 在其纲领中宣布，PD 患者拥有以下权利：①被介绍给对 PD 领域有特殊兴趣的医生的权利；②接受准确诊断的权利；③获得方便的帮助或服务的权利；④接受长期照顾的权利；⑤参与治疗过程的权利。

目前，欧美国家 50 岁以上人群的 PD 患病率为 1%；在我国，55 岁以上老年人中约有 170 多万例 PD 患者，患病率与欧美国家相近。但令人遗憾的是，我国约有 47% 以上的患者从未得到过治疗。

（二）临床表现

PD 多发于 60 岁以上老年人，男性稍多于女性。起病隐袭，缓慢发展，逐渐加剧。

1. 静止性震颤　震颤常为本病的首发症状，也是该病的最主要特征。大部分从一侧上肢远端开始，逐渐发展到同侧下肢和对侧肢体，通常最后累及下颌、口唇、舌及头部。

2. 肌强直　是由于肌张力增高所致,肢体被动运动时呈“铅管样肌强直”或“齿轮样肌强直”。

3. 运动障碍　运动迟缓是PD的一种特殊运动障碍,可出现动作缓慢,随意运动减少,书写困难,笔迹弯曲、越写越小,呈“小字症”。面部表情肌少动,表情呆板,呈“面具脸”。

4. 姿势步态异常　由于四肢、躯干、颈部肌肉强直,患者常呈现出一种特殊姿势,站立时呈“屈曲体姿”。患者步态异常最为突出,“慌张步态”是PD患者的特有体征,表现为行走时起步困难,迈步后步伐小而越走越快,不能立即停步或转弯。

5. 其他症状　由于口、咽、腭肌运动障碍,导致流涎、讲话缓慢、语调低沉、吞咽困难等。还可有自主神经功能紊乱如皮脂腺分泌增多、痴呆、抑郁等。

6. 晚期可出现肺部感染、压疮、骨折、关节固定甚至功能丧失。

(三)辅助检查

1. 影像学检查　头颅CT、MRI无特征性改变,但可以除外其他能引起PD的疾病。

2. 基因检查　对于有家族倾向的患者采用DNA印记技术、DNA序列分析等,有可能发现突变基因。

3. 脑功能显像检查　采用PET(正电子发射扫描)、SPECT(单光子发射断层扫描)进行特定的放射性核素检查,对于早期诊断和检测病情有一定的价值。

(四)诊断要点

1. 常见于50岁以上中老年人,起病隐匿,缓慢进展。

2. “四主征”即静止性震颤、肌肉强直、运动迟缓、姿势步态异常中至少具备两项,前两项中至少具备其中一项,且排除由其他疾病引起的帕金森综合征。

3. 服用左旋多巴制剂后症状改善明显。

(五)临床治疗

1. 治疗原则　以药物治疗为主,康复治疗为辅。

2. 治疗方法

(1)药物治疗:在不同程度上可以减轻患者的临床症状,但不能阻止病情进展,常需终生服药。常用药物有多巴胺替代药如左旋多巴及其复方制剂、抗胆碱能药物如安坦、多巴胺能增强剂如金刚烷胺、多巴胺受体激动剂如溴隐亭等。

(2)外科治疗:对于中晚期、药物疗效欠佳或药物副作用大而不能耐受的患者,可以采用立体定向手术治疗,但手术治疗只能缓解症状,且术后易复发。

(3)康复治疗:包括康复锻炼如松弛和呼吸训练、关节活动度训练、姿势训练、步态训练、平衡训练等康复锻炼措施,以及中医传统康复治疗等。

二、康复评定

PD患者的残疾预后估计比较困难,因为每个患者运动障碍的表现在不同时期是可变的,不同患者间的症状和体征差异性亦很大。

(一)运动障碍的评定

运动障碍精确可靠的评估对评价疗效是必要的。临床应用较多的方法是通过神

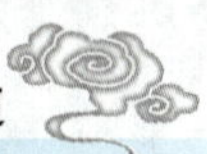

经病学病史、症状体征和功能障碍情况的主观分级来反映患者的功能变化,比较有代表性的有美国西北大学的 PD 功能分级法、Webster 氏分级法等,这些方法均得到了国际上的采用。

(二) 定性评定和定量评定

定性评定即主观的评定,用量表评估患者的症状、体征和功能障碍;定量评定即客观的评定,用简单和复杂的试验方法对生理指标进行测量。目前多是将两种方法结合在一起对患者进行评定。通常每一个 PD 临床研究组在进行临床评定时,除了选择现有的量表外,为了实际需要也通常制定自己的方法。我国在临床研究中多采用国外的方法。Fahn 等学者于 1987 年制定了国际统一的 PD 量表(unified Parkinson's disease rating scale,UPDRS)。该表有 42 项,被分为 4 个亚部分:第一部分为精神、行为和情绪,第二部分为日常生活活动,第三部分为运动检查,第四部分为治疗的并发症。由于该量表系统观察项目多,比较精细,故目前已经成为科研和临床观察的重要指标。UPDRS 部分内容见表 2-16。

表 2-16 国际统一的帕金森病量表(UPDRS)

症状	评分	评价内容
智力	0	正常
	1	轻度记忆丧失,如健忘
	2	中度记忆丧失,定向力障碍,处理较复杂问题吃力
	3	严重记忆丧失伴时间、空间定向力障碍,处理问题能力严重障碍
	4	严重记忆丧失,仅保留人物定向力,需人照料,根本不能独处
书写	0	正常
	1	速度较慢,字体较小
	2	速度明显缓慢,字体小,但能识别
	3	严重障碍,有些字不能识别
	4	几乎所有的字都不能识别
震颤	0	无
	1	轻度,且不经常发生
	2	中度,对患者构成影响
	3	严重,影响许多活动
	4	严重影响所有活动
肌僵直	0	无
	1	轻度,只能在患者做另一个动作而转移注意力时察觉到
	2	轻度到中度
	3	明显僵硬,但仍较容易完成完整动作
	4	严重僵硬,难以完成完整动作

续表

症状	评分	评价内容
姿势	0	正常直立
	1	背微驼,可见于正常老年人
	2	明显异常驼背,可向一侧微倾
	3	驼背伴随脊柱弯曲,可明显向一侧倾斜
	4	严重姿势异常
步态	0	正常
	1	行走缓慢,可有拖步、碎步,但无慌张步态
	2	行走困难,但基本不需帮助,可有慌张步态
	3	严重障碍,需要帮助
	4	在帮助下亦不能行走
动作缓慢	0	无
	1	轻微减慢和幅度减小,可见于有些正常人,有时难以判别
	2	中度缓慢、动作缺乏和一定程度的活动幅度减小
	3	明显缓慢、动作缺乏和活动幅度小
	4	严重缓慢、动作贫乏和活动幅度很小

三、康复治疗

（一）康复治疗目标

1. 促进所有关节的充分运动,预防挛缩。
2. 改善运动的速度、灵巧性及协调能力。
3. 增强姿势的稳定性,提高患者对平衡障碍的感知。
4. 进行扩胸训练,增大肺活量。
5. 进行步态训练,注意增大步长,改善停止、起步、转弯及转身的灵活性。
6. 增强日常生活活动能力,维持和改善耐久力。
7. 加强运动训练,防止吸入性肺炎、便秘、跌伤、下肢循环障碍、压疮等。
8. 帮助患者对慢性残疾进行心理调整和生活模式的修正。

（二）现代康复治疗

康复治疗对改善PD症状有一定的作用。主要针对其运动障碍即震颤、肌强直、运动徐缓和姿势步态异常展开针对性的康复。通过对患者进行语言、进食、行走、各种日常生活的训练和指导,可以在一定程度上改善患者的生活质量。康复治疗包括面部肌肉的锻炼,语音和语调的锻炼,手部、四肢、躯干的锻炼,松弛呼吸肌的锻炼,步态平衡的锻炼,姿势恢复的锻炼等。晚期卧床患者要加强护理,从而减少并发症的发生。

1. 家庭的作用　近年来家庭在患者康复中的作用越来越受到重视。随着PD患者病情的逐渐进展,患者的生活自理能力逐渐下降甚至丧失,患者常需要家庭成员的帮助,家庭成员在平常的生活中应注意尊重和帮助患者,并能够积极地鼓励患者参与各种活动，从而使患者的生活积极性和能动性得到充分的调动，让患者在主动参与家庭活动中得到康复锻炼。因此，在康复治疗前预计康复效果常需要考虑患者家庭成员的态度、对治疗的反应及生活环境。

2. 康复锻炼

（1）松弛和呼吸训练：PD 的一个典型症状是肌强直和肢体僵硬，因此患者常担心在公共场所变得僵硬而心理紧张，松弛和深呼吸锻炼有助于减轻这种感觉。训练时要让患者处在安静的环境中，卧位、坐位、站立位均可，让患者身体姿势尽可能的舒服，通过缓慢的前庭刺激，如轻柔有节奏地来回摇动，使全身肌肉放松。治疗开始时要缓慢，转动时要有节奏，从被动转动到主动转动；从小范围转动到大范围转动；转动时要让患者无被牵拉的感觉，而只有松弛的感觉。随后开始深而缓慢地呼吸，用鼻吸气，通过口呼气。嘱患者闭目，将注意力集中在呼吸声上，腹部在吸气时鼓起，并想象气向上到达了头顶，在呼气时腹部放松，并想象气从头顶顺流而下，经过背部到达脚底。如此反复练习 5~15 分钟。

（2）关节活动度训练：由于肌张力的增高，使得患者活动量减少、肌肉容易产生挛缩和强直，使关节活动范围减少。因此，为预防关节功能丧失，应尽早对患者开展关节活动训练，可采用主动和被动训练方法。训练的重点是牵拉缩短的、紧张的屈肌，以防止挛缩的发生、维持正常的关节活动度。训练的部位为膝、肩、肘、手指等，特别是伸髋、屈膝训练十分重要，可防止患者因屈髋肌张力增高而伸髋受限和因股四头肌张力增高而屈膝受限。

针对上肢及肩部的训练，可嘱患者行耸肩、臂上举、后伸等牵伸锻炼，也可利用社区内吊环等器械加强肩关节的活动度和灵活性。对于手部的训练，可利用家庭已有的各种器械或物品，如毛巾卷、花生米等，反复进行握拳伸直、手指对捏及分指训练等。关于下肢的训练，可嘱患者在卧位时进行髋、膝关节牵伸练习，在病情允许的情况下，也可利用社区资源中较常见的单杠进行压腿等牵伸的训练。

（3）姿势训练：由于患者常呈屈曲姿态，头部、颈部、躯干部前倾，肩部内收，肘关节和膝关节呈半屈位，因此姿势训练的重点是活动伸肌，如使上肢处于外展、外旋位，使下肢处于外展、内旋位。还可让患者做棒操，双手持棒上举、头抬起、挺胸伸腰，维持 2~3 秒后双手放下，身体放松。另外，要加强对平衡控制能力的训练，如进行坐位和站立位静态平衡和动态平衡的训练。

（4）步态训练：训练的重点是加快启动速度、加大步幅的训练，保证躯干和上肢摆动之间的互相协调，保证重心的顺利转移和步态中按足跟—足趾的顺序触地。训练时要求患者双眼前视，身体直立，双上肢的协调动作和下肢起步要合拍，起步时足尖要尽可能地抬高，先足跟着地，后足尖着地，跨步要缓慢、幅度大，不要拖着脚走，双上肢在行走时要尽可能做到前后摆动，同时要进行转弯练习。

（5）平衡训练：由于 PD 患者行走时快步前冲，呈“慌张步态”，突然止步或遇到障碍物时易产生跌倒现象，因此要加强对平衡控制能力的训练，如进行坐位和站立位静态平衡和动态平衡的训练，通过有效的平衡运动练习可减轻这种症状。可嘱患者呈站立位，双足分开 25~30cm，向左右、向后移动重心，并保持平衡。亦可嘱患者做转体动作，让躯干和骨盆左右旋转，同时使上肢做较大幅度的摆动。

（6）面肌训练：可对患者进行面部按摩、牵拉，亦可用语言指令患者进行面部肌肉的运动，还可以通过冰块刺激，以促进舌肌、面肌的运动。可嘱患者对着镜子做皱眉、用力睁闭眼、鼓腮、露齿、吹哨、微笑、大笑、露齿笑、噘嘴等动作。如果患者出现进食困难，可行口、面颊、咀嚼的开闭练习。

(7)头颈部训练：可嘱患者行头部上下运动、左右转动、侧转、左右摆动等。

(8)躯干训练：嘱患者有节奏地进行侧弯运动、转体运动、仰卧起坐、俯卧撑等训练，从而控制躯干腹背肌力量与协调。

(9)语言障碍训练：患者在进行面部训练的同时，可加上伸舌、绕舌等动作，能够改善因面舌肌僵硬导致的说话困难；此外，大声朗读及唱歌等也有利于改善此功能。

（三）中医康复治疗

1. 针灸治疗　针灸配合运动疗法，对早、中期PD患者有一定的疗效。针灸治疗PD应整体辨证，在此基础上合理选穴，同时根据伴随症状的不同而配穴。

(1)常用体针治疗

治法：滋肾、益气、养血、通络、祛风。

主穴：风池、肾俞、太溪、合谷、筋缩、血海、太冲、足三里等。

随症配穴：颈软者配大椎、颈百劳；睡眠颠倒者配申脉、照海；善忘者配四神聪、神门、内关；头颤者加脑户、风府；上肢震颤、僵直者配外关；下肢震颤、僵直者配委中、承山；语言不利、流涎者配廉泉、上廉泉。

操作：毫针刺，平补平泻，可加灸。每次留针20~30分钟，间断行针，每日1次，10次为一个疗程，疗程间隔7日，治疗3个疗程。

(2)头针治疗

处方：顶颞前斜线、顶旁1线、顶旁2线、顶中线、颞前线。

操作：可根据患者具体病情选择2~3线，每次留针20~30分钟，每5分钟快速行针1分钟，每分钟捻转约200次，每日1次，10次为一个疗程，一般治疗2~3个疗程。

2. 穴位注射法　可起到活血通络的作用，此外，药物对穴位的作用可通过神经、内分泌、免疫系统作用于机体，激发人体的抗病能力，从而产生疗效。

取穴：颈项强直、头颤摇者可选风池、大椎、风府；上肢重者可选曲池、外关；下肢重者可选委中、足三里。

操作：可用麝香、当归注射液、维生素 B_1 注射液、维生素 B_2 注射液等药物进行穴位注射，每次取2~3个穴位，每穴注药2~3ml，每日或隔日1次，10次为一个疗程，疗程间隔5~7天，一般治疗3个疗程。

3. 推拿治疗　手法有推、拿、按、揉、扳、摇、拔伸、叩击等。每日1次，10次为一个疗程。可起到醒脑开窍、调节平衡、舒筋解痉、滑利关节的作用。但由于本病患者常伴有骨质疏松，故手法不能偏重，以免引起骨折等意外。

4. 拔罐疗法　可分为火罐、水罐，每次3~10个罐，每次时间为6~10分钟，每日或隔日1次。可起到温通经络、行气活血的作用。在治疗过程中应注意避免出现水疱等皮肤损害。

5. 传统养生功法　气功和太极拳等传统的体育运动可促进患者气血运行、化生，疏通经脉筋骨，养心定志怡神，对于预防和延缓本病的发生、改善预后有积极的作用。

6. 食疗、药疗　核桃仁、山药、猪骨髓、砂仁、枣仁、陈皮等，可以起到预防和改善本病的作用。

四、康复预后和预防

PD是一种慢性神经系统变性疾病，其病情进展较缓慢，生存期约5~20年，目前尚无根本性治疗方法。若能得到及时诊断和正确治疗，大多数患者发病数年内仍可以继续工作和生活，仅少数迅速致残。据统计，在应用左旋多巴治疗前的时代，PD可以减少患者的预期寿命，其死亡率为普通人群的3倍；在应用左旋多巴替代治疗以后，PD患者与普通人的死亡率大致持平。虽然对每个患者来说，PD的病情发展有许多不同，但大多数患者药物治疗可以获得比较良好的效果，一般可有效控制症状4~5年，5~8年会逐渐药效减退，约10~12年出现生活自理能力下降。目前认为PD本身不会明显缩短患者的寿命，但可以严重限制患者的活动能力，特别是在疾病的晚期，由于严重的肌强直，导致全身僵硬而卧床不起，明显影响患者的生活质量，致残率高，病程长，给患者造成极大痛苦，也给其家庭和社会造成严重负担。

目前，PD可预防的因素尚不清楚。该病本身并不直接导致患者死亡，死亡的原因多为肺炎、压疮、感染性休克等并发症，故积极预防并发症有着十分重要的临床意义。

第八节　多发性硬化

一、概述

多发性硬化（multiple sclerosis，MS）是一种以中枢神经系统（CNS）白质脱髓鞘病变为特点的自身免疫性疾病。临床多表现为反复发作的神经功能障碍，可多次缓解复发。最常累及的部位为脑室周围白质、视神经、脊髓、脑干和小脑。

（一）病因和发病机制

本病的确切病因及发病机制尚未阐明，目前较公认的观点认为该病可能是遗传易患个体与环境因素相互作用而发生的CNS自身免疫性疾病，其发病可能与以下因素有关：

1. 病毒感染　大量流行病学资料提示MS发病与病毒感染有关。研究者在患者血清和脑脊液中可检测到多种病毒抗体的滴度增高，推测病毒可能通过分子模拟机制，启动其邻近的MS易患基因而致病。

2. 免疫因素　如果病毒感染确是MS最初的致病原因，那么一些继发因素在后期可能发挥某种作用以激活神经系统病变或引起恶化。最流行的观点认为这种继发机制是以攻击髓鞘的某些成分、严重时破坏包括轴索在内的所有神经纤维组织为特点的自身免疫反应。

3. 遗传因素　已知MS具有家族倾向性。约有15%的MS患者至少有一位亲属患病，在患者同胞中的患病率最高，约为5%。现发现一些组织相关抗原（HLA）在MS患者中多见，提示遗传因素在MS中的致病作用。有学者认为，患MS的个体可能是对环境中某种致病因子产生特异的易感性并以这种形式遗传该病。

4. 环境因素　流行病学资料显示，MS的发病率与纬度高低、气候是否寒冷等因素有关。

中医文献资料中尚无多发性硬化之病名，当代医家根据其临床症状大多把其划归为“痿证”“痹证”“眩晕”“痉病”“虚劳”等证范畴。其发病与肾精、络脉和毒邪有密切关系，肾精亏损、髓海不足、督脉空虚是发病之本；络瘀失荣为病之标；毒邪为诱发本病之因；病机为正邪交争、互有胜负，因此有急性发作期、缓解期与复发期。

（二）临床表现

MS 多急性或亚急性起病，发病年龄多在 20~40 岁，男女患病之比约为 1∶2。因病变累及的部位和髓鞘脱失灶的范围不同而临床表现多样，不同患者有不同的症状，同一患者的症状在疾病的不同时期也不尽相同。

1. 运动障碍　肢体瘫痪最为多见，发生率约 83%以上，多为痉挛性截瘫、四肢瘫，亦有偏瘫或单瘫，伴有腹壁反射减退或消失、腱反射亢进和病理反射阳性。

2. 感觉异常　半数以上患者有感觉异常，出现在肢体、躯干或面部，表现为针刺感、触电感、烧灼感、麻木感、疼痛等。

3. 眼部症状　约 46%以上的 MS 患者发生视神经炎，多从一侧开始，再侵犯另一侧，亦有双眼在短时间内先后受累，表现为急起视力下降，多有缓解—复发的特点。眼底检查早期无改变，后期可见视神经萎缩。约 30%的患者有眼肌麻痹及复视，核间性眼肌麻痹是 MS 的重要体征之一，为内侧纵束受累所致，表现为眼球协同运动障碍。

4. 共济失调　30%~40%的患者表现为不同程度的共济运动障碍，部分 MS 晚期患者可出现眼球震颤、意向性震颤和吟诗样语言，称为 Charcot 三主征。

5. 发作性症状　5%~17%的患者可出现发作性神经功能障碍，多见于复发缓解期，表现为强直痉挛、构音障碍、感觉异常、共济失调、癫痫及疼痛不适等。

6. 精神症状　多表现为抑郁、易怒、脾气暴躁、情绪不稳定、淡漠、嗜睡、反应迟钝、猜疑、迫害妄想、强哭强笑等，较少见的有欣快、兴奋等，亦可出现记忆力减退、认知力缺乏。

7. 自主神经障碍　脊髓受累时可发生膀胱直肠功能障碍，如尿急、尿频、尿失禁、尿潴留、便秘等。男性可出现阳痿，女性可出现生殖器官感觉消失。

（三）辅助检查

1. 影像学检查　CT 扫描阳性率较低，仅 13%~49%，CT 增强扫描阳性率可增至 36%~60%；对视神经、脑干、脊髓的病灶敏感性不高。头颅 CT 在急性期表现为白质内低密度区，对称散在地分布于脑室周围。MRI 是检测 MS 敏感性最高、最有效的辅助诊断手段，阳性率可达 62%~94%，明显优于 CT。头颅 MRI 表现为白质内多发长 T1、长 T2 异常信号，散在分布于脑室周围、胼胝体、脑干、小脑或灰白质交界处。

2. 脑脊液检查　大部分病例中脑脊液都有异常，脑脊液检查为 MS 的临床诊断所提供的重要证据是其他方法无法取代的。脑脊液中 IgG 可大于 13%，淋巴细胞计数和蛋白含量可稍有增高，但这些变化无特异性。85%~95%的 MS 患者脑脊液中可检出寡克隆 IgG 带，是诊断 MS 的一项十分重要的指标。

3. 电生理检查　目的是检出亚临床病灶，协助早期诊断，同时还可观察 MS 的病情变化。50%~90%的 MS 患者视觉诱发电位（VEP）、脑干听觉诱发电位（BAEP）和体感诱发电位（SEP）有一项或多项异常，但这些检查均无特异性，应结合临床全面分析。

（四）诊断要点

主要根据临床表现进行诊断，中枢神经系统白质和视神经有两个以上互无关联的病灶，病程缓解与复发交替，在6个月以上且排除了与主要症状相关联的其他神经系统疾病。辅助检查有助于临床诊断。

（五）临床治疗

1. 治疗原则　尚无有效根治措施，以药物治疗为主。

2. 治疗方法

（1）药物治疗：常用药物有皮质类固醇、干扰素、免疫抑制剂、免疫球蛋白（Ig）等，若出现肌肉痛性痉挛，可选用巴氯芬等药物对症处理。其中，皮质类固醇激素为MS急性发作和复发的主要治疗药物，能缩短病程，但不能防止复发，且对进展型MS疗效不佳甚至无效。

（2）血浆置换疗法：主要用于对大剂量皮质类固醇治疗不敏感或因副作用而不能继续治疗的患者，以及急性进展型和暴发型多发硬化患者。

（3）防止合并症：注意预防压疮和尿路感染，并加强心理治疗。

（4）康复治疗：包括康复教育、行为管理、运动疗法、ADL训练、言语疗法、物理疗法、辅助器具的应用、预防并发症、职业训练以及中医传统康复治疗等。

二、康复评定

由于MS发病的多灶性与病程中的复发缓解的特点，决定了其临床表现和功能障碍的复杂性，即使是出于疾病同一阶段的两个患者，其临床表现也完全不同，疾病的症状在每周、每日，甚至每日的不同时刻都可能各不相同，加之不同患者描述病情的方式不尽相同，其情绪、体力亦可影响患者检查时的自我感觉，以上因素均可影响康复评定过程中神经分级量表的可靠性。初次评定应仔细询问病史及详细了解诊断和治疗经过。WHO将功能障碍分为三个层次，即残损（为疾病所致组织器官的功能形态改变）、残疾（为个人水平的生活能力障碍）和残障（为社会水平的能力障碍）。MS评定的重点为功能与能力障碍。

（一）神经功能障碍的评定

MS国际联盟协会于1985年推出minimal record of disability（MRD），为一较好的临床评定量表。Kurtzke等自1955年几经修正，至1983年制定了扩展残疾状态量表（expanded disability status scale，EDSS），又称为Kurtzke量表（表2-17），对MS的功能障碍及个人能力障碍进行了详细评定。Kurtzke量表是MS患者最常用的量表，在临床中相当实用。EDSS对中枢神经系统8个功能区进行评价，包括：锥体束（自主运动）、脑干（眼球运动、面部感觉和运动功能、吞咽功能等）、视觉、大脑（记忆力、注意力、情绪）、小脑（共济及平衡功能）、感觉、膀胱和直肠功能、其他（包括易疲劳等）。但该量表不够细致，因而敏感性较差。

表2-17　Kurtzke功能障碍状态评分量表

评分	评价内容
0	神经系统检查正常
1	无功能障碍，但可见少量神经损伤体征，如Babinski征、震动觉降低等
2	累及1个功能系统，有轻度功能障碍，如轻微乏力、感觉障碍等

续表

评分	评价内容
3	累及 1 个功能系统，有中度功能障碍，但可独立行走
4	累及 1 个功能系统，有重度功能障碍，可独立行走 500m 以上
5	可独立行走 200m 以上，但不能正常工作
6	辅助下行走 100m，中途需或无需休息
7	即使辅助下，行走距离也只有 5m，可独立使用轮椅
8	活动限于轮椅、床、座位上，上肢功能保留，但帮助下才可移动
9	可以吃饭、讲话，但卧床不起，上肢无功能
10	死于 MS（不常见）

（二）社会能力障碍的评定

可分别采用扩展残疾状态量表（EDSS）或功能独立性评定（FIM）进行评定，可以较精确地反映患者功能变化情况，进而为制订或调整康复治疗方案和评估疗效提供依据。

三、康复治疗

（一）康复治疗目标

延缓病情进展和减少复发，维持和改善各种功能，最大限度地提高患者的生活质量。

（二）现代康复治疗

由于 MS 影响到患者生活的各个方面，因而在临床情况稳定的基础上进行系统的康复治疗，对于减少患者的功能障碍程度、改善和提高患者的残存功能具有重要的意义。康复治疗应在疾病的早期、病情有所缓解时就开始进行；治疗要有计划性、循序渐进；治疗要因人而异，治疗方式和强度要根据疾病累及的部位和严重程度而定；治疗要有针对性，如一侧肢体功能障碍，要充分利用健侧肢体帮助患肢锻炼，若上肢功能障碍，可利用下肢活动带动上肢锻炼。开始锻炼时强度不宜太大，待肌力有所恢复增强时，再逐步加大运动量。

1. 康复教育　首先应使患者明白 MS 的疾病演变过程，让患者了解到目前该病尚无有效的根治办法，并且每一次发作都会使患者病情加重，导致功能障碍进一步恶化，因此预防再次发作极其重要。应指导患者注意预防感染，防止体温升高，避免精神紧张、过度疲劳、疫苗接种、妊娠和分娩等促发因素。

2. 行为管理　括约肌功能障碍严重影响患者的日常生活，同时也直接影响到患者康复治疗的效果和患者的心理状态。较好的括约肌功能管理不仅能促进患者肢体功能的恢复，并且还可以帮助患者改善自我形象、增强自信心、提高自尊感，有效地提高患者的生活质量。括约肌功能管理包括饮食的合理控制、定时排大小便、促进排便的康复方法等。如患者若出现尿潴留，首先应制定进水、排尿的时间表以定时排尿，每天进水量约为 2 000ml，同时还可指导患者采用 Valsalva 法增加膀胱内压，亦可采用 Crede 手法用手向下推膀胱以增加膀胱内压，必要时采用间歇性清洁导尿。对于便

秘、排大便困难的患者，要养成每天定时排大便的习惯，同时辅以软化大便的药物应用。

3. 运动疗法　通过有计划的主动和被动运动，恢复和维持受损的肢体运动功能，促进代偿机制的形成和发展。运动疗法不仅可以改善患者的运动功能，还可以起到心理治疗的作用，可减少抑郁等心理问题的发生率，增强患者与疾病做斗争的信心。

(1)关节功能训练：训练的重点是维持正常的关节活动范围、纠正畸形姿势。可采取主动和被动运动的方法，对关节囊紧张者，可应用关节松动手法；若出现关节挛缩，可采取持续牵拉或利用夹板帮助关节维持功能位。

(2)肌力训练：可以采用抗阻训练，对维持骨骼肌系统功能、减轻功能障碍有重要意义。还可进行有氧训练，如水中训练、上肢功率计、固定自行车等训练，对维持患者心肺功能和运动能力十分重要。但由于 MS 患者易疲劳和不耐热，使得运动功能受到很大的限制，因此应根据患者具体的身体情况确定训练的强度、类型和频率等。在训练期间应加入 1~5 分钟的休息时间，最好把体力活动安排在不易使患者体温升高的适宜温度环境中进行。

(3)缓解肌肉痉挛：对于以伸肌痉挛为主的患者，可以进行躯体的屈曲转动活动，训练的重点是对角线或螺旋形的四肢运动模式。另外，震动、拍打或轻触痉挛肌的拮抗肌等训练方法，均可降低肌肉痉挛。

(4)共济失调的步态训练：主要通过改善患者肢体近端的稳定性来纠正其共济失调步态。

(5)感觉障碍处理：若患者浅感觉下降或丧失，可以通过有力的擦、刷等感觉刺激以增加肢体的感觉反应；若患者本体感觉下降或丧失，可以通过口头指示、视听反馈等感觉反馈治疗。

4. ADL 训练　MS 引起的运动障碍、共济失调、肌痉挛、乏力等症状，对患者的日常生活能力产生不同程度的影响。可根据患者的具体情况采取相应的康复训练措施，必要时可使用一些自助器具，如持物器、拾物器、穿袜器等辅助器具，以最大限度地帮助患者提高生活自理能力。

5. 言语疗法　MS 患者的言语障碍主要是构音障碍。对于有言语障碍的患者，应对其进行矫治，帮助患者恢复语言交流能力。应根据患者构音障碍的严重程度设计相应的治疗目标，如重度构音障碍的患者，通常不能同他人进行言语交流，治疗的目标是争取能独立使用言语交流；中度言语障碍的患者，言语不易被他人理解，治疗的目标是恢复最佳的可懂度；对于有轻度言语障碍的患者，治疗的目标是尽可能地恢复自然的言语交流状态。

6. 物理疗法　包括直流电疗法、直流电药物离子导入疗法、低频脉冲电疗法、经皮电刺激疗法、中频疗法、超短波疗法、光疗法和超声波疗法等。有条件者还可以让患者进行水疗，但水温不宜超过 29℃。在水中锻炼的优点是水能降低身体的重力作用，水的支撑能帮助力弱的肢体活动到尽可能大的范围，适当的水深能帮助患者用低于陆地上的力量保持锻炼中身体的平衡。此外，使用水中的设施，能增强肌肉的力量。

7. 辅助器具的应用　美国国立多发性硬化协会对 12.2 万位患者的调查表明，60%的患者需要使用适当的辅助器具，这对减少患者的能量消耗、增加活动的安全性有着十分重要的意义。特别是轮椅的应用，不仅可以增大患者的活动范围，也能减少对他人的依赖性。但轮椅只在长距离活动或做比较困难的活动时应用,应注意避免患者因完全依赖轮椅而丧失其原有的行走能力。

8. 预防并发症　对于长期卧床的MS患者,可以出现全身各个系统的并发症,最常见的有压疮、坠积性肺炎、泌尿系统感染、深静脉血栓形成和骨质疏松等。可应用气垫床、定时翻身拍背、站起立床、呼吸训练等康复治疗措施进行预防。

9. 职业训练　MS患者多于青壮年时发病,因而不可避免地引起就业、经济等方面问题,职业训练是解决这一问题较好的方法。据报道,MS患者中只有1/3的患者可以继续从事原来的工作,另外1/3的患者虽可坚持工作,但需要不同程度的辅助。约83%的患者出现经济问题,患病后收入平均下降1/4。为使患者能较好地融入社会、有一技之长,可对其进行木工、编织等方面的训练,还可进行一些技术性较强的项目训练,如书法、绘画、计算机操作、制陶等训练。在对患者进行训练的同时,应向雇主或患者单位阐明患者的具体病情,说明患者的病情特点,如易疲劳、需使用无障碍建筑等。

（三）中医康复治疗

1. 针灸治疗　MS与自身免疫反应的异常发生密切相关,而针灸调整免疫功能的特点具有整体性、双向性,即针灸穴位可以在不同水平上同时对机体多个器官、系统功能产生良性调节平衡作用。从目前已了解的MS的发病机制来看,单纯针对某一个或某几个靶点的治疗思路并不能根治本病,而针灸恰有从整体着眼,通过机体自我双向良性调节而达平衡,从而发挥其治疗作用。但目前有关针灸治疗MS的临床研究不多,多为个案报道,缺乏系统规范的研究,针灸的治疗机制也有待进一步阐明。

取穴:肝俞、肾俞、太溪、三阴交、上星、百会等。精神欣快、易于冲动者加神门、内关、四神聪;言语障碍、声带麻痹、延髓麻痹者加廉泉、风池,舌下金津、玉液放血;球后视神经炎者加睛明、光明、球后;运动感觉障碍者可酌情加下关、颊车、地仓、四白、阳白、曲池、合谷、手三里、环跳、极泉、秩边、足三里、伏兔、丰隆、阳陵泉等。

操作:针刺得气后,采用紧按慢提补法,留针20~30分钟,每日1次,一般14次为一个疗程,2个疗程之间相隔3~5天。

2. 推拿治疗　手法有按、摩、揉、擦、挤、拍、打等,可起到疏导经气、调其奇脉等作用。

3. 中药治疗　应根据患者的症状特点进行辨证施治。

(1)痰热阻络型

主症:病起发热,或发热后肢体痿软或麻木,口渴不欲饮,痰多色黄黏稠,失语,舌苔黄腻,脉滑数。

方药:茯苓、半夏、竹茹、胆南星、陈皮、石菖蒲等。

(2)湿热浸润型

主症:肢体逐渐痿软不用,尤以下肢多见,或兼见手足麻木,或有发热面黄,小便赤涩热痛,胸脘痞闷,舌苔黄,脉濡数。

方药:苍术、牛膝、防己、鳖甲、黄柏等。

(3)肝肾亏虚型

主症:四肢痿软无力,腰膝酸软,不能久立,腿胫大肉尽脱,或伴视力减退,头晕,咽干耳鸣,舌红少苔,脉细数。

方药:熟地、枸杞、龟甲、知母、当归、白芍、锁阳、牛膝、黄柏、陈皮、干姜等。

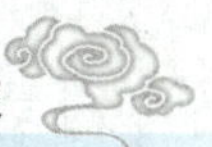

(4)瘀阻脉络型

主症:四肢痿软,手足麻木不仁,肢体抽搐作痛,唇紫舌青,脉涩。

方药:熟地、党参、黄芪、当归、白芍、川芎、桃仁、红花、川牛膝等。

(5)阴虚阳亢型

主症:头晕耳鸣,视物昏花,急躁易怒,前额隐痛,或手部动作笨拙,走路不稳,发音不清,舌红苔薄黄,脉细数。

方药:灵磁石、熟地、醋龟甲、怀牛膝、知母、当归、女贞子、枸杞、沙苑子、秦艽、桑枝、杜仲、黄柏等。

(6)气阴两虚型

主症:四肢痿软无力,甚至肌肉萎缩,心悸气短,神疲乏力,舌苔薄白而干,脉细弱。

方药:黄芪、鸡血藤、过山龙、白芍、桑枝、仙灵脾、白术、桂枝、生姜、麦冬、川芎、大枣等。

(7)肾阳亏虚型

主症:下肢无力,甚至瘫痪,肢体麻木不仁,手足动作笨拙,畏寒肢冷,言语不清,视物昏花,尿频尿急,尿失禁,舌淡苔薄白,脉细弱。

方药:龟甲、熟地、附子、炒杜仲、山药、当归、枸杞、全蝎、肉桂等。

4. 食疗　食疗可能对MS患者有一定的疗效,但尚缺乏循证医学的有力证据。

(1)湿热浸淫型:土茯苓90g,薏苡仁、大麦去皮各60g,煎成粥,煮熟后去土茯苓;也可用泥鳅250g,薏苡仁、赤小豆、苦瓜各50g,洗净放砂锅中,加适量水,炖1小时后,加油盐等调味品食之。

(2)湿热型兼气阴不足:花生200g,猪蹄2只,洗净,用刀划口,黄柏、苍术各15g,盐少许。将黄柏、苍术用纱布包扎,和猪蹄、花生、盐同放锅中,加水适量,文火慢炖,至猪蹄熟烂脱骨,捞出药包,分顿食用肉和汤。

(3)肝肾亏虚型:猪腰250g,杜仲、枸杞各30g,先将杜仲、枸杞煎煮30分钟,然后将猪腰洗净,去筋膜和臊腺,切片,再用热油爆炒,加杜仲、枸杞及汤、食盐、葱、姜等调料食之。

(4)气阴两虚型:粳米250g,鲜山药、沙参各50g,麦冬30g,先将上药洗净,加水适量,煎煮1小时,捞去药渣,加淘洗净的大米,熬煮成粥,1日内分顿食用。

(5)瘀阻脉络型:鸡血藤5 000g,冰糖2 500g,将鸡血藤水煎3~4次,过滤取汁,微火浓缩药汁,再加冰糖制为稠膏。每次服15~20g,每日2次。

四、康复预后和预防

MS的发作频率和病损的严重程度常难以预先估计,大多数患者通过适当治疗,可完全或部分恢复,预后较好,可以存活20~30年,但反复发作者可导致肢体残疾,影响患者的生活及工作,部分患者因为脑部病变的因素以及精神压力而出现抑郁症,严重者可导致自杀。MS患者的预后不仅取决于药物治疗是否及时、是否给予康复治疗,也与其分型有关。一般良性型复发次数少,病情完全或基本缓解,起病15年后患者的神经功能状态仍属正常或轻度残疾,预后较好;恶性型可于起病后相对较短的时间内病情迅速恶化致残或致死。此外,以复视、眩晕、视神经炎、感觉障碍为主要症状者预后较好,而高龄发病或有共济失调和瘫痪症状的患者预后较差。

自身免疫性疾病尚无有效的预防办法，防止感染、感冒以及寒冷或炎热等诱发因素是防治的重点；积极防治并发症也是临床医疗护理的重要内容。

第九节　阿尔茨海默病

一、概述

阿尔茨海默病（Alzheimer's disease，AD）是发生于老年和老年前期、以进行性认知功能障碍和行为损害为特征的中枢神经系统退行性病变。临床表现为记忆障碍、失语、失用、失认、抽象思维和计算力损害、人格和行为改变等。是老年期最常见的痴呆类型。

（一）病因和发病机制

本病的病因和发病机制目前尚不清楚，目前有多种学说。可能的病因包括遗传因素、环境因素、免疫系统功能障碍、神经递质学说、正常衰老等。其可能的发病机制主要有微管相关蛋白 tau 异常学说、β-淀粉样蛋白毒性学说、载脂蛋白基因多态性学说及早老素基因突变学说。

中医历代文献有“痴呆”“呆病”“健忘”等相似病证的记载，痴呆之名最早见于明代杰出医学家张介宾所著的《景岳全书》，该书对其病因、病机、病证、治疗、预后等诸方面均做了较详细的论述。《景岳全书·卷之三十四·天集杂证谟》中描述：“痴呆证，凡平素无痰，而或以郁结，或以不遂，或以思虑，或以疑贰，或以惊恐，而渐致痴呆，言辞颠倒，举动不经，或多汗或善愁，其证则千奇百怪，无所不至，脉必或弦或数或大或小，容易不常。但察其形体强壮，饮食不减，别无虚脱等证。然此证有可愈者，有不可愈者。”清代陈士铎在《辨证录·呆病门》中亦特别指出其与肝、胃之关系，书中曰：“然而呆病之成，必有其因，大约其始也，起于肝气之郁；其终也，由于胃气之衰。肝郁则木克土，而痰不能化，胃衰则土制水，而痰不能消，于是痰积于胸中……使神明不清，而成呆病矣。”多数中医学家认为本病病位在脑，但与五脏六腑相关，心、脾、肝、肾等脏的关系尤为重要。病因与外感六淫（风、寒、暑、湿、燥、火）、内伤七情（喜、怒、忧、思、悲、恐、惊）等均有关。病机主要为肾精亏虚、髓海不足、心脾两虚、痰浊阻窍、气滞血瘀。

（二）临床表现

1. 智力衰退　起病隐袭，最早最突出的症状是记忆障碍，早期主要为近记忆力受损，随后远记忆力也受累。难以掌握和学习新知识，日常生活中忘记物件放置的地方，对时间、人物和地点错认或失忆，外出时迷路，不认识回家的路线。存在抽象思维障碍，判断能力减退，甚至出现“三失症”，即失语症、失用症和失认症。

2. 行为改变　幼稚笨拙，常进行无效或无目的性的劳动。如乱放东西，忙忙碌碌，不知所为；爱藏废物，且视为珍宝；不注意个人卫生，有时出现有悖常理和妨碍公共秩序的行为。

3. 情感障碍　淡漠、抑郁、自我封锁，还可出现暴躁、行为错乱现象，或有恐惧、情绪低落、焦虑等。

4. 社会功能缺损　行为退缩，不愿与他人交谈，不愿或不能参加家庭及社区活动。

（三）辅助检查

1. 影像学检查　头颅 CT 和 MRI 检查常显示脑皮质萎缩及侧脑室扩张，但这些改变也可见于非痴呆老年患者。

2. 脑脊液检查　ELISA 检测脑脊液 tau 蛋白和 β-淀粉样蛋白可升高。

3. 认知功能测试　有助于与其他病因所致的痴呆相鉴别，如简易精神状态检查量表（mini mental state examination，MMSE）、韦氏成人智力量表（Wechsler intelligence scale for adult，WAIS-RC）、临床痴呆评定量表（clinical dementia rating，CDR）及 Hachinski 缺血积分（Hachinski ischemia scale，HIS）等。

（四）诊断要点

1. 发病年龄为 40~90 岁，多在 65 岁以后发病，起病隐匿。

2. 进行性加重的近记忆障碍及其他智能障碍。

3. 必须有 2 种或 2 种以上认知功能障碍。

4. 无意识障碍，可伴精神行为异常。

5. 临床检查确认痴呆，神经心理测试支持痴呆。

6. 排除其他可导致进行性记忆障碍和认知功能障碍的脑部疾病。

（五）临床治疗

1. 治疗原则　综合治疗，以药物治疗为主，结合康复功能训练。

2. 治疗方法　尚无特效治疗方法可逆转脑功能缺损或阻止病情进展。

（1）药物治疗：药物主要有脑细胞代谢剂，常用的药物有氢麦角碱、吡拉西坦、阿米三嗪、二氢麦角碱等；改善认知功能药物，目前临床常用多奈哌齐、胆碱酯酶抑制剂石杉碱甲等药物；神经保护性药物，如抗氧化剂维生素 E 等。

（2）康复治疗：主要包括现实环境导向、缅怀治疗、作业疗法、音乐治疗及中医传统康复治疗等。

知识链接

阿尔茨海默病的由来

阿尔茨海默病是 1906 年由德国医师 Alois Alzheimer 最先描述，并以他的名字命名。阿尔茨海默病有一种很痛苦的死亡过程：越来越缓慢，越来越残酷，逐渐蚕食掉所有的记忆、认知和语言，最终使患者生活在一个几乎没有思想的世界中，这是一种怎样的磨难！1994 年，世界阿尔茨海默病学会宣布，每年的 9 月 21 日为世界阿尔茨海默病日，同年 11 月 5 日，美国前总统罗纳德·里根公开承认自己为阿尔茨海默病患者。2004 年 6 月 5 日，里根结束了与阿尔茨海默病长达 10 年的斗争，与世长辞。这个消息让全世界再次将目光聚焦于阿尔茨海默病这个严重威胁人类健康的杀手。

二、康复评定

AD 主要表现为认知功能障碍，包括感觉、知觉、注意、记忆、理解和智能等。老年人认知障碍问题常被漏诊，特别是轻型的痴呆。详细询问病史、仔细进行体格检查，加上认知功能评定等，一般能做出正确判断。本节主要介绍几种常用的认知功能评定方法。

（一）痴呆筛选量表

1. 简易精神状态检查 简易精神状态检查量表（MMSE）由 Folstein 等于 1975 年编制，共 19 项检查，包括时间定向、地点定向、语言即刻记忆、注意力和计算能力、短程记忆、物体命名、语言复述、阅读理解、语言理解、言语表达和图形描画等内容。我国学者依据本国实际情况，将评分按文化程度标准化，评定标准及内容见表 2-18。该量表评分标准简单实用，总分范围为 0~30 分，正常与不正常的分界值与受教育程度有关：文盲（未受教育）组 17 分，小学（受教育年限≤6 年）组 20 分，中学或以上（受教育年限≥6 年）组 24 分。分界值以下为认知功能缺陷，以上为正常。在检查过程中，应尽量避免外界干扰。老人容易灰心、丧气或放弃，故应多鼓励，一次检查一般需要 5~10 分钟。

表 2-18 简易精神状态检查量表（MMSE）

评价项目	答对	答错
1. 我要问您一些问题来检查您的记忆力和计算力，多数很简单		
（1）请说出今年的年份？	1	0
（2）现在是什么季节？	1	0
（3）现在是几月份？	1	0
（4）今天是几号？	1	0
（5）今天是星期几？	1	0
（6）这是什么城市（城市名）？	1	0
（7）这是什么区（城区名）？	1	0
（8）这是什么医院或胡同（医院名或胡同名）？	1	0
（9）这是第几层楼？	1	0
（10）这是什么地方（地址、门牌号）？	1	0
2*. 现在我告诉您三种东西的名称，我说完后请您重复一遍。请您记住这三种东西，过一会儿我还要问您，请仔细说清楚，每样东西一秒。这些东西是：树、钟、汽车，请您重复：		
树	1	0
钟	1	0
汽车	1	0
3*. 现在请您算一算，从 100 减去 7，然后从所得的数减下去，请您将每减一个 7 的答案告诉我，直到我说“停”为止		
100 减 7 等于（93）	1	0
93 减 7 等于（86）	1	0
86 减 7 等于（79）	1	0
79 减 7 等于（72）	1	0
72 减 7 等于（65）	1	0

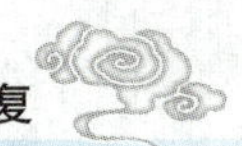

续表

评价项目	答对	答错
4. 现在请您说出刚才我让您记住的是哪三样东西?		
树	1	0
钟	1	0
汽车	1	0
5.(检查者出示自己的手表)请问这是什么?	1	0
(检查者再次出示自己的手表)请问是不是刚才看到的物体?	1	0
6*. 请您跟我说:"四十四只石狮子"	1	0
7.(检查者给受试者一张卡片,上面写着"请闭上您的眼睛")请您念这句话,并按上面的意思去做	1	0
8. 我给您一张纸,请您按我说的去做,现在开始:		
用右手拿着这张纸	1	0
用两只手把它对折起来	1	0
放在您的左腿上	1	0
9*. 请您给我写一个完整的句子	1	0
10*.(出示图案)请您照着这个样子把它画下来	1	0

注:2*:主试者只讲一遍,不要求受试者按物品次序回答。若第一遍有错误,则先记分;然后告诉患者错误所在,并再请他回忆,直至正确,但最多只能"学习"5次。3*:该项为临床常用的"连续减7"测验,同时检查受试者的注意力,不要重复被试的答案,不能用笔算。若一项答错,则扣该项的分;若后一项正确,则不扣该项的分。如:100-7=93(正确,得分),93-7=88(应该为86,不正确,不得分),88-7=81(正确,得分)。6*:只说一遍,正确、咬字清楚才记1分。9*:句子必须有主语、谓语,且有意义。10*:绘出两个五边形的图案,交叉处形成一个小四边形,才算对,记1分。

2. 长谷川痴呆量表　长谷川痴呆量表(Hastgawa dementia scale,HDS)也是一种简易实用的量表,于20世纪80年代初引入我国,因其操作方便,中日两国文化背景相仿,因而在我国使用较多。其评分简单,不受文化程度影响,敏感性和特异性较高,我国学者依据本国实际情况,将评分按文化程度标准化,评定标准及内容见表2-19。该量表评分标准稍繁,如1~8题答错为0分,答对分别为3、2.5、2、2.5、2、3.5、2.5、3分;第9题,一个也答不出为0分,减对1次为2分,减对2次及以上为4分;第10题能倒念对1次为2分,能倒念对2次为4分;第11题能说出5种为3.5分,4种为2.5分,3种为1.5分,2种为0.5分,只能说出1种或1种也说不出为0分。总分若文盲<16分、小学文化程度<20分、中学以上文化程度<24分,则可评为痴呆。

表 2-19　长谷川量表(HDS)

问题	评分
1. 今天是几月几号(或星期几)?	3
2. 这是什么地方?	2.5
3. 你多大岁数(±3 岁为正确)?	2
4. 最近发生什么事情(请事先询问知情者)?	2.5
5. 你出生在哪里?	2
6. 中华人民共和国成立年份(±3 年为正确)?	3.5
7. 1 年有几个月(或 1 个小时有几分钟)?	2.5
8. 国家现任总理是谁?	3
9. 100-7,93-7?	2~4
10. 请倒背下列数字:6—8—2,3—5—2—9	2~4
11. 请将纸烟、火柴、钥匙、表、钢笔 5 样东西摆在受试者面前,令其说一遍,然后把东西拿走,请受试者回忆	0,0.5,1.5,2.5,3.5

(二)记忆功能评定

记忆是人对过去经历过的事物的一种反应,是人脑的基本认知功能之一,可分为长时记忆、短时记忆和瞬时记忆 3 种。在临床上,AD 患者认知障碍首先表现为记忆功能障碍,这就要求对患者的记忆状况进行客观的评定。现应用较广的记忆功能评定量表为韦氏记忆量表(Wechsler memory scale,WMS),该量表是 Wechsler 于 1945 年设计的最早一套测量记忆的标准化量表,共有 10 项分测验,A~C 测长时记忆,D~I 测短时记忆,J 测瞬时记忆,记忆商数(MQ)表示记忆的总水平。本测验也有助于鉴别器质性和功能性记忆障碍。具体见表 2-20。评分方法为:查“粗分等值量表分”表将 10 个分测验的粗分转换为量表分,相加即为全量表分。将全量表分按年龄组查“全量表分的等值 MQ”表,可得到受试者的记忆商数。记忆商数可以反映出患者记忆功能的好坏,如果低于标准分,则说明其记忆功能存在问题,可以做进一步检查。记忆功能在很大程度上反映出受试者的心理状态及认知功能现有水平。

表 2-20　韦氏记忆量表(WMS)

测试项目	内容	评分方法
A 经历	5 个与个人经历有关的问题	每回答正确一题记 1 分
B 经历	5 个有关时间和空间定向的问题	每回答正确一题记 1 分
C 数字顺序关系	①顺数 1~100	限时记错、记漏,扣分分别按记分公式算出原始分
	②倒数 100~1	限时记错、记漏或退数次数,扣分分别按记分公式算出原始分
	③从 1 起每次加 3,到 49 为止	限时记错、记漏或退数次数,扣分分别按记分公式算出原始分

续表

测试项目	内容	评分方法
D 再认	每套识记卡片有 8 项内容,呈现给受试者 30 秒后,让受试者再认	根据受试者再认内容与呈现内容的相关性分别记 2、1 或 0 分,最高分 16 分
E 图片记忆	每套图片中有 20 项内容,呈现给受试者 30 秒后,要求受试者说出呈现内容	正确回忆记 1 分、错误扣 1 分,最高得分为 20 分
F 视觉再生	每套图片中有三张,每张上有 1~2 个图形,呈现 10 秒后让受试者画出来	按所画图形的准确度记分,最高分为 14 分
G 联想学习	每套卡片上有 10 对词,分别读给受试者,同时呈现 2 秒。10 对词读听完毕后,停 5 秒,再读每对词的前一词,要受试者说出后一词	5 秒内正确回答一词记 1 分,3 遍测验的容易联想分相加后除以 2,与困难联想分之和即为测验总分,最高分为 21 分
H 触觉记忆	使用一副槽板,上有 9 个图形,让受试者蒙眼用利手、非利手和双手分别将 3 个木块放入相应的槽中。再睁眼,将各木块的图形及其位置默画出来	计时并计算正确回忆图形和位置的数目,根据公式推算出测验原始分
I 逻辑记忆	3 个故事包含 14、20 和 30 个内容。将故事讲给受试者听,同时让其看着卡片上的故事,讲完后要求复述	回忆 1 项内容记 0.5 分。最高分为 25 分和 17 分
J 背诵数目	要求顺背 3~9 位数,倒背 2~8 位数	以能背诵的最高位数为准,最高分分别为 9 和 8,共计 17 分

（三）注意力、知觉障碍评定

注意是对事物的一种选择性反应。根据参与器官的不同,主要分为听觉注意和视觉注意,但目前尚无成套的测验方法。

知觉障碍是感觉传入系统未受损,而对感觉信息的识别及分析受损。皮质水平的损害可引起知觉障碍,常常是非主侧半球顶叶。知觉障碍的检查内容主要包括失认症的评价和失用症的评价,目前尚无系统评定的量表。

三、康复治疗

（一）康复治疗目标

1. 促进记忆障碍、认知障碍的恢复。
2. 改善失用症状及精神症状。
3. 改善生活自理能力,减少依赖。
4. 扩大患者的活动范围,改善生存质量,回归社会。

（二）现代康复治疗

康复治疗对改善 AD 有一定的作用。主要针对记忆训练、注意力训练以及其他认知功能的训练等环节进行,采用有趣的活动或游戏的方式集体进行的效果更佳,可进行现实环境导向、缅怀治疗等康复活动训练对患者展开针对性的康复。

1. 现实环境导向治疗　本疗法是一种特别的康复技巧,由美国人科森于 1958 年首创，现已广泛应用于老年人及老年精神病患者，特别是老年痴呆患者。现实环境导向大致分为 24 小时现实导向和现实环境导向小组 2 种。前者是利用一些特别的环境设计，如大标志及指示等，整天不间断地提供“环境导向”的资料，以协助患者熟悉现在的居住环境，让患者不会因迷惘而惶恐不安；后者则以小组形式，集合一些认知功能相似的患者，针对他们的问题进行适当训练。要达到最佳效果，宜双管齐下，持之以恒。

2. 缅怀治疗　缅怀是一种在老年精神科及老年科广泛采用的治疗媒介，且适用于治疗 AD 及老年抑郁症。早在 1963 年，Bulter 把缅怀定义为“唤回过去的一种行为或过程”；而 Burnside 于 1990 年则将它描述为对过去的事情或经历的回想。缅怀可以采取不同形式，包括与人面谈、个别回想、小组分享及展览等。而对象亦不局限于同龄人士，亦可老幼共聚。由于其多元化和易于融合日常生活与交谈中，很多医院及服务老年人的机构均乐于采用。

随着 AD 患者的近期记忆衰退，加上患者判断能力、思维、语言、计算及理解能力的衰退，患者会渐渐与现实脱节，以致与人沟通产生障碍。缅怀治疗是利用患者所拥有的记忆做媒介，鼓励患者与人沟通和交往。在分享过去光辉岁月及成就的过程中，患者的个人尊严得到提升，有助于其重新肯定自己。同时，患者会感到被谅解和接纳，从而有信心和勇气去面对目前或将来的挑战。研究显示，合适的缅怀活动有助于增进患者的生活满足感，减轻抑郁症状，并且能改善患者的生活质量。

3. 作业疗法　根据患者的功能障碍，选择患者一些感兴趣、能帮助其恢复功能和技能的作业，让患者按指定的要求进行训练，如堆积木、拼板、书法、绘画、针织等，可使患者集中精力，增强注意力、记忆力，增加体力和耐心，产生愉快感，重拾对生活的信心。其中美术治疗对 AD 患者有较好的疗效。美术治疗是借美术活动作为沟通媒介，通过治疗关系去满足参与者情绪、社交及发展的需要。美术治疗的治疗对象甚为广泛，包括老年痴呆患者、长期慢性病患者及抑郁症患者等，常用于康复中心、医院、学校等地方。美术治疗着重过程多于结果，通过不同形式的活动，可使参与者意识到自己的需求，了解到自己潜意识的想法。由于它体现了情感、认知和人生经历，所以对参与者来说是一种比较独特的活动。此外，美术能实现幻想，促使情感流露，还可给予参与者各项感官刺激；同时，美术活动亦融合了社交元素，经常参加美术活动能减低冷漠及抑郁。研究表明，参与美术及手工艺活动能产生和增强自尊心、促进肌肉间的协调、增强动手能力、磨练耐力、改善认知功能、促进创意表达、增加兴趣、增进交流、提高决断力及避免退化。

4. 音乐治疗　是指有计划地运用音乐去改善一些在智能、身体及社会方面有欠缺的人对其生活环境的适应能力。音乐活动的种类繁多，包括唱歌、听音乐、弹奏乐器、音乐体操等。它的多元化和力量涉及不同的层面，包括感官、功能、认知、情绪和社交。研究发现，音乐对身心可产生正面的影响，可以增强情感反应、促进情绪健康及改善社会技巧等。对于某些人来说，甚至可以加强人、物和地方的认知。若配合一些身体活动，则更有助于促进身心健康。对一些有暴躁行为的老年痴呆患者，音乐还有安定和缓和情绪的作用。

5. 社区康复服务　AD 康复工作要取得成功，其中一个关键的康复措施就是要把医院和社区联系起来。目前一些国家和地区已经开展了老年精神科日间医院的服务，为医院和社区之间架设了一座桥梁。为了保证社区康复工作的连贯性，应定期举办护

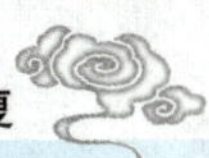

老人员(家人或亲戚)培训班,传授对 AD 患者康复服务的知识和技巧。值得强调的是,对照料者(或称护老者)的关心支持应贯穿在 AD 患者康复的始终。大量研究资料表明,这些家庭照料者,因不胜负荷会有较严重的抑郁、应激以及精神负担,因此应当重视和解决照料者的求助问题,让这些痴呆的老人及其照料者都能得到心理上的支持,否则患者和照料者都会垮下来。AD 患者对康复服务的需求是大量的,依循着以社区为中心的优质护理方向,通过更灵活的方式和更有效地利用现有的资源,尽量使 AD 患者的需求得到满足。为此,在有关的服务人员中,发扬协调、相互理解和奉献的精神是至关重要的,而要在 AD 康复这一领域进一步开拓发展,坚实的理念和专业人员持续的努力也是十分必要的。

6. 其他　除了以上康复治疗措施外,光疗法、磁疗法、冷疗法、传导热疗法以及高压氧疗法等亦可应用于 AD 患者的康复治疗中。

(三)中医康复治疗

1. 中药治疗　该病为本虚标实之病,中药治疗辨证与辨病相结合,或从虚论治,或祛邪为主,或扶正祛邪并举。

(1)从虚论治

1)肾精亏虚型

病机:肾精亏虚,髓海不足,脑髓失养。

治法:补肾填精,滋阴补髓。

方药:补肾益髓汤合古汉养生精加减,药用枸杞子、黄芪、熟地黄、淫羊藿、蚕蛾、黄精、蜂王浆、当归、刺五加、山楂、砂仁等。肾阴虚甚者,加女贞子、墨旱莲;兼肾阳不足者,加鹿角胶、仙灵脾;兼肝阴虚者,加生地、枸杞。

2)心肾不交型

病机:肾阴不足无以上济于心,心火不降无以下达于肾。

治法:调补心肾。

方药:交泰丸合天王补心丹加减,药用黄连、肉桂、生地黄、人参、丹参、玄参、茯苓、五味子、远志、桔梗、当归身、天冬、麦冬、柏子仁、酸枣仁等。

3)心脾两虚型

病机:气血不足,心脾两虚,心神失养。

治法:补血益气,健脾养心。

方药:归脾汤加减,药用炙黄芪、白术、茯苓、人参、当归、龙眼肉、酸枣仁、远志、木香、甘草、生姜、大枣等。气虚甚者,佐以肉桂;血虚甚者,加熟地黄、白芍。

(2)祛邪为主

1)痰浊上扰型

病机:痰浊内生,上扰清窍,阻滞气机。

治法:燥湿化痰,宣窍开郁。

方药:导痰汤加减,药用半夏、陈皮、茯苓、白术、枳实、制天南星、石菖蒲、生姜、炙甘草等。属寒痰者,加细辛、干姜;属热痰者,加瓜蒌、浙贝母;属湿痰者,加苍术、厚朴;属顽痰者,加海浮石、青礞石。

2)瘀血阻窍型

病机:瘀血阻窍,脑脉不畅,髓海失养。

治法：活血化瘀，通络开窍。

方药：通窍活血汤加减，药用赤芍、川芎、桃仁、红花、老葱、生姜、大枣、麝香等；久病气血不足者，加黄芪、党参。

3）痰瘀互结型

病机：久病痰瘀互结，胶结不解，阻扰清窍。

治法：祛痰化瘀，通窍开郁。

方药：二陈汤合通窍活血汤加减，药用半夏、陈皮、茯苓、石菖蒲、郁金、桃仁、红花、川芎、赤芍、老葱、石菖蒲等。

（3）扶正祛邪并举：患者正气亏虚，兼有痰、瘀或痰瘀互结，当扶正兼顾祛邪，选方用药参照上述证型，灵活加减应用。

2. 针灸疗法

（1）毫针刺法

治法一：近部取穴法

取穴：四神聪、百会、风府、风池、曲差、本神。

操作：四神聪透百会，各穴针刺得气后施捻转泻法，留针 30 分钟，每日 1 次，10 次为一个疗程，间隔 2 天进行下个疗程。

治法二：远近配穴法

主穴：神庭、本神、四神聪、风池。

随症配穴：痰湿上扰者，加丰隆、三阴交；风痰扰神者，加太冲，侠溪；精血亏虚者，加太溪、三阴交；气滞血瘀者，加足三里、曲池；语言謇涩者，加廉泉；下肢无力者，加阳陵泉；半身不遂者，加合谷、曲池、环跳；口角流涎者，加地仓；烦躁不安者，加大陵。

操作：各穴针刺得气后施平补平泻法，留针 30 分钟，每日 1 次，10 次为一个疗程，间隔 2 天进行下个疗程。

（2）头针疗法

取穴：双侧晕听区、言语二区、风池、完骨、天柱、翳明、供血。

操作：各穴、区针刺得气后施平补平泻法，留针 30 分钟，每日 1 次，10 次为一个疗程，间隔 2 天进行下个疗程。

（3）电项针疗法

取穴：风池、供血。

操作：用两组导线分别连接同侧的风池、供血穴，正极在上，负极在下，轻者选用疏波，重者选用密波，电流量以患者能耐受为度，每次 30 分钟，每日 1 次，10 次为一个疗程，间隔 2 天进行下个疗程。

（4）温针灸疗法

取穴：同毫针刺法。

操作：针刺得气后，在针柄上放置长约 1.5cm 的艾条，每穴各灸 5 壮，每日 1 次，10 次为一个疗程。

（5）耳针疗法

取穴：耳穴脑、心、神门、交感、肾穴、皮质下、内分泌等。

操作：将王不留行籽贴附在 0.8cm×0.8cm 大小的胶布中央，用镊子夹住贴敷在上述耳穴上，每日各按压 3 次，每穴按压 1 分钟，刺激强度以酸痛和局部发热为度，5 日

更换 1 次,双耳交替,10 次为一个疗程。

3. 穴位注射疗法 选双侧肾俞、足三里、三阴交,可用当归注射液、人参注射液和复方丹参注射液等药物进行穴位注射,每次 2~3 个穴位,每穴注射 1ml 药液,隔日 1 次,10 次为一个疗程。

四、康复预后和预防

AD 是一种慢性进行性病变,起病时很隐匿,病情持续发展,为不可逆的病变,预后不良。病程一般为 5~10 年,最后多死于营养不良、肺部感染、尿路感染及压疮等并发症。

目前该病仍没有已证实的有效预防途径。但是研究显示有些日常生活中的活动有可能帮助降低患 AD 的概率,如提高老年人的文化程度,培养老年人的各种兴趣和爱好,经常进行户外活动,维持良好的人际关系,提倡社会及家庭对老年人给予人文关怀和爱心等,亦有助于预防和延缓 AD 的发生。

(邓 倩)

复习思考题

扫一扫 测一测

1. 脑卒中的康复治疗原则和康复治疗目标是什么?
2. 我国持续性植物状态的诊断标准是什么?
3. 脑性瘫痪的康复评定内容和康复治疗目标是什么?
4. 美国 SCI 学会(ASIA)对 SCI 程度的分级是什么?
5. 周围神经损伤康复治疗中的运动疗法要点是什么?

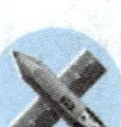

案例分析

案例分析 答案要点

1. 患者,女,59 岁,因右侧肢体无力 1 月余就诊,发病时行头颅 CT 检查示:左侧基底节区脑出血。PE:右侧肢体肌力 4 级,肌张力增高,腱反射活跃,右半身浅感觉下降,右侧巴氏征阳性。拟对患者行 ADL 训练,其训练内容包括哪几方面?

2. 患者,男,49 岁,因从高空坠落致意识丧失 2 小时余而入院。入院时查体:Bp 165/105mmHg,HR 54 次/分,呼吸深慢,压眶无反应,任何刺激均不睁眼,无言语反应,疼痛刺激时无肢体运动,左侧肢体肌力 0 级,肌张力低下,腱反射下降,左下肢巴氏征未引出。入院时行头颅 CT 检查示:右侧额、颞、顶部颅骨内板下方可见大面积双凸镜形高密度影。入院积极抢救 5 小时后无效死亡。该患者的 GCS 评分为多少?临床诊断是什么?死因是什么?

3. 患者,女,39 岁,因肺部结核而服用异烟肼等抗结核药物,服药 2 周后出现手脚麻木,四肢末端呈“手套”“袜套”样感觉减退,查体:四肢远端痛觉下降,桡反射、踝反射均下降。该患者诊断是什么?对该病的针灸治疗有哪些?

PPT 课件

03章PPT

扫一扫
知重点

第三章

骨科疾病的康复

学习要点

软组织损伤、骨质疏松症的定义、临床表现、康复治疗方法；骨折、肩关节周围炎的定义、康复评定、康复治疗方法；手外伤、截肢的康复评定方法、康复治疗方法；颈椎病、腰椎间盘突出症的临床表现、康复评定和康复治疗方法；类风湿关节炎、关节脱位、骨性关节病、强直性脊柱炎、关节置换术的康复治疗方法。

第一节　软组织损伤

一、概述

软组织损伤(soft tissue injury, STI)是指因各种外来暴力或慢性劳损等原因所造成的皮肤、皮下浅深筋膜、肌肉、肌腱、腱鞘、韧带、关节囊、滑膜囊、椎间盘、周围神经、血管等组织的损伤。临床通常分为急性闭合性损伤、开放性损伤和慢性损伤三类。

(一) 病因和发病机制

导致软组织损伤的发病因素比较复杂，主要与以下几方面的因素有关：

1. 外力因素　遭受快速、突发的外来暴力，如挤压、过度牵拉、扭挫、切割等，可造成软组织损伤。损伤的局部软组织可发生肿胀、充血、渗出等炎性病理改变。

2. 劳损因素　平时不足以致伤的微弱的机械性刺激，由于长期反复累积性作用于身体某一恒定部位，可致该部位软组织损伤。如久坐、久行、久卧、久立或长期单一姿势的劳动、工作或生活习惯等，可使人体某一部位由于长时间过度用力的积累而致伤。损伤局部软组织发生变性、增生、粘连等病理改变。

3. 年龄因素　不同的年龄，其软组织损伤的好发部位和发生率不一样。如小儿易发生肘关节牵拉伤，成年人易发生腰椎小关节紊乱，老年人颈椎病的发生率远高于青少年。

4. 体质及解剖结构因素　体质强壮、解剖结构正常者，其承受外力的能力就强。体质羸弱、解剖结构异常者，其承受外力的能力就弱。如腰骶部有先天性畸形者就容易造成腰扭伤。

5. 其他因素　某种疾病，如肿瘤压迫、骨折可导致局部或全身的软组织损伤；肢体失用可继发软组织损伤；某些物理、化学及生物因素可导致软组织损伤；蛇、虫的牙齿或毒螯可引起软组织开放性损伤。

本病属于中医学“筋伤”范畴。《黄帝内经》不仅对“筋”的概念做了描述，还对“筋膜”“筋经”“宗经”“肌肉”等名词概念及其病变进行了论述，并指出“坠堕”“击仆”“举重用力”“五劳所伤”等均可导致筋伤。中医学认为人体是由脏腑、经络、皮肉、筋骨、气血等共同组成的一个整体，筋伤常可导致脏腑、经络、气血的功能紊乱，除出现局部的症状之外，常可引起一系列的全身反应。

（二）临床表现

1. 全身情况　软组织损伤轻微或慢性损伤患者可无全身症状。急性损伤常有发热，体温多为 38.5℃以内，一般 5~7 天后体温逐渐恢复正常，可伴有口渴、口苦、心烦、便秘等症状。严重挤压伤而致肌肉坏死者，可并发有酸中毒、高血钾、肌红蛋白尿、急性肾衰竭等。失血过多或兼有内脏损伤者，可出现休克。

2. 局部症状

(1)疼痛压痛：无论何种软组织损伤，均可引起疼痛。疼痛的程度及性质与损伤程度有密切关系。急性损伤多疼痛剧烈、部位局限；慢性劳损则表现为局部酸、胀、钝痛或刺痛、无力或沉重感，疼痛不剧烈、不持续，在休息或变换体位时减轻，活动过度、劳累时加重。软组织损伤压痛的程度视急慢、浅深、轻重和部位不同而异。急性损伤压痛明显，多拒按；慢性劳损压痛不重、不拒按。

(2)瘀血肿胀：一般软组织损伤均有不同程度的局部肿胀，其肿胀程度多与外力大小、损伤的程度有关。损伤后局部毛细血管破裂出血，血液淤积在皮下、肌皮间，而呈现局部肿胀。急性损伤局部肿胀出现迅速，皮下可见青紫色瘀斑；慢性劳损局部肿胀轻微，皮肤不红亦无瘀斑。

(3)功能障碍：软组织损伤后肢体大多会出现不同程度的功能障碍。损伤后肢体由于疼痛、肿胀、肌肉痉挛而导致关节活动达不到正常范围，如果肌肉、肌腱、韧带等发生撕裂或断裂伤，则可出现超过正常运动范围的多余性活动。软组织损伤的功能障碍一般表现为主动活动受限，而被动活动多能达到正常范围。

(4)软组织摩擦音：摩擦音是病变的软组织之间相互摩擦发出的特殊声音。用手按压损伤处组织，或在关节活动过程中，用手触摸病变处，手下可感觉有“握雪”或“捻发”的响声。

(5)弹响音：是指在关节活动时出现弹拨性或滑动性响声，为某些软组织损伤性疾病特有的体征。如手指屈伸时发生弹响为屈指肌腱腱鞘炎，膝关节屈伸、旋转时发生弹响为半月板撕裂等。

(6)畸形：软组织损伤后亦可出现畸形，但与骨折的畸形有明显的区别。软组织损伤的畸形多由肌肉韧带撕裂、收缩所致。如肌肉韧带撕裂，可出现收缩性隆凸，断裂缺损处则出现凹陷畸形。

(7)肌肉萎缩：是慢性软组织损伤的常见症状，损伤肢体由于活动减少而出现失用性肌萎缩，也可出现营养不良性肌萎缩。

（三）辅助检查

1. X 线检查　可以显示软组织的炎症、积气、积血、肿瘤及各种组织钙化和骨化，还可用于与骨折、脱位和骨病的鉴别。

2. CT、MRI 检查　可清楚显示肌腱、血管、神经的损伤程度和病变局部不同结构间的关系，可清楚地了解脊椎、骨盆、四肢软组织损伤情况。如脊柱 CT 检查，可清晰分辨后纵韧带骨化、椎板增厚、小关节突肥大、椎间盘突出等；MRI 检查可较清楚地显示软组织新生物的部位、形态和范围，对四肢关节软组织损伤性疾患，如膝关节交叉韧带、侧副韧带或半月板损伤的诊断较为精确。

3. 肌电图检查　主要用来检查神经与肌肉疾患，也可作为评定肌肉功能的指标。

4. 其他检查　如 B 超、关节镜检查、关节液检查、体表热像图检查、血液检查等。

（四）诊断要点

根据病史、全身反应、局部表现及相关的辅助检查综合分析，即可做出准确、全面的诊断。确定有无损伤存在，损伤的部位、性质和程度，有无合并伤。

（五）临床治疗

1. 治疗原则　最大限度保全组织和器官的完整性，促使其修复和愈合，恢复生理功能和运动能力。

2. 治疗方法

（1）一般治疗：软组织急性扭挫伤，可采用局部冰敷或冷敷、弹力绷带加压包扎、抬高患肢、制动等措施，以利于消除肿胀，使损伤组织早日愈合。

（2）药物治疗：药物治疗的种类繁多，大体上可分为外治与内治两大类。可外贴止痛膏或涂抹扶他林乳剂，或口服镇静止痛类药物如吲哚美辛、布洛芬等，亦可口服肌肉松弛类药物如氯唑沙宗等。此外，可采用药物局部封闭治疗。

（3）外科治疗：挤压、碾挫伤需行清创术；肌腱或韧带断裂、关节鼠、筋膜间室综合征、神经卡压综合征等常需手术治疗；软组织损伤后皮肤及皮下缺损需行植皮术或皮瓣转移术；颈肩腰腿痛、骨质增生、风湿病等疾病可采用微型外科治疗技术进行治疗；各种慢性疼痛也可选用小针刀疗法。

二、康复评定

软组织损伤所涵盖的疾病繁多，疾病的轻重缓急不同，其预后也不同，不同疾病、不同患者间的症状和体征差异性很大。对软组织损伤进行康复评定，有助于指导康复方案及分析预后。

（一）疼痛的评定

通常采用目测类比法（visual analog scale，VAS）、简化 McGill 疼痛问卷和压力测痛法等评定方法。

（二）运动功能评定

运动功能的可靠评定对伤情判断和疗效评价是必要的。包括肌张力评定、肌力评定、关节活动范围评定，下肢软组织损伤还应进行步行功能评定、步态分析。

（三）日常生活活动能力与生活质量评定

日常生活活动能力的评定可选用巴氏指数（BI）和功能独立性评定（FIM）等。生存质量的评定可选用简表 SF-36、世界卫生组织生活质量问卷（WHO quality of life-100，WHOQOL-100）、欧洲生活质量量表（Euro-QOL）、良好状态评定表（QWB）、诺丁汉健康量表（Nottingham health profile，NHP）等。

（四）心理评定

较重的急性软组织损伤和慢性劳损的患者可能会有不同程度的心理问题，可采用抑郁调查表等进行评定。

三、康复治疗

（一）康复治疗目标

1. 消炎、镇痛，恢复功能。

2. 恢复或改善职业劳动能力。

（二）现代康复治疗

康复治疗对软组织损伤尤其是慢性劳损的恢复具有重要的作用。康复治疗应将患者目前的身体状态、精神状况、生活能力、心理素质、社会环境等多方面因素综合考虑，对采用何种康复治疗方法、预期康复效果、如何预防并发症等做出正确的评估。

1. 休息疗法　休息是治疗软组织损伤的重要措施之一，软组织损伤患者均应注意适当的休息。休息贵在适度，并非所有患者都需要完全停止工作和绝对的卧床休息。对于症状较轻或处于恢复期的患者，适度的休息和功能锻炼应有机结合。某些疾病的早期或发作期，如急性腰扭伤早期则应严格卧床休息。

2. 外固定、牵引疗法　外固定疗法对软组织损伤不但能起到治疗作用，还可用于对软组织损伤的预防。常用的有腰围、护膝、护腕等，对于预防和减轻关节、韧带的损伤有重要作用。牵引疗法主要用于颈、腰椎疾病。通过牵引可以松弛肌肉、松解韧带肌腱周围的粘连。牵引能使两椎间和关节间产生负压，促使椎间盘向椎间回复，调节关节间受力不平衡，增大椎间孔，缓解神经根受压状况。

3. 物理因子治疗　具有改善血液循环，增强组织代谢和营养，促进炎性水肿及血肿消散，松解粘连，缓解肌肉痉挛，改善小关节功能。理疗方法种类很多，不同的病证应分别选择适用的理疗方法。一般急性损伤在24~48小时后进行，小剂量，1~2次/天，短期可痊愈；慢性损伤者，剂量较大，1次/天或隔日1次，疗程较长。

（1）电疗法：种类很多，应根据不同病证选择应用。

1）高频电疗法：具有止痛、消炎、改善局部血液循环等作用。包括短波、超短波和微波电疗法。

2）中频电疗法：具有镇痛、改善微循环及神经肌肉组织的营养作用。包括音频电疗法、干扰电疗法。

3）低频电疗法：具有兴奋神经肌肉组织、促进局部血液循环、镇痛、镇静等作用。包括感应电疗法、间动电疗法、经皮神经电刺激疗法。

4）直流电疗法和直流电离子导入疗法：具有镇静、消炎、降压等作用。

（2）光疗法：红外线疗法具有消炎、镇痛、镇静作用，并可促进组织再生和修复。紫外线疗法能产生红斑效应，具有消炎、止痛、加强皮肤抵抗力的作用。激光疗法也可消炎止痛，促进局部组织生长修复，调节人体生理功能。

（3）超声波疗法：能促进血液循环，加快新陈代谢，提高组织细胞再生能力，促进炎症消除吸收，减轻疼痛。

（4）磁疗法：具有镇痛、消肿、消炎、镇静等作用。

（5）传导热疗法：主要包括蜡疗法和水疗法。蜡疗法利用石蜡的保热能力可扩张

血管、促进血液循环,利用其机械作用能防止渗出。水疗法利用各种不同温度、压力、成分的水,以不同形式作用于机体,从而达到治疗各种软组织损伤的目的。

4. 运动治疗

(1)肌力训练:各种软组织损伤性疾病的患者为避免或减轻疼痛而活动减少,常会导致肌力减退的发生,因此肌力训练在软组织损伤的康复中十分重要。为达到增强肌力的目的,训练时必须有一定的阻力,肌肉的负荷要超过日常活动负荷。在病情允许的情况下,训练次数宜多,训练至疲劳但不可过度,运动量以训练后第二天不感到疲劳和疼痛为宜。等长训练简单易行,应尽早开展,等张训练宜选用渐进抗阻训练法。急性期肢体疼痛肿胀时禁忌抗阻训练,训练时避免加重心肺负担,选择适合患者的重量缓慢开始,逐渐递增,有高血压、冠心病或其他心血管疾病者在抗阻运动时禁忌过分用力或闭气。

(2)关节活动度训练:软组织本身如肌肉、韧带的损伤及由损伤产生的疼痛,使患者关节活动减少,因此为预防关节功能丧失,恢复已受损的关节功能,应尽早对患者开展关节活动训练,训练宜缓慢、轻柔,尽量使关节达到最大活动度。根据病情,需要训练的关节每天进行 2 次被动活动,每次 3 遍,并适量进行主动运动。软组织损伤急性期应以制动为主,以免活动破坏组织的修复过程并造成新的损伤。关节活动度的主动训练可借助社区内的单双杠、吊环等器械进行。

(三)中医康复治疗

1. 手法治疗　手法治疗筋伤在中医学中源远流长,其实际应用相当广泛,疗效确实。在我国现存最早的医著《五十二病方》中就有关于手法治疗的记载,历代医籍有关手法治疗的记载不胜枚举。手法治疗各种软组织损伤是中医学的一大特色与优势。

(1)手法治疗的作用:手法治疗各种软组织损伤可起到多方面的作用,如:舒筋活络、宣通气血、消肿解痉止痛;纠正错位、松解粘连、通利关节;激发经气、调节功能、平衡阴阳;调和营卫、祛风散寒、消除痹痛;补虚泻实、调和脏腑、固本培元。现代医学认为,手法治疗通过力学的物理刺激,使手法治疗的作用区域或体表引起生物物理和生物化学的变化,局部组织发生生理反应,这种反应通过神经反射和体液循环的调节,使体内聚集的代谢产物和自由基很快通过新陈代谢而排出体外;通过手法治疗,还可把机械能转化为热能,使局部组织温度升高,毛细血管扩张,血流速度加快,增强了局部组织的营养供应,促使软组织损伤修复。

(2)手法治疗的使用原则:手法治疗的使用要遵循辨证施治的原则。筋伤有轻重之别,又有皮肉、筋骨、关节之分,解剖位置也各有所异,所以应按不同的病情运用适当的手法。使用手法治疗前要对病情做充分的了解,要对手法治疗的施用步骤做出计划,施用时用力要得当,操作要熟练灵活、敏捷准确,思想要集中。

(3)手法治疗的适应证:手法治疗的应用范围相当广泛,只要遵循使用原则,采取谨慎的态度,掌握正确的操作方法,根据病情择其所宜,则一般的软组织损伤均可采用。手法治疗的主要适应证为:①一切急性筋伤及慢性劳损性筋伤而无皮肤破损和筋无完全断裂的患者;②小关节紊乱的患者;③筋伤后或骨折、脱位后期关节僵直及筋脉肌肉萎缩的患者;④因骨性关节病及痹证而引起的肢体疼痛、关节活动不利的患者。

(4)手法治疗的禁忌证:①诊断尚不明确的急性脊柱损伤伴有脊髓症状的患者;②急性软组织损伤早期局部肿胀严重的患者;③可疑或已经明确诊断有骨关节或软组

织肿瘤的患者；④骨关节结核、骨髓炎、老年性骨质疏松症等骨病患者；⑤有严重心、脑、肺疾病的患者；⑥有出血倾向的血液病患者；⑦手法部位有严重皮肤损伤或皮肤病的患者；⑧妊娠3个月左右的孕妇；⑨有精神疾患，又不能和医者合作的患者。

(5)常用手法：推、拿、按、摩、弹拨、戳、揉捻、搓、散、点穴、振、屈伸、旋转、摇、扳、抖法等。

知识链接

整脊疗法的发展

整脊疗法源起于美国，由Daniel David Palmer于1895年创立。Palmer是自学成才的推拿师，他在对一名耳聋患者的脊柱进行推拿治疗时，意外地使患者的听力得到了恢复，不久他又用同样的方法治愈了一例心脏病患者，由此整脊疗法问世。此后逐渐传播到其他国家。目前，在加拿大、澳大利亚、英国、新西兰、法国及南非等地，都建有整脊学院。

2. 针灸治疗　具有止痛消肿、舒筋活络的功效。损伤初期一般"以痛为腧"，取阿是穴与循经取穴相结合，在最痛点进针；损伤中、后期主要是循经取穴，辨证施治；兼有风寒湿邪者，加用艾灸，效果更佳。

3. 中药治疗　是中医治疗筋伤的主要方法之一。

(1)内治法：在辨证的基础上定法选方。主要方法有：①理血法：复元活血汤（柴胡、天花粉、当归尾、穿山甲、桃仁、红花、制大黄、甘草）、桃核承气汤（桃仁、大黄、桂枝、芒硝、甘草）、新伤续断汤（当归、白芍、川芎、红花、骨碎补、续断、丹参、煅自然铜、乳香、没药）等；②清热法：五味消毒饮（金银花、野菊花、蒲公英、紫花地丁、天葵子）、黄连解毒汤（黄连、黄柏、黄芩、栀子）、白虎汤（知母、石膏、甘草、粳米）等；③通络法：防风葛根汤（防风、干葛、甘草、黄芩、山栀、广皮）、蠲痹汤（羌活、独活、桂心、秦艽、当归、川芎、炙甘草、海风藤、桑枝、乳香、木香）、乌头汤（麻黄、芍药、黄芪、甘草、川乌）等；④补益法：四君子汤（人参、白术、茯苓、炙甘草）、四物汤（熟地、白芍、当归、川芎）、六味地黄丸（熟地、茯苓、泽泻、丹皮、山药、山茱萸）、肾气丸（桂枝、附子、熟地、茯苓、泽泻、丹皮、山药、山茱萸）等。

(2)外治法：可采用膏药贴于患处或擦剂涂抹患处，也可采用洗药治疗。膏药如伤湿止痛膏、狗皮膏、太乙膏等；敷药如生肌玉红膏、定痛膏；擦剂如正骨水、松节油等；腾洗药如寒痛乐、热敷灵等。

4. 练功疗法　又称为"导引术"，是筋伤治疗中不可缺少的组成部分。练功疗法有利于调动患者治疗的积极性，加速损伤愈合，缩短疗程，防止粘连，帮助肢体恢复正常功能活动。

四、康复预后和预防

软组织损伤所涵盖的疾病繁多，轻重缓急不一，其预后和损伤程度、患者身体条件、救治方法等诸多因素相关。急性软组织损伤如诊断及时，急救和处理得当，多可获得较好疗效；慢性软组织损伤通过正确和持之以恒的康复治疗可明显改善症状，或至痊愈。

为避免急性软组织损伤的发生，应努力提升安全意识和自我保护意识。近年来，由交通事故引发骨关节创伤所并发的软组织损伤呈逐年上升趋势，因此，远离交通事故也就在很大程度上远离了软组织损伤。另外，在进行运动特别是剧烈运动之前，应当做好充分的准备活动，使关节、韧带和肌肉等充分舒展、协调，并使人体的应激能力与之相适应，运动中还应加强安全保护措施。慢性软组织损伤多是由累积性外力所造成的，在病变的早期可不表现出症状，当损伤累积到一定程度，超过人体代偿能力的时候就会发病，因此纠正不良的姿势和习惯，加强锻炼，增强体质对预防软组织损伤的发生尤为重要。未病先防，已病防变，发现软组织损伤之后应及时治疗，并应尽量彻底治愈，防止复发。另外，愉悦的心情和合理的饮食起居是健康的保证，保持精神愉快、科学的安排饮食起居也是预防软组织损伤不可或缺的要素。

第二节　肩关节周围炎

一、概述

肩关节周围炎简称肩周炎（scapulohumeral periarthritis），是指由于肩关节周围软组织病变而引起肩关节疼痛和活动功能障碍的一种疾病。又称冻结肩、粘连性关节炎、五十肩等。

（一）病因和发病机制

肩周炎病因至今不清，一般认为与以下因素有关：

1. 年龄因素　本病大多发生在 40 岁以上的中老年人，由于软组织退行性变，对各种外力的承受能力减弱，是造成本病的基本因素。

2. 慢性劳损　长期过度活动，姿势不良等慢性劳损引发肩关节周围软组织的退变，如肩峰下滑囊炎、冈上肌腱炎、肱二头肌长头腱鞘炎等。有学者认为肱二头肌长头腱鞘炎是引起肩周炎的主要原因。

3. 外力损伤　肩部急性挫伤、牵拉伤后治疗不当。

4. 固定过久　因上肢骨折、颈椎病等使肩部固定过久，肩周组织继发萎缩、粘连。

5. 其他疾病影响　心、肺、胆道疾病等反射性地引起肩部牵涉痛，原发病长期不愈使肩部肌肉持续痉挛、缺血而形成炎性病灶，转变为肩周炎。

本病属于中医学“肩痹”“肩凝”“漏肩风”等范畴。首载于《黄帝内经》，称为肩痛或肩不举。《针灸甲乙经》称其为“肩背痹痛”“肩背周痹”，《针灸资生经》称其为“肩痛周痹”“肩痹痛”“肩痹”。本病的形成，或因年老体虚，精血衰少，不能荣筋；或因汗出当风，睡卧露肩，感受风寒湿邪，凝滞经络，经脉拘急；或因过力劳伤，血瘀凝滞不通，不通则痛。

（二）临床表现

肩周炎多发于 40 岁以上的中老年人，女性多于男性，比例约为 3∶1，左肩多于右肩。本病有自限性，可以自愈。

1. 肩部疼痛　多呈慢性发病，其疼痛性质多为酸痛或钝痛，疼痛一般位于肩前外侧，有时可放射至肘、手及肩胛区，无感觉障碍。初期为阵发性，后期逐渐发展成持续性疼痛。当上臂外展、外旋、后伸时疼痛加重，肩部受牵拉或碰撞后，可引起剧烈疼痛。夜间疼痛加重，影响睡眠，不敢患侧卧位。持续疼痛可引起肌肉痉挛。

2. 肩部压痛　冈上肌腱、肱二头肌长、短头肌腱及三角肌前、后缘均可有明显压痛，以肱二头肌长头腱部压痛最为明显。

3. 功能障碍　肩关节各方向活动功能明显受限。早期功能障碍多因疼痛所致，后期则因肩关节广泛粘连所致。尤以外展、内旋及后伸受限为甚。难以完成梳头、穿衣等日常动作。

4. 肌肉萎缩　初期在形态上无变化，病程较久者，由于疼痛和失用，出现肩部肌肉广泛性萎缩，以三角肌最为明显，肩峰突出。

5. 其他症状　有时因并发血管痉挛发生上肢血液循环障碍，出现前臂及手部肿胀、发凉及手指活动疼痛等症状。

（三）辅助检查

1. X线检查　一般无异常改变。有的患者可出现骨质疏松，冈上肌腱钙化，肩峰下滑囊钙化，肱骨大结节处密度增高，关节间隙变窄或增宽等征象。

2. 肩关节造影检查　可有肩关节囊收缩、关节囊下部皱褶消失等改变。

（四）诊断要点

根据患者的主诉、病史、临床症状和体征，即可做出诊断。

（五）临床治疗

1. 治疗原则　急性期以药物治疗为主，慢性期及恢复期以康复治疗为主。

2. 治疗方法

（1）药物治疗：疼痛明显者需用药物控制，可酌情选用消炎镇痛、缓解肌肉痉挛的药物，如短期服用布洛芬或氯唑沙宗，也可选用水杨酸制剂等。

（2）封闭治疗：压痛局限者可用1%普鲁卡因5~10ml加醋酸氢化可的松25mg局部封闭，每周1次，共2次或3次，不宜超过3次。

（3）手术治疗：肩周炎经长期非手术治疗无效者，应考虑手术治疗。关节镜下松解术因具有创伤小、术后恢复快、疼痛轻等优点，在治疗肩周炎中较为多用。

二、康复评定

肩周炎的康复评定应从疼痛、活动度、功能活动、肌力等方面综合评定。

（一）百分五级评定法

该法主要是疼痛、关节活动范围和日常生活活动能力三方面的综合评定，总分100分，其中疼痛30分（表3-1）、关节活动度30分（表3-2）、日常生活活动能力40分（表3-3）。其中日常生活活动能力评定项目包括：穿脱套头衣，穿脱开口衣，翻衣服领，刷牙，梳头，用手触对侧腋窝，系裤带，便后使用卫生纸8项。评分标准为：Ⅰ级：100分；Ⅱ级：≥80分，<100分；Ⅲ级：≥60分，<80分；Ⅳ级：≥40分，<60分；Ⅴ级：<40分。

表3-1　疼痛评定

分数	疼痛情况
30	无疼痛
20	活动时疼痛但程度较轻
10	不动时疼痛较轻，活动时加重，但可忍受，偶有夜间痛
0	疼痛难忍，夜间尤重，影响睡眠，需服止痛药

表 3-2　关节活动范围评定

分数	活动情况
满分 15 分	前屈上举
15 分	前屈上举≥150°
12 分	120°≤前屈上举<150°
9 分	90°≤前屈上举<120°
6 分	60°≤前屈上举<90°
3 分	30°≤前屈上举<60°
0 分	前屈上举<30°
满分 9 分	外旋
9 分	外旋>40°
6 分	30°≤外旋<40°
3 分	20°≤外旋<30°
0 分	外旋<20°
满分 6 分	内旋
6 分	手可触及 T_{12}
4 分	手可触及 L_5 以上 T_{12} 以下
2 分	手可触及尾骶部
0 分	手不能触及尾骶部

表 3-3　日常生活活动能力评定

ADL 项目	容易完成	勉强完成	不能完成
穿脱套头衣	5	3	0
穿脱开口衣	5	3	0
翻衣服领	5	3	0
刷牙	5	3	0
梳头	5	3	0
用手触对侧腋窝	5	3	0
系裤带	5	3	0
便后使用卫生纸	5	3	0

（二）其他肩关节评分系统

用于肩关节功能评价的评分系统较多，可酌情选用 JOA 肩关节疾患治疗成绩判定标准、Constant-Murley 评分、Rowe 肩关节功能评定法或美国的 ASES、UCLA 肩关节评分系统。关于肩关节活动度的评定，JOA 肩关节疾患治疗成绩判定标准将活动度定为 30 分：上举 15 分、外旋 9 分、内旋 6 分，根据患者的活动情况记分；Constant-Murley

将关节活动度分为前屈、后伸、外展、内收、外旋和内旋，每项最高分值为 10 分；Rowe 肩关节功能评定规定肩关节外展 15 分、前屈 12 分、内旋 5 分、外旋 5 分。关于日常生活活动能力的评定，Rowe 肩关节功能评定中有详细的评定，通过询问患者日常活动、体育娱乐活动和提重物的情况进行评分，分为 5 个等级，最高分 25 分；JOA 肩关节疾患治疗成绩判定标准规定日常生活活动为 10 分，包括梳头、系带子、手摸嘴、睡眠时压着患处、取上衣侧面口袋的东西、用手摸对侧眼、能关或拉开门、用手取头上的东西、能大小便、穿上衣等活动，能完成 1 项动作计 1 分。其他评分法中也有对日常生活活动能力的评定，可酌情选用。

三、康复治疗

（一）康复治疗目标

1. 解除疼痛、缓解痉挛，预防关节功能障碍。

2. 预防并解除组织粘连，防止关节挛缩和肌肉萎缩。

3. 改善并恢复关节活动度，尽早恢复肩关节功能。

（二）现代康复治疗

康复治疗是肩周炎的主要治疗方法，效果良好。

1. 心理疏导　肩周炎患者疼痛较重，尤其是夜间疼痛重，影响睡眠，加之肩关节活动障碍，影响日常生活，因此肩周炎患者常有焦虑、烦躁情绪。在治疗中，首先应对患者进行心理疏导，向患者说明本病特点，告知患者肩周炎具有自限性，只要坚持康复治疗，就可缩短病程，恢复健康。帮助患者树立战胜疾病的信心，使其更好地投入到康复治疗中去。

2. 运动治疗

(1) 自我锻炼：练习肩关节向各个方向的活动，尤其是外展、外旋和内旋。配合摆动练习和牵伸运动。具体方法包括：

1) 屈肘甩手：患者背部靠墙站立，或仰卧在床上，上臂贴身、屈肘，以肘点作为支点，进行外旋活动。

2) 手指爬墙：患者面对墙壁站立，用患侧手指沿墙缓缓向上爬动，使上肢尽量高举，到最大限度，在墙上做一记号，然后再徐徐向下返回原处，反复进行，逐渐增加高度。

3) 体后拉手：患者自然站立，在患侧上肢内旋并向后伸的姿势下，健侧手拉患侧腕部或前臂，逐步拉向健侧并向上牵拉。

4) 展臂站立：患者上肢自然下垂，双臂伸直，手心向下缓缓外展，向上用力抬起，到最大限度后停 10 分钟，然后回原处，反复进行。

5) 后伸摸棘：患者自然站立，在患侧上肢内旋并向后伸的姿势下，屈肘、屈腕，中指指腹触摸脊柱棘突，由下逐渐向上至最大限度后停住不动，2 分钟后再缓缓向下回原处，反复进行，逐渐增加高度。

6) 擦汗动作：患者站立或仰卧均可，患侧肘屈曲，前臂向前向上并旋前，掌心向上，尽量用肘部擦额部。

7) 头枕双手：患者仰卧位，两手十指交叉，掌心向上，放在头后枕部，先使两肘尽量内收，然后再尽量外展。

肩关节功能锻炼的具体方法很多,应根据患者情况进行选择。进行功能锻炼时,应注意循序渐进,不能过度劳累或用猛力,避免引起不良后果。肩关节的功能锻炼可充分利用社区内的健身器材,如吊环可加强肩关节的活动度和灵活性,大转轮、肩关节康复器可增强肩带肌群力量,改善肩关节柔韧性与灵活性。

(2)关节松动术:通过对肩关节的摆动、滚动、推动、旋转、分离和牵拉等,可以起到缓解疼痛、促进关节液流动、松解组织粘连和增加本体反馈的作用。疼痛剧烈时多用Ⅰ级手法,即在肩关节活动的起始端小范围地松动。疼痛缓解,肩关节活动受限,应多用Ⅱ、Ⅲ级手法。对于合并有肩关节半脱位或严重骨质疏松的患者应慎用或禁用。

3. 物理因子治疗

(1)超短波:对置法,无热量或微热量,每次 15 分钟,每日 1 次,15~20 次为一个疗程。

(2)微波:患肩辐射,微热量,每次 15 分钟,每日 1 次,15~20 次为一个疗程。

(3)毫米波:患肩痛点辐射,每次 30 分钟,每日 1 次,15~20 次为一个疗程。

(4)低频调制中频电疗:对置,选用止痛处方或急慢性肩周炎处方,每次 15 分钟,每日 1 次,15~20 次为一个疗程。

(5)红外线:患肩痛区照射,距离 30cm 左右,每次 20~30 分钟,每日 1 次,15~20 次为一个疗程。

(6)其他:也可选用蜡疗、低频电疗法、经皮神经电刺激疗法、直流电离子导入疗法、激光疗法、磁疗法等。

(三)中医康复治疗

1. 中药治疗　根据患者的症状特点进行辨证施治。

(1)内服药:风寒湿阻型用三痹汤加减;瘀血阻滞型用身痛逐瘀汤加减;气血亏虚型用黄芪桂枝五物汤加减;

(2)外用药:可选用活血散、止痛膏、热敷散或坎离砂外用。

2. 针灸治疗　针灸治疗亦应在辨证基础上立法、处方,合理选穴,根据伴随症状的不同而配穴。

(1)经络空虚,外邪侵袭

选穴:肩髃、肩井、肩髎、曲池、合谷、条口。

操作:均用平补平泻之法,肩部穴宜用温针或针后加艾条熏灸。

(2)经筋失养,挛缩软短

选穴:肩髃、肩髎、天宗、臂臑、曲池、肩贞、外关、膈俞。

操作:均用补法,刺激宜略强。针后可加灸或拔罐。

3. 推拿治疗

(1)治疗原则:早期以舒筋通络,祛瘀止痛,加强筋肉功能为主;晚期则以剥离粘连,滑利关节,恢复关节活动功能为主。

(2)施术部位:伤侧肩关节周围,肩胛部及上臂。

(3)取穴:肩髃、肩贞、肩井、肩三俞、天宗、秉风、缺盆、极泉、巨骨、曲池。

(4)施术手法:推、揉、㨰、搓、拨、动。

(5)时间与刺激量:每次治疗 25 分钟,每日 1 次;刺激量应因人、因证而定。

（6）操作手法：以右侧为例，常规手法分 6 个步骤，患者取坐位（体虚者可取卧位），术者立于伤侧。

1）分推抚摩肩部法：术者以双手大鱼际或掌部着力，在患肩周围做前后、内外分推及抚摩手法数十遍。

2）揉㨰肩周上臂法：术者用单、双手掌或多指揉肩关节周围及上臂数分钟；然后，用左手握伤肢前臂并托起肘部，将上臂外展并前后活动肩关节，同时用右手小鱼际或掌指关节在肩部周围及上臂施㨰法 5 分钟左右。

3）揉拨肩胛周围法：术者一手固定肩部，另手鱼际或掌根部自肩胛骨脊柱缘由上而下揉数遍，拇指拨 2~3 遍；而后，以食、中、环三指从肩胛骨脊柱缘插入肩胛骨前方拨理肩胛下肌 3~5 遍，拇指或大鱼际揉、拨肩胛骨腋窝缘数遍。

4）按摩腧穴痛点法：术者用双手拇指对压中府、天宗穴、肩贞、肩内俞，拇指重揉压肩外俞、秉风、巨骨、缺盆、肩井，揉拨极泉及肩部痛点各半分钟左右。

5）被动运动肩部法：根据肩关节不同方向的运动障碍，选用不同方法。

6）拍打患臂拿肩法：术者立于伤侧，用双掌或空拳由肩部至前臂往返拍打（掌拍拳打），双手掌相对往返搓伤肢数遍，牵拉伤肢；继之，双手拇、食指捏肩井，多指捏拿肩部结束。

4. 练功疗法

（1）肩臂旋转法（图 3-1）：又称车轮环转势。两足分开比肩稍宽站立，一手叉腰，另一手握拳做肩部环转运动，先向前环转数次，再向后环转数次。

（2）双臂云旋法（图 3-2）：又称云手。取半蹲位，两上肢及手做旋转云手活动，旋转范围由小到大，至最大限度为止。旋转时两膝随着前臂的旋转做左右摇摆和由屈变伸或由伸变屈活动。

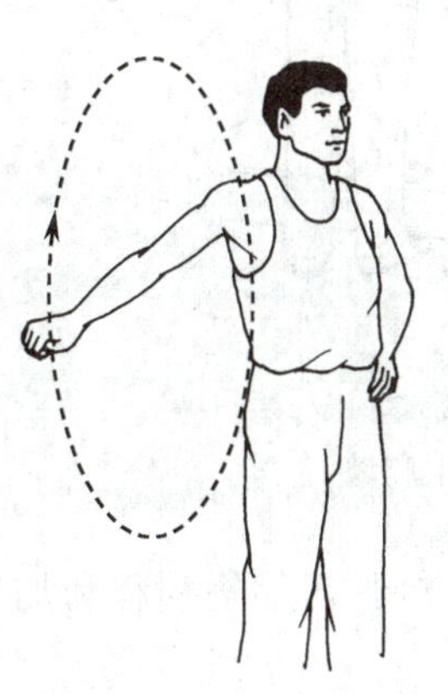

图 3-1　肩臂旋转法

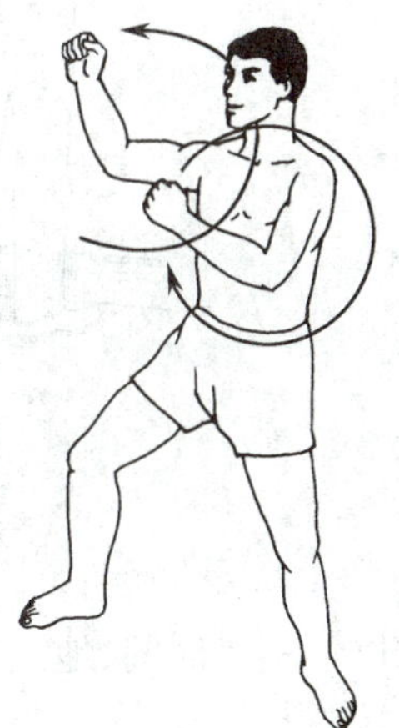

图 3-2　双臂云旋法

（3）双臂旋转法（图 3-3）：半蹲位，双手握拳，肘关节屈曲，前臂旋后，由腋下向前伸出，然后外展外旋，再将前臂置旋前位，从背后放回到腋下，即前臂做划圈活动的同时使上臂和肩关节做内旋和外旋的活动。两侧交替进行。

（4）双肩外展法（图 3-4）：又称大鹏展翅势。站立位，两手各指交叉，放于枕后，使两肩尽量内收，然后再尽量外展。

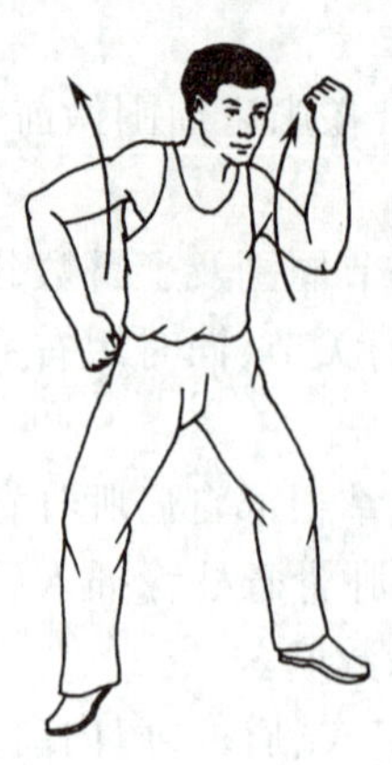

图 3-3　双臂旋转法

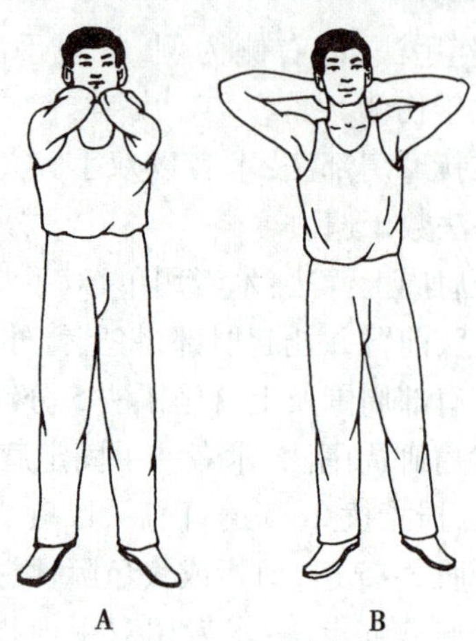

图 3-4　双肩外展法

A. 内收;B. 外展

(5)手指爬墙法(图 3-5):又称蝎子爬墙势。两足分开,面对墙壁站立,双手五指分开扶在墙上,五指用力缓缓向上爬行,使上肢逐渐高举,然后五指再用力缓缓向下爬行回归到原处。

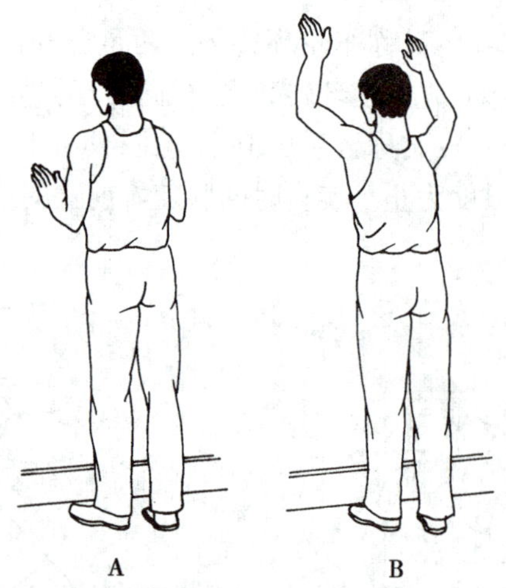

图 3-5　手指爬墙法

A. 双手扶墙;B. 向上爬墙

5. 自我按摩　不受时间、地点的限制,应用方便,对缩短病程和加速肩关节功能的恢复有积极意义。

常用手法:有拿、按、揉、点、擦等。

1)拿法:用拇指和其余四指的指端相对用力,捏住肩周部位肌肤并逐渐收紧、提起,腕关节放松。要求用力均匀而有节律。

2)按法:以指腹或手掌在肩周处垂直按压,当按压力达到所需的力度后,要稍停片刻,然后松劲撤力,再做重复按压,一按一松,轻重以自身不感到疼痛为度。

3)揉法:将手掌大鱼际或全掌、掌根、手指指腹着力,放置于肩周施术部位上,做轻柔和缓的上下、左右或环旋动作,揉动力宜带动施术部位的皮下组织一起运动,用力平稳。

4)点法:用指端或屈曲的指间关节部着力于肩部痛点,持续地进行点压。用力要由轻到重,稳而持续,要使刺激充分达到机体的组织深部,以能忍受为度。

5)擦法:将指或掌紧贴皮肤表面,稍用力下压,然后做上下或左右的直线移动摩擦。用力要适度,以生热感但不擦破皮肤为度。不可隔衣操作,须暴露肩部皮肤,擦法操作完毕,不可再于所擦之处使用其他手法,以免造成破皮。

上述手法除擦法外可交替运用。自我按摩可每日1次,每次20分钟。

6. 刮痧疗法　具有散寒除湿、祛风通络、祛邪外出的作用。刮拭的部位以患侧肩周(肩前、肩后、肩外侧)及痛点为主,还可刮拭患侧肩胛与脊柱、后颈部等处的软组织。暴露要刮的部位,清洁皮肤。用刮痧工具蘸取介质(油、水等物),然后轻轻刮拭患部。用力宜均匀适中,以刮拭处的皮肤出现红色瘀斑为度。通常是自上而下刮,由内向外刮。刮时要防止受凉,刮后可饮温热开水,以促进排汗。刮痧疗法可每周1次,痧点消失即可第2次刮痧,5次为一个疗程。

7. 拔罐疗法　可起到温通经络、行气止痛的作用。拔罐治疗肩周炎常选用肩井、肩髃、肩前、肩贞、天宗等穴位。每次选2个穴位,交替使用。在治疗过程中应注意避免出现水疱等皮肤损害。

8. 小针刀疗法　可松解粘连,解痉止痛,疏通气血。

四、康复预后和预防

肩周炎的预后一般良好。通过恰当积极的治疗,患者一般能在数月内得以康复,少数患者病期虽达1~2年,但最终也能恢复正常。病程长短关键在于正确的治疗及功能锻炼。

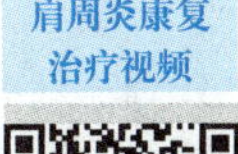

肩周炎虽然预后良好,但肩周炎的剧烈疼痛和较长时间的功能障碍也严重影响中老年人的正常生活和身心健康,因此,积极采取预防对策非常重要,预防措施主要有以下几点:

1. 注意保暖　日常生活中应注意肩关节局部保暖,随气候变化随时增减衣服,避免受风寒及久居潮湿之地。
2. 注意休息　避免过度劳累,减轻肩部负担,避免提重物,避免肩部扭、拉、挫伤。
3. 加强锻炼　要加强身体各关节的活动和户外锻炼,注意安全,防止意外损伤。
4. 注意饮食　要均衡饮食,适度加强营养,补充钙质。
5. 保持心情愉快　要放松心情,保持愉悦。

第三节　骨　　折

一、概述

骨折(fracture)是指骨或骨小梁的完整性和连续性发生断离。骨折主要由创伤导致,当外力超过骨的承载极限时,即会发生骨折。骨折的康复是指在骨折整复和固定的基础上,针对骨关节功能障碍的因素,例如肿胀、粘连、关节僵硬、肌肉萎缩等采取相应的康复治疗手段,使骨折损伤部位最大限度的恢复功能。

（一）病因和发病机制

造成骨折的原因是多方面的，同时骨折本身的病理变化也相当复杂，损伤程度差别很大。

1. 直接暴力　暴力直接作用于骨骼部位，使其发生骨折，常伴有不同程度的软组织损伤。

2. 间接暴力　暴力通过传导、杠杆、旋转等作用，在作用点远处发生骨折。

3. 肌肉牵拉　肌肉突然猛烈收缩，在肌肉附着处可发生骨折。

4. 积累性劳损　长期、反复的直接或间接损伤，可致使骨骼的某一特定部位发生骨折。

5. 病理骨折　由于骨骼本身的疾病，如骨肿瘤、骨髓炎等，骨骼的支持力减弱，只遭受轻微外力即可导致骨折。

《黄帝内经》中指出“坠堕”“击扑”“举重用力”“五劳所伤”等是导致骨折发生的因素。中医认为人体是由脏腑、经络、皮肉、筋骨、气血与津液等共同构成的整体，因而骨折的发生和发展与气血筋骨、脏腑经络等都有密切的关系。从表面上看，骨折似乎主要是局部皮肉筋骨的损伤，但人体受外力影响而遭受的局部损伤，常可导致脏腑、经络、气血的功能紊乱，如《正体类要》所说“肢体损于外，则气血伤于内，营卫有所不贯，脏腑由之不和”。皮肉筋骨损伤会引起气血瘀阻、经络阻塞，或气血津液亏虚，或瘀血邪毒由表入里，累及肝肾精气、导致脏腑不和。也就是说外伤与内损、局部与整体的关系是相互作用、相互影响的。

（二）临床表现

大多数骨折只表现为局部症状，特殊部位严重骨折和多发性骨折可引发全身反应。

1. 全身表现

（1）休克：骨盆骨折、股骨骨折及多发性骨折可因大量出血、剧烈疼痛而导致休克。严重的开放性骨折或并发胸部、腹部或骨盆内重要脏器损伤时也会引起休克。

（2）发热：骨折后一般体温正常，出血量较大的骨折，如股骨骨折、骨盆骨折，血肿吸收时可出现低热，一般不超过38℃，开放性骨折如并发感染可出现高热。

2. 局部表现

（1）骨折的一般表现：①疼痛：骨折局部出现剧烈疼痛，特别是移动患肢时加剧，伴明显压痛和纵轴叩击痛；②肿胀：骨折时，骨髓、骨膜及周围组织血管破裂出血，在骨折处形成血肿，加之软组织肿胀所致水肿，使患肢严重肿胀，甚至出现张力性水疱和皮下瘀斑；③功能障碍：折断的骨本身加之局部肿胀和疼痛使患肢的功能部分或完全丧失。

（2）骨折的特有体征：①畸形：骨折段移位使患肢外形发生改变，表现为短缩、成角或旋转畸形；②异常活动：骨折后，在肢体非关节部位出现不正常的活动；③骨擦音或骨擦感：骨折后，骨折端相互摩擦时可产生骨擦音或骨擦感。

3. 骨折的并发症

（1）早期并发症：①休克；②感染；③内脏损伤；④重要动脉损伤；⑤周围神经损伤；⑥脊髓损伤。

（2）晚期并发症：①坠积性肺炎；②压疮；③骨化性肌炎；④创伤性关节炎；⑤关节

僵硬；⑥缺血性肌挛缩；⑦缺血性骨坏死；⑧下肢深静脉血栓。

（三）辅助检查

1. X 线检查　对骨折的诊断和治疗具有重要价值。临床上已表现为明显骨折者，X 线检查可帮助了解骨折的类型和骨折移位的情况，对于骨折的治疗具有重要的指导意义。疑为骨折者，X 线检查可以显示临床上难以发现的不完全骨折、深部的骨折、关节内骨折和小的撕脱性骨折等。骨折的 X 线检查一般应包括邻近一个关节在内的正侧位片，必要时还需要拍摄对侧肢体相应部位的 X 线片进行对比。

2. CT、MRI 检查　对于脊柱骨折、骨盆骨折等采用 CT、MRI 检查有助于确切了解骨折情况、脊髓受累情况及脏器损伤情况等。

（四）诊断要点

1. 有明确外伤史。

2. 有临床症状，具有三种特有体征之一者。

3. 结合相关的辅助检查。

（五）临床治疗

1. 治疗原则　复位、固定和功能锻炼是治疗骨折的三大原则。

2. 治疗方法

（1）复位：是将移位的骨折段恢复正常或近乎正常的解剖关系，重建骨的支架作用，是治疗骨折的首要步骤。早期正确的复位是骨折愈合过程顺利进行的必要条件。复位分为解剖复位和功能复位。复位方法包括手法复位（闭合复位）和切开复位。

（2）固定：固定方法有两类，外固定和内固定。常用的外固定方法有小夹板、石膏绷带、外展架、持续牵引和外固定器等；内固定主要用于切开复位后，采用金属内固定物，如接骨板、螺丝钉、髓内针和加压钢板等将骨折段固定于解剖复位的位置。

（3）功能锻炼：详见康复治疗。

二、康复评定

骨折后的康复评定旨在了解骨折的愈合情况和功能障碍的程度，为康复治疗方案的制订和康复治疗效果的判断提供依据。

（一）骨折愈合情况的评定

1. 评定内容　骨折的愈合受多种因素的影响，如患者的年龄、身体状况，骨折本身的部位、数量、损伤程度，采用的治疗方法等。其评定内容包括骨折对位、对线情况，骨痂形成情况，是否有延迟愈合或不愈合，有无假关节、畸形愈合，有无感染、血管神经损伤、骨化性肌炎等。

2. 评定标准

（1）时间：骨折的愈合时间因患者年龄、体质不同而异，并与骨折部位密切相关，各部位骨折常规愈合时间见表 3-4。

（2）临床愈合标准：骨折断端局部无压痛；局部无纵向叩击痛；骨折断端无异常活动；X 线片显示骨折线模糊，有连续性骨痂通过骨折线；外固定解除后，肢体能达到以下要求者：上肢能向前平伸持重 1kg 达 1 分钟，下肢不扶拐连续步行 3 分钟，并且不少于 30 步；连续观察 2 周，骨折端无畸形。

表 3-4　成人常见骨折临床愈合时间表

上肢骨折部位	愈合时间	下肢骨折部位	愈合时间
锁骨	1~2 个月	股骨颈	3~6 个月
肱骨外科颈	1~1.5 个月	股骨粗隆间	2~3 个月
肱骨干	1~2 个月	股骨干	3~3.5 个月
肱骨髁上	1~1.5 个月	胫腓骨	2.5~3 个月
尺桡骨干	2~3 个月	踝部	1.5~2.5 个月
桡骨下端	1~1.5 个月	距骨	1~1.5 个月
掌指骨	3~4 周	脊柱椎体压缩	1.5~2.5 个月

(3)骨性愈合标准:具备上述临床愈合标准的所有条件;X 线片显示骨痂通过骨折线,骨折线消失或接近消失,皮质骨界限消失。

(二) 功能障碍的评定

骨折可能引发的功能障碍有:患肢功能丧失;肌肉、肌腱、韧带、关节囊等软组织损伤导致的瘢痕粘连和关节、肌肉挛缩;失用性肌萎缩、关节僵硬和骨质疏松;卧床引起的心肺功能下降;关节内骨折继发的创伤性关节炎。其评定包括:关节活动范围测定、肌力评定、肢体周径和长度的测定、步态分析、日常生活活动能力评定、生存质量评定及职业能力评定等。另外,对于长期卧床者,尤其是老年患者,应注意对心肺等功能的检查评定;对于骨折长期不愈合或愈合不良及长期卧床的患者,应进行心理状态的评定。

三、康复治疗

(一) 康复治疗目标

1. 促进骨折愈合,防止并发症的发生。

2. 恢复躯体功能。

(二) 现代康复治疗

骨折的愈合过程就是骨再生的过程,骨折的治疗不可避免的需要制动,但长时间制动会造成制动肢体的肿胀、肌肉萎缩、肌力和耐力下降、组织粘连、关节囊挛缩、骨质疏松、关节僵硬等局部并发症的发生,也可造成患者的心血管、消化、泌尿等系统的功能下降甚至受损,给患者本人和家庭造成了很大的伤害,而早期、及时、科学的康复治疗可以预防或减少上述并发症的发生,平衡骨折固定与运动之间的矛盾,促使骨折尽快痊愈。

1. 愈合期康复　是指骨折后第一阶段的康复治疗。骨折的复位、固定等处理后,到骨折的临床愈合,一般需一至数月的时间。这一期的康复治疗目的主要是消除肿胀、缓解疼痛,预防并发症的发生和促进骨折愈合。目前,骨折的临床治疗存在着忽视愈合期康复的弊端,骨折临床愈合后再进行康复既错过了康复的最佳时期,又加大了康复的难度,既增加了患者的痛苦,又造成额外的经济损失,因此骨折后的早期康复意义重大。

(1)主动运动

1)上肢骨折如全身情况许可,原则上不应卧床;下肢骨折必须卧床休息,但应尽量缩短卧床时间;健肢和躯干应尽可能维持其正常活动;必须卧床者,卧床期间应加强护理,实施床上保健操,以改善全身状况,防止压疮、呼吸系统和泌尿系统疾患等并发症。

2)骨折固定部位,在复位稳定1~2天后,若局部疼痛减轻,即应开始被固定区域肌肉有节奏、缓慢的等长收缩练习,可从轻度收缩开始,逐渐增加用力程度,每次收缩持续数秒钟,每组10次,每天进行数次。肌肉等长收缩训练既可以防止失用性肌萎缩的发生,又可以促进骨折端的紧密接触,克服分离趋势,并借助外固定物的三点杠杆作用所产生的反作用力,维持骨折复位后的位置,防止侧方及成角移位。

3)未固定部位,包括骨折近端与远端未被固定的关节,需进行各方向、全关节活动范围的主动运动和抗阻运动,必要时可给予助力,一天数次,以保持各关节活动度,防止关节挛缩和肌肉萎缩。上肢应特别注意肩关节外展、外旋,掌指关节屈曲和拇外展的训练,下肢应注意踝关节背屈运动,老年患者更应注意防止肩关节粘连和僵硬的发生。

4)关节内骨折,固定2~3周后,应每天取下外固定物,做受累关节的被动运动6~10次,逐步增加助力运动,每天1~2次,运动后再予以固定。如有可靠的内固定,术后2~3天可开始进行连续被动运动治疗。关节内骨折的功能预后显著差于关节外骨折,常会遗留严重的关节功能障碍,早期的关节运动可以促进关节软骨的修复、减轻关节内外的粘连、并利用相应关节面的研磨作用帮助损伤关节的重新塑形。

(2)物理因子治疗:应用理疗可改善肢体血液循环、消炎、消肿、减轻疼痛、减少粘连、防止肌肉萎缩及促进骨折愈合,如蜡疗、红外线、紫外线、光浴、音频电、超声波治疗等均可采用,也可采用超短波疗法或低频磁疗等疗法以促进骨再生,加速骨折愈合。

2. 恢复期康复　是指骨折后第二阶段的康复治疗。当骨折达到临床愈合标准,外固定物去除之后,骨折的康复治疗即进入第二阶段。这一期的康复治疗目的主要是消除残存肿胀,软化和牵伸挛缩的纤维组织,增加关节活动范围和肌力,恢复肌肉的协调性和灵活性。骨折临床愈合后,往往存在不同程度的关节僵硬与肌萎缩,遗留不同程度的功能障碍,需及时进行康复治疗,以促使肢体运动功能及生活工作能力得到尽早的恢复。

(1)恢复关节活动度:运动疗法是恢复关节活动度的基本治疗方法,以主动运动为主,辅以助力运动、被动运动和物理治疗等。

1)主动运动:对受累关节进行各运动轴方向的主动运动,尽量牵伸挛缩、粘连的组织,以不引起明显疼痛为度,循序渐进,逐步增加运动幅度,每一动作重复数次,每日多次训练。主动运动可充分借助社区康复器材,如肩关节康复器、滚桶、大转轮等。

2)助力运动:刚去除外固定的患者可先采用主动助力运动,随着关节活动范围的增加而减少助力。

3)被动运动:对组织挛缩或粘连严重、主动运动和助力运动困难者,可采用被动运动牵拉挛缩关节,动作宜平稳、柔和,以不引起明显疼痛为宜。

4)关节功能牵引:对于较牢固的关节挛缩粘连,应行关节功能牵引治疗,特别是加热牵引,效果较佳。固定关节近端,在其远端施加适当力量进行牵引。牵引重量以引起患者可耐受的酸楚感而又不产生肌肉痉挛为宜。

5)间歇性固定:对于中重度关节挛缩者,在运动与牵引的间歇期,配合使用夹板、石膏托或矫形器固定患肢，可减少纤维组织的回缩，维持治疗效果。随着关节活动范围的增大，夹板等应做相应的调整或更换。

6）关节松解术：经上述方法治疗后，仍有关节挛缩粘连并明显妨碍日常生活工作时，应行关节松解术，术后早期进行康复训练。麻醉下手法关节松动术因造成骨折的风险较大，现较少使用。

（2）恢复肌力：逐步增强肌肉的工作量，引起肌肉的适度疲劳。

1）骨折时，如不伴有周围神经损伤或特别严重的肌肉损伤，伤区肌力常在3级以上，则肌力练习以抗阻练习为主，按渐进抗阻的原则进行等长、等张或等速练习。

2）肌力不足2级时，可采用按摩、水疗、低频脉冲电刺激、被动运动、助力运动等；肌力2~3级时，以主动运动为主，辅以助力运动、摆动运动及水中运动等。

3）有关节损伤时，以等长收缩练习为主。肌力练习应在无痛的范围内进行。肌力练习也可充分借助社区内的健身器材，如臂力训练器、双人坐拉训练器等，既可锻炼肌肉，又可以增强心肺功能。

（3）恢复平衡及协调功能：下肢骨折后如果肌力及平衡协调能力恢复不佳，常会引起踝关节扭伤或跌倒引发再次骨折，因此在康复治疗中应增加动作的复杂性、精确性和速度练习以及恢复静态、动态平衡、防止跌倒的练习。

（4）物理因子治疗：运动疗法治疗的同时配合热疗等理疗方法，可增强治疗效果。如红外线、蜡疗等可促进血液循环、软化纤维瘢痕组织，音频电、超声波疗法可软化瘢痕、松解粘连。

（5）作业疗法：应用作业疗法增进肢体的功能活动，提高日常生活活动能力和工作能力，使患者早日回归家庭和社会。

3. 常见骨折的康复治疗要点

（1）锁骨骨折：儿童青枝骨折或成人无移位骨折常用三角巾或颈腕带悬吊，有移位骨折者，复位后用“8”字绷带外固定或切开复位内固定。固定后即可开始功能训练，先进行腕、手部各关节的功能活动以及屈伸肘、前臂内外旋、耸肩和肩带后伸的主动练习，逐渐增大活动幅度和力量。第2周可做肩部在悬吊带内前后、左右摆动的主动或助力运动，以不引起疼痛为度。第3周可采取仰卧位，头与双肘支撑，做挺胸训练。愈合期禁忌做肩带前屈运动。去除外固定进入恢复期后，先做肩关节前后、内外的摆动训练，1周后开始肩关节各方向、各轴位的主动运动、助力运动，第2周增加外展和后伸的主动牵伸，第3周可进行肩前屈和内外旋的主动牵伸。

（2）肱骨外科颈骨折：对无移位骨折者，三角巾悬吊后即可开始功能锻炼，首先进行腕、手部各关节的活动，5天左右开始做肘关节屈伸、前臂内外旋转主动运动，3周后，在三角巾悬吊保护下，可以做耸肩及肩关节内外旋训练。对有移位骨折者，经复位及内或外固定后，第2天可进行屈伸腕关节及手部各关节的活动，4天左右可进行肘关节的活动，3周后可活动肩关节。需要注意的是，外展型骨折应限制肩外展活动，内收型骨折应限制肩内收活动。4~6周外固定去除后，可开始肩关节各个方向的活动，逐渐增加肩带肌的负荷。

（3）肱骨干骨折：早期宜多做握拳、屈伸手指和耸肩活动，3周左右可在悬吊带支持下做屈伸肘的等长肌肉收缩训练和前臂内外旋活动，活动中要注意保持骨折复位后的位置。外固定去除后，增加肩、肘关节各个方向的活动及活动幅度，加强恢复肌肉力量的训练。

(4)肱骨髁上骨折:早期进行手及腕关节屈伸活动,1 周后进行肩关节活动,外固定去除后,进行肘关节屈伸及前臂内外旋活动,切忌强力屈伸肘关节,以避免骨化性肌炎的发生。

(5)前臂双骨折:固定后 1 周内主要进行腕关节屈伸及手指的活动,2 周后可逐渐开始肩关节活动和肱二头肌、肱三头肌等长收缩训练,4 周后可进行肘关节主动运动。需要注意的是,外固定期间或骨折尚未愈合前,不宜进行前臂旋转训练。

(6)桡骨下端骨折:复位固定后即可开始肩关节各方向活动,以及屈伸肘、握拳、伸指、拇指对掌活动,逐步增加活动力度和范围。外固定解除后,可进行腕关节屈伸和旋转运动。

(7)股骨颈骨折:年龄较轻或基底骨折者,内固定术后应尽可能康复训练恢复髋关节功能,不做人工关节置换术;65 岁以上的患者,若全身情况许可,可行人工关节置换术。术后康复过程中切记有四种危险而应避免的体位:屈髋超过 90°、下肢内收超过身体中线、伸髋外旋、屈髋内旋。术后除进行非手术关节下肢和双上肢的肌力训练外,第 2 天可开始进行患侧关节周围肌肉的等长收缩,1 周后可进行主动收缩和渐进抗阻训练,应用持续被动运动进行关节活动范围的训练。髋关节的稳定对行走功能的恢复至关重要,应进行髋关节控制训练。当患者具有一定的肌力和平衡能力时,可进行部分负重训练,从术后 3~7 天开始,渐进加强,逐步过渡到术后 6~8 周负重。负重后进行步态训练和功能独立性训练。股骨颈骨折人工假体置换术后的康复是一个长期的过程,确切地说康复的理念应贯穿始终直至患者生命终结。让患者了解日常生活中如何保护关节非常重要,要点包括:维持良肢位,注意避免特殊体位,如不能交叉脚、不能坐低椅、不能使劲向前弯腰拾物品,减轻关节压力;避免同一姿势长时间负荷;保持良好的肌肉力量和关节活动范围;维持正常关节和骨的对线;在疼痛时避免继续负重;调整生活工作环境,以适应身体正常解剖结构。

(8)股骨干骨折:应着重预防膝关节粘连,尽早开始股四头肌肌力练习和膝关节功能练习。内固定术后次日即可开始股四头肌等长收缩、踝关节主动活动和髌骨被动活动。可在膝关节下方垫枕,并逐渐增高,在屈膝姿势下练习主动伸膝。持续牵引治疗的患者,早期只进行踝足部主动运动与髌骨被动运动,3~4 周后可在牵引架上主动伸屈膝关节。骨折愈合后做髋、膝屈伸活动及肌力练习,逐步进行下肢负重及站立行走练习。骨折未愈合前,禁止做直腿抬高运动。

(9)胫骨平台骨折:为关节内骨折,对膝关节运动功能的损伤较大,胫骨平台下松质骨丰富,骨折后常呈塌陷,复位后也易发生再次压缩,因此只有在愈合坚固后才可开始负重。胫骨平台骨折多数需手术治疗,术后 3~4 天可进行患侧髋、踝、趾主动运动和股四头肌静力性收缩,术后 3 周可进行膝关节助力运动和持续被动运动,逐渐增加膝关节屈伸主动运动、不负重的站立行走练习,缓慢过渡至负重站立和行走。

(10)髌骨骨折:为关节内骨折,可造成膝关节的严重挛缩、粘连及股四头肌的失用性萎缩。骨折固定后即可开始髋、踝、足部的主动活动,术后 3~4 周,可进行髌骨侧向被动活动、主动屈膝和被动伸膝。去除外固定后,开始做主动伸膝和抗阻屈膝训练。术后 3 个月,可进行股四头肌抗阻训练。

(11)胫腓骨骨折:固定后可开始踝关节伸屈练习和股四头肌肌力练习,4周后可开始下肢不负重的站立和步行练习,逐渐过渡至部分负重、正常行走。

(12)踝部骨折:早期主要进行跖趾关节屈曲和踝内翻的静力性肌力练习,骨折初步愈合后开始踝关节活动度和肌力练习,活动范围由小到大,逐渐增加不负重练习和平衡练习,能适当负重后,逐渐练习下蹲和行走。

(三) 中医康复治疗

1. 中药治疗

(1)内治法:在辨证论治理念指导下的三期分治。早期以活血化瘀、消肿止痛为主,可选用桃红四物汤,药用桃仁、红花、当归、地黄、芍药、川芎;或选用复元活血汤,药用柴胡、天花粉、当归尾、穿山甲、桃仁、红花、制大黄、甘草。中期以和营生新、续筋接骨为主,可选用接骨紫金丹、新伤续断汤,药用当归、白芍、川芎、红花、骨碎补、续断、丹参、煅自然铜、乳香、没药等。后期以补益肝肾、强筋壮骨为主,可选用壮筋续骨丹、六味地黄丸,药用熟地、茯苓、泽泻、丹皮、山药、山茱萸等。

(2)外治法:可用软膏涂抹患处,如舒筋活络膏、接骨膏等;亦可用膏药贴患处,如坚骨壮筋膏、化坚膏等;还可外用酒剂,如活血酒、正骨水等;热敷熏洗也有一定的疗效,可选用舒筋活血洗方。

2. 练功疗法　古称导引,具有活血化瘀、消肿止痛,濡养患肢关节筋络、促进骨折迅速愈合、防止筋肉萎缩及避免关节粘连及骨质疏松的作用,不同部位选择不同的练功方式。

3. 食疗　对于气滞血瘀的患者,应活血祛瘀、理气消肿,食疗多用豆制品、藕、萝卜、山楂、青皮、合欢花、月季花、桃仁、骨碎补等;对于长期卧床、气血亏虚、筋骨痿软的患者,应当补益脾胃肝肾、强筋壮骨,食疗用板栗、卷心菜、枸杞子、黄芪、当归、山药、核桃仁、芝麻等;对于水湿内停、漫肿无力、骨节酸楚的患者,应化痰祛湿,食疗多用地龙、僵蚕、鳖甲、海带、紫菜、丝瓜、魔芋、芋头、油菜、冬瓜、葫芦、苜蓿、薏苡仁等。

知识链接

中医传统正骨的优势

中医学在骨折的治疗上要求局部与整体兼顾(内外兼治),骨与软组织并重(筋骨并重),固定与活动结合(动静结合),医生与患者配合(医患合作)。国际上近年来倡导的生物学固定理念,在某种程度上是逐渐向中国传统骨折治疗观点靠拢的。中医传统正骨理论汲取西医学优点,将二者长处结合并提高,形成“中国接骨学”(Chinese osteosynthesis,CO),它完整地继承了传统的中医正骨理论,在骨折治疗过程中始终体现着遵循和保护人体生物性的原则。CO接骨术因其非手术、强调骨折的功能复位及固定不影响患肢关节功能练习等特点,可以保护骨折处的软组织和血液循环,提供尽快愈合的条件,避免因手术造成对肢体的不良影响,并且配合中医独特的一系列练功方法,使患肢各关节的活动功能也得到保护。

四、康复预后和预防

对于骨折患者而言,若临床处理及时正确,并早期进行合理的康复治疗,则大多数骨折是可以痊愈的。老年患者的骨折恢复较慢,容易出现各种并发症,甚至危及生命。严重的脊柱骨折伴有神经损伤则可能造成患者的终身瘫痪。

骨折的预防主要有以下几点:

1. 注意交通安全　近年来,伴随着交通事故的增多,由交通肇事所引发的骨折也逐年增多,因此,注意交通安全就成为预防骨折发生的要素之一。

2. 注意运动安全　对于儿童和运动员来说,注意运动安全可在很大程度上避免骨折的发生;对于老年人来说,发生骨折的风险以及骨折发生后的严重程度都要远远高于年轻人,因此老年人在日常生活中也应积极预防骨折的发生,雨雪天气尽量不要外出,走路注意防滑防摔。

3. 科学饮食　老年人骨质疏松比较明显,因此,老年人应注意科学饮食,积极防治骨质疏松。

4. 适量运动　适量合理的运动可以改善身体的平衡能力,增强体力,预防骨折的发生。

第四节　手　外　伤

一、概述

手外伤是指由于各种意外所造成的手部损伤。由于工农业机械生产的日益广泛,人们在生活中应用机械、电器等产品的增多,手外伤也日益成为一种常见的外伤。

(一)病因和发病机制

损伤原因常见以下几种:

1. 刺伤　如钉、针、竹尖、木片、小玻片等刺伤。特点是进口小,损伤深,可伤及深部组织。

2. 锐器伤　日常生活中的刀、玻璃、罐头等切割伤,劳动中的切纸机、电锯伤等。特点是伤口一般较整齐,污染较轻,伤口出血较多,伤口深浅不一,所致的组织损伤程度亦不同。

3. 钝器伤　钝器砸伤引起组织挫伤,可致皮肤裂伤,严重者可导致皮肤撕脱,肌腱、神经损伤和骨折。高速旋转的叶片,如轮机、电扇等,常造成断肢和断指。

4. 挤压伤　门窗挤压可仅引起指端损伤,如皮下血肿、甲床破裂、远节指骨骨折等;车轮、机器滚轴挤压则可致广泛的皮肤撕脱、多发性开放性骨折、关节脱位及深部组织严重破坏,甚至手指和全手毁损性损伤。

5. 火器伤　如鞭炮、雷管爆炸伤和高速弹片伤,特别是爆炸伤,伤口极不整齐,损伤范围广泛,常致大面积皮肤及软组织缺损和多发性粉碎性骨折。

本病属于中医学的“骨伤”“筋伤”范畴,历代文献中有“折疡”“金镞”“接骨”“正骨”“伤科”等名称,是指正常组织在受各种暴力时,出现皮肉、筋骨、气血、经络损伤。《杂病源流犀烛·跌扑闪挫源流》曰:“跌扑闪挫,卒然身受,由外及内,气血俱伤病也。”提示本病病因是跌扑金创所致,其病机是筋伤骨折,瘀血内留,气滞肿痛,与脾、肾、肝关系密切。

知识链接

手的姿势

手的姿势有休息位和功能位。休息位是指手自然静止状态的姿势，相当于半握拳状，即腕背伸 10°~15°，轻度尺偏，指关节屈曲，拇指轻度外展、指腹接近或触及食指远侧指间关节桡侧，其余 4 指从食指到小指依次增大尺侧屈曲程度，指尖指向掌心。此时手内外组织的张力处于相对平衡状态。功能位是指手发挥最大功能的姿势，相当于握茶杯状，即腕背伸 20°~25°，尺偏约 10°，手指分开，拇指处于外展对掌位，掌指关节屈曲 30°~45°，近侧指关节屈曲 60°~80°，远端指间关度屈曲 10°~15°。

（二）临床表现

1. 手的屈肌损伤呈伸直位畸形，屈曲功能障碍；伸肌损伤呈屈曲位畸形、伸直障碍。

2. 手的神经损伤，其支配区的感觉丧失及主动运动丧失可分别呈垂腕、“猿手”或爪状手等畸形。

3. 手的血管损伤可引起回流障碍，或缺血坏死，或呈福克曼挛缩（Volkmann contracture）。

4. 手的骨关节损伤可因其骨折脱位而引起疼痛、肿胀、各种畸形及异常活动。

（三）辅助检查

1. X 线检查　可发现是否存在骨折。

2. 神经电生理检查　包括肌电图、神经传导速度检查，主要针对肌肉和神经损伤者。

3. 多普勒血流图检查　主要针对血管损伤者。

4. 其他检查　包括关节镜检查、关节造影等。

（四）诊断要点

根据病史和临床症状，结合 X 线等辅助检查即可诊断。

（五）临床治疗

1. 治疗原则　及早进行药物及外科治疗，辅以系统的康复治疗。

2. 治疗方法

（1）药物治疗：抗感染药物应用以及止痛药、镇静剂、抗抑郁药等对症用药。

（2）外科治疗：包括止血、加压包扎、彻底清创、浅层和深层组织修复、骨折和脱位的复位及固定手术。

（3）康复治疗：包括运动疗法、物理疗法、作业疗法、心理治疗以及中医康复治疗等。

二、康复评定

手的功能非常精细复杂，因此，手功能的评定也需要专业化、精细的评价。

（一）一般检查

1. 望诊

（1）一般情况：包括皮肤的营养情况，色泽、纹理、有无瘢痕、瘢痕的类型，有无伤口，皮肤有无红、肿、溃疡及窦道，手指有无成角、短缩、旋转及其他畸形，上肢有无萎缩，指甲有无畸形等。

（2）手的姿势：包括手的休息位和手的功能位，具体可参见知识链接。

2. 触诊　可感觉皮肤的温度、弹性、软组织质地，检查皮肤毛细血管反应，判断手指血液循环情况，确定有无疼痛等。

3. 动诊　可检查手部关节活动。

4. 量诊　可测定关节活动度、肢体周径、肢体长度和容积等。

5. 其他　包括肌张力、反射检查等。

（二）功能评定

1. 关节活动度检查　包括手的各掌指关节和指间关节的屈、伸，拇外展、对指功能以及各手指屈、伸总活动度的检查。可用量角器测量关节主动、被动活动范围，用公式计算总活动度，如总主动活动度等于主动屈曲角度减去主动伸直受限角度。

2. 肌力检查　包括手的握力、捏力、各指屈伸肌、手内部肌群及上肢各肌群的肌力测定。可选用握力计、捏力计、徒手肌力检查及等速测试，若手的握力较小，可用血压计测量。

（1）握力：可用握力计表测试，要求上肢在体侧自然下垂，把手调节至合适宽度，保持表面向外，测 3~5 次，取其最大值。

（2）捏力：正常值约为握力的 30%，三指捏的捏力一般为握力的 1/5~1/6。用拇指分别与食指、食指桡侧、中指、环指、小指相对捏血压计气球或捏力计，测 2~3 次，取其最大值。

3. 感觉检查　是辨别手部各区域的感觉是否存在减退或丧失，以及存在的区域和范围。包括浅感觉、深感觉和复合感觉。

（1）两点辨别试验：是神经修复后经常采用的检查方法。手指末节掌侧皮肤的两点辨别距离正常值为 2~3mm，中节为 4~5mm，近节为 5~6mm。神经感觉恢复得越好，两点辨别试验距离越接近正常值。

（2）Moberg 拾物试验：是确定患者的拇指、食指、中指感觉及正中神经分布区感觉是否减退的检查方法。可选择 5 种常用生活小物件，如火柴盒、钥匙、硬币、茶杯、玻璃球，先让患者睁眼，用手将物品逐一拣起，放入规定的木盒内，同时用秒表记录患者完成动作花费的时间。然后让患者闭眼，再重复一遍上述动作，并记录时间。如果在闭眼时不能完成动作或完成动作困难，则提示存在感觉障碍。

4. 体积测量　可使用水置换容积法。先将水装满容器，使多余的水自然溢出，然后将被测部位伸入装满水的容器内，做好标记，用量杯测量排出容器的水量，即为被测部位的体积。可在治疗前后做对比。

5. 灵巧性和协调性检查　手的灵巧性和协调性的测试方法很多，可根据条件选择，如 9 孔插板试验、Jebson 手功能测试、Purdue 钉板测试等。

（1）9 孔插板试验：由 1 块 9 孔板和 9 个插棒组成，测试时，用器皿盛放 9 个插棒，放在患者测试手一侧，让患者逐个将插棒插入 9 个孔内，然后再逐个拔出放回器皿内，计算共需的时间。

（2）Jebson 手功能测试：由 7 个部分组成，即模仿进食、堆放棋子、翻卡片、写字、拾起小物品放入容器内、移动大而轻的物品、移动大而重的物品。测出结果后，查正常值表，判断功能是否正常。

三、康复治疗

（一）康复治疗目标

1. 控制水肿，预防感染，保持关节位置正确，促进损伤组织顺利愈合。

2. 预防挛缩，软化松解瘢痕组织，增加关节的活动度，恢复肌力和耐力。

3. 恢复手的运动速度、灵巧性及协调能力。

4. 恢复手的感觉和功能性活动，增强日常生活活动能力。

5. 进行心理调整和生活模式的修正。

（二）现代康复治疗

手的功能极其复杂和微妙，因此需要综合运用各种康复疗法，如运动疗法、物理因子疗法、作业疗法及配置矫形器和假肢等。

1. 手夹板的应用　手夹板在手康复中经常使用，具有改善僵硬手的被动运动范围，使关节周围的肌腱、韧带等被拉长并重新排列。可采用中等力量缓慢持续牵拉，以不引起损伤及疼痛为度，每星期活动度增加10°，每间隔2~3小时做关节主动运动1次。

2. 运动疗法　早期主要以被动运动为主，若无肌腱损伤或损伤已愈合，可酌情进行肌肉、肌腱的牵伸训练；随着患者病情的稳定，则可进行受限关节的关节松动术、手部肌肉的肌力训练等；伴感觉神经损伤者则需要感觉再训练。

（1）肌力练习：主要针对握力和捏力设计，一般用橡筋网进行手指屈伸及手内部肌的抗阻练习，亦可选择小皮球、海绵卷等物品进行训练。橡筋网也可以自己制作：选一个长为20cm的正方形木框，在每边上纵横各安8条橡皮筋。训练时要求每一动作重复10次，休息半分钟，反复进行至肌肉疲劳，再换练其他动作，每日练习1次。

（2）关节活动度练习：包括主动运动及手部关节按压和牵引等训练，持续关节被动运动在手外伤中不常用。

1）主动运动：每小时进行一次握拳与放松运动，每一动作重复5~20次。①勾拳运动：掌指关节和近指关节伸直，主动完全屈曲远端指间关节；②握拳运动：腕处中立位，手指关节主动完全屈曲；③拇指运动：腕处中立位，四指伸直，拇指做主动完全屈、伸、外展和内收运动；④手过头运动：做肩关节完全主动运动，并将手举过头顶。

2）手部关节按压练习法：可在用毛巾折成的垫子或海绵垫块上进行，在受损伤的关节部位，做主动按压至关节有紧张、酸胀感或轻度疼痛感为度，然后维持5~10分钟，每日进行2~3次。患者学会后可一日多次自行练习。

3）手部关节牵引法：将挛缩关节的近端肢体用支架或特制的牵引器固定于稳定舒适的位置，充分放松局部肌肉，然后在其远端肢体上按需要方向用砂袋做重力牵引。砂袋重量以引起关节紧张或轻度疼痛感为度。每个部位牵引持续10~20分钟，每日进行1~2次或更多。

（3）关节松动术：是治疗者在关节活动可动范围内完成的一种针对性很强的手法操作技术，属被动运动范畴，具有松动关节，缓解疼痛，增加关节活动度的作用，一般在热疗后进行效果会更好。操作手法如下：

1）腕掌关节：主要做长轴牵引。

2）掌骨间关节：主要做前后向或后前向滑动。

3）掌指关节：主要做分离牵引、长轴牵引、前后向或后前向滑动、侧方滑动及旋转摆动。

4）拇指腕掌关节：主要做长轴牵引、前后向滑动、后前向滑动、尺侧滑动及桡侧滑动。

5）指间关节：主要做分离牵引、长轴牵引、前后向或后前向滑动、侧方滑动及旋转摆动。

3. 物理因子疗法　早期使用可以促进局部血液循环、消炎镇痛、消除水肿、控制感染，加快伤口愈合。后期使用可以软化瘢痕和粘连组织，放松痉挛肌肉，提高组织的可塑性，改善关节活动度，恢复关节功能。对于肿胀的治疗，可选用冰疗法、压力疗法、超短波疗法及电磁波治疗等；伤口感染的控制，可选用微波、超短波疗法、紫外线疗法及电磁波治疗等；缓解疼痛可选用干扰电疗法、调制中频电疗法、微波疗法及超声波疗法等；对于增生性瘢痕的软化，可选用超声波疗法、音频电疗法及蜡疗法等；为改善肌肉收缩，可选用低频脉冲电疗法及干扰电疗法等。其中蜡疗时应选择熔点为52℃的石蜡为宜；冰疗时水温10~15℃，浸至冷不可耐时须取出患指拭干，10秒后再浸入，总共约3分钟即可，可在主动运动及被动牵伸前进行，皮肤感觉丧失及血液循环不良时忌用。

4. 作业疗法　包括日常生活活动训练、家务劳动训练、手工艺训练、感觉训练、手灵活性训练等，可改善肌力、关节活动度及手部的协调性和灵活性运动。应根据患者的兴趣和训练需要，选择作业方式。

（1）手部抓握作业：可选包装、木工、装配、编织及园艺等，以帮助患者练习各种方式的手部抓握动作。

（2）日常活动作业：可选穿脱衣服、鞋袜、拿杯子、碗筷、切割食品、烹调及清扫整理房间等，以提高患者的日常活动技巧，并锻炼手的灵活性，改善手部感觉。

（3）综合能力作业：可选弹奏乐器、下棋、玩纸牌、球类运动及郊游等文娱活动，以提高感觉和运动能力及社交能力等。

（4）适应环境作业：可选择应用矫形器、假肢及其他适应器具，改装各种日常用具，以提高患者的独立生活能力。

（5）就业前作业：可选相关的模拟生产或正式生产活动，帮助患者早日重返工作岗位，并增强其生存信心。

5. 心理治疗　在治疗过程中，对手外伤患者的恐惧、焦虑、紧张等心理障碍进行心理疏导，尽量给予鼓励，使患者能以最大决心和信心配合医生进行治疗和长时间的功能训练。

6. 手外伤的症状治疗

（1）水肿：手外伤常有持续性水肿，如不及时消除，可致软组织纤维化，形成僵直手。具体治疗方法如下：

1）抬高患肢：患肢远端抬高，一般在心脏水平线以上10~20cm。

2）主动运动：双手用力握拳举过头顶或手部和前臂肌肉有节奏收缩和放松，每小时25次以上。

3）理疗：可选用蜡浴、漩涡浴、冷疗、红外线、超短波、微波、超声波、音频等疗法。

4）加压治疗：①向心性按摩；②间歇性加压：可用手套状气囊交替加压与减压或弹力绷带自远端至近端反复进行螺旋形缠绕加压。

（2）感觉迟钝：针对有保护性感觉但缺乏鉴别觉者，或保护性感觉严重障碍者进行训练。对于无保护性感觉者，应注意手部安全性保护，如保持手的温湿度、避免受压、不接触冷、热、锐器等易损伤患手的物品，不用过大的力量握物等；对于有保护性感觉者，可根据感觉障碍的程度，设置训练内容，具体训练内容有：①训练感觉定位；②训练触觉领悟能力；③训练图形觉；④训练家庭用品的鉴别；⑤睁眼和闭眼患手训练，包括程序操作，在砂、米、豆中取出指定的物品等；⑥睁眼和闭眼双手训练，主要是双手同时操作，对比感觉，以自行调整；⑦记录反应的精度和时间；⑧定期检查静态和动态两点觉；⑨职业感觉训练。每日训练3~5次，每次5~10分钟，要求不得用健手触及患手，可以训练家属或朋友帮助患者执行训练计划。

（3）感觉过敏：手外伤后常出现感觉过敏，可根据条件和需要选择按摩、持续加压练习、质感练习、拍击、震颤、水疗及湿热敷等多种训练方式。如持续加压练习，开始时用等张手套，逐渐至负重加压训练；质感练习时，可从接触棉花开始，依次使用羊毛、毛毡及毛巾等，最后用砂纸或更粗糙的物品。每日可训练3~5次，每次5~10分钟。

（4）瘢痕：瘢痕治疗比较困难，可采用以下几种方法：

1）理疗：可采用石蜡疗法、热湿敷、泥疗及深部超声治疗等方法。

2）施加应力训练：①可用弹力绷带、弹力手套、局部硅胶模塑胶块支撑，弹性敷料包扎；②持久的夹板固定伸展瘢痕；③电按摩器局部进行颤摩；④手法或超声等深层按摩。

3）运动疗法：热疗后进行主动和被动的关节活动度训练、肌力和耐力训练。

7. 手外伤的分期治疗

（1）手术前期：术前应使患者学会等长收缩等功能锻炼技术，便于术后早期康复治疗；尽可能纠正已存在的关节挛缩及肌萎缩，为手术及手术后康复创造较好条件；尽可能恢复远端关节的被动活动度，消除可以消除的功能障碍，便于更好地设计手术方案，取得手术预期效果。

（2）术后早期：康复治疗原则上按骨折后第一期方法进行，肌腱缝接未愈合时，避免相应肌肉做等长收缩。

（3）术后中期：此期组织已愈合，无外固定，手功能正处在快速恢复期，应及时进行系统的康复训练，包括肌力训练、关节活动度练习、作业疗法及感觉训练等，使手部功能得到最大限度的恢复。

（4）术后后期：此期是疗效巩固期，手功能恢复已停止进步或已获满意效果。以后应坚持继续做适宜的康复训练，并用患手做功能活动，预防手功能退步。

8. 常见几种手外伤的康复治疗

（1）皮肤损伤后的康复：可防治肌肉萎缩、关节强硬及松解皮肤粘连，训练时应注意早期严格防止缝合区或植皮区的皮肤过早地承受张力。远离伤区的关节和肌肉早期即可开始做主动或抗阻运动。伤区附近的关节保持静止，待皮肤缝合处或植皮处基本愈合后，开始主动和被动运动，幅度和强度由小逐渐扩大。伤区附近的肌肉早期做轻度的等长收缩练习，植皮处愈合后做动力性练习及抗阻练习。带蒂的皮瓣移植术后须制动，但须进行制动区各组肌肉的等长收缩练习，待断蒂后进行被制动关节的活动度练习。

（2）韧带损伤的康复：康复治疗可防治肌肉萎缩、关节软骨营养障碍及未受伤韧带的失用性改变，训练时应注意早期避免对愈合中的韧带施加不适当应力，在不妨碍愈合的前提下早期活动。在伤后1~7日内，主要做理疗，2~3周内逐渐开始等长练习，4周以后韧带基本愈合，逐渐增加机械刺激，进行肌力、关节活动度练习并加强协同肌训练。

（3）指间关节脱位的康复：可应用夹板固定，去夹板后，如果在侧方外力作用下关节显示不稳定时，需要再制动3周。

1）侧方脱位：夹板固定在20°，屈曲位2周。

2）背侧脱位：背侧金属夹板固定3周，关节屈曲25°，5周开始用动态夹板，7周用加强夹板。

3)掌侧脱位:夹板固定于伸展位。

(4)外周神经损伤的康复治疗

1)桡神经损伤的康复:可进行陶器制作、用刨子打磨刨光木板、打字、飞镖游戏、桌子足球或篮球游戏等练习。

2)正中神经损伤的康复:早期选择包含整个上肢参与的活动;中期重点进行精细抓握训练,如刺绣、拿小钉子、写字及绘画等,也可进行粗大功能训练,如制陶、揉面、计算机及键盘游戏等;后期增加能增强肌力的活动如提重物及做木工活等。

3)尺神经损伤的康复:可进行圆柱状抓握、拇指侧捏和对掌、手指内收及外展等动作练习,如侧捏钥匙及书写等。

4)正中神经合并尺神经损伤的康复:"猿手"畸形可采用动力型夹板,使患者伸展手指并改善功能。感觉再教育训练对于正中神经和尺神经损伤患者具有极为重要的意义。

(5)肌腱损伤的康复治疗:可促进肌腱愈合、减少粘连、预防关节僵硬及恢复肌腱滑动。训练时应循序渐进,动作柔和。凡肌腱断裂者,都需要制动休息和进行功能锻炼。明确损伤肌腱的分区(图 3-6)、修复分期及各个时期的组织学变化特点,动静结合,控制好训练时间、强度及方法,同时因人因伤而灵活处理。

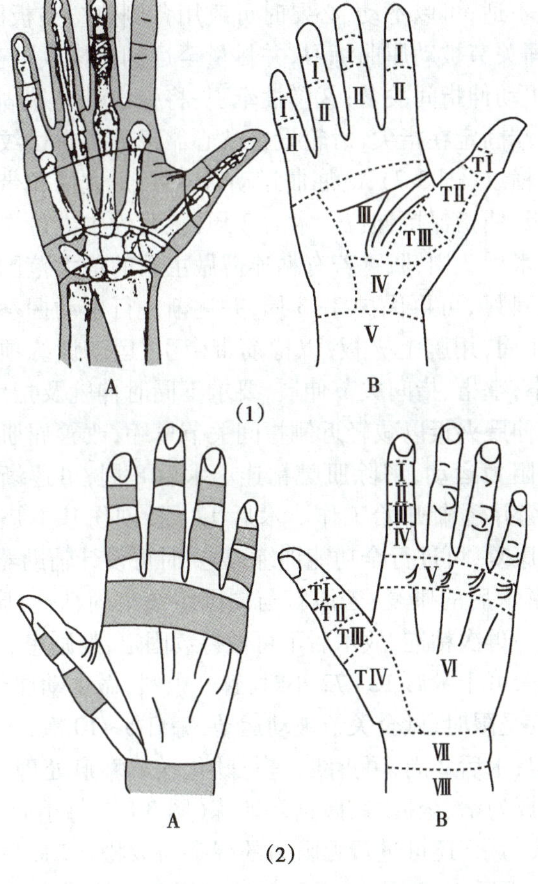

图 3-6 屈指、伸指肌腱分区解剖结构示意图

(1)屈指肌腱分区解剖结构示意图;(2)伸指肌腱分区解剖结构示意图

1）指伸肌腱的康复：可使用静态夹板，对于Ⅴ、Ⅵ、Ⅶ区伸肌腱修复术后，应立即掌侧夹板固定于腕背伸30°~45°，掌指关节屈0°~30°，指间关节全伸展；术后2星期，掌指关节屈0°，夹板缩短至远指关节，开始进行远指关节的屈伸活动；术后3星期，夹板缩短至近节指骨；术后4星期，夹板缩短至掌指关节，每日数次除去夹板，在腕背伸姿势下做主动屈伸掌指练习；术后5星期，夹板短至掌骨，掌指、指间关节主动运动，每日去除夹板数次，有保护地主动活动腕关节；术后6星期，可减少夹板使用时间；术后7星期，可开始手部关节被动运动练习；术后8~10星期，可开始轻微的抗阻运动；术后10~12星期，可完全自由活动并进行综合训练。对于拇指Ⅱ、Ⅲ、Ⅳ区伸肌腱修复术后，应立即掌侧夹板固定，腕背伸30°~40°，腕掌关节伸展并轻度外展，掌指与指间关节伸展；术后3星期，可缩短夹板，使指间关节能主动屈伸；术后4星期，应减少静态夹板的使用，每日数次主动屈伸掌指及指间关节，肌无力时可使用动态夹板；术后5星期，可开始主动屈伸和被动屈曲练习；术后7~8星期，可开始轻微的抗阻运动。

指伸肌腱的康复亦可应用动态夹板，动力型伸展夹板可用于康复的任何阶段。通过弹力橡皮条使手指主动屈曲和被动伸展，使伸肌肌腱得以在适当的体位上休息和愈合。

2）指屈肌腱的康复：手术后即行石膏夹板固定，腕屈20°~30°，掌指关节屈60°~70°，指间关节伸直，注意控制水肿、痉挛与疼痛，创伤处理按一般外科原则。术后3日，夹板如无变位及不适，可以不动，必要时可改用背侧热塑夹板固定，并可进行运动训练：①做掌指、指间关节被动屈曲练习，并尽量至远侧掌横纹，腕掌关节被动屈曲时主动伸指间关节；②弹性牵引：将弹性带一端固定在前臂夹板上，一端固定在指尖，滑轮设在掌心靠近近端掌横纹处，使指可屈曲到掌横纹（图3-7）；③屈曲运动后，可用尼龙搭扣带将指固定于背侧夹板，使指保持伸位。术后2周：腕改为中立位夹板，运动训练同前。术后3周，肌腱若有粘连需做主动的最大范围屈曲活动，肌腱滑动良好，可再保护2~3周，并逐渐进行主动握拳与伸展运动。术后4周，用腕上夹板，以橡筋带牵引，运动训练项目可增加主动握钩拳，掌指、指间关节伸展，要求不同时伸腕及指。术后6周，改用动态伸展夹板以减轻近侧指间关节挛缩，改善屈肌腱紧张，可增加轻微阻力运动，解除肌腱粘连。术后8周，可逐渐增加肌力和耐力训练并逐渐开始工作。术后12周，创伤基本痊愈，神经功能未完全康复，可进行全功能训练，必要时可设计辅助器具进行使用训练。

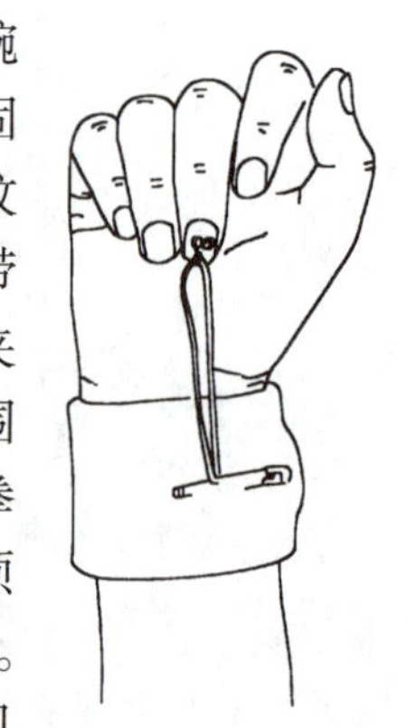
图3-7 腕上夹板

3）指屈肌腱松解术后的康复：若肌腱与周围组织牢固粘连，康复治疗无效时，需行肌腱松解术，因极易再次粘连，故术后不可做持续固定，鼓励患者忍痛坚持锻炼。在肌腱质量较好情况下，可于术后12~72小时，解开敷料，做主动屈伸运动，每小时重复5~10次，关节活动度受限时，做全关节被动运动，每日5~10次，每次重复10遍，运动结束后仍用夹板固定；术后2周，可拆线，进行软化松解瘢痕处理，有挛缩者白天间断使用动态夹板，增加握勾拳、全握拳、握直拳训练（图3-8），每小时重复5~10次，每次主动运动尽量用最大力量，还可进行无阻力的握拳与放松运动，并做轻微日常生活活动，晚上仍保留夹板；术后4~7周，白天可持续使用动态伸展夹板进行抗阻力屈曲和等长抗阻运动，其他练习同前，晚上持续使用夹板至术后6个月。

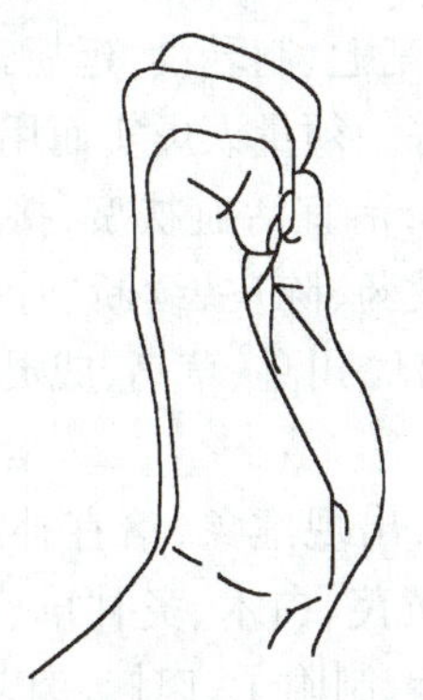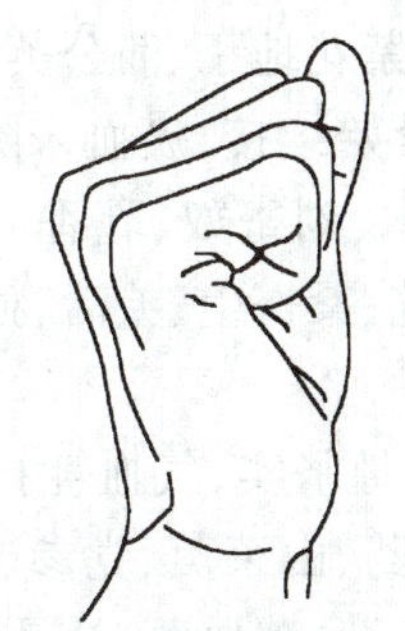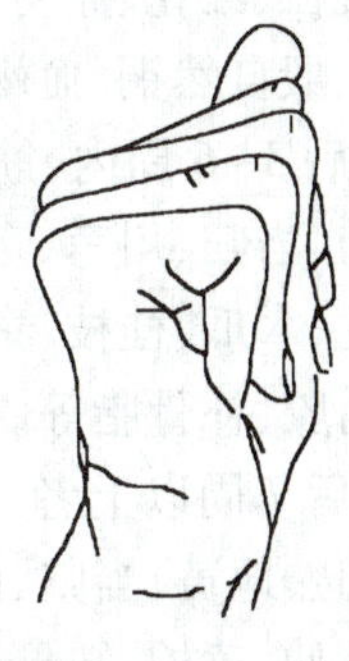

图 3-8　三种握拳方式

(6)掌筋膜挛缩的康复治疗：对于轻度挛缩的患者，可在掌筋膜增厚处，用局麻剂和玻璃样酸酶混合液多处注射，15 分钟后用力牵伸，1 周 2 次，直至获得矫正；对于早期瘢痕较浅的患者，可做热疗或用油剂按摩后，做被动牵伸或伸展手指的功能牵引，然后用石膏或夹板固定；对于掌筋膜切除术后的患者，可先做理疗，促进切口愈合，创口愈合良好时，做热疗或油剂按摩、掌指关节和手指的加热被动牵伸并逐步加大力度，同时做主动的肌肉训练，一日 3~4 次，持续 4~6 周，必要时在训练后用夹板固定。

(7)手部骨折后的康复处理：可分为两个阶段。第一阶段，术后肿胀、疼痛，手部被固定，限制活动，可抬高患指，进行理疗，活动未被固定的腕、肘和肩关节。应注意密切观察手的症状改变，如麻木、疼痛、肿胀加重、皮色变白、发紫或红肿，应及时处理。第二阶段，组织愈合，肿痛消失，手关节仍存在功能障碍，可进行综合性康复训练，如理疗、主动和被动的关节运动、肌力和耐力训练、作业治疗等。注意切忌粗暴性运动。

(8)拇指再造术后的康复：若术后拇指关节活动度和肌力恢复至 50%~60%，患者就可能恢复工作，包括进行各种复杂的手工操作。为防治肌肉萎缩、组织粘连及关节挛缩，尽早恢复功能，应在不影响手术效果的情况下，尽可能早期开始训练。训练方法主要有以下几种：

1)运动疗法：关节囊缝合术后 4 周，骨质嵌接术后 8 周，除了内外固定，即可开始拇指功能锻炼，一般练习在热疗后进行。①准备活动：拇指及全手的主动运动；②关节活动度练习：做主动和被动运动，包括拇指屈伸、外展及对掌练习；③肌力练习：可用皮球和橡筋网做抗阻练习，每一动作维持 3~5 秒，重复至轻度肌肉疲劳，每日 1~2 次；④牵伸练习：在垫子上做各方向按压练习，每一姿势维持 5~10 分钟，以不引起明显疼痛为度，可每日进行 2~3 次。

2)作业疗法：练习各种持物方式、各种操作方式及各种工具使用方式等，如捏持纸片、铅笔、茶杯、练习穿脱衣服、进食、写字、玩纸牌以及使用锤子、刀子、剪子、扳手等。

(三) 中医康复治疗

1. 中药治疗　单纯软组织损伤，急性期应活血通络，消肿止痛；慢性期应补益肝肾，活血止痛，按照软组织损伤处理。若伴有骨折，应分期治疗，具体治疗如下：

(1)中药内服

1)早期：伤后 1~2 周内，以气滞血瘀为主，治宜活血消肿，理气止痛，佐以清热凉血之法。药用桃仁、红花、赤芍、当归、川芎、生地黄、三七、制乳没、延胡索、木香、川断、土鳖虫、山萸肉、煅自然铜、血竭、紫花地丁、蒲公英等。须量人虚实而用。

2）中期：伤后3~6周内，筋骨始续接，瘀血未除，治宜活血祛瘀，接骨续筋。药用桃仁、红花、赤芍、当归、川芎、苏木、刘寄奴、乳香、没药、陈皮、续断、骨碎补、木通、三七、五爪龙、地龙、木瓜、桂枝、秦艽、桑寄生、羌活、独活、川乌、草乌、威灵仙、海风藤、络石藤、桑枝、鹿角胶、补骨脂等。

3）后期：伤后7周以上者，筋骨坚实，气血耗损，出现虚象，治宜补肝肾，强筋骨，益气活血。药用熟地黄、当归、山药、山茱萸、党参、黄芪、白术、炙甘草、茯苓、陈皮、菟丝子、枸杞子、杜仲、黄柏、知母、杭芍、鸡血藤、补骨脂、制附子、肉桂、肉苁蓉等。

此外，也可选用中成药，如独一味、伤痛宁、舒筋活血丸、骨折挫伤散等口服。

（2）中药外用：外用药与中药内服相比，药物吸收更快，药效更直接、更迅速，且副作用更少。临床上常用药物夹板、药物油砂、膏剂外敷、散剂外敷、搽剂（包括药液和药酒）及中药熏洗等多种形式。

1）熏洗：可选择透骨草、鸡血藤、络石藤、钩藤、威灵仙、苏木、桂枝等中草药，也可选成方，如用海桐皮汤、上肢损伤洗方等。可将药物放入锅中加水煮沸，去除手部固定，用热气熏蒸手部，待水温适合后将手放入药水中浸洗。每日1~2次，每次20~40分钟。

2）外敷：使用外敷药直接敷贴在患部，以祛瘀生新、消肿止痛、强筋生骨。早期骨折处整复后，可选用金黄散、万花油纱、消瘀止痛膏、速效跌打膏等活血祛瘀止痛的外用药外敷，再用夹板固定；后期骨折端仍有压痛，可用接骨续筋膏、接骨膏、坚骨壮筋膏等续筋接骨止痛的外用药外敷，再用夹板固定。

2. 针灸治疗　针灸疗法包括体针、电针、耳针及艾灸等。取穴应以阿是穴及循经取穴为主，亦可按病损的部位，分部取穴或辨证取穴。手外伤时，应以整个上肢为主选穴，选择从肩部到手指端的穴位：肩髃、肩髎、肩前、巨骨、天宗、曲池、曲泽、尺泽、天井、少海、阳溪、外关、养老、后溪、中渚、鱼际、劳宫、中魁、合谷、二间、三间、四缝、八邪、十宣等。疼痛剧烈者，进针宜深，可强刺激；疼痛轻微者，进针深度可较浅，刺激以中等强度为宜。

3. 推拿治疗　具有疏经通络，消肿止痛，松解粘连，软化瘢痕的作用。若患手不宜进行主动运动或患手肿胀不消及出现组织粘连、瘢痕时，推拿是最好的治疗方法之一。可取受伤部位为主要施术部位，进行拔伸牵引、端提按正、折顶回旋、夹挤分骨、摇摆触碰、旋转屈伸。对于关节脱位者，动作要求熟练、轻巧、快捷、准确，应瞬间完成手法整复，以减少患者痛苦；对于恢复期患者，在实施手法时，应在手上涂抹按摩油，手法灵活，动作轻巧，力量均匀，每次治疗20分钟，以松解粘连，软化瘢痕。

4. 食疗　初期瘀血疼痛重者，当活血祛瘀、理气消肿。可选用韭菜、藕、萝卜、竹笋、木耳、山楂、青皮、桃仁、合欢花、月季花、骨碎补等具有活血化瘀功效的药食品，如月季花汤，可选用月季花数朵，洗净，加水，文火煎，加冰糖，顿服，可活血消肿止痛；中期选用丝瓜、芹菜、鳖甲等软坚散结、舒筋活络，若胖人痰多或漫肿无力者，可选海带、紫菜、冬瓜、葫芦、薏苡仁等化痰祛湿、利水消肿；后期气血亏损骨弱者，可选用山药、大枣、核桃仁、芝麻、鸡、鸭、枸杞子、黄芪等。

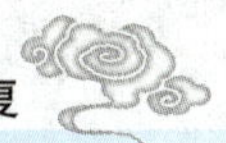

四、康复预后和预防

对于手外伤患者而言,急诊阶段的正确治疗十分重要,若急诊阶段处理不当会造成某些功能障碍。一旦发生畸形,则会影响手的功能,尤其是严重的手外伤,可能造成终生残废。

手外伤的预防应做到以下三级预防:

1. 一级预防　关爱手,避免损伤。

2. 二级预防　早期正确诊断,正确治疗,详细检查避免漏诊、误诊;严格保护患手,防止骨折移位而继发神经血管损伤;对开放型伤口应进行包扎;综合康复训练,预防功能障碍,着眼点在最终的功能、生活和劳动康复;重视心理治疗,帮助患者树立信心,度过漫长的修复期,坚持配合医生进行训练。

3. 三级预防　尽可能保存残留功能,进行手关节再造术或安装假肢。

第五节　颈　椎　病

一、概述

颈椎病(cervical spondylosis)是因颈椎间盘退行性变及其继发性改变压迫或刺激邻近组织而引起的一系列临床症状和体征。依据临床症状及受累组织的不同,颈椎病一般分为五型:神经根型、脊髓型、椎动脉型、交感型及混合型。

(一) 病因和发病机制

颈椎病的发病机制,可能与颈椎间盘、颈椎及其附属结构的退行性改变等因素有关。

1. 椎间盘退变　颈椎间盘在30岁以后就开始退变,退变的椎间盘含水量逐渐减少,髓核内基质异变,纤维环结构紊乱,椎间盘失去原有生物力学性能,应力分布异常,承载能力降低,容易在活动度最大的$C_{4\sim5}$、$C_{5\sim6}$椎间盘发生突出,压迫或刺激神经根、椎动脉及交感神经,引起相应症状。

2. 关节退变　随着椎间盘的退变,椎间隙逐渐变窄,椎体及其附属结构的力学关系遭到破坏,引起颈椎不稳,关节骨质增生,易发部位依次为颈5、颈6、颈4、颈7、钩椎关节及关节突关节。随着年龄的增长、不良生活姿势及过度劳累,使椎间关节产生累积性损伤,加速颈椎的退变进程。椎间盘突出、椎体增生、黄韧带肥厚等压迫脊髓、神经根、椎动脉及其伴行的交感神经等引起相关症状。

3. 血管及化学因素　神经根外膜受压后产生神经根内微静脉淤血,导致神经水肿,使压迫症状进一步加重;椎间盘突出时,髓核通过释酶和致敏作用,诱发神经根炎症和激惹,引起疼痛。

本病属于中医学"痹证""痿证""眩晕""颈肩痛""头痛""伤科"等范畴。《素问·长刺节论》曰:"病在骨,骨重不可举,骨髓酸痛,寒气至,名曰骨痹。"《素问·痹论》曰:"故骨痹不已,复感于邪,内舍于肾;筋痹不已,复感于邪,内舍于肝。"本病发病机制复杂,是本虚标实之证,本虚乃肝肾亏虚,气血不足,筋骨失养;标实乃外感风寒湿邪,积聚日久,生湿生痰,夹积夹瘀,以及跌仆损伤、劳倦内伤等。分型比较灵活,各家有所不同，但大抵分为五型：肝肾亏虚型、风寒湿痹型、气虚血瘀型、痰瘀互阻型、气滞血瘀型。

知识链接

颈　椎　病

颈椎病是一种常见病、多发病，近年来，随着人们生活节奏的加快，工作、学习压力的增大，以及电脑和手机的频繁使用，颈椎病的发病明显趋向低龄化，亟需大力宣传有关颈椎的保健知识，帮助民众树立颈椎的保健意识，重视颈椎健康。

（二）临床表现

根据受累组织和结构的不同，颈椎病分为：颈型、神经根型、脊髓型、交感型、椎动脉型，如果两种以上类型同时存在，称为“混合型”。

1. 症状

（1）颈型：颈项强直、疼痛，可有整个肩背疼痛发僵，不能做点头、仰头、及转头活动，呈斜颈姿势。需要转颈时，躯干必须同时转动，也可出现头晕的症状。少数患者可出现一过性肩臂手疼痛、胀麻，但咳嗽或打喷嚏时症状不加重。

（2）神经根型：颈痛和颈部发僵，常常是最早出现的症状。有些患者还有肩部及肩胛骨内侧缘疼痛。上肢放射性疼痛或麻木，沿受累神经根的走行和支配区放射。疼痛或麻木可以呈发作性，也可以呈持续性。有时症状的出现与缓解和患者颈部的位置和姿势有明显关系。颈部活动、咳嗽、喷嚏、用力及深呼吸等，可以造成症状的加重。后期可出现肌肉萎缩，患侧上肢感觉沉重、握力减退，有时出现持物坠落。

（3）脊髓型：多数患者首先出现一侧或双侧下肢麻木、沉重感，随后逐渐出现行走困难，双脚有踩棉感。一侧或双侧上肢麻木、疼痛，双手无力、不灵活，写字、系扣、持筷等精细动作难以完成，持物易落。躯干部出现感觉异常，患者常感觉在胸部、腹部、或双下肢有如皮带样的捆绑感，即“束带感”。同时下肢可有烧灼感、冰凉感。部分患者出现膀胱和直肠功能障碍，如排尿无力、尿频、尿急、尿不尽、尿失禁或尿潴留等排尿障碍，大便秘结。性功能减退。病情进一步发展，患者须拄拐或借助他人搀扶才能行走，直至出现双下肢呈痉挛性瘫痪，卧床不起，生活不能自理。

（4）交感型：头部症状：头晕或眩晕、头痛或偏头痛、头沉、枕部痛，睡眠欠佳、记忆力减退、注意力不易集中等，偶有因头晕而跌倒者。眼耳鼻喉部症状：眼胀、干涩或多泪、视力变化、视物不清，耳鸣、耳堵、听力下降，鼻塞、“过敏性鼻炎”，咽部异物感、口干、声带疲劳等，味觉改变等。胃肠道症状：恶心甚至呕吐、腹胀、腹泻、消化不良、嗳气以及咽部异物感等。心血管症状：心悸、胸闷、心率变化、心律失常、血压变化等。面部或某一肢体多汗、无汗、畏寒或发热，有时感觉疼痛、麻木但是又不按神经节段或走行分布。

以上症状往往与颈部活动有明显关系，坐位或站立时加重，卧位时减轻或消失。颈部活动多、长时间低头、在电脑前工作时间过长或劳累时明显，休息后好转。

（5）椎动脉型：发作性眩晕，复视伴有眼震。有时伴随恶心、呕吐、耳鸣或听力下降。偶有肢体麻木、感觉异常。症状与颈部位置改变有关。可出现一过性瘫痪，发作性昏迷。下肢突然无力猝倒，但是意识清醒，多在头颈处于某一位置时发生。

2. 体征

(1)颈型：急性期颈椎活动绝对受限，颈椎各方向活动范围近于零度。颈椎旁肌、胸1~胸7椎旁或斜方肌、胸锁乳突肌有压痛，冈上肌、冈下肌也可有压痛。

(2)神经根型：颈部僵直、活动受限。患侧颈部肌肉紧张，棘突、棘突旁、肩胛骨内侧缘以及受累神经根所支配的肌肉有压痛。椎间孔挤压试验阳性，臂丛神经牵拉试验阳性。

(3)脊髓型：颈部多无体征。上肢或躯干部出现节段性分布的浅感觉障碍区，深感觉多正常，肌力下降，双手握力下降。四肢肌张力增高，可有折刀感；腱反射活跃或亢进：包括肱二头肌、肱三头肌、桡骨膜、膝腱、跟腱反射，髌阵挛和踝阵挛阳性。病理反射阳性：如 Hoffmann 征、Rossolimo 征、Babinski 征、Chaddock 征。浅反射如腹壁反射、提睾反射减弱或消失。

(4)交感型：颈部活动多正常，颈椎棘突间或椎旁小关节周围软组织压痛。有时还可伴有心率、心律、血压等的变化。

(5)椎动脉型：旋颈试验阳性。

（三）辅助检查

1. X 线检查　对颈椎病的诊断有重要价值。

(1)侧位片：可有颈椎生理曲度改变，呈僵直、曲度消失、反张、椎体融合、畸形等，可见椎间隙狭窄、椎体前后缘增生、椎管狭窄、关节突增生，亦可见项韧带、前纵韧带、后纵韧带钙化等。

(2)正位片：各棘突不在一直线上，椎间隙左右不对称，钩椎关节增生。

(3)斜位片：椎间孔变形、缩小，钩椎关节增生、关节突增生。

2. CT 检查　可清楚地显示骨性椎管以及椎管内软组织病变，准确地判定骨刺部位和大小、椎间盘突出物与硬膜囊关系、椎管矢状径大小、后纵韧带钙化的长度等。

3. MRI 检查　图像清晰，尤其对脊髓灰白质有高分辨力，对脊髓病变的定位有独特的优越性，因此能对脊髓型颈椎病的临床诊断与治疗提供准确依据。

4. 其他检查　据病情需要还可酌情选择脊髓造影、椎动脉造影、肌电图、诱发电位、脑血流图、热像图、彩色多普勒、放射性核素及脊髓内镜等检查。

（四）诊断要点

1. 临床表现与影像学所见相符合者，可以确诊。

2. 具有典型颈椎病临床表现，而影像学所见正常者，应注意除外其他疾患后方可诊断颈椎病。

3. 仅有影像学表现异常，而无颈椎病临床症状者，不应诊断颈椎病。

（五）临床治疗

1. 治疗原则　以康复治疗为主，药物治疗为辅，必要时行手术治疗。

2. 治疗方法

(1)药物治疗：可以减轻症状，但不能根除病理变化。

1)药物内治法：根据不同的类型，可分别选用解热镇痛类药物（如布洛芬）、扩张血管药物（如盐酸倍他司汀）、营养神经类药物（如维生素 B_{12}、甲钴胺等）和活血化瘀类药物（如丹参）等。

2)药物外治法:可行封闭疗法,即用药物直接对痛点或引起疼痛的病灶进行药物注射,具有消炎、镇痛的作用。多选用0.5%的利多卡因针2~10ml、曲安奈德或确炎舒松针0.5ml与适量生理盐水混合后局部注射。每周1次,2~3次为一个疗程。

(2)手术治疗:对于少数保守治疗无效、病情渐进性加重、严重影响生活和工作的患者,可行手术治疗。

(3)康复治疗:包括心理治疗、物理因子治疗、运动疗法及中医康复治疗等。

二、康复评定

颈椎病的康复评定一般从两个方面进行,一是残损评定即器官水平的功能评定,二是失能评定即整体水平的功能评定。

(一)残损评定

1. 颈椎关节活动度的评定　包括测定主动和被动屈、伸、侧屈、旋转的运动范围。

2. 颈椎肌肉力量的评定　多采用徒手肌力检测法。

3. 疼痛的评定　多采用视觉模拟定级(visual analogous scale,VAS)评定法:图中线段长为10cm,按毫米标出100等分,要求患者按自己感觉的疼痛程度,在相应的刻度上做出标记,标记点距离100mm越近,表示疼痛越严重。此外,也可采用疼痛强度评定法或简式McGill疼痛问卷。

4. 肌电评定　肌电图和诱发电位可确定神经、肌肉病变的性质、位置及严重程度。

5. 其他评定　包括感觉和反射的测定、影像学的评定等。

(二)失能评定

根据患者的症状,选择相应的量表进行评定,如改良的Barthel指数评定法、颈部失能问卷表、颈性眩晕症状与功能评估量表、脊髓型颈椎病的功能状态评价方法(表3-5)等。

表3-5　脊椎型颈椎病的功能状态评价方法

项目	评分	评价内容
上肢运动功能		
	0	患者不能用筷子或匙进食
	1	患者能用匙而不能用筷子进食
	2	尽管不容易,但患者仍能用筷子进食
	3	患者能用筷子进食,但笨拙
	4	正常
下肢运动功能		
	0	患者不能走路
	1	在平坦区域内患者需支持才能行走
	2	患者在平坦处走进无需支持,但上下楼时则需要
	3	患者能不用支持走路,但笨拙
	4	正常

续表

项目	评分	评价内容
感觉障碍		
	0	上肢或下肢或躯干明显感觉障碍
	1	上肢或下肢或躯干轻度感觉障碍
	2	上肢或下肢或躯干无感觉障碍
膀胱功能		
	0	尿潴留
	1	严重的排尿紊乱
	2	轻度的排尿紊乱
	3	正常

三、康复治疗

（一）康复治疗目标

1. 减轻刺激和压迫症状。
2. 消除炎性粘连水肿。
3. 解除局部肌肉痉挛。
4. 增强颈肩背部肌力和耐力。
5. 恢复正常生理功能和工作能力。

（二）现代康复治疗

1. 颈椎牵引疗法　是治疗神经根型颈椎病最基本、最常用、最有效的措施之一。

(1)颈椎牵引的作用:①使颈部肌肉痉挛解除、疼痛缓解;②使嵌顿的小关节滑膜复位;③使扭曲的椎动脉伸张;④使椎间隙、椎间孔增大,解除对神经根的刺激和压迫;⑤使椎间盘内压减少,椎间盘组织向外突的压力得以缓冲,有利外突组织的复位和症状的缓解;⑥使粘连的软组织得以松解;⑦使挛缩的关节囊和韧带得到牵伸,从而矫正关节的微小异样改变。

(2)颈椎牵引的方法:最常用的是坐位枕颌布带牵引法。牵引时最大的应力位置正好处在病变部位,这时可以获得最佳效果。颈牵时最大应力位置与牵引角度有关,牵引角度小时,最大应力位置在颈椎的上段;牵引角度增大时,最大应力位置将逐渐下移。因此应该根据颈椎病变部位来选取牵引的角度。

(3)颈椎牵引三要素:牵引角度、牵引时间、牵引重量是决定牵引效果的三个重要因素。

1)牵引角度:临床可根据症状和影像学检查所确定的病变部位来确定牵引角度,若病变部位在 $C_{1\sim4}$,可选择牵引角度 0°;若病变部位在 $C_{5\sim6}$,可选择牵引角度 15°;若病变部位在 $C_{6\sim7}$,可选择牵引角度 20°;若病变部位在 $C_7\sim T_1$,可选择牵引角度 25°。

2)牵引时间:如果牵引时间太短,牵引的力学效应不能发挥;若牵引时间太长,对治疗无意义,且过度牵引会造成损伤或其他不良反应,如产生头痛、头麻、心慌、胸闷、恶心、下颌关节痛、腰酸背痛等。因此,牵引时间的选取也很重要,通常由电脑系统控

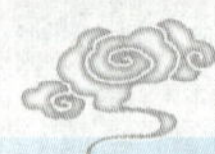

制。一般认为10~30分钟较为合适。如果在10~30分钟内牵引重量保持不变,则为持续牵引;如果在10~30分钟内牵引重量有所变化,则为间断牵引。每日可牵引1~2次,15~30次为一个疗程,根据需要牵引1~2个疗程或更长,两疗程之间休息7~10天。重症患者应住院治疗,牵引时间可持续达24小时。

3)牵引重量:一般采取逐渐增加重量的方法。可从6kg开始,每次加1kg,根据患者适应情况逐渐增加至12~15kg。对颈细长、颈椎失稳、年老体弱等特殊人群以及卧位患者,牵引强度应适当减小,建议由3~4kg开始,每3次加1kg,最后到6~8kg,时间为10~15分钟,每日1~2次。也有人主张牵引重量以患者体重的1/3为最大限度,每次牵引20~30分钟或更长。

(4)颈椎牵引的注意事项

1)牵引前应向患者讲清牵引过程,如在牵引过程中出现疼痛加重或头晕、恶心、心慌、胸闷、出汗等不适症状,应立即告知医护人员,以便及时处理。

2)颌带捆绑松紧适度,角度正确。

3)枕颈关节不稳和寰枢椎不稳的患者,不建议牵引。治疗者若经验不足,使用不适当可能引起致命后果。

4)脊髓型颈椎病早期如硬膜囊受压比较轻,可从小剂量开始,时间10分钟,如果患者适应,则可逐渐加量。硬膜囊受压严重者禁用。

5)颈部急性损伤者,可选用物理因子治疗,必要时视病情再考虑做牵引治疗。

6)颈部牵引治疗可单独使用,但如果同时进行物理治疗,效果会更佳。

2. 物理因子治疗　物理因子疗法可以起到以下几个方面的作用:①镇痛,消除组织水肿,促进神经功能恢复;②解除肌肉痉挛,延缓肌肉萎缩,促进肌肉功能和形态的恢复;③减轻、松解粘连,促进局部组织血液循环,修复病损组织;④调节自主神经功能。

目前常用且疗效肯定的物理因子治疗方法主要有石蜡疗法、激光照射疗法、低频脉冲电疗法、直流电离子导入、高频电疗法、磁疗法等。其他物理因子治疗方法有泥疗、音频电疗、红外线辐射治疗、高压电场疗法、电兴奋治疗机等,在减轻颈椎病的症状方面均具有一定疗效。一般疗程较长,每日1次,每次15~20分钟,15~20次为一个疗程。

3. 运动治疗　科学的运动疗法是在康复评定的基础上,制定运动处方,进行功能锻炼的一种方法。如在对颈椎活动情况、肌力、脊柱稳定性、脊髓功能状态等评定的基础上,设计一整套适合个体锻炼的方案,循序渐进地进行运动。通过颈椎的伸、屈、侧屈、旋转运动和肩关节在各方向的运动及抗阻运动,以增强颈、肩胛带肌肉的肌力,保持颈椎稳定;防止肌肉萎缩,恢复、增进颈椎关节的活动功能,防止僵硬;促进血液循环,促进炎症的消退,缓解肌痉挛,减轻疼痛;改善颈椎各关节功能,促进机体的适应能力与代偿能力,巩固疗效、减少复发。每天可进行3~4次,每次20分钟以上,动作应缓慢平衡,以不引起明显疼痛为宜。如果临床症状被诱发或加重,则应暂停练习。一般人群和早期颈椎病患者可以采用医疗体操的方式进行康复和预防,有效的医疗体操有很多种,如颈椎“米”字操、缩颈揉肩操、颈椎瑜伽等,可根据病情及需要选择使用。

4. 关节松动术　颈椎部位操作要领主要为:分离牵引、旋转摆动、后伸摆动、从前向后滑、垂直按压横突、垂直松动椎间关节、横向滑动。

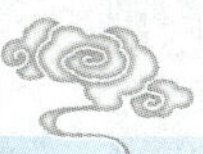

5. 术后康复

(1)术后次日可带颈围下地活动,若有神经肌肉损伤,可做激光治疗或者超短波无热量治疗。

(2)石膏颈围固定6~8周,去石膏后可做颈部活动。根据手术范围和术后情况,由康复医师经评定后制定活动量及活动方式。

(3)为防止术后并发症的产生、减轻局部粘连,可根据情况做物理因子治疗。如颈部直流电碘离子导入、音频电治疗、超声波及热疗等。

(4)术后应注意加强心理治疗和日常生活指导。

(5)对重症或手术失败、肢体失去正常功能的患者,应进行四肢肌力训练及日常生活活动能力训练,尽量达到个人生活自理。

6. 心理治疗　主要是通过宣教和医务人员的影响改变患者认知、行为和生活态度,提高自我调节能力,促进疾病康复。

(1)初诊时应向患者介绍颈椎病知识,消除患者的悲观情绪和恐惧心理,可列举治疗中的成功病例,增强患者的抗病信心。

(2)详细介绍诊断依据、治疗方案、治疗时间、预期效果以及治疗过程中的有关注意事项,强调坚持治疗的重要性。让患者有充分的心理准备,去除急躁情绪,积极配合治疗,达到预期治疗目标。

(3)在疗程结束后症状消失或减轻时,应告知患者疾病可能反复,指导其日常生活中的预防保健方法。

(三) 中医康复治疗

1. 中药治疗　在中医理论指导下,辨证运用中药对颈椎疾病进行治疗。主要使用活血化瘀、舒筋通络、滋补肝肾类药物,辅以祛风散寒、化痰通络类药物。中药治疗对减轻神经根的充血、水肿以及防治粘连极具优势。

(1)中药内服:根据患者的具体症状,或按疼痛性质辨证,或按疼痛部位辨证,或按痿证辨证,或按眩晕辨证,随证加减。一般患者可采用以下方剂:桃仁四物汤(《中国医学大辞典》)为基本方加减化裁,如补肾的狗脊、补骨脂等,壮骨的杜仲、川断等,通络的伸筋草、鸡血藤等,化瘀的全蝎、蜈蚣等,止痛的乳香、没药等。中成药可服用舒筋通络颗粒、颈复康颗粒等。

(2)中药外用:治疗效果也很好,可选成药,如骨刺消痛液等,也可选用草药。外用药禁止内服。

1)中药外洗法:常用川芎、川椒、当归、艾叶、透骨草、伸筋草、片姜黄、海桐皮、羌活等,水煎熏洗患部或热敷,每日2次,每次30分钟。

2)中药电熨疗法:是比较有效的方法,常用配方:乳香、川芎各1份,羌活、独活、桂枝、乌头、赤芍各3份,干姜5份,混合碾细末,装入棉布袋中,蒸至热气透湿药袋为度,作为电极衬垫置于颈后与前臂,接直流电(中药直流电熨法)、感应电(感应电熨法),每次20~30分钟,每日1次。

3)中药枕法:该疗法比较方便,且容易坚持,具有舒筋活血、通络止痛、消炎镇静的作用。常用药枕配方:伸筋草、透骨草、威灵仙、艾叶、防风、葛根、红花、薄荷,须调整枕头高低,不宜过高或过低。

2. 推拿按摩　可用于除脊髓型外其他类型的颈椎病,也是中医的特色治疗。颈椎病被认为和“骨错缝”“筋出槽”理论相关。治疗目的主要是疏通脉络，减轻疼痛和肢体麻木症状，缓解肌肉紧张与痉挛，加宽椎间隙与扩大椎间孔，整复滑膜嵌顿和小关节半脱位，改善关节活动度，松解粘连等。手法很多，有推、拿、按、摩、弹拨、捏、揉、牵拉、点穴和震颤等。常用手法有：颈椎的被动伸屈、旋转、穴位推揉、棘突点压及弹拨、手法牵引、重压按摩等。如穴位推揉手法，可反复在穴位上推揉3~5分钟，使局部酸胀、发热，达到改善血液循环，缓解痉挛的目的。旋转推拿对早期患者有效，但必须由专业医师进行操作，以免发生危险。要求医师应熟悉解剖结构，操作动作标准，操作力量适度，手法切忌粗暴，若对颈椎进行粗暴推拿和旋转，可造成病情加重甚至发生截瘫。

3. 针灸疗法　在中医理论指导下，运用针和灸对人体腧穴进行针刺和艾灸，以达到疏通经络、通调气血、消肿止痛、扶正祛邪、去除病因、调和阴阳等作用，既促进疾病康复又预防疾病复发。操作方法简便、方便、廉价，镇痛效果好，对颈型、神经根型及椎动脉型颈椎病疗效尤其显著。一般局部取穴多以经络辨证为主，如受累神经根在$C_{3\sim4}$椎间隙以上时，颈部症状多表现在手足太阳经和手足少阳经循行部位，可取风池、肩井、悬钟、天宗、肩贞、后溪、肩髎、外关、颈夹脊、阿是穴等。在临证时可辨证取穴，随证加减，每次3~5穴，每日1~2次，10~15次为一个疗程。针灸时，应随时观察患者，如有不适应及时处理。

4. 其他疗法　包括水针、小针刀、刮痧等疗法，对颈椎病的治疗亦有较好的疗效。

四、康复预后和预防

多数颈椎病患者经过及时正确的治疗后，预后良好。神经根型颈椎病的预后不一，其中麻木型预后良好，萎缩型较差，根痛型介于二者之间，且经治疗恢复或好转后，可因提重物或劳累等因素而再次发作；椎动脉型颈椎病多发于中年以后，对脑血管的影响较为严重，少数椎动脉型患者可因椎基底动脉系统供血不足而造成偏瘫、交叉瘫，甚至四肢瘫；脊髓型颈椎病对患者的肢体损害较为严重，一般手术治疗后89%的患者病情可停止发展，70%的患者可恢复半日或全日工作，如不积极治疗，少数患者可造成肢体瘫痪等严重后果。

加强对颈椎病预防和保健知识的宣教，对于减少或推迟颈椎病的发生、预防或减少颈椎病的复发具有重要的意义。主要预防措施有以下几点：

1. 枕头与睡眠姿势的选择　枕头不宜过高或过低，以避免颈部过屈或过伸，一般枕头高度在12~15cm。枕头的形状以中间低、两端高为佳，利用中间凹陷部来维持颈椎的生理曲度，减少头颈部在睡眠中的异动，同时对头颈部起到制动和牵引的作用，使颈部和肩胛带的肌肉放松、缓解颈肌痉挛。枕头应置于颈后，保持头部轻度后仰，以符合颈椎的生理曲度。仰卧时，枕头应与肩平，保持头与颈在一个水平面上，可使颈肩部肌肉放松。

2. 纠正工作、生活中的不良姿势　长时间视物时，应尽量避免仰视，应将物体放置于平视或略低于平视处；长时间伏案工作时，应根据个人条件，调整桌面、工作台的高度，可使用斜面工作台；工作、学习时，应定期改变头颈部体位，定期远视；注意不要在床上看书、看电视、玩手机；对于椎动脉型颈椎病患者，应避免快速转动头颈部，以免诱发脑供血不足，导致眩晕等意外。

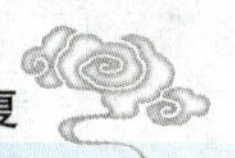

3. 正确的体育锻炼　颈部锻炼时要选择适合的运动方式和适量的运动量，不能蛮练，以免造成运动性外伤。颈椎已有退行性变的，锻炼时须由康复医生进行功能评定后，做规定的医疗体操。

颈椎病康复治疗视频

第六节　腰椎间盘突出症

一、概述

腰椎间盘突出症（lumbar disc herniation，LDH）是指腰椎间盘的纤维环破裂、髓核组织突出，压迫、刺激相应水平的一侧或双侧腰骶神经根所引起的一系列症状和体征。发病部位以 $L_{4\sim5}$、$L_5\sim S_1$ 节段最为常见。

（一）病因和发病机制

腰椎是脊柱运动的枢纽，腰椎间盘在脊柱的负荷和运动过程中承受强大的应力，易劳损，易退变。腰椎间盘突出症的发病，一般认为与以下因素有关：

1. 退变　腰椎间盘退行性改变是发病的主要原因。腰椎间盘退变一般从 20 岁即开始，随着年龄增长，纤维环和髓核含水量逐渐减少，髓核张力和弹性下降；纤维环各层逐渐发生玻璃样变性，逐渐产生裂隙；软骨板退变，逐渐变薄并囊性变。

2. 损伤　积累性损伤是椎间盘退变的主要原因，也是椎间盘突出的主要诱因。日常生活和工作中椎间盘反复受到纵向压力及扭转、屈曲应力，纤维环逐渐产生裂隙，后纵韧带两侧薄弱，髓核往往从该处突出，压迫神经根。

3. 职业　从事反复举重、腰扭转、长期弯腰等工作的人群易患腰椎间盘突出症，如司机、重体力劳动者、教师等。

4. 其他因素　包括遗传、妊娠、肥胖、寒冷、炎症、外伤等因素。

本病属中医学“腰腿痛”“腰痛”“痹证”等范畴。中医认为腰椎间盘突出症为本虚标实之证，主要与肝肾亏虚、气滞血瘀及风寒湿邪侵袭有关。

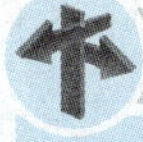

知识链接

腰椎间盘突出症的微创手术治疗进展

随着科学技术的发展进步，“微创”这一概念已深入到外科手术的各种领域，近年来，微创手术亦较多应用于腰椎间盘突出症的治疗，主要有经皮腰椎间盘化学溶核术、臭氧消融术、射频消融髓核成形术、经皮穿刺腰椎间盘摘除术、腹腔镜下腰椎间盘摘除术、显微镜内镜下腰椎间盘摘除术及椎间孔镜下腰椎间盘摘除术等。

（二）临床表现

1. 症状

（1）腰腿痛

1）本病最突出的症状是腰痛和放射性下肢痛。发生在 L_4、L_5 或 L_5、S_1 节段的腰椎间盘突出症，病人多有腰痛和坐骨神经痛，坐骨神经痛多逐渐发生，疼痛多为放射性神经根性痛，部位为腰骶部、臀后部、大腿后外侧、小腿外侧至足跟部或足背部。疼痛的性质有麻痛、刺痛及烧灼样痛等，以麻痛多见。

2)腹压增加时疼痛加重,如咳嗽、喷嚏、深呼吸以及负重等;活动后疼痛加重,休息后减轻;寒冷时疼痛加重,保暖时减轻。

3)下腹部痛或大腿前侧痛:在高位腰椎间盘突出,L_2、L_3、L_4 神经根受累,可出现这些神经根支配的下腹部、腹股沟区或大腿前内侧疼痛。

(2)感觉障碍

椎间盘压迫本体感觉、触觉纤维及腰部交感神经根受刺激,出现下肢麻木、发凉、无汗、肿胀等症状。

(3)马尾综合征:此症状出现于中央型腰椎间盘突出症。病人可有左右交替出现的坐骨神经痛和会阴区的麻木感。严重者可出现双下肢不全瘫,括约肌功能障碍,大、小便困难,男性出现阳痿,女性出现尿潴留和假性尿失禁。

2. 体征

(1)压痛点:椎间盘突出间隙、棘间韧带、棘上韧带以及棘突旁压痛,并伴放射痛,也可在受累神经分支及神经干上出现压痛点。

(2)运动障碍:可出现减痛步态,较重者步态拘谨、步行缓慢,常伴有间歇性跛行;还可出现腰部活动范围减少。

(3)脊柱侧弯畸形:可出现腰椎变直、侧凸、后凸以及腰骶角的变化。

(4)受累神经支配区改变:可出现痛触觉过敏或减退,肌肉无力或萎缩,腱反射减退或消失。

(5)直腿抬高试验(Lasegue 征):直腿抬高受限并出现小腿以下的放射痛为阳性。该检查阳性率高,对诊断意义大。直腿抬高加强试验(Bragard 征):在直腿抬高的基础上将踝关节用力背伸,诱发或加重根性放射痛为阳性。

(6)其他体征:腰椎间盘突出症还可出现挺腹试验、股神经牵拉试验、屈颈试验阳性。

(三)辅助检查

1. 腰椎 X 线平片　一般拍正侧位,疑有腰椎弓峡部不连者,需拍腰椎双斜位片。X 线平片可显示椎间隙异常、椎体曲度改变、骨质增生等,还可以排除强直性脊柱炎、椎弓崩裂及脊椎滑脱、不稳、结核、肿瘤等。

2. CT 扫描　可显示椎间盘突出的位置、大小、形状及与周围结构的关系,符合率达 90%左右。

3. MRI　对软组织的分辨率较高,可清楚显示血管、神经、硬膜囊、脊髓的受压情况以及突出物的形态特点。

4. 肌电图及神经诱发电位　有助于判断神经、肌肉有无损伤以及受损节段水平。

(四)诊断要点

根据患者典型的症状与体征,结合影像学检查,即可做出诊断。

(五)临床治疗

1. 治疗原则　以康复治疗为主,药物治疗为辅,必要时手术治疗。

2. 治疗方法

(1)药物治疗:药物可以消除炎症、改善症状,但不能根除病因。常用的药物有非甾体类消炎镇痛药、肌肉松弛剂。此外,还可应用辅助性镇痛药、麻醉性镇痛药等。

(2)外科治疗:对于确诊患者,经正规非手术治疗 2~3 个月后,仍不能控制症状,

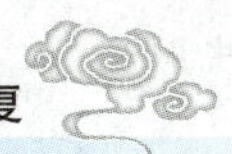

或不能耐受保守治疗，或出现马尾神经损害症状如大小便障碍、鞍区麻木，可以考虑外科治疗。包括常规开放性手术（如髓核摘除术、半椎板切除术、全椎板切除术等）、微创外科技术（如椎间盘镜手术、椎间盘射频冷消融术、经皮纤维环及髓核化学溶解术等）、介入治疗。

（3）康复治疗：包括休息治疗、心理治疗、牵引治疗、物理治疗、手法治疗、运动疗法、封闭疗法以及中医传统康复治疗等。

二、康复评定

腰椎间盘突出症的患者多有不同程度的功能障碍，因此，在治疗前、治疗中以及治疗后均应做详细的康复评定。

（一）残损评定

1. 疼痛的评定　采用视觉模拟定级（VAS）评定法。

2. 腰椎关节活动度的评定　测定腰椎主动运动和被动运动范围，根据测量结果，评价腰椎活动受限程度。

3. 下肢肌力及腰腹肌肌力评定　通常采用徒手肌力检测法，有条件者可进行定量肌力检测，即借助设备来完成。

4. 电诊断及肌电图评定　肌电图和诱发电位可确定神经、肌肉病变的性质、位置及严重程度。

5. 其他评定　下肢感觉和腱反射的评定、影像学的评定。

（二）失能评定

1. 步态及步行能力评定。

2. ADL 评定　常用改良的 Barthel 指数评定法，此法目前在国际康复医疗机构中被广泛使用，其内容共 10 项，100 分。

3. 其他评定　包括腰背行为量表、腰痛（下背痛）Roland-Morris 腰椎功能障碍问卷（表 3-6）、改良的 Oswestry 下背痛失能问卷表等。

表 3-6　Roland-Morris 腰椎功能障碍问卷

否	是	问卷内容
○	○	1. 由于腰腿痛，大部分时间都待在家里
○	○	2. 为减轻腰腿痛，经常要变换体位
○	○	3. 由于腰腿痛，比平常走得慢
○	○	4. 由于腰痛，不能做平常能做的家务
○	○	5. 由于腰痛，上楼时常用扶手
○	○	6. 由于腰痛，更多时候躺下休息
○	○	7. 由于腰痛，从椅子上起来时必须用扶手
○	○	8. 由于腰痛，常请求他人帮助自己做事
○	○	9. 由于腰痛，穿衣比平时慢
○	○	10. 由于腰痛，只能短时间站立

续表

否	是	问卷内容
○	○	11. 由于腰痛，不能弯腰或跪着
○	○	12. 由于腰痛，坐起来有困难
○	○	13. 腰背部全天都在痛
○	○	14. 由于腰痛，在床上翻身有困难
○	○	15. 由于腰痛，胃口不是很好
○	○	16. 穿袜子有困难
○	○	17. 由于腰痛，只能短距离行走
○	○	18. 腰痛影响睡眠
○	○	19. 由于腰痛，需要他人帮助穿衣服
○	○	20. 由于腰痛，一天大部分时间是坐着
○	○	21. 由于腰痛，不能干重活
○	○	22. 由于腰痛，比平时更急躁和发脾气
○	○	23. 由于腰痛，上楼梯比平时更慢
○	○	24. 由于腰痛，整日需卧床休息

注：每一问题回答“是”得1分，回答“否”得0分；总分越高，表明功能障碍越明显。

三、康复治疗

（一）康复治疗目标

1. 急性期康复目标

（1）改善损伤局部血液循环，促进炎症消散，松解粘连，减轻或消除疼痛。

（2）预防发生吸入性肺炎、便秘、跌伤、下肢循环障碍、压疮等并发症。

（3）促进椎间盘突出物部分或全部回纳，改善突出物与其周围组织的结构关系，减轻压迫和刺激。

2. 缓解期康复目标

（1）恢复重建脊柱稳定性，矫正腰椎生理曲度，防止反复发作。

（2）改善关节运动的范围、速度、灵巧性及协调能力，预防关节挛缩及肌肉萎缩，提高患者对平衡障碍的感知，增强姿势的稳定性。

（3）增强日常生活活动能力，维持和改善耐久力，恢复患者的生活能力和劳动能力。

（4）帮助患者进行心理调整和生活模式的修正。

（二）现代康复治疗

腰椎间盘突出症患者最突出、最急于解决的问题就是疼痛，由于疼痛导致过度保护措施，影响治疗效果，加重原有的功能障碍，或导致心因性躯体功能障碍，对日常生活能力、工作能力等均有很大影响。因此解决疼痛、功能障碍、心理障碍及预防疾病的反复发作成为康复治疗的主要内容。

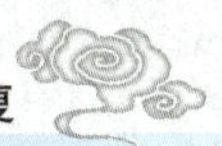

1. 休息治疗　腰痛急性发作早期采取卧床休息、适度限制体力活动等措施，可以减轻腰椎应力负荷，使周围软组织放松，改善局部血液循环，减轻炎症及水肿，避免继发性损伤，加快损伤后的修复。一般绝对卧床休息的时间不超过 1 周，过长的制动反而会延缓功能恢复，甚至引起失用性改变。因此症状改善、疼痛减轻后，尽可能进行一些简单的日常生活活动。并注意保持正确的活动姿势和动作，活动时可以佩戴腰围，休息时取下，宜睡木质硬板床。

2. 心理治疗　在亚急性期，或慢性腰腿痛期，疼痛反复发作，成为一种突出的问题，形成临床疼痛综合征，由此引起患者忧郁、焦虑等心理异常及行为异常，患者不停地申诉疼痛，到处求医，大量地服用镇痛药物，有的甚至对镇痛药成瘾。对于此类患者，治疗比较困难，需要进行全面评估，包括医学、心理学、体能和疼痛的行为反应等，制订出包括心理治疗、健康教育在内的全面治疗计划。

3. 牵引治疗　牵引对腰椎间盘突出症有较好疗效，可以缓解肌肉痉挛，改善血液循环，缓解疼痛，增宽椎间隙，降低椎间盘内压，减轻神经根刺激和压迫症状。腰椎牵引的方法很多，可分为快速牵引和缓慢持续牵引两种方法。快牵要求严格掌握禁忌证，采用三维正脊仪或“人工抗压复位”法，时间 1~3 秒，每次重复 3~4 次，治疗 1 次。不愈者间隔 5~7 天后再牵。慢牵多采用自动牵引床，采取平卧位，以骨盆持续牵引为主，以能产生疗效的最轻重量为宜。牵引重量一般取自身体重的 50%，逐渐增至 80%，牵引时间每次 20~40 分钟，每日 1 次或隔日 1 次，可持续 2 周~3 个月。牵引期间不宜做腰部大幅度的、剧烈的运动，并在日间多次休息或佩戴腰围。孕妇、严重椎管狭窄症、合并有严重心脑血管病、高龄患者以及脊椎结核等患者禁忌。

4. 物理因子治疗　物理因子广泛应用于下腰痛的治疗中。腰椎间盘突出急性期，可选用穿透较深的短波、超短波、TENS 等理疗方法，有利于减轻急性期神经炎症和水肿，提高痛阈，解除痉挛，促使症状缓解。亚急性期及慢性疼痛期，可选用中频电疗法、离子导入、超声波等，起到镇痛、消炎、兴奋神经肌肉和松解粘连的作用；亦可选用红外线、蜡疗等温热疗，以提高组织温度，改善血液循环，促进组织代谢，加速渗出物吸收及损伤修复，从而达到消除疼痛的目的。

5. 手法治疗　包括按摩术、推拿术、关节松动术三种技术。按摩术手法比较简单柔和，手法强度低，作用于皮肤、皮下组织、肌肉、肌腱、韧带等，常用来治疗软组织损伤。推拿术手法范围小、强烈、快速、技巧性强，作用于脊柱和四肢关节等，多在关节活动的终末端，趁患者不注意而放松时突然发力，常用来治疗脊柱小关节紊乱、椎间盘突出症、四肢关节脱位后复位等。关节松动术手法比推拿术慢，针对性很强，作用于关节及其周围组织，主要用来治疗关节疼痛、肌肉紧张、痉挛等引起的关节功能障碍，分为 5 种手法、4 级强度，可促进关节液的流动、增加关节软骨无血管区的营养，还可缓解疼痛、防止关节退变，亦可保持组织的伸展性、改善关节的活动范围及增加位置觉和运动觉。手法治疗适合大部分下腰痛患者，根据病情需要，选择相适应的手法，要求患者放松局部，配合治疗，每日 1 次，每次进行 20 分钟，10 次为一个疗程。

6. 运动疗法　运动训练能够提高腰背及腹部肌肉力量，对保持脊柱稳定性、维持腰椎生理功能具有重要作用，在腰痛的治疗和预防其反复发作中具有不可替代的作用。和腰痛相关的躯干肌肉，主要是腹肌与腰背伸肌群，制订腰痛患者躯干肌训练方案时，应将伸、屈肌做综合考虑，可根据肌力测试结果，对较弱一方做重点训练。也可考虑腰椎前凸弧度，前凸过小，需要增大时宜偏重伸肌训练。伸展训练可增强伸展肌的柔韧性、肌力和耐力，改善腰椎后凸及骨盆后倾，可减小腰椎间盘后纤维环的张力及神经根的张力，改变椎间盘内的压力，使椎间盘髓核前移，有效改善腰痛症状，但对腰椎管狭窄症、重度腰椎滑脱症或腰椎间盘游离伴明显感觉异常和肌力减弱、背伸训练后症状加重者应慎用此训练。前凸过大，需要纠正并减小骶骨前倾角度时，需着重屈肌训练。屈曲训练可加强腹肌、屈髋肌的肌力，伸展腰伸肌，可降低椎间关节的压力，减轻腰椎间盘后部的压力，扩大椎孔，但腰椎间盘突出症患者直腿抬高试验阳性时应慎用。常用屈曲训练的方法为 Williams 体操（图 3-9）。以下介绍在腰痛的不同阶段，各种针对性的训练方法。

（1）急性期：1 周以内，因肌肉痉挛常引起腰椎曲度改变，不可强行矫正，以卧床休息为主，可以适当垫高下肢以减轻脊柱应力。

（2）缓解期：通过以下几组方法逐步开始腰腹肌训练，注意训练节奏，应平稳、缓慢进行，幅度尽量大但以不引起明显疼痛为度，避免腰椎过度屈曲或过伸。强度选择应适量，每组 10~15 次，每日 2~3 组，每个动作持续 5~10 秒。

1）腹背肌等长收缩训练：仰卧位，腰下垫毛巾卷或肾形硬枕，高 6~8cm，吸气、收紧腹背肌、用力下压。此法既可对腹背肌进行早期训练，又不使脊柱过屈或过伸，有利于髓核还纳。

2）桥式训练：仰卧位，以头和双足为支撑点，使得臀部抬离床面。力量不足时，可辅以双手支撑。此种方法疗效较好，为仰卧法中常用的方法。老年患者及合并颈椎疾患者，在训练时可取消头部支撑点。

3）背飞训练：俯卧位，以腹部为支撑点，上肢背到身后，胸和双下肢同时抬起离床，形如飞燕，也称为“飞燕式”。此种方法适用于青壮年患者。老年及肥胖患者难以完成该组训练时，可根据情况降低难度。

4）直腿后伸训练：俯卧位，双手抓住床头，双下肢自然伸直，交替向上尽力抬起、摆动。

5）直腿抬高训练：仰卧位，双手压在臀下或枕在头下，双下肢自然伸直，缓慢抬起至 30°位置，保持 5~10 秒后放下，可反复训练。

6）屈膝团抱训练：仰卧位，头肩部固定，双手紧抱屈曲的双膝关节部，将膝屈向腋部。

7）下蹲起立训练：站立位，双脚分开与肩同宽，双手伸直前屈 90°，身体前屈使脊柱呈 C 形弯曲下蹲，双足不离地面，双手触地，然后反向起立。

（3）恢复期：神经根刺激症状基本消失或无神经根刺激症状时，应加强腰椎柔韧性练习，牵引挛缩粘连的组织，进一步训练腰腹肌，增大腰椎活动度。包括腰椎前屈后伸、左右侧弯及左右旋转运动，宜每天进行，至少持续 3 个月，3 个月以后还应进行一些巩固和维持训练。训练的内容仍然以腰腹肌力量为主，如弯腰、后仰、侧弯及悬腰练习等。

（4）恢复后期：增加有氧训练，以纠正运动不足，增强身体功能。在以上运动疗法训练的基础上逐步进行，增加躯干用力运动及提举重物的练习，以逐步重建从事体力劳动的能力。

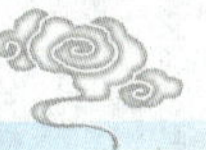

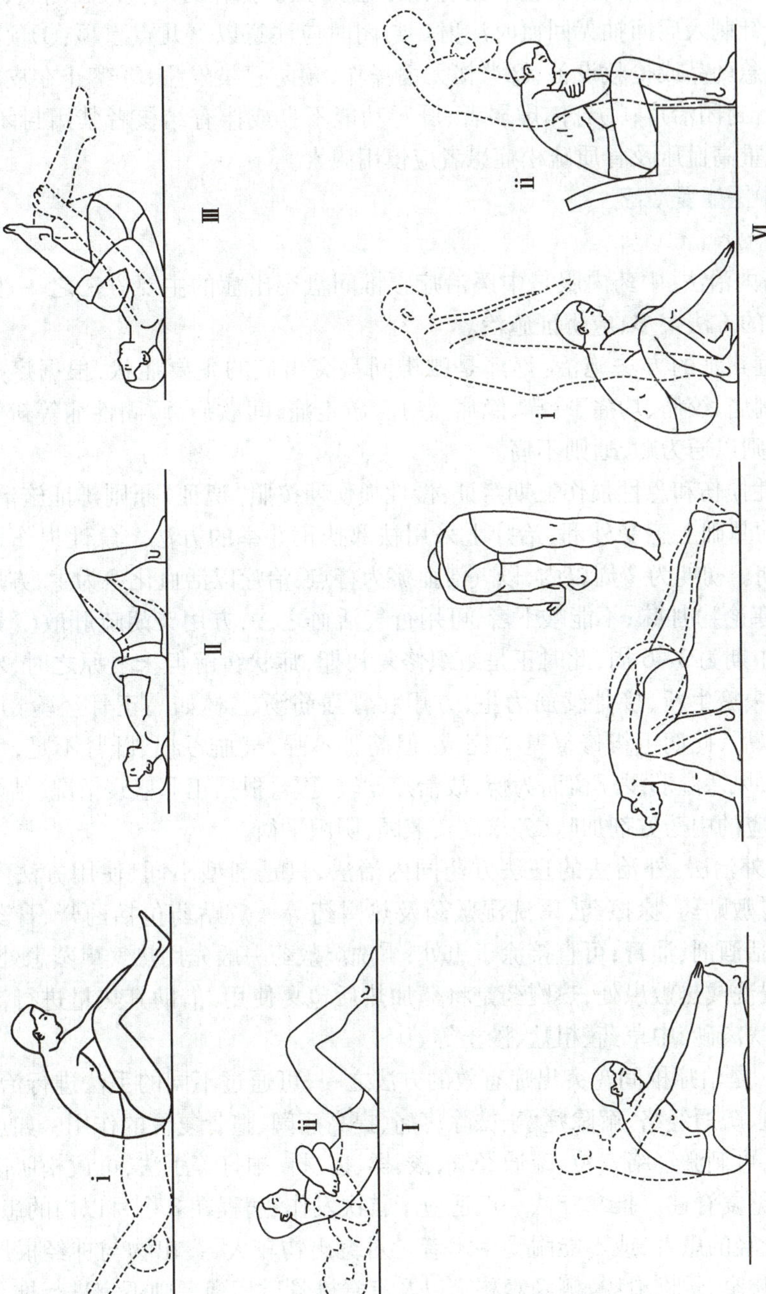

图 3-9　Williams 体操

7. 封闭疗法　对于诊断明确且经药物或理疗效果不满意的腰痛患者，可行封闭疗法。常用的封闭药物主要是皮质激素和局部麻醉药，可分浅部和深部封闭。浅部封闭部位有腰背筋膜、腰肌起止点、棘上韧带、棘间韧带等处；深部封闭部位有后关节腔、神经孔内、腰椎横突、腰骶管、硬膜外注射、椎间盘等处。操作时应找准压痛点，消毒后抽取封闭液，针刺入后回抽无回血时注射。封闭时应注意以下几点事项：①预防过敏反应，备用应急药品或抢救设备；②严格无菌操作，预防感染发生；③禁止在皮肤破溃或感染处进行封闭治疗；④身体虚弱者、肝肾功能不良或伴有结核者禁用封闭治疗；⑤糖尿病、严重高血压及骨质疏松症患者应慎用激素。

（三）中医康复治疗

1. 中药治疗

（1）中药内治法：中药内服是中医治疗腰椎间盘突出症的主要方法之一，因此在临证时，分型的方法很多，应辨证施治。

1）按主症辨证的方法施治：疼痛是腰椎间盘突出症的主要症状，根据疼痛的性质，如胀痛、刺痛、绞痛、灼痛、冷痛、隐痛、掣痛、游走痛、间歇痛、顽固性痛等辨明病因病机，治疗原则以通为顺，通则不痛。

2）按慢性损伤和急性损伤三期辨证：慢性损伤期按照“痹证”原则辨证施治，其特点是在肾虚的基础上感受外邪，治疗上采用祛邪扶正并举的方法。急性损伤期可分初、中、晚三期。初期为 2 周以内，以气滞血瘀为特点，治疗以活血化瘀为主，方用桃核承气汤（《伤寒论》）加味；不能峻下者，可用行气活血之法，方用柴胡疏肝散（《景岳全书》）加味。中期为 3~6 周，此时正是组织修复初期，症状缓解但未复原之时，邪实正未虚，治疗以去瘀生新、接骨续筋为主，方用壮骨强筋汤（《林如高正骨经验》）加味。晚期为 7 周以后，此期组织修复基本完成，但筋骨不强，气血亏损，肝肾不足，瘀血凝结，筋脉粘连，风寒湿邪浸淫留而为痹，故治疗比较复杂，根据正邪盛衰情况，结合具体病机，选用相应的中药方剂加味，务求虚实兼顾，阴阳平衡。

（2）中药外治法：外治法的理法方药同内治法，只是剂型不同、使用方法不同而已。常用的有敷贴药、搽擦药、熏洗湿敷药及热熨药等。敷贴药包括药膏、膏药和药粉；搽擦药包括酒剂、油膏，可直接涂于患处；熏洗湿敷药一般先用热气熏蒸患处，待水温适宜时再浸洗或热敷患处；热熨药是将药加热后包裹使用，借助其热量进行治疗的一种方法，如坎离砂、中草药、粗盐、沙土等。

2. 推拿　是治疗椎间盘突出症有效的方法之一，可通过不同的手法进行治疗，以达到行气活血、疏通经络、解除痉挛、祛除疼痛、提高痛阈、整骨复位的作用。如点、按、擦、拿等手法，可刺激经络穴位，疏通经气；𢶏、揉、搓、抖、拍打等手法，可放松肌肉；摇、扳等手法，可整复脊柱。推拿疗法一般适应于首次发作、病程在 3 个月以内的患者，或症状和体征较轻的患者，或不能耐受手术者。对突出物较大、突出物与神经根严重粘连、椎管严重狭窄、腰椎滑脱、侧隐窝狭窄以及有脊椎骨质病变者则不宜进行推拿。治疗方法按如下顺序进行：

（1）解除腰臀部肌肉痉挛：患者俯卧，在患侧腰臀及下肢用轻柔的𢶏、按等手法进行治疗，促使患部气血循行加快，从而加速突出髓核中水分的吸收，减轻其对神经根的压迫，同时使紧张痉挛的肌肉放松，为下一步治疗创造条件。

（2）拉宽椎间隙，降低盘间压力：患者仰卧，用手法或器械对骨盆进行牵引，增宽椎间隙,使椎间盘内压力降低,甚至出现负压,便于突出物回纳,同时可扩大椎间孔和神经根管,减轻突出物对神经的压迫。

(3)增加椎间盘外压力:患者俯卧,医生双手重叠,置于腰部,有节奏地按压使腰腹部振动,固定患部,使用双下肢后伸扳法,使腰部过伸。本法可促使突出物回纳或改变突出物与神经根的位置。

(4)调整后关节,松解粘连:对于后关节紊乱的患者,可用腰部斜扳法或旋转复位手法进行调整,腰椎及其椎间盘产生旋转时,神经根管和椎间孔相对扩大,从而改变突出物与神经根的位置。此法可反复多次进行,并配合仰卧位强制直腿抬高牵拉坐骨神经和腘绳肌,可逐渐松解突出物与神经根的粘连。

(5)恢复受损伤的神经根功能:沿受损神经根及其分布区域以㨰、点、揉、按、拿等法,促进气血循行,能使萎缩的肌肉及麻痹的神经逐渐恢复正常功能。

3. 针灸疗法　具有促进循环、消炎止痛、松肌解痉的功效。包括体针、电针、激光针、温针、水针、梅花针、九针等。穴位选择可根据症状、部位选穴,也可以辨证取穴或者二者结合。

(1)症状选穴:重症患者早期、急性期多选用此法,治疗效果较好。

取穴:腰部、臀部、腿部阿是穴、夹脊穴、命门、大肠俞、腰阳关、环跳、殷门、委中、阳陵泉、足三里、悬钟、承山、昆仑。

操作:常规消毒,用泻法,深刺、重刺激,每2~3分钟捻转提插1次,隔日1次,10次为一个疗程。臀部阿是穴,用6寸粗针刺入,可出现强烈酸胀、麻困感,从臀部阿是穴放射到足跟部;腰部夹脊穴,针尖斜向椎体15°刺入,以出现强烈酸胀、麻困感、向臀部或腿部放射为得气,得气后行提插重刺激手法3~5次,缓慢拔针,不留针;委中穴,刺络放血后可加拔罐;昆仑穴,行腕踝针法,不留针;其他穴位用普通毫针,得气后留针半小时。

(2)辨证选穴:慢性反复发作的患者,可根据全身症状及局部症状辨证取穴,通常分为三个类型:

1)气滞血瘀型

治法:活血化瘀,通络止痛。

取穴:肾俞、大肠俞、阿是穴、委中等。

操作:进针得气后,行提插捻转泻法。阿是穴点刺后加拔火罐,吸去瘀血。隔日治疗1次,10次为一个疗程。

2)风寒湿邪型

治法:温经散寒,祛风除湿。

取穴:肾俞、腰阳关、关元俞、大肠俞、委中等。

操作:进针得气后,行提插捻转补泻法,或针灸并用。隔日1次,10次为一个疗程。

3)肝肾亏虚型

治法:滋补肝肾,强筋壮骨。

取穴:肾俞、大肠俞、命门、腰眼、志室、太溪等。

操作:进针得气后,行提插捻转补法,针灸并用。

(3)水针疗法:是用注射器将配制好的药液注射到痛点及穴位的方法,具有针灸及药物治疗的双重功效,止痛效果更明显、更持久。常用的注射穴位有阿是穴、肾俞、三焦俞、大肠俞、环跳、委中、足三里、承山等穴位。药物可选用常规封闭液、维生素类、活血化瘀类中药制剂，如利多卡因注射液与醋酸强的松龙混合液、维生素 B_{12}注射液、维生素 B_1 注射液、丹参注射液、复方当归注射液或当归、红花、川芎混合注射液等。注射时应严格无菌操作，每次选 3~4 个穴位进行注射。若使用封闭液，则每 5~7 日注射 1 次，3 次为一个疗程；若使用其他药物，则每穴每次注射 0.2~2ml 药液，每日或隔日注射 1 次，10~15 次为一个疗程。如果药液注射量较大，也可 1 周注射 1~2 次。

4. 水针刀疗法　具有水针疗法、小针刀疗法和封闭疗法的综合功效。

四、康复预后和预防

腰椎间盘突出症往往是长期积累损伤所致，通过及时有效的治疗以及适当的运动锻炼，大多数患者预后良好，能够正常工作、学习和生活。但本病容易复发，尤其是司机、学生等长期弯腰劳作人员更易复发。保持正确的姿势（图 3-10，图 3-11）和良好的日常生活习惯能有效预防腰椎间盘突出症的复发和发生。

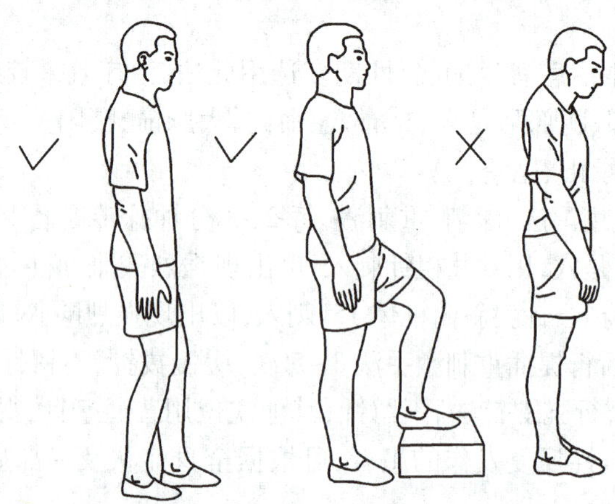

图 3-10　正确（√）和不正确（×）的站姿

预防腰椎间盘突出症的措施主要有以下几点：

1. 不宜弯腰搬重物，应屈膝下蹲，膝部用力，脊柱尽量保持正直，以免起立时腰椎受力过大。

2. 最好不要提取过重物体，如果双手搬重物时，不能在躯干侧弯或旋转位突然用力，应先移动脚步转换方向，端正姿势。

3. 不做突然无准备的运动，运动前应使腰部肌肉做好充分准备，避免脊柱肌肉损伤和腰部损伤。

4. 携带重物时应尽量贴近躯干，不宜侧身一手持重，两侧宜均衡用力。

5. 不宜在长期弯腰下劳作，以免静力性损伤，在长时间的弯腰后，不可突然直腰。

6. 适当体育锻炼，防止过度休息造成的失用性改变，增加肌肉力量，改善椎间盘营养，保持脊柱稳定性和灵活度。脊柱及腰部疾病者不宜做激烈运动，可在鞋内放置弹性鞋垫，减少轴向震动，亦可在医生指导下做强化腰背肌练习等运动。

7. 卧床休息宜选用硬板床，可仰卧、侧卧、俯卧或平直翻身，亦可在过伸体位下休息，如在腰下垫硬枕，均有利于椎间盘还纳。

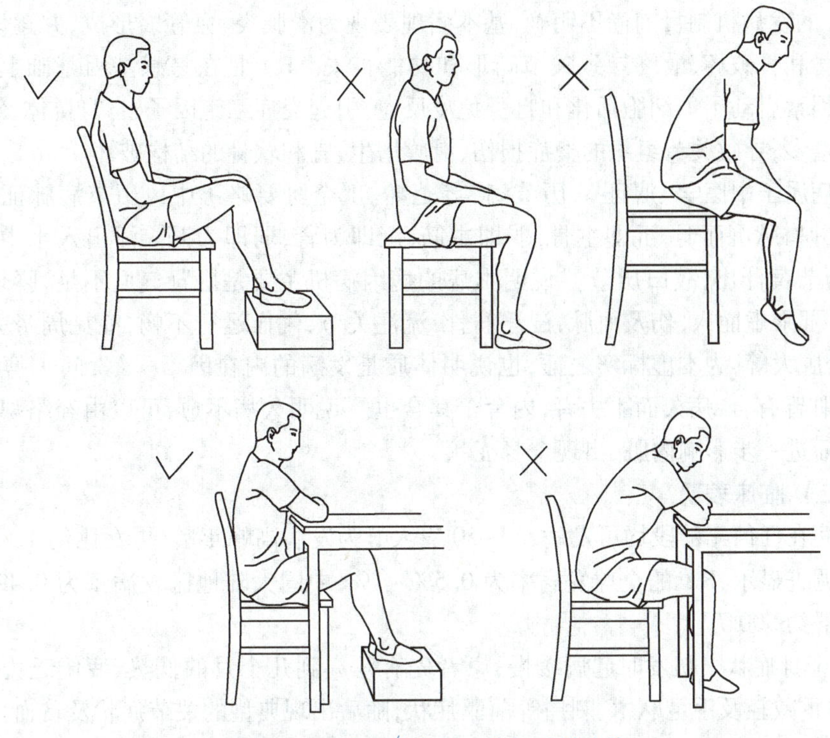

图 3-11　正确(√)和不正确(×)的坐姿

8. 合理饮食,防止肥胖,戒烟控酒。

9. 避寒保暖,防潮防湿,如不卧潮湿之地、不涉水淋雨等。

10. 生活有规律,保持精神愉快,避免过度紧张、恐惧、焦虑、厌倦等不良情绪。

第七节　类风湿关节炎

一、概述

类风湿关节炎(rheumatoid arthritis,RA)是一种以侵蚀性关节炎为主要临床表现的自身免疫病。常以小关节起病,先影响关节滑膜,继之侵蚀关节软骨和骨组织,导致关节结构的破坏。早期关节肿胀、疼痛、功能下降,持续、反复发作,后期关节畸形、功能障碍。特征:多呈对称性、外周性改变,同时还可损害心、肺、肾等内脏器官,导致多系统损害。

(一) 病因和发病机制

本病的发病原因不明,可能与以下因素有关:

1. 感染因素　病毒、支原体、分枝杆菌等可通过某些途径影响类风湿关节炎的病情进展。

2. 遗传因素　RA 的家族及同卵双胞胎的患病率为 15%,其基因 HLA-DR_4 有相同片段,提示发病与遗传有关。

3. 内分泌因素　性激素比例失衡以及体内糖皮质激素的基础分泌量低下可能与本病有关。

4. 环境及其他因素　寒冷、潮湿、劳累、创伤、精神刺激等因素可诱发 RA 的发生。

RA的发病机制目前尚不明确，基本病理表现为滑膜炎、血管翳形成，并逐渐出现关节软骨和骨破坏，最终导致关节畸形和功能丧失。RA是在易感基因基础上，由某些感染因素启动了T细胞活化和自身免疫反应，引起炎症细胞因子、自身抗体、氧自由基大量增多，导致关节组织的炎症损伤、滑膜增生、骨和软骨的结构破坏。

本病属于中医学“痹证”“历节病”等范畴。《金匮要略·中风历节病脉证并治》中曰：“寸口脉沉而弱，沉即主骨，弱即主筋，沉即为肾，弱即为肝。汗出入水中，如水伤心，历节黄汗出，故曰历节。”说明本病的病因病机主要是肝肾气血不足，腠理开泄失司，外邪乘虚而入，伤及血脉，浸淫筋骨，流注关节，气血运行不畅，症见周身关节疼痛，痛处肿大等，为本虚标实之证，也说明体质是发病的内在因素。《素问·痹论》指出：“五脏皆有合，病久而不去者，内舍于其合也。”说明久病不愈，可以由经络痹阻、关节受损而进一步影响内脏，出现全身症状。

（二）临床表现

本病在任何年龄段均可发病，30~50岁人群为发病高峰年龄，男女比约1∶4。流行病学调查显示，RA的全球发病率为0.5%~1%，中国大陆地区发病率为0.42%，总患病人群约500万。

1. 全身症状　初发时起病缓慢，患者先有几周到几个月的低热、疲倦乏力、食欲下降、体重减轻及手足麻木、刺痛等前驱症状，随后出现典型的关节症状及贫血。

2. 关节症状　以侵犯四肢小关节为主，多见于近侧的指间关节最早发病，其次是掌指、腕、趾、膝、足，再其次为踝、肘、肩和髋等关节，颞颌、胸锁、颈椎也易累及。小儿RA以膝、踝、腕、肘、髋等大关节受累为主，常侵犯15岁以下儿童，尤以2~5岁幼童多见。可出现关节晨僵、疼痛、肿胀、畸形及功能障碍。

3. 关节外症状　本病虽以关节病变为主要表现，但常侵犯其他器官组织，因而也有多种关节外表现，如血管炎、类风湿结节、Felty综合征、眼部病变（巩膜炎、角膜结膜炎）、心脏瓣膜病变、弥漫性肺间质纤维化及周围神经病变等。

（三）辅助检查

1. 实验室检查

（1）血象：80%的患者可有轻至中度贫血，血清铁降低。活动期血小板升高，白细胞总数及分类正常，有时嗜酸性粒细胞增多。

（2）血沉（ESR）：90%的患者ESR加快，是滑膜炎症活动性与严重性的指标。

（3）C反应蛋白（CRP）：活动期可升高。

（4）类风湿因子（RF）与抗环状瓜氨酸多肽（CCP）抗体：RF是一种自体抗体，70%的患者阳性，但无特异性。CCP在病程早期即呈阳性，敏感性和特异性优于RF。

（5）免疫复合物和补体：70%的患者血清中可出现各种类型的免疫复合物，在活动期及急性期，血清补体均升高。

（6）关节液检查：关节腔穿刺可有不透明草黄色渗出液，黏度差，含糖量低，白细胞增多，中性粒细胞可达10×10^9/L~50×10^9/L或更高，细菌培养阴性。

2. X线检查　可看到关节周围软组织肿胀，关节端骨质疏松（Ⅰ期）；关节间隙变窄（Ⅱ期）；骨边缘及关节面侵蚀，出现虫凿样改变（Ⅲ期）；若出现各种关节畸形、半脱位、脱位和骨性强直现象为晚期（Ⅳ期）。

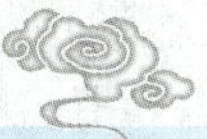

（四）诊断要点

目前,国际上仍沿用美国风湿病学会于1987年制定的诊断标准。

1. 晨僵至少1小时(≥6周)。
2. 3个或3个以上关节肿(≥6周)。
3. 腕、掌指关节或近端指间关节肿(≥6周)。
4. 对称性关节肿(≥6周)。
5. 皮下结节。
6. 手X线片改变(骨质疏松和关节间隙狭窄)。
7. 类风湿因子阳性。

上述7项中,具备4项或4项以上者,可诊断为RA。

（五）临床治疗

1. 治疗原则　急性期药物治疗为主,亚急性期药物治疗与康复治疗并重,后遗症期康复治疗为主,必要时手术。

2. 治疗方法

(1)药物治疗:可以减轻症状并控制病情发展,常用药物可分为6种类型:非甾体消炎药(如吲哚美辛)、改善病情抗风湿药(如金制剂、青霉胺)、免疫抑制剂(如甲氨蝶呤)、肾上腺皮质激素(如泼尼松)、生物制剂(如抗肿瘤坏死因子)、中药制剂(如雷公藤多苷、白芍总苷)。

(2)外科治疗:仅有1~2个关节严重受损,经治无效者可做早期滑膜切除术;关节明显畸形者可行截骨矫正术;关节强直或破坏者可做关节成形术、人工关节置换术,负重关节可做关节融合术等。

(3)康复治疗:包括急性期、亚急性期、慢性期的康复治疗以及中医康复治疗等。

二、康复评定

RA的评定包括对其病程和结局的检测,以便于康复计划的制订和实施。

（一）炎症活动期评定

在评定疾病活动性的所有量表中,美国风湿病学会临床协作委员会所制定的疾病活动性标准被广泛采用,可作为参考(表3-7)。此外,还可采用美国波士顿大学关节炎中心设计的风湿性疾病活动性快速评定问卷、Lansbury全身指数法等。

表3-7　RA疾病活动性标准

评定项目	轻度活动	中度活动	明显活动
晨僵时间(小时)	0	1.5	5
关节疼痛数	<2	12	>34
关节肿胀数	0	7	>23
握力kPa(mmHg)			
男	>33.33(250)	18.66(140)	<7.33(55)
女	>23.99(180)	13.33(100)	<5.99(45)
16.5m(50尺)步行秒数	<9	13	>27
血沉率(魏氏法)(mm/h)	<11	41	>92

（二）疾病稳定期评估

判断 RA 临床是否缓解，可参照以下推荐标准：

1. 晨僵持续时间≤15 分钟。
2. 无疲劳感。
3. 无关节疼痛。
4. 无关节运动痛或压痛。
5. 无关节或腱鞘及周围软组织肿胀。
6. 血沉（魏氏法）女性≤30mm/h，男性≤20mm/h。

至少符合以上 5 项，并持续 2 个月以上，且无相关的活动性血管炎患者，可判定为临床缓解。

（三）RA 的分期和功能障碍分级评估

1. RA 的分期（表 3-8）

表 3-8 RA 的分期

分期	评定内容
Ⅰ期	X 线片无破坏性变化 X 线片有骨质疏松
Ⅱ期	X 线片有骨质疏松，关节间隙因软骨的破坏而变窄 有关节活动受限，无关节畸形 关节周围肌肉萎缩 有类风湿结节和腱鞘炎等关节外软组织病变
Ⅲ期	除骨质疏松外，X 线片有软骨和骨破坏性改变 有关节半脱位、关节畸形改变，但无纤维性或骨性僵直 有广泛性肌肉萎缩 有类风湿结节和腱鞘炎等关节外软组织病变
Ⅳ期	具有第Ⅲ期的改变 有纤维性或骨性僵直

2. 关节功能障碍分级评估　美国风湿病学院（American college of rheumatology，ACR）把关节功能障碍的严重程度分为 4 级（表 3-9）。

表 3-9 RA 功能指数修正标准（ACR）

分级	评定内容
Ⅰ级	能进行日常生活和其他活动（自身照顾、职业工作、业余活动）
Ⅱ级	能进行一般的日常生活和职业工作，业余活动受限
Ⅲ级	能进行一般的日常生活，职业工作和业余活动受限
Ⅳ级	日常生活、职业工作及业余活动均受限

注：自身照顾包括穿衣、洗澡、梳妆、进餐、修饰、如厕；职业活动包括工作、学习、家务劳动；业余活动包括娱乐性及其他与年龄、性别、愿望有关的业余或职业活动。

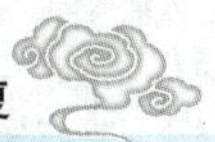

（四）关节活动度（ROM）的评定

RA 患者，早期因关节炎症、疼痛、肿胀及肌肉等软组织挛缩，使关节活动范围减小；晚期因关节变形及纤维性强直，使关节活动受限。因此，对受累关节活动度进行评价，主要了解病变关节是否具备功能性运动最低要求，即关节进行各项动作所需要的最低活动范围，进一步评价疾病对日常生活动作完成的影响程度即患者功能障碍情况，以便进行康复治疗计划的制定。例如：肩关节要完成进餐动作，最低要求肩能屈曲 20°，如果要完成穿衣动作则需要肩能外展 45°、内旋 20°。一般采用关节量角器测量，评价受累关节的主动和被动关节活动范围。

（五）肌力评定

RA 患者的一般肌力评定可采用 MMT 法，但评价患者手的握力和手指的捏力时，可能由于小关节变形，如掌指、指间关节畸形等，使测量变得比较困难，可采用血压计法。用水银柱血压计，先将袖带卷褶后充气，保持压力在 4kPa（30mmHg）处，让患手在无依托状况下用力握紧气囊，记录所读压力数减去 4kPa（30mmHg），即是患手的肌力。连续测 3 次，取其平均值。

（六）疼痛评定

可根据患者具体情况，选择适宜的评定方法，如需了解疼痛程度的动态变化可采用 VAS 评定法；如需了解疼痛对患者情绪的影响可采用 Zung 氏抑郁量表；如需全面评定可采用麦吉尔疼痛问卷（McGill pain questionnaire，MPQ）对患者的疼痛水平进行评价。也可以直接对疼痛程度进行描述，压力活动时有疼痛为轻度，非压力活动时有疼痛为中度，休息时有疼痛为重度。此外，还可使用专门针对 RA 患者关节压痛设计的各种关节指数进行评定。

1. Ritchie 关节指数　通过对指定的 28 个关节进行压诊，视患者反应对每个关节进行评分并累计。评定标准：无触痛为 0 分，有触痛为 1 分，有触痛且患者有躲避为 2 分，有触痛且患者躲避并回缩为 3 分。

2. Fuchs 28 关节计分法　对指定的 28 个关节进行 3 项内容的评定，累计计分。

（1）肿胀：正常无肿胀为 0 分，轻微肿胀为 1 分，关节区域内肿胀为 2 分，超出正常范围的肿胀为 3 分。

（2）压痛：无压痛为 0 分，轻微压痛为 1 分，按压时肢体有退缩为 2 分，按压时肢体有躲闪为 3 分，拒绝按压为 4 分。

（3）活动受限：活动正常为 0 分，活动受限达 25% 为 1 分，活动受限达 50% 为 2 分，活动受限达 75% 为 3 分，关节强直为 4 分。

（七）ADL 评定

由于本病造成患者不同程度的功能障碍，尤其是手关节的畸形，严重影响日常生活，甚至完全不能自理。因此，ADL 评定能够明确患者生活中的困难、所需要的帮助以及亟待解决的问题，以便康复医生和康复治疗师有针对性地进行作业治疗并提供适宜的生活辅助工具。可根据患者进餐、穿着、阅读、如厕、坐椅、洗澡、厨房、家务、清洗、购物及活动等 11 项内容进行评定。

（八）残疾的评定

临床可采用美国风湿病协会所制定的病残分级标准（表 3-10）。

表 3-10　美国风湿病协会评定病残的分级标准

分级	评定内容
Ⅰ级	功能正常,进行各种活动无困难
Ⅱ级	单个或多个关节轻度功能受限,但能完成日常生活活动
Ⅲ级	功能受限,不能正常完成工作或仅能完成部分生活活动
Ⅳ级	部分或全部功能丧失,需卧床或依靠轮椅活动,自理能力绝大部分或完全丧失

（九）心理状况评定

了解因疼痛和畸形而造成的患者情绪及心理障碍情况,如情感冲突、焦虑、抑郁等,需进行心理状况评定,常用汉密顿抑郁量表和焦虑量表、Zung 抑郁量表等。

（十）职业能力及家庭社会经济状况的评价

此项评定有助于及时调整治疗方式,进行职业指导,调整患者工作环境及职业方式,能有效延长患者工作寿命,减少疾病造成的个人、家庭及社会影响。

（十一）生活质量（QOL）评定

生活质量的评定方法比较多,可根据需要选择使用,如关节炎影响测定量表(AIMS)、世界卫生组织生存质量测定简表(WHOQOL-BREF)等。WHOQOL-BREF 问卷中的所有问题都限定在最近的两周内,主要了解患者的生存状况如生活质量、健康情况、日常生活的感觉等多方面的问题,让患者按照自己的标准、愿望和感觉来回答所有问题,共 103 个问题,得分越高则生活质量越高。

（十二）其他相关评定

包括关节畸形分析、步态分析、躯体活动能力评估、9 年后存活的估计等相关评定,可根据病情和治疗需要进行选择性评定。

三、康复治疗

（一）康复治疗目标

1. 控制炎症,减轻、消除关节肿胀及疼痛,修复受损关节。
2. 保持功能,防止、减少关节破坏,预防关节畸形。
3. 矫正畸形,改善患者的自理能力及社会参与能力,提高生存质量。

（二）现代康复治疗

1. 急性期康复治疗

(1)充分休息:急性期应卧床休息,枕头高低适度,使用硬床垫,采用正确的卧床姿势,仰卧位和侧卧位交替进行。

(2)夹板固定:主要目的是关节制动,夹板固定关节于最佳功能位,具有消炎止痛、保护关节的作用。一般固定不超过 3 周,每天应定时取下夹板,做关节活动范围内的关节运动训练。夹板一般采用医用热塑料,按不同部位和要求加热制作,主要用于腕关节、掌指关节和指间关节等小关节处,肘关节、膝关节不稳定时也可使用,但不适用于肩、髋关节。

(3)药物治疗:主要使用两大类药物,即对症治疗药物(如非甾体消炎药)和改善病情抗风湿药物(甲氨蝶呤)。

(4)关节微量活动:每天对每一个受累关节进行轻柔的关节活动,以维持关节活动度,防止骨质疏松和关节畸形。每次活动时间不宜过长,可多次操作,控制在无痛、无抗阻范围内运动。

(5)物理因子治疗

1)冷疗法:具有消炎消肿、镇痛解痉的作用,能遏制急性炎症期的关节破坏,是比较理想的治疗方法。可选择冷却喷雾剂、冰袋、冻胶袋等,温度以15~20℃为宜,同一部位每3~5分钟更换1次,持续时间15~20分钟。

2)高频电疗法:具有消炎镇痛、降低肌张力、促进血液循环的作用。可采用超短波、短波或微波,无热量治疗,每日1次,每次10~15分钟,10~20次为一个疗程。

3)光疗法:具有消炎止痛、修复组织的作用。急性疼痛可选长波红外线,剂量为中级红斑量,逐渐增加,每周1次,4~6次为一个疗程;若有骨质疏松,可选紫外线照射,每日或隔日1次,3~5次为一个疗程;有溃疡者可选用冷光低压汞灯,5~10个生物剂量,溃疡局部间日照射,距离1cm,至创面清洁、肉芽生长良好后改用1个生物剂量,每日1次。

4)直流电药物导入法:该疗法适合治疗小关节病变,作用时间长,疗效显著。方法:使阳离子从阳极导入,阴离子从阴极导入,如用负极导入2%的水杨酸、吲哚美辛等,用阳极导入0.2%的草乌、蜂毒、地塞米松等,每次10~20分钟,每日1次,15~20次为一个疗程。

5)低频调制中频治疗:又称双动态调制中频电疗法,本法止痛效果好,将电极并置或对置于局部,选择止痛消炎处方,每次20~30分钟. 每日1次,20次为一个疗程。

2. 亚急性期康复治疗

(1)适度休息:逐渐减少卧床休息的时间,逐步减少夹板固定的时间,最后仅在夜间使用夹板。

(2)维持和改善关节活动度:待晨僵消退后,先使用药物或温热疗法缓解疼痛,然后进行适度关节活动,以促进血液循环,增加关节营养,防止挛缩和畸形。训练时可有轻微疼痛,但治疗后疼痛应在2小时内消失,否则视为过量运动,可运动量减半,必要时关节休息。

(3)肌肉增强训练:开始训练时,可以在卧位下进行肌肉等长收缩练习和主动助力练习,然后取坐位继续练习,并逐渐延长练习时间,站立位时重点练习平衡,最后是行走练习,可在他人帮助下进行,也可使用辅助具,如扶车、拐杖、轮椅等练习行走。

(4)日常生活能力训练:应鼓励患者尽量独立完成日常生活活动,对能力差的,可进行生活指导及相关训练,如进行基本的ADL训练、改装生活用具结构、设计自助具、室内必要改造、合理使用夹板、矫形器、拐杖、助行器、轮椅等,以便进一步缓解疼痛,保护关节,减少畸形的发生发展。

(5)物理因子治疗:同急性期。

3. 慢性期康复治疗

(1)物理因子治疗:解除肌肉痉挛、缓解疼痛、改善血液与淋巴循环、减轻组织退变是慢性期物理因子治疗的重点。可选用以下几种疗法:

1)温热疗法:包括全身和局部温热疗法,如药浴、热矿泉浴、熏蒸、蜡疗、电热手套、红外线、使用温热量高频电疗法等。

2)低中频脉冲电疗:如干扰电疗法、中频正弦电疗法、TENS 等。

3)超声波疗法:具有镇痛、消炎消肿、促进血液循环、解除肌肉痉挛、改变骨代谢环境等作用。大关节受累可采用直接接触移动法,移动速度为 1~2cm/s,强度为 0.5~1.5W/cm^2,每次 5~10 分钟,10~20 次为一个疗程,每日或隔日 1 次。小关节病变可采用小声头或水下疗法,治疗时将超声头和治疗部位一起浸入 36~38℃的温水中,声头距离皮肤 2~5cm,剂量比直接法稍大。

4)磁疗法:磁疗具有镇痛、消炎消肿、促进血液循环、修复损伤组织等作用。可选旋磁法,每个部位 10~15 分钟,10~15 次为一个疗程;亦可选脉冲磁场疗法,每个部位 15~20 分钟,10~20 次为一个疗程,间歇 5~7 天;还可使用静磁疗法,即直接将磁片贴在患处或穴位上,3~5 天更换 1 次。

5)紫外线:可对长期卧床及久居室内,照射阳光不足的患者进行全身亚红斑量照射,注意保护好眼睛,每日 1 次,5 次为一个疗程,以防止骨质疏松。

(2)牵引疗法:可对挛缩的关节进行牵引,以缓解挛缩,保护关节。

(3)运动治疗:主要是针对关节活动度和肌力、耐力及身体协调平衡能力进行的训练,以防止关节进一步损伤。

1)关节活动度练习:全关节运动训练,每日至少 1 次,亦可采取多次、短时间、低强度的训练,再逐渐过渡到常规训练。治疗时可对病变关节做被动运动,尽可能达到全范围关节活动,即使不能达到也要争取恢复到功能性关节活动度。注意以不引起剧痛和炎症反应为宜,可在运动前后做无痛牵拉训练,以增大关节活动度,减少关节强直,防止并矫正关节畸形。

2)维持和增加肌力:可采用每天反复、多次、少量练习并日渐增量的方式,练习前可进行热疗,练习时应进行等张收缩训练,轻微抗阻,控制疼痛在耐受范围内;亦可采用水下运动,温度 38~40℃,以轻微疼痛和不产生疲劳为宜,每次不超过 20 分钟,每日或隔日 1 次,20 次为一个疗程。可有效改善心肺功能和关节活动能力,增强肌力,减少疾病的活动性。若运动后疼痛、疲劳、虚弱感在夜间休息后不缓解反加重者,或出现关节肿胀增加、关节活动度降低者,说明运动过度,需调整或休息,必要时给以药物治疗。

3)维持和改善耐力:可根据患者的条件和兴趣,选择既能达到治疗目的又容易坚持的活动项目,如步行时增加双手摆动,游泳时增加下肢、躯干的屈伸动作和双臂的摆动、伸展动作。注意靶心率为最大心率的 60%~85%,并从 60%开始逐渐增加运动强度。

(4)关节保护指导:指导患者应注意以下几点关节保护措施:保持正确的体位;急性疼痛时关节不负重;适度运动;保持关节活动度和肌力;任何工作和活动不得加重或产生关节疼痛;努力减轻关节应激反应;同一姿势不可长时间负重;必要时应使用辅助具。

(5)能量节约技术指导:指导患者注意保持良好姿势,任何时候均选择最佳体位,合理休息,适度活动,在无负重下活动病变关节,改造家庭环境,使房间布局和设施尽量符合能量节约要求,必要时使用辅助装置。

(6)作业疗法:是对患者进行综合应用能力的训练。一般的 ADL 训练主要是训练

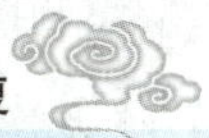

患者以达到自身照顾的目的，如使用长柄取物器、牙刷、纽扣钩，穿、脱衣物等。职业训练可根据需要选择，如女性患者家务活动作业项目，电脑工作者键盘操作作业等。精神心理作业疗法包括选择多种文娱活动，如唱歌、朗诵、棋类、球类等活动。总之，作业治疗要按需选择，难易适度，避免疲劳，培养兴趣，循序渐进，以达成目标。

（7）心理治疗：由于患者长期反复的肢体疼痛和功能障碍，通常会出现“类风关人格”，主要表现为意志力弱、情绪消沉、有负罪感或绝望无助感，严重影响疾病的治疗和恢复。因此，医务人员要认真倾听患者对病情的叙述及要求，找出心身症状的问题所在，给患者充分的精神疏导，并取得家属的协助，尽快缓解与关节炎有关的疲劳症状以及抑郁和焦虑，建立患者自尊、自信、自强、乐观的信念，从而配合医生坚持治疗，减轻残疾，提高生活质量。

（三）中医康复治疗

1. 中药治疗

（1）中药内治：急性期当首辨风寒湿痹与热痹之不同，风寒湿痹治宜祛风、散寒、除湿、通络止痛，方可选用乌头汤（《金匮要略》），药用川乌、麻黄、芍药、甘草，亦可选用薏仁汤（《类证治裁》），药用薏仁、川芎、当归、麻黄、桂枝、羌活、独活、防风、川乌、苍术、甘草、生姜等，随证加减。热痹治宜清热、通络、祛风、除湿，方可选用桂枝芍药知母汤（《金匮要略》），药用桂枝、芍药、炙甘草、麻黄、白术、知母、防风、炮附子、生姜，亦可选用白虎桂枝汤（《金匮要略》），药用知母、石膏、甘草、粳米、桂枝等。若日久迁延不愈者，当佐以扶助正气、活血、涤痰之品，方中加入杜仲、牛膝、桑寄生，以补肝肾；加入穿山甲、地龙、地鳖虫、人参、当归、黄芪，以养血活血；加入白芥子、胆南星，以搜风祛痰。

（2）中药外治：熏洗疗效显著，可用豨莶草、臭梧桐、海风藤、五加皮、常春藤、桑枝、伸筋草、路路通等水煎、熏洗，每日 1~2 次，每次 30 分钟。亦可用抗风湿液涂擦患处。

2. 针灸治疗　对于行痹者，宜取膈俞、血海，以活血养血；痛痹者，宜取肾俞、关元，以振奋阳气、驱散寒邪；着痹者，宜取足三里、商丘，以健脾祛湿；热痹者，宜取大椎、曲池，以清热解表。可根据疼痛部位酌加配穴，如腕部可加阳池、外关、中泉、阳溪、腕骨等穴，膝部可加犊鼻、梁丘、膝阳关、阳陵泉等穴，踝部可加昆仑、照海、丘墟、申脉等穴，肘部可加外关、尺泽、小海、天井、曲池、合谷等穴。操作时应视疼痛部位和病邪深浅决定进针深度及补泻手法。

3. 推拿按摩治疗　适用于急性期后的患者，多在热疗后进行，能调整和改善关节及其周围组织、韧带、肌肉的生物力学，促进血液循环，消炎消肿，解除粘连，改善关节活动度等。可根据病变部位的不同，选择不同的穴位和手法，在病变部位及穴位处采用推、揉、擦、按、捻、摇动关节等手法，动作宜柔和，以按摩部位产生发热、酸胀感为度。每日 1 次，每次 10~20 分钟，10~15 次为一个疗程。

4. 穴位注射法　可选用当归、威灵仙、维生素 B_1、维生素 B_{12} 等注射液，注射于疼痛部位的穴位中，切不可注入关节腔内。每次每穴 0.5~1ml，每周 2 次，10 次为一个疗程。

5. 传统养生功法　是中医强身健体最为特色之处，可增强体质，提高抗病能力，改善全身症状，预防肌肉萎缩，防止关节畸形。传统养生功法的种类很多，目的各有偏重,可根据病情选择适合患者的套路或动作,长期坚持练习。

6. 食疗　具有预防和改善疾病的作用,可根据寒热虚实的不同,选择性食用能够缓解 RA 症状的食品,如香菇、木耳、苦瓜、芦根、羊髓、桂圆等。

四、康复预后和预防

RA 在各类人群中均有发生,若采取积极的早期综合治疗,多数患者恢复较好;而在急性期治疗不及时或不合理的患者,大多数会产生关节和肢体挛缩,并最终导致畸形的发生。本病不直接引起死亡,严重晚期病例通常死于继发感染等并发症。

关于本病的预防,应注意以下两点:

1. 应注意学习本病的科普知识,学会处理疼痛及了解药物副作用,掌握活动时最恰当的身体姿势,掌握关节保护要点和能量节约技术,尽可能在生活、工作和休闲活动中应用,以预防关节进一步损伤,防止疼痛和功能障碍的发生。

2. 应保持乐观的生活态度,加强自我管理,消除紧张、恐惧心理,主动参与治疗。乐观的情绪可以阻断紧张、压抑、疼痛的恶性循环,提高人体的抗病能力。

第八节　关节脱位

一、概述

关节脱位(dislocation)是由于直接或间接暴力作用于关节,或关节有病理性改变,使骨与骨之间相对关节面正常关系破坏,发生移位。脱位多发生于青壮年和儿童。四肢大关节中以肩、肘脱位为最常见,髋关节次之,膝、腕关节脱位则少见。

(一)病因和发病机制

1. 外力因素　外来暴力作用于正常关节引起的脱位,多发于青壮年,是导致脱位的最常见原因。创伤性脱位后,如康复不良,关节囊及韧带松弛,关节结构失稳,轻微外力即可导致再脱位,形成习惯性脱位,肩关节、颞下颌关节习惯性脱位较为常见。

2. 病理改变　关节结构发生病变,骨端破坏,不能维持关节面正常对合关系,如关节结核、类风湿关节炎,易导致脱位。

3. 先天因素　先天性关节发育不良,出生后即发生脱位且逐渐加重,如髋臼和股骨头先天性发育不良导致的先天性髋关节脱位。

古人很早即对脱位有所认识,历代有脱臼、出臼、脱骱、脱髎、骨错等多种称谓。晋代医家葛洪在《肘后救卒方》记载了颞下颌关节脱位,创制了口腔内复位法,属世界首创,沿用至今。关于脱位,历代医家多有论述,此不赘述。

(二)临床表现

1. 一般症状

(1)疼痛明显,活动时加剧。

(2)关节肿胀。

(3)关节脱位后结构失常,关节失去正常活动功能,出现功能障碍。

2. 特有体征

(1)畸形:关节脱位后,该关节骨端脱离了正常位置,关节的正常骨性标志发生改变,破坏了肢体原有轴线,与健侧不对称,发生畸形。脱位后肢体可出现旋转、内收或外展和外观变长或缩短等畸形。

(2)弹性固定:关节脱位后,未撕裂的肌肉和韧带可将脱位的肢体保持在特殊的位置,在对关节作任何被动运动时,虽有一定活动度,但存在弹性阻力,去除外力后,脱位的关节又回复到原来的特殊位置,此种体征变化即为"弹性固定"。

(3)关节盂空虚:脱位后可触摸到空虚的关节盂,移位的骨端可在邻近异常位置触及,表浅关节较容易触摸辨认,但肿胀严重时则难以触知。

(三)辅助检查

X 线检查　关节正侧位片可确定有无脱位、脱位的类型和有无合并骨折,防止漏诊和误诊。

(四)诊断要点

根据病史、一般症状和典型体征,结合 X 线检查综合分析,即可做出诊断。

(五)临床治疗

1. 治疗原则　恢复受损关节正常解剖关系及功能。

2. 治疗方法

(1)新鲜脱位:争取时间予以复位,一般采用手法或牵引复位,必要时给予麻醉。复位中切忌粗暴,要注意防止附加损伤,如骨折、血管和神经损伤等。如 X 线检查发现关节内有嵌夹,手法复位困难或闭合复位失败,可考虑手术切开复位。

(2)陈旧性脱位:脱位 3 周以上,未能整复者,属陈旧性脱位。多需手术切开复位。

复位后的关节需固定于适当位置,根据脱位情况,一般固定 2~3 周,以修复损伤的关节囊、韧带、肌肉等软组织。

二、康复评定

脱位所涉及的关节较多,不同的发病因素、不同关节、不同患者间的症状和体征存在差异性。对关节脱位的康复评定,应包括以下内容。

(一)关节位置

通过体格检查、X 线片等评定关节位置情况。

(二)疼痛评定

可采用目测类比法(visual analog scale,VAS)、简化 McGill 疼痛问卷和压力测痛法等评定方法。

(三)肿胀评定

通过测量,健患侧对比,评定肿胀程度。

(四)关节 ROM

测量、评定关节活动度。

(五)肌力评定

可用徒手肌力评定法或借助仪器评定。

(六)日常生活活动能力评定

可选用巴氏指数(BI)和功能独立性评定(FIM)等。

三、康复治疗

(一)康复治疗目标

1. 急性期 控制疼痛;减少炎症和刺激;促进损伤组织愈合。

2. 亚急性期和恢复期 增加关节活动范围,增强肌力,恢复关节稳定性。

(二)现代康复治疗

肩关节脱位约占全身关节脱位总数的50%,其中95%是前脱位,故以肩关节前脱位闭合复位后为例。

1. 物理因子治疗 急性期可止痛、控制炎症;亚急性期和恢复期有助于松解粘连、软化瘢痕。

2. 运动治疗

(1)急性期:为保护修复软组织,需肩部悬吊带固定3~4周,训练时可取下吊带,训练结束后立即佩戴,在训练和日常活动中避免导致脱位的姿势。

复位后三角巾或绷带将患肢悬吊于胸前,保持内收内旋位,当日即可开始在胸前固定位做指、腕、肘主动练习。每个动作重复5~6次,每天可增加2次左右,达到20次。

第1周后可增加指、腕、肘的抗阻力练习。在站立位,上半侧躯体向患侧屈并前倾在悬吊带内做肩前屈、内收和内旋的摆动练习。第2周起可做肩前后、内外的摆动练习及肩前屈、内收、内旋的主动运动,运动幅度可逐渐加大,练习时需尽量避免上臂外旋活动。第3周起可逐渐增加肩外展、后伸、外旋的抗阻力练习以及肩外展、后伸和外旋的主动牵引练习。

(2)亚急性期和恢复期:此期运动治疗重点在增加关节活动范围,增强肌力及重建旋转肌环带的稳定度,需同时加强内旋和外旋肌,增强肩部和肩胛肌力的平衡及肩胛和手臂动作的协调。可进行等长抗阻训练及等张抗阻运动,但需限制外旋角度在50°以内,避免再脱位。

(三)中医康复治疗

1. 练功疗法 练功疗法是恢复患肢功能的重要措施,应贯穿于脱位治疗的始末。练功可以促进血液循环,加快损伤组织的修复,预防肌肉萎缩、骨质疏松及关节僵硬等并发症的发生,并可减少组织粘连,尽快恢复关节的正常功能。

练功要遵循由健康关节到损伤关节,由单一关节到多关节,活动范围由小到大、循序渐进,坚持不懈。急性期以健康关节及肌肉舒缩活动为主。解除固定后,可逐步训练受损伤关节,必要时可配合按摩。练功活动需防止关节活动过度,尤其要避免粗暴的被动活动。

2. 中药治疗 分内服和外用,药物的应用,以脱位损伤的病理变化为依据,按早、中、后三期进行辨证论治。用药需以脱位复位成功为前提。

1)初期:伤后1~2周内,以活血祛瘀为主,佐以行气止痛。内服可选活血止痛汤、云南白药等,外用可选活血散、散肿止痛膏等。

2)中期:伤后2~3周,以和营生新、接骨续筋为主。内服可选壮筋养血汤、续骨活

血汤等，外用可选接骨续筋药膏、舒筋活络药膏等。

3）后期：受伤3周以后，应以补气养血、补益肝肾、强壮筋骨为主。内服可选补骨壮筋汤、壮筋养血汤等，外用可选五加皮汤、海桐皮汤等煎水熏洗。

四、康复预后和预防

脱位涉及的关节较多，轻重缓急不一，但其预后多较好，只要诊断及时，复位得当，康复治疗恰当及时，多可痊愈。

为避免脱位的发生，应努力提升安全意识和自我保护意识，规避外伤。加强运动锻炼，增加肌肉力量和关节稳定性。出现脱位之后应及时治疗，并应尽量彻底治愈，防止转为习惯性脱位。

第九节 骨关节病

一、概述

骨关节病（osteoarthritis，OA）是一种非对称性、无全身征象的慢性骨关节退行性病变，又称骨关节炎、退行性关节病或增生性关节炎等，是一种中老年人极常见的关节炎，可分为原发性和继发性两类。该病好发于膝、髋等承重关节，其主要特征是关节软骨及软骨下骨质发生退变，并在关节边缘形成骨赘。

（一）病因和发病机制

1. 原发性OA 先是关节软骨发生进行性退化性改变，然后关节边缘逐渐出现新骨增生和关节面变得硬化。无明显的局部致病原因，多见于50岁以上的中老年人，其发生往往受遗传和体质的影响。手指末节OA的Heberden结节，就有明显的遗传因素。

2. 继发性OA 在原有局部病变的基础上引发，可发生于任何年龄。其发病原因主要是关节软骨磨损和透明质酸合成减少。

（1）畸形：先天性关节解剖异常（如多发性骨骺发育不良、先天性髋关节脱位等）以及后天性关节畸形（如髋关节和膝关节内外翻畸形）均可导致关节不稳定、应力不均匀，使关节软骨磨损、破坏并继发骨质增生。

（2）创伤：股骨头骺滑脱、关节内骨折等创伤使关节面不平整，关节对位不良，关节结构发生改变，久之导致非正常轨道活动引起的关节磨损和退变。

（3）疾病：痛风、骨缺血性坏死、关节内化脓性感染、结核性关节炎、类风湿关节炎、肢端肥大症等关节损害性疾病，可使关节面破坏而致关节软骨磨损、骨质增生。

（4）其他原因：包括长期不恰当地使用皮质激素、酗酒等因素引起关节软骨病损，继之关节退变和骨刺形成。

本病属于中医学“骨痹”“肾痹”“尪痹”等范畴。痹是指痹阻不通的一种病理现象，多因正气不足，卫外不固，复加劳累之后，汗出当风，或坐卧湿地，涉水冒寒而导致风寒湿邪侵袭经络，痹阻气血，以致肢体和关节酸痛、活动不利。《素问·痹论》云：“风寒湿三气杂至，合而为痹也。”又云：“病久而不去者，内舍于其合也。”说明本病病机为本虚标实，肝肾不足为本，寒湿之邪为标。

知识链接

膝关节OA致残情况

Hart等对1 000余名妇女进行调查，发现体重指数较高者发生膝关节OA的概率较大。OA的慢性进程各不相同，也有病情稳定不进展的，各关节中膝关节病预后较差，可出现内翻畸形，一般膝关节从开始有骨关节改变至功能受限平均为8年(18个月~23年)。在OA患者中，26%的患者能全天工作，只有44%的患者经常有症状，每年卧床天数平均为12.2天。

（二）临床表现

1. 症状　本病起病缓慢，以关节疼痛、活动不灵活为主要症状，症状可逐渐加重，或多年不变，最常受累的是膝、髋、颈椎、腰椎等关节。最初感到关节酸胀疼痛，运动过量或在关节负重时明显，休息后缓解。长时间固定姿势，可出现暂时性僵硬，经过活动以后，关节又渐灵活，但在运动过量后，又出现关节疼痛和活动受限。晚期由于关节软骨的磨损和骨质增生，关节畸形逐渐加重，关节活动度亦因关节变形而显著受限，但一般不会发生关节强直。当骨刺刺激肥厚的滑膜皱襞时，可加剧疼痛、引起肌肉痉挛，甚者出现跛行、失用性肌萎缩及关节源性肌萎缩。症状多次发作后疼痛间歇期变短，最后可为持续性疼痛，休息后不能迅速缓解，表现为夜间痛。

2. 体征　以膝关节为例，早期关节活动时可触到轻度摩擦感，关节周围轻微压痛，挺髌试验(+)，无关节肿大，无明显活动受限及肌萎缩。中晚期可触及沙粒样粗糙的摩擦感，关节压痛、肿大或畸形，关节活动受限；可有关节中度积液，浮髌试验(+)；伴半月板损伤可产生“交锁”现象，研磨试验(+)；伴交叉韧带损伤可有抽屉试验(+)，内外侧副韧带损伤可有侧方应力试验(+)。

（三）辅助检查

1. X线检查　早期X线片无明显变化，进行期可见关节间隙变窄，关节面骨质硬化，边缘唇样骨质增生，负重区软骨下囊样透亮区及轻度骨质疏松。晚期可见关节间隙明显变窄，骨端变形，骨赘增加，关节面凹凸不平，可见关节内游离体，关节不稳定，有半脱位趋势。

2. 实验室检查　无特殊发现。血沉很少超过30mm/h，关节液检查偶见红细胞、软骨碎片和胶原纤维碎片。

（四）诊断要点

据临床症状和体征，结合X线检查可诊断。

（五）临床治疗

1. 治疗原则　消炎消肿，缓解疼痛，恢复和保持关节功能。

2. 治疗方法

(1)休息制动：在急性期，患肢需佩戴支具限制受累关节活动。

(2)药物治疗：急性期可使用非甾体类消炎镇痛药(如布洛芬等)，慢性缓解期应用影响病变发展的药物(如氨基葡萄糖、硫酸软骨素等)。急慢性期均可用局部外用药(如扶他林软膏、吲哚美辛巴布膏等)。疼痛不缓解可考虑关节腔内注射药物(如糖皮质激素、透明质酸钠等)。

(3)外科治疗：早期患者常用手术为关节镜术和肌肉松解术，晚期患者可采用关节融合术、关节成形术、关节游离体摘除术及人工关节置换术等。

(4)康复治疗:包括能量节约技术、物理因子治疗、支具与辅助器具应用、运动疗法以及中医传统康复治疗等。

二、康复评定

(一) 疾病严重程度的评定

依照国际医学科学组织委员会对该病的评定标准,根据 X 线检查结果,可将 OA 的严重程度分为 0~4 级(表 3-11)。

表 3-11　OA 严重程度评定标准

分级	远端指间关节	近端指间关节	膝关节	髋关节
0 级	正常	正常	正常	正常
1 级	1 个小骨赘	1 个小骨赘,可有囊肿	可疑关节间隙变窄似有骨赘	股骨头周围可有骨赘,内侧关节间隙可变窄
2 级	2 个关节确切小骨赘,轻度软骨下硬化,疑似囊肿	2 个关节确切小骨赘,可有 1 个关节间隙变窄	确切骨赘,可有关节间隙变窄	确切骨赘、轻度硬化,下方关节间隙变窄
3 级	中度骨赘,骨端轻度畸形,关节间隙变窄	多关节中度骨赘,骨端轻度畸形	中度多发骨赘,骨端硬化、畸形,关节间隙变窄	轻度骨赘,骨端硬化、畸形、囊肿,关节间隙变窄
4 级	大骨赘,骨端畸形,关节间隙消失,有囊肿	大骨赘,骨端畸形,关节间隙明显变窄,软骨下硬化	大骨赘,骨端畸形,关节间隙变窄,关节面严重硬化	大骨赘,骨端畸形,关节间隙明显变窄,骨端硬化,有囊肿

(二) 关节活动范围(ROM)评定

通过 ROM 测定,可确定关节活动受限程度,分析障碍原因,以便提供合适的治疗方法及疗效评定。可用关节量角法测量 ROM。

(三) 肌力评定

OA 患者因肢体运动减少,可致失用性肌萎缩、肌力减弱。常用的肌力测定方法为 MMT 法。如果有条件,也可以采用简单仪器测定法和等速肌力测试法,等速肌力测试法可定量评定肌肉功能。

(四) 疼痛评定

可采用间接疼痛评定方法,如 VAS 评定法以及简式 McGill 疼痛问卷进行评分。通过对治疗前后的评定结果进行比较,可进一步确定康复治疗效果,有助于康复计划的制订和实施。

(五) 关节压痛的评定

一般可采用 Ritchie 关节指数,亦可采用 28 个关节简便定量指数,可参考类风湿关节炎一节。

(六) 步行能力评定

主要是评定下肢功能,可采用 1984 年 Holden 提出的功能性步行能力分级(functional ambulation classification，FAC）（表3-12），或参考 Hoffer 步行能力分类以及 Nelson 功能性步行概貌评定。

表 3-12　Holden 功能性步行能力分级

评级	特征	评级标准
0 级	无功能	患者不能行走，完全依靠轮椅，或需 2 人协助才能行走
Ⅰ级	需大量持续性帮助	使用双拐，或需 1 人持续搀扶才能行走及保持平衡
Ⅱ级	需少量帮助	能行走，使用 KAFO、AFO、单拐、手杖，或需 1 人在旁给以间断的身体接触帮助才能保持平衡和安全
Ⅲ级	需监护或语言指导	能行走，但不正常不够安全，需 1 人在旁监护或语言指导
Ⅳ级	平地上独立行走	在平地上能独立行走，但在斜面、楼梯、地面不平处行走仍有困难，需他人帮助或监护
Ⅴ级	完全独立行走	在任何地方都能独立行走

（七）受累部位功能评定

腰椎功能评定可采用 Roland-Morris 腰椎功能问卷，髋关节功能评定可采用 Harris 髋关节功能评定标准，膝关节功能评定可采用 HSS 膝关节评定标准，足功能评定可采用 Maryland 足功能评分标准。

（八）ADL 评定

严重的 OA 患者因疼痛和畸形常影响其日常生活活动能力，可进行基本 ADL（basic ADL，BADL）评定和工具性 ADL（instrumental ADL，IADL）评定，以便更全面地了解 OA 患者日常生活活动能力水平。BADL 是指每日生活中与穿衣、进食、保持个人卫生等自理活动和坐、站、行走等身体活动有关的基本活动；IADL 是指人们在家庭和社区中独立生活所需要的关键性的较高级的技能，如家务杂事、炊事、采购、骑车或驾车、处理个人事务等，大多需借助工具进行。常用的标准化 BADL 评定方法包括 Barthel 指数、Katz 指数、PULSES 及修订的 Kenny 自理评定等；常用的 IADL 评定方法包括功能活动问卷（the functional activities questionary，FAQ）、快速残疾评定量表（rapid disability rating scale，RDRS）等。

三、康复治疗

（一）康复治疗目标

1. 消炎消肿、缓解疼痛。
2. 恢复与保持关节活动度，改善关节的稳定性和灵活性。
3. 增强肌力和耐力。
4. 保护关节，最大限度地延缓病程进展，预防残疾的发生和加重。
5. 改善步态和步行能力。
6. 保持和提高日常活动能力，改善患者生活质量。

（二）现代康复治疗

1. 控制关节活动量　病变关节过度使用，会加剧关节疼痛，增加病变部位的损伤程度。因此，OA 患者的活动量必须控制在关节耐受的范围之内，这也是处理关节疼

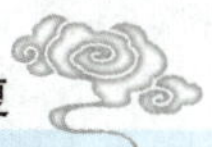

痛的重要措施之一。一般OA患者无需卧床休息,当负重关节或多关节受累时,应限制其活动量。急性期关节肿痛等症状严重时,需卧床休息,必要时病变局部可用夹板或支具短期固定,注意关节功能位摆放。可视病情,选择性进行早期肌肉等长收缩训练,或助力性主动训练,以缓解疼痛,保持关节活动度,防止肌肉萎缩、粘连,保持关节功能。慢性期避免连续屈膝作业,减少每次步行的距离和时间。

2. 保护关节 对于OA患者关节的保护,可参阅"类风湿关节炎"一节。

3. 能量节约技术 可参阅"类风湿关节炎"一节。

4. 支具与辅助器具 根据需要,采用康复医学工程服务中的各种拐杖、支架、轮椅、助行器、持物器、穿衣器等各种支具及辅助器具,以减轻关节的负重,减少关节活动,提高关节稳定性,对缓解炎症和疼痛、修复和维持关节功能均具有积极的治疗作用。辅助器具用途广泛,可改善患者日常生活活动能力,不同的辅助器具有不同的用途,如踝、膝支具用于下肢关节休息、限制活动;夹板用于手、腕、肘等上肢关节休息、限制活动;脊柱支具用于躯干部位稳定;加高垫可用来增加厕所坐椅高度,有利于髋关节炎、膝关节炎、强直性脊柱炎等患者的生活自理。

5. 物理因子治疗 在OA早期,及时应用物理因子治疗,不仅具有消炎、消肿、镇痛的作用,还具有改善关节血液循环,增进代谢,修复骨组织,扭转或延迟疾病进展的作用;在OA后期,通过物理因子治疗可以缓解疼痛、软化瘢痕、松解粘连、促进局部组织血供、锻炼肌力、防止肌萎缩、调节自主神经功能、促进功能恢复、预防后遗症、从而降低致残率。常选用的物理因子治疗方法有以下几种:

(1)热疗法:包括石蜡疗法、泥疗法等,家庭中的热水浸浴也有理疗作用。

(2)水疗法:包括淡水浴、药物浴等,水温一般采用40℃。

(3)中、低频电疗法:包括直流电离子导入疗法、干扰电疗法、调制中频电疗法等。

(4)高频电疗法:包括短波、超短波、微波疗法等。

(5)其他物理疗法:包括光疗法、超声波疗法、磁场疗法等。

除特殊要求外,物理因子治疗一般要求每天治疗1~2次,每次治疗时间20~30分钟,15~20次为1个疗程。

6. 运动疗法 OA患者的运动方式、运动量和运动时间,要根据患者具体情况而定。

(1)准备活动:相当于热身运动,应从温和的、较缓慢的动作开始,逐渐增大运动幅度,并持续5~10分钟。如从慢步行走开始,逐渐加大肩关节、肘关节、髋关节、膝关节的摆动度,并持续几分钟。

(2)关节活动度训练:在病情允许的最大范围内,做全关节运动,可促进血液循环,加快慢性炎症和疼痛的消除,增加肌力和耐力,改善关节的活动性和灵活性。同时,训练可使关节软骨面受到适度的加压与减压运动,极大地改善了关节软骨的营养与代谢,有助于关节软骨的修复。具体方法如下:

1)在被动状态下,治疗师在允许的最大范围内,帮助患者做全关节运动,以疼痛可耐受为度,或者在器械上做连续的被动运动。

2)在减重状态下,让患者作主动关节运动。如下肢运动时,选择坐位或卧位进行,以减少关节的应力负荷。

3)牵张关节周围的肌肉、肌腱、韧带和关节囊,以关节周围肌肉感觉中等度紧张为度,并在每个方向上保持10~20秒,此法可缓解痉挛。

(3)关节松动技术:急性期关节肿胀、疼痛明显时可采用Ⅰ、Ⅱ级手法;慢性期伴有关节僵硬和关节周围组织粘连、挛缩时可采用Ⅲ、Ⅳ级手法。

(4)肌力练习:急性期后,患者在关节活动时,应进行抗阻练习,每周至少3~4次,每次每个动作应重复10~30次,以肌肉出现轻中度酸痛、次日无疲劳感为度。肌力练习可增加肌力和耐力,增大关节活动度,治疗和预防肌肉萎缩,增强关节的稳定性,保护关节。

(5)有氧运动:在病情稳定期,可根据患者的耐力和兴趣,选择适宜的、由全身肌群参加的有氧运动,如慢走、快走、跑步、游泳等。有氧运动有利于维持人体的正常代谢,保持较高的生活质量。

7. 膝关节OA的康复治疗　膝关节OA又称退行性膝关节炎、膝OA、增生性膝关节炎等,是OA中最常见的一种,其现代康复治疗主要有以下几个方面:

(1)物理因子治疗:可用湿热敷,如蜡疗,也可应用热气浴、温泉浴,有条件的可做温热矿泉浴、旋涡浴则效果更好。亚急性期疼痛可用透热或超声疗法;慢性疼痛可用经皮神经电刺激治疗来缓解疼痛;肌肉萎缩者可用感应电刺激治疗。此外,超短波、微波、离子透入、红外线等均有良好的疗效,可酌情应用。

(2)运动治疗:在对股四头肌进行训练时,可进行髌骨运动练习,患者取坐位,伸直患膝,做股四头肌等长收缩40~60次;亦可进行伸膝运动练习,患者取坐位,双膝屈90°,轮流伸膝,做股四头肌等张运动10~20次,每日训练2~3次。在对股二头肌进行训练时,患者取俯卧位,双膝由0°~90°轮流屈伸,动作须缓慢,重复10~20次,每日训练2~3次。在对膝关节OA患者开具运动处方时,须考虑以下几点:

1)关节稳定性和炎症的程度。

2)炎症活动期,应做等长肌力练习或无阻力关节活动,不能做等张肌力练习。

3)抗阻练习时阻力必须小于肌肉最大力量,不使肌肉疲劳。

4)运动练习后,若关节疼痛超过2小时或关节肿胀,则提示运动过度,需要重新制定运动处方。

5)运动注意事项:运动前应尽量放松;轻度疼痛和僵硬时选择睡前运动;有条件的可在运动前洗热水澡或局部热敷;关节运动应缓慢,在患者舒适的范围内运动。

(3)健康教育:生活方式的改变和调整是预防和治疗本病的前提和关键,教育患者应注意控制运动量,控制及减轻体重,尽量少做屈膝下蹲和上下楼梯活动,不宜穿高跟鞋等,以避免增加关节负荷。

(4)步行工具及特殊用品:疼痛明显者可用手杖;关节不稳、怕凉者可使用护膝;不能负重者可用轮椅;膝内翻者可用足底外侧楔形鞋垫。

(5)手术治疗:经非手术康复治疗3个月,病情不见好转,反而渐进性加重者,或病情严重者,可做全膝关节置换术。

(三)中医康复治疗

中国传统治疗手段在OA的早期预防和治疗中,效果显著,绝大多数患者通过中药内服外用、手法、针灸、小针刀、传统功法及自我保护等方法可获得满意效果。

1. 中药治疗

(1)中药内服:可分为三个证型。

1)肝肾亏虚型

治法:补益肝肾,养血荣筋。

方药:补肾壮筋汤加味(《伤科补要》),药用熟地、当归、牛膝、杜仲、续断、山茱萸、茯苓、白芍、青皮、五加皮。偏阳虚者,加骨碎补、淫羊藿、补骨脂;偏阴虚者,加知母、地骨皮、黄柏;痛甚者,加乳香、没药、七厘散;骨节变形者加白僵蚕、全虫、穿山甲。

2)瘀血痰湿型

治法:活血化瘀,健脾化痰。

方药:身痛逐瘀汤加味(《医林改错》),药用秦艽、川芎、桃仁、红花、当归、地龙、牛膝、香附、没药、羌活、五灵脂、甘草。血瘀甚者,加延胡索、乳香、穿山甲;年老骨弱者,加骨碎补、杜仲、川断;气血虚者,加黄芪、党参、白术。

3)寒湿痹阻型

治法:祛风散寒,除湿通络。

方药:独活寄生汤加味(《备急千金要方》),药用独活、寄生、秦艽、防风、细辛、当归、川芎、赤芍、杜仲、牛膝、人参、茯苓、甘草、熟地。风邪偏胜者,加蜈蚣、乌梢蛇、透骨草;寒邪偏胜者,加制川乌、制草乌;湿邪偏胜者,加防己、木瓜、薏苡仁;兼风湿热者,去当归、人参、熟地,加石膏、知母、忍冬藤;有瘀血者,加丹参、鸡血藤、桃仁、红花。

(2)中药外用

1)敷贴法:将药物制成膏剂或散剂,直接敷贴在患处,可起到温通止痛的作用。可采用生川乌、生草乌、木瓜、川断、麻黄、桂枝、制乳香、没药、骨碎补等。

2)熏蒸疗法:又称热熨法,能消炎止痛,促进微循环,松解粘连,恢复关节弹性和柔韧度,适合于慢性期。可选用海桐皮、伸筋草、透骨草、威灵仙、络石藤、独活、白芷、当归、赤芍、桃仁、红花、松节、生川乌、生草乌、莪术、防风、牛膝、川椒、艾叶、生甘草等药物,研碎后装入袋中隔水加热,将药袋熨疗患处。每日 2 次,每次 30~40 分钟。冬日 1 剂可熏洗 3~4 天,夏日 1 剂可熏洗 2 天,7~10 天为 1 个疗程。

3)中药离子导入法:通过痛点和穴位的电刺激,可使组织液渗出减少;同时,可提高中药经皮吸收率,形成局部离子堆集,加快炎症消除和疼痛缓解。一般采用威灵仙加老陈醋直流电离子导入法,或者选用乳香、没药、寻骨风、细辛、马钱子、牛膝、木瓜、白芷、刘寄奴、延胡索、威灵仙、海桐皮、伸筋草、透骨草、鸡血藤、川乌、草乌、苍术、红花等,加水取煎液,用直流电将药物离子导入病变局部,以达到活血化瘀、舒筋通络、理气止痛之目的。

2. 推拿按摩　通常采用推法、揉法、滚法、弹拨法及关节摇法等,急性期的患者宜用柔和的推法、揉法、滚法,而慢性期可使用刺激性较大的弹拨法及关节摇法等。根据病变部位的不同,选择相应的按摩方法及穴位。取穴以病变关节周围的穴位为主,如阴陵泉、血海、梁丘、犊鼻等。每次以按摩部位出现发热、酸胀感为适度。每日 1 次,每次 10~30 分钟,急性期不宜过长,在 10 分钟左右,10~15 次为 1 个疗程。

3. 针灸疗法

(1)针刺疗法:取穴及操作可参考类风湿关节炎。

(2)电针疗法:取穴法则同针刺疗法,根据需要选择波形,每次选 2~6 穴,刺激 20~40 分钟,每日 1 次,10~15 次为 1 个疗程,间隔 1 周,再行下个疗程。

(3)耳针疗法:取相应区压痛点以及神门、交感等穴,常规消毒后进针,中强刺激,捻转 2 秒钟,留针 15~30 分钟。根据体质及病情,每日 1 次或隔日 1 次,10~15 日为 1

个疗程。

(4)耳压疗法:和耳针疗法一样,取相应区压痛点以及神门、交感等穴,常规消毒后,将备好的王不留行耳穴贴贴在穴位上,随后采用由轻到重的手法按压王不留行籽 1 分钟。患者可每天自行按压 3~5 次,每次 2 分钟左右,5~7 日更换王不留行 1 次。

(5)艾灸疗法:取穴以病变关节周围穴位为主,如阴陵泉、血海、梁丘、犊鼻等,据病情可配以辨证取穴。将穴位暴露,清洁施灸部位,点燃艾条,以回旋灸或雀啄灸法施术,至皮肤潮红为度。每次选 3~5 穴,每日 1~2 次,10~15 次为 1 个疗程,间隔 5~7 日行下个疗程。

4. 小针刀疗法　须做好术前准备工作,严格消毒,预防感染、术中损伤和术后粘连等并发症。具体操作程序如下:

(1)参考 X 线片,找准压痛点,一般以关节周围明显压痛点为进刀点,做好标示。

(2)消毒后,进刀达相应局部骨面,用小针刀对病灶进行剥离松解。常用针刀法有顺正常组织方向进行纵行切开法、纵行铲剥法等。

(3)术毕,贴创可贴,休息 72 小时后,再进行运动训练。

5. 传统体育锻炼　可积极进行导引、太极拳、八段锦、五禽戏等运动,以增强体质,促进血液循环,改善关节营养,提高关节灵活度及应变能力。

6. 食疗　本病以肝肾不足、筋骨失荣为根本,故饮食应以温补、补肾养肝、健脾化湿为主,如食用狗肉、羊肉、红枣等。关节肿胀伴发热者,可食用清热利湿的食物,如豆腐、冬瓜、西瓜等,亦可做成药膳,如冬瓜排骨汤、百合米仁绿豆汤、麻连赤小豆汤等;关节肿胀且反复发作、经久不愈者,可食用蒸茄子,亦可食用富含软骨素的食品,如醋蛋、贝类、蹄筋、鱼翅等。忌食辛辣肥甘之品。

四、康复预后和预防

随着年龄的增长,关节软骨组织将逐渐老化,骨质增生是自然规律。但若注意预防和早期治疗,以及适宜的锻炼,可以延缓关节退行性变的进程和减轻退变程度。每个 OA 患者有不同的慢性进程,从开始有骨关节改变至功能受限,病情发展快的仅 18 个月,慢的长达二三十年,也有的病情稳定、并不进展。膝关节 OA 很多预后较差,可出现内、外翻畸形,影响生活质量明显,而其他部位的 OA 一般不会发展至严重残疾。

OA 的预防应注意以下几点:

1. 养成良好的生活习惯　日常生活中应保持心情开朗,注意保暖防潮,身体坐、站、走的姿势要正确,不使用软垫及向后斜靠的椅子,不睡在软床上,不在膝关节下垫枕头,不可保持同一姿势过久,避免对关节突然用力。同时,应注意增强体质加强锻炼,工作间隙坚持适量运动;患者每日适量步行,应在疼痛限度内活动;卧床者应每半小时做全关节活动 1 次,并做等长肌肉收缩练习,改善关节的血液循环,保持软骨营养和关节正常的活动范围。

2. 疾病治疗　积极治疗 OA 相关疾病及早期关节炎,既可预防继发性 OA 的出现,又可减轻关节炎致残的发生。如及时纠正儿童的各种畸形;对关节内骨折及关节邻近骨折要及时准确复位,并注意后续的康复治疗等。

3. 减轻体重　超重的中、老年人，宜调整饮食习惯并适量控制饮食，进行适宜的体育活动，进行减肥治疗，以减轻承重关节的负荷，防止下肢 OA 的发生及发展。

第十节　强直性脊柱炎

一、概述

强直性脊柱炎（ankylosing spondylitis，AS）是一种致病机制不明的以骶髂关节和脊柱中轴关节为主的慢性进展性风湿性疾病，也可累及内脏和其他组织。AS 在我国的发病率约占 3‰，仅次于类风湿关节炎，且致残率极高。

（一）病因和发病机制

AS 至今病因尚不明确，可能与以下因素有关：

1. 遗传因素　研究表明，该病有明显的家族聚集现象，HLA-B27 阳性率高的群体发病率高，提示发病与遗传有关。

2. 感染因素　肠道、泌尿系、生殖系及盆腔感染等因素可加速疾病进展。

3. 环境因素　潮湿、寒冷及起居习惯等因素也可加速疾病进展。

本病的发病机制也不十分明确，可能与 HLA-B27 分子相关序列有关、或与细菌通过某种机制发生相互作用有关。

本病属于中医学“骨痹”“肾痹”“尪痹”等范畴。在《黄帝内经》中就早有论述“骨痹不已，复感于邪，内舍于肾”。在《素问·生气通天论》篇中有“大偻”的说法，“阳气者，精则养神，柔则养筋，开阖不得，寒气从之，乃生大偻”，提示阳虚寒侵为大偻的病因病机。而著名医学家焦树德提出 AS 就是“大偻”，具体指病情沉重、脊柱弯曲、背俯。

知识链接

AS 简史

AS 是一种很古老的疾病，在古埃及人的骨骼中就发现有 AS 的证据。2000 年前，古希腊名医希波克拉底也曾描述过这种病。本病名称很多，又名 Marie-strümpell 病、Von Bechterew 病、畸形性脊柱炎、类风湿性脊柱炎、类风湿中心型等，现统称为 AS。本病一般类风湿因子呈阴性，故与 Reiter 综合征、牛皮癣关节炎、肠病性关节炎等统属血清阴性脊柱关节病。

（二）临床表现

本病大多起病缓慢而隐匿，发病年龄 10~40 岁，20~30 岁为高发期，男性多见。

1. 全身症状　全身症状一般较轻微。少数人有长期低热、疲劳和体重下降，个别患者可出现贫血，急性发病者偶有高热。四肢关节受累较重者，很快即可卧床不起。

2. 关节症状　早期关节疼痛症状经活动或服止痛剂可缓解；发展期，关节疼痛可逐渐减轻，而各脊柱段及受累外周关节活动受限和畸形变逐渐加重；晚期整个脊柱和下肢变成强硬的弓形，向前屈曲。

3. 肌腱末端病　肌腱末端的炎性肿痛是 AS 最早的特征性表现，多起于骶髂关节，好发于脊柱骨突、椎体周围韧带、跟腱、趾筋膜、胸肋连接等部位。

4. 关节外症状　AS可侵犯全身多个系统，并伴发多种疾病。如以主动脉瓣病变为主的心脏病，结膜炎、虹膜炎、葡萄膜炎等眼部病变，以咳痰、气喘等症状为主的肺部病变，以及慢性中耳炎和神经系统病变等。

5. 常见体征　骶髂关节压痛，脊柱、胸廓活动度减小，骨盆挤压试验及分离试验阳性，“4”字试验阳性。

（三）辅助检查

1. 实验室检查　HLA-B27抗原检测，有助于AS的预防、早期诊断和鉴别诊断，90%左右患者HLA-B27为阳性。其他实验室检查指标无特异性，缺乏诊断意义，主要用于病情活动性判定和疗效估计。如AS活动期，可见血沉（ESR）增快、C反应蛋白（CRP）升高及轻度贫血。伴外周关节受累者可有免疫球蛋白IgM、血清补体、血清循环免疫复合物升高。

2. X线检查　骶髂关节X线片可显示软骨下骨缘模糊，关节间隙模糊，骨密度增高及关节融合。脊柱的X线片可显示椎体骨质疏松和方形变，椎小关节模糊，椎旁韧带钙化以及骨桥形成。晚期可出现“竹节样脊柱”。

（四）诊断要点

1. 目前普遍参照1984年在纽约修订的诊断标准。

（1）腰痛持续时间至少3个月，活动后症状改善，而休息无改善。

（2）腰椎矢状面和额状面活动受限。

（3）胸廓扩展度低于同年龄、同性别的正常人。

（4）X线片证实双侧骶髂关节炎≥Ⅱ级。

（5）X线片证实单侧骶髂关节炎≥Ⅲ级。

肯定的AS：（4）或（5）加上（1）、（2）、（3）中的任何一项。

可能的AS：仅符合前三项临床标准或仅符合后两项放射学标准。

2. AS纽约诊断标准X线骶髂关节病变分级：

0级：正常。

Ⅰ级：可疑改变。

Ⅱ级：轻度异常，表现为局限性侵蚀、硬化，但关节间隙无改变。

Ⅲ级：中度异常，有明显的侵蚀，关节面硬化，关节间隙狭窄或增宽，关节部分强直。

Ⅳ级：严重异常，完全性关节强直。

（五）临床治疗

1. 治疗原则　急性期药物治疗控制炎症，缓解症状；缓解期以药物控制及康复治疗为主的综合治疗；晚期畸形严重者可行外科手术。

2. 治疗方法　AS目前尚无根治手段。

（1）药物治疗：吲哚美辛、美洛昔康等非甾体类抗炎药（NSAIDs）有助于缓解疼痛及晨僵；急性虹膜炎及外周关节炎用NSAIDs治疗无效时，可用小剂量肾上腺皮质激素局部注射或口服。抗风湿药柳氮磺吡啶、甲氨蝶呤等有可能减缓或阻止病情的发展，但该类药物主要对外周关节炎症作用较好，且副作用较大，用药期间需密切观察，起效较慢，需用药1~3个月才发生作用；活动期患者应用抗肿瘤坏死因子拮抗剂等药物可以改变疾病的进程及活动性。

(2)手术治疗:严重脊柱驼背畸形患者,待病情稳定后可做矫正手术。腰椎畸形者可行脊椎截骨术矫正驼背;髋关节严重屈曲畸形,可行全髋关节置换术或髋关节成形术等。

(3)康复治疗:包括健康教育、物理治疗、运动疗法以及中医传统康复治疗等。

二、康复评定

(一) 脊柱各部位功能评定

1. 颈椎

(1)颈椎旋转功能:颈椎正常旋转角度为左右各60°~80°。测量方法:患者取坐位或仰卧位,用量角器在头顶测量,以头顶后方为轴心,头顶中心矢状面为固定臂,以鼻梁与枕骨结节连线为移动臂,读出左右移动时的度数即为左右旋转范围。如范围缩小,则提示颈椎旋转功能障碍。

(2)颈椎侧曲功能:颈椎正常侧曲角度为左右各45°。测量方法:患者取坐位或立位,用量角器在头后测量,以 C_7 椎棘突为轴心,以 C_7~L_5 棘突的连线为固定臂,以头顶中心和 C_7 棘突的连线为移动臂,读出左右移动的度数即为左右侧屈范围。若夹角变小,则提示颈椎侧曲功能障碍。

(3)颈椎前屈、后伸功能:颈椎正常前屈、后伸的角度各为35°~45°。测量方法:患者取坐位或立位,用量角器在侧方测量,以肩峰为轴心,以平行前额面中心线为固定臂,以头顶与耳孔的连线为移动臂,读出前后移动的度数即为前屈与后伸的范围。若夹角变小,则提示颈椎前屈、后伸功能障碍。

2. 胸腰椎

(1)量角器测量:正常情况下,胸腰部前屈角度为90°,后伸及左右侧屈、左右旋转角度均为30°。测量方法:患者取坐位,测屈与伸时,以 L_5 棘突为轴心,以通过 L_5 棘突的垂线为固定臂,以 C_7~L_5 棘突的连线为移动臂;测左右旋时,以头顶部中点为轴心,以双侧髂棘上缘连线的平行线为固定臂,以双侧肩峰连线的平行线为移动臂;测左右侧屈时,以 L_5 棘突为轴心,以两侧髂嵴连线中点的垂线为固定臂,以 C_7~L_5 棘突的连线为移动臂,分别读出移动的度数即为关节活动范围。若角度变小,则提示胸腰椎活动功能障碍。

(2)指尖地面距离测量:主要评定前屈功能。患者取直立位,双臂及双膝伸直,腰尽量向前、向下屈曲,用游标测量尺测出中指指尖距离地面的距离。这种方法比较简单,但由于髋关节的参与,准确性较差。

(3) C_7 至髂骨嵴连线距离测量:分别测量直立状态下与脊柱充分屈曲时的数值,用两数值之差表示之。这种方法比较准确,可以避免因髋关节参与而造成的数据影响。

(4)改良 Schober 指数法:患者取直立位,在正中线与髂嵴连线交点处,向上量取10cm,向下量取5cm,测量出两点在直立状态下与脊柱充分屈曲时增长的数值。若增长≥4~8cm时,说明曲度正常;若小于此数,则说明腰胸椎前屈受限。

(5)脊柱侧屈评定:患者取直立位,充分左右侧屈脊柱,测量侧屈侧中指尖与地面距离。方法同指尖地面距离测量。

（二）脊椎畸形的测定

可用脊椎尺描绘出脊椎的畸形。这种方法能够准确、形象地显示出脊柱畸形的状态与程度(图3-12)。

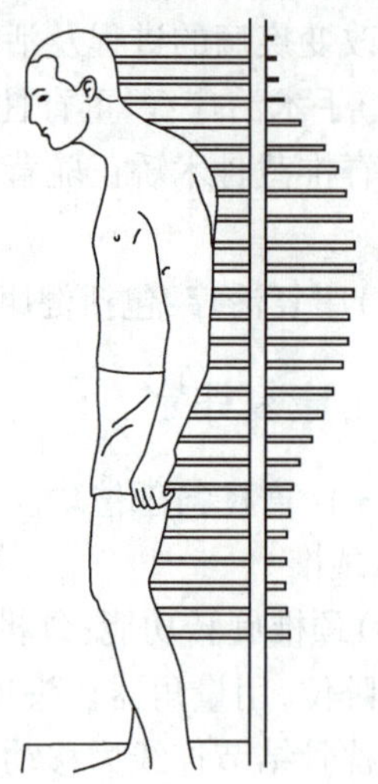

图 3-12 脊椎畸形测定

（三）胸廓活动度的评定

胸廓的活动度与年龄和性别有关，正常时深吸气与呼气时胸围之差>2.5cm，AS 患者胸廓活动度均<2.5cm。测定方法：患者取坐位或站立位，双手抱头，在剑突水平或第 4 前肋间，用尺子测量患者深吸气时的胸围，然后测出用力呼气时的胸围，计算差值。

（四）脊柱功能的评定

可采用 Keitel 功能试验（表 3-13），该评定最高为 18 分，0 分为正常，分数越高提示障碍越严重。

表 3-13 Keitel 功能试验

试验项目	评分标准		
	3 分	1 分	0 分
Schober-Wright 征	<2cm	≥2cm<4cm	≥4cm
指尖与地距离	>30cm	>10cm≤30cm	<10cm
枕墙距	>3cm	>0cm≤3cm	0cm
胸围呼吸差	<2cm	<4cm	≥4cm
单腿站立	完全不能	单侧能	两侧均能
下蹲	1/4 蹲	半蹲	全蹲

1. Schober-Wright 征 患者直立，取 $L_{4\sim5}$ 棘突间为中点，分别在向上 10cm 和向下 5cm 处，各取一点，上下两点间直线距离为 15cm。让患者充分屈曲脊柱，使此直线变为曲线，长度达 19~23cm。上表中的大于或小于是指直线与曲线之差。

2. 指尖与地距离 脊柱充分前屈时，中指尖与地面的距离。

3. 枕墙距 患者靠墙站，足跟和背贴墙，收颌状态下，尽量让枕靠近墙的距离。

4. 胸围呼吸差 于第 4 肋间测得的呼、吸时的胸围差。

5. 单腿站立 左、右侧单腿分别站立，观察下肢负重情况。

6. 下蹲 让患者做下蹲动作，脚跟必须着地，观察腰骶、髋、膝、踝的联合动作是否协调。

（五）ADL 的评定

可采用 1980 年由 Fries 等制作而成的健康评估问卷（health assessment questionnaire，HAQ），又称斯坦福健康评估问卷，此问卷也可以用来判定患者的残疾程度（表 3-14）。对表中各问题按 0、1、2、3 分评出相应分值。将 Ⅰ ~ Ⅸ 项称为组，其中的问题称为题，以组内最高评分的题作为该组的评分。根据评分结果计算出残疾指数（DI），DI=各组评分之和/患者回答的组数。DI 越大提示残疾程度越严重。HAQ 使用方便

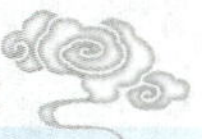

而有效，在国际上应用很广泛，至少已翻译成28种语言，但对轻型患者不太适合。

表3-14　斯坦福健康评估问卷

项目和内容	评分标准			
	无困难	有困难	需他人帮助	不能完成
	0	1	2	3
Ⅰ. 穿衣和梳饰				
你能从柜和抽屉中取出衣服吗?				
你能自己穿上衣服吗?				
你能自己洗头吗?				
Ⅱ. 站起				
你能不用上肢支撑就从椅上站起吗?				
Ⅲ. 进食				
你能切熟肉吗?				
你能将一满杯饮料送到口上吗?				
Ⅳ. 步行				
你能在户外的平地上走路吗?				
Ⅴ. 卫生				
你能洗和擦干全身吗?				
你能用浴盆洗澡吗?				
你能开关水龙头吗?				
你能使用抽水马桶吗?				
Ⅵ. 探				
你能梳头吗?				
你能探及并取下头上方4.5kg的一袋砂糖吗?				
Ⅶ. 握				
你能打开有按压式开头的门吗?				
你能旋开瓶盖吗?				
你能用笔吗?				
Ⅷ. 活动				
你能骑自行车吗?				
你能上街购物吗?				
Ⅸ. 性生活				
你能正常过夫妻生活吗?				

三、康复治疗

（一）康复治疗目标

1. 控制炎症、缓解症状，延缓病情的进展。
2. 尽量减少脊柱及关节发生强直、畸形。
3. 保持良好的姿势，使强直在最佳功能位置。

4. 保持胸廓活动度，防止呼吸功能障碍。

5. 增强肌力，防止肢体肌肉萎缩。

6. 防止骨质疏松。

7. 最大限度地独立生活和工作，提高生活质量和适应社会的能力。

（二）现代康复治疗

1. 健康教育

（1）本病治疗首先应从教育患者和家属着手，使其了解疾病的性质、大致病程、可能采用的措施以及将来的预后，以增强抗病的信心和耐心，取得他们的理解和密切配合。

（2）应教育患者在日常生活中要注意维持正常的姿势，进行适当的劳动和体育活动。

（3）应教育患者保持乐观的情绪，消除紧张、焦虑、抑郁和恐惧的心理，戒烟酒，按时作息。

（4）应让患者了解药物的作用和副作用，学会自行调整药物剂量及处理药物副作用，以取得更好的效果。

2. 保持正确的姿势

（1）卧姿：急性期要求患者卧床休息。注意卧床时枕头要尽量低，睡硬板床，经常更换体位，不能长时间保持一种姿势。仰卧位时易保持躯体平直，因此应多选仰卧位，最好颈下不垫枕头，而膝下垫枕；侧卧位时易出现颈、胸、腰椎的屈曲畸形，因此侧卧时间应短，双膝间垫枕；俯卧可预防和矫正脊柱、髋关节及膝关节的屈曲畸形，因此应定期俯卧并逐渐增加俯卧的时间和频率。

（2）坐姿：不宜长期坐躺椅、矮凳、沙发、过软的椅子。坐位时要注意选用直角硬靠背座椅，高度以坐下时膝关节屈曲 90°，双脚刚好平置地面为宜。

（3）站姿：站位时注意头部应保持中立位，下颌微收，双肩自然位，腹内收，髋、膝、踝关节自然直立。行走时尽量保持自然直立状态，挺胸、收腹和平视前方，避免剧烈运动和过度负重。

3. 物理因子治疗

（1）紫外线：具有抗炎、抗过敏、调节钙磷代谢及止痛等作用。方法：关节局部、淋巴结及全脊柱照射。脊柱以 $L_{3\sim4}$ 为中心，分上下区分别照射，采用Ⅱ°红斑量隔日照射1次，照射宽度为 12cm。

（2）超声波：具有机械按摩、温热效应及软化强直的纤维等作用，对中晚期肌肉关节强直的患者有效。

（3）超短波：具有消肿止痛等作用，症状发作期，用无热量疗法；缓解期可进行全脊柱透热疗法。因具有脱水、钙沉积的作用，故治疗时间和疗程宜短。

（4）热疗：包括蜡疗、红外线、热水浴等疗法，具有促进循环、改善代谢、抗菌止痛等作用，用于恢复期及康复训练前。

（5）直流电药物离子导入：具有堆积药物离子的作用，对于局部疼痛及肌肉组织化学改变者有明显疗效。可根据病情需要，选择乌头酊、威灵仙、硫酸镁、硫酸锌及氯化钙等电极导入。

（6）磁疗：具有促进循环、调整内分泌、增强免疫功能、消炎止痛及软化瘢痕等功

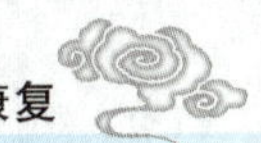

能,适用于急慢性炎症期。方法:可选择脊柱旋磁法,磁场强度为3~4μT(微特斯拉),每次20~30分钟,每日1次。也可选择静磁穴位治疗,主要贴在脊柱两侧腰大肌内外缘处。

4. 运动疗法　运动疗法能有效控制畸形的发生发展,维持脊柱生理曲度和胸廓活动度,避免呼吸障碍、肌肉萎缩以及骨质疏松等。运动前应做充分的准备活动;运动时应注意选择适合个人的运动方式,避免过度负重和剧烈运动,主要是针对脊柱、胸廓、髋关节的运动;应坚持长时间、有规律地锻炼,循序渐进;运动后若出现疼痛,在短期休息后缓解视为正常,若疼痛持续2小时以上,或疲劳和不适难以恢复,则说明运动过度,须暂行休息或调整运动量、运动类型。在各种运动中游泳是最佳的方式,而跑步是易损伤髋关节的方式,不宜提倡。以下介绍3种适用的治疗性运动,可同时进行训练。

(1)维持胸廓活动度的运动:能增加胸廓活动度,保持呼吸功能,预防僵直和畸形的发生发展。

1)旋肩呼吸运动:患者取坐位或立位,双臂外展90°,双手指触肩,深吸气抬臂扩胸,深呼气放松,重复5次。双肘做以肩为中心的缓慢划圈运动,双肩保持稳定,深吸气时双肘向上、向后转,深呼气时双肘向下、向前转,重复5次。此法具有伸展胸部及肋间肌肉、减轻肩关节僵硬、改善呼吸的作用。

2)扩胸运动:患者面向墙角站立,双足与肩同宽,双手平肩同时撑在两面墙上,下颌内收,进行深呼吸,同时,双肩向前并尽量伸展头及上背,坚持5秒,恢复原位,重复5次。此法具有伸展肩部、上胸部肌肉以及维持和改善胸、背姿态的作用。

3)呼吸运动:患者取坐位或站位,双臂抬起,双手抱头,用鼻缓慢深吸气、憋气、缓慢呼出,每分钟2~3次,每次15~20分钟,每日2~3次。此法具有改善肺活量及胸廓顺应性的作用。

(2)保持脊柱灵活性的运动:能保持脊柱的正确姿势和灵活性,预防并矫正驼背畸形等。

1)直立靠墙练习:靠墙直立,足跟、臀、肩背靠墙,双眼平视,保持5分钟放松,重复3~5次,每天做数次。开始时如不能靠墙,尽量向墙靠,保持身体挺直即可。

2)伸展运动:要求每个动作均在伸展位极点,反复进行保持和放松交替运动,保持5秒放松1秒,每次做3~5组,每日1~2次。①直立伸展运动:立位、双臂上举,设想自己正在爬梯,以求达到最高梯级,觉得自己从脚趾到指尖都在伸展;或者面向墙,做爬墙运动,尽力到最高位,舒展躯体、指、趾,保持一段时间后放松;②仰卧伸展运动:患者取仰卧位,头背紧贴床板,膝屈90°使双小腿自然下垂,保持一段时间后放松。如头枕部不能紧靠床面,可选用合适的枕头放在枕下,以助动作完成;③俯卧伸展运动:患者俯卧床上,尽量抬头、双臂及双下肢后伸,如燕子飞状,保持一段时间后放松。此动作是维持髋关节伸展功能最佳的方法之一,但肩、髋、膝关节受累,俯卧起立有困难的患者无法完成;④床上伸展运动:晨僵患者起床前,取仰卧位,做“伸懒腰”动作,双臂向上伸过头,向指、趾两个方向伸展,保持一段时间后放松,反复进行。再做伸展双腿,足背屈运动,保持一段时间后放松,反复进行至僵硬感消失为止;⑤颈部伸展运动:低头使下颌尽量接近胸部,复原;仰头尽量向后,复原。每个方向重复5次,可使颈部放松,保持屈伸功能。

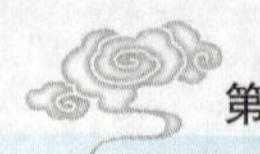

3）膝胸运动：患者取屈膝仰卧位，双足放平，先缓慢抬起一膝屈曲向胸部，双手抱膝或腘窝处，尽量拉近胸，保持一段时间后复原。双膝交替进行，直至僵硬感消失为止。

4）猫背运动：跪趴如猫状，低头尽量放松，背上拱如弓、尽量上拱拉伸脊柱和背肌，恢复原位，塌背仰头抬臀部，尽量拉伸，复位，反复至僵硬感消失为止。

5）摆体运动：预备姿势如猫背运动，双臂双腿带动躯体前后移动数次，恢复原位，再左右摆动数次，复位重复，至僵硬感消失为止。

6）旋转运动：①转颈运动：患者取坐位，双足平放地面，头向左转目视左肩，保持 5 秒复位；头向右转目视右肩，保持、复位，重复 10 次；②转体运动：坐姿同上，上臂外展 90°，屈前臂双手交叉于胸前，转体向右目视右肘，保持 5 秒复位，转体向左目视左肘，保持、复位，重复 10 次。具有减轻脊柱僵硬、保持脊柱灵活性的作用。

7）侧体运动：患者取立位，双足与肩同宽，举右臂躯体向左侧屈，左手指向地面，坚持 5 秒后复原，左右交替进行，每侧重复 5 次。此法具有减轻僵硬、保持脊柱侧屈功能的作用。

8）腹部运动：患者取屈膝仰卧位，双足放平，头及双肩一起慢慢抬高，双臂伸直，双手触膝时，保持 5 秒，复位，重复 5 次。颈部疼痛的患者，可反向运动，即保持初始位置，抬大腿向头面方向弯曲，双臂伸直，双手推大腿，大腿坚持不动，保持 5 秒，复位，重复 5 次。此法具有伸张腹部肌肉、改善肌力并保持躯干平直姿势的作用。

（3）肢体运动

1）下肢伸展运动：①患者取屈膝仰卧位，双足放平，一腿屈膝抬起，双手拉住大腿尽量向头方向靠，膝伸直足背屈，尽量伸拉，保持 5 秒，复位。双腿交替练习，重复 5~10 次；②患者取坐位，双膝屈曲 90°，椅子前方置一小方凳，低于椅子 20cm 左右，一腿伸直、足背屈，足跟放在低凳上，身体尽量直背前屈以充分伸拉下肢后侧肌肉，保持 5 秒，复位。双腿交替进行，重复 5~10 次。此法可尽量伸展膝、大腿、背部肌肉。

2）髋、盆旋转运动：患者取屈膝仰卧位，双足放平，双臂水平外展，一腿盘在另一腿的大腿上，用力缓慢向同侧牵拉膝至贴床，使对侧臀部离开床面，保持 5 秒，复位。双侧交替进行。若髋、膝、背疼痛严重者，不做盘腿动作，只做双膝左右摆动练习。此法可增加髋关节活动度和灵活性，预防或减轻僵硬。

3）髋关节拉伸运动：主要针对臀部、下肢后侧肌肉进行锻炼，能预防或改善站立，行走以及上楼时的姿势。①患者取俯卧位，双膝平直，如不能，可在腹下置一枕头，缓慢抬起一腿尽量后伸，坚持 5 秒，复位。双腿交替进行，重复 5~10 次。也可做俯卧伸展运动；②患者取立位，面向墙壁，双脚与肩同宽，双臂前屈 90°，双手撑墙面，身体挺直，缓慢抬起一腿尽量后伸，膝保持平直，足跖屈，保持 5 秒，复位。双腿交替进行，重复 5~10 次。此法亦适合脊柱强直、颈、肩关节疼痛及髋关节受累不能行俯卧者。

4）股四头肌拉伸运动：患者取直立位，面向墙壁，双脚与肩同宽，一手撑墙，一手握住同侧小腿远端，尽量使足跟向臀部方向靠近，膝屈保持在中立位，充分牵伸大腿及髋部肌肉，保持 5 秒，复位。双腿交替进行，重复 5~10 次。此项运动能够增加站立、行走和跑的力量。

5）股四头肌运动：患者取坐位，可背靠墙坐在地板上，一膝屈一膝伸，伸侧大腿离地尽量抬高，膝平直，足背屈，保持 5 秒，复位。双腿交替进行，重复 5~10 次。膝关节疼痛不能伸直者可固定膝关节，不抬腿；腰背痛不能取坐位者可改仰卧位。此项运动可强化坐位起立、蹲位起立及上楼动作的力量和稳定性。

5. 康复工程　主要是解决因脊柱、肩、髋等关节功能障碍造成日常生活活动功能障碍的问题，包括使用矫形器、辅助用具和自助具以及改造家居设施等。

AS 患者，首发症状多在下腰部，外周关节影响以髋、膝、踝较多，尤其髋关节受累严重，可发生行走困难。因此指导患者早期、合理地使用辅助步行用具，可减轻脊柱、髋、膝、踝等关节的压力，有利于炎症的恢复，促使患者尽早起床活动，预防发生失用性肌肉萎缩。日常步行活动中可选用步行器、腋拐和手杖等辅助。为保持头部直立可使用项圈；为保持颈、背部姿势，可采用斜面式工作台；保持脊柱姿势可使用脊柱矫形器等。家居设施可做相应修改，如患者髋关节受累严重时，下坐起立困难，可将便坐垫高；如患者下蹲、弯腰、站立有困难时，可将蹲式便器改为坐式便器；如患者因脊柱强直而弯腰困难时，穿、脱鞋可采用自助工具如卡柄取物器、鞋拔等。

（三）中医康复治疗

1. 中药治疗

（1）中药内治法：辨证主要涉及心肝肾三脏，督脉以及瘀血、痰浊、风寒湿三邪等，治疗以补肾强督为主，佐以祛邪。可选用大活络丹、伸筋活络丸、正清风痛宁等中成药，也可临证选方，随证加减。临床常见证型如下：

1）心肾阳虚型

症状：腰背不适、疼痛，心悸气短，形寒肢冷，小便清长，大便溏薄，舌淡苔白，脉弱或脉结代，或见心肾不交等症状。

治法：温补肾阳，活络通痹。

方药：阳和汤（《外科全生集》）合真武汤（《伤寒论》）化裁，药用熟地、肉桂、鹿角胶、麻黄、姜炭、白芥子、生甘草、茯苓、白术、芍药、附子、穿山甲、威灵仙等。

2）肝肾阴虚型

症状：腰膝酸软，背脊僵硬、疼痛，全身不适，面色萎黄，失眠多梦，心烦盗汗，眼目干涩，视物模糊，小便黄，大便干，舌红少苔，脉沉细数。

治法：滋补肝肾，养血活血。

方药：当归补血汤（《内外伤辨惑论》）合左归饮（《景岳全书》）化裁，药用熟地、山药、枸杞子、炙甘草、茯苓、山茱萸、当归、黄芪、鹿角胶、女贞子、旱莲草等。

3）寒湿阻滞型

症状：腰骶部冷痛，关节肿胀沉重、麻木僵硬，少腹胀痛，睾丸胀坠或阴囊收缩，遇寒加重，得温痛减，小便不利，大便不爽，舌润滑苔白腻，脉象沉弦或沉滑。

治法：温经散寒，化湿通痹。

方药：苓桂术甘汤（《金匮要略》）、附子汤（《伤寒论》）合防己黄芪汤（《金匮要略》）化裁，药用附子、白术、人参、芍药、茯苓、桂枝、防己、黄芪、甘草、青风藤、鸡血藤、威灵仙等。

4）痰瘀痹阻型

症状：腰骶刺痛，关节僵硬变形、麻木疼痛，活动受限，肌肉萎缩，可伴胸前刺痛或闷痛，有时牵引脊背，舌紫黯有瘀斑，脉细涩或结代。

治法：化痰祛瘀，软坚通络。

方药：活络效灵丹（《医学衷中参西录》）合大活络丹（《兰台轨范》）加味，药用当归、丹参、生乳香、生没药、附子、南星、僵蚕、白芥子等。

（2）中药外治法：可用雷公藤、洋金花、制马钱子、丁香各等份研末装入布袋，温盐水浸泡8小时以上，煮30分钟，将药液兑入60升温水中，水温控制在40～42℃，浸泡30分钟，每日1次，10次为1个疗程。

2. 针灸疗法　针灸具有调理阴阳、调节免疫机制、扶正祛邪、疏通气血经络、通关利节的作用。病久体弱、经气不足者可进行温针灸。

（1）体针治疗

治法：滋补肝肾，通督强脊，调气活血，祛风通络。

主穴：阿是穴、华佗夹脊、筋缩、肾俞、命门、血海、太溪、太冲、足三里。

随证配穴：项强者配风池、大椎；睡眠困难者配申脉、照海、神门；上肢僵直者配外关、合谷；下肢僵直者配委中、承山。

操作：毫针刺，平补平泻，可加灸。留针20～30分钟，间断行针或加电针，每日1次，10次为1个疗程，疗程间隔5～7日。

（2）头针治疗

处方：颞前线、顶颞前斜线、顶旁1线、顶旁2线、顶中线。

操作：左侧重刺右侧，右侧重刺左侧，每次选择2～3线，留针20～30分钟，每5分钟行针1分钟，捻转频率每分钟200次，每日1次，10次为1个疗程，疗程间隔5～7日。

3. 推拿疗法　具有改善循环、松解组织、滑利关节、增加脊柱活动度、调节平衡等作用。部位主要选在督脉、膀胱经和中轴关节处，在热疗后进行手法，多采用推、滚、拿、按、揉、摇、拔伸等手法，必要时可进行颈、胸、腰椎、骶髂关节及膝踝关节的机械牵引。要求手法适中，避免因骨质疏松而引起骨折等意外，严格控制牵引的时间、重量和体位。每日1次，每次10～20分钟，以按摩部位发热、酸胀感为度，10～15次为1个疗程。

4. 刮痧拔罐疗法　具有温通经络、行气活血的作用。常用火罐或药罐法，在脊柱两侧及疼痛部位走罐后，以排罐的方式留罐6～10分钟，以不出水疱为宜，每日或隔日1次。刮痧在拔罐前进行，先在背部涂抹按摩油，然后用刮板刮出痧后，再拔罐。每周1～2次，待痧消失后再刮。

5. 传统养生功法　具有促进气血运行、疏通经脉、增加关节的灵活性和稳定性的作用。特别是太极拳等以腰为轴心带动其他部位活动的导引训练，可显著改善腰脊症状、维持功能活动及延缓僵硬的进展。可选择适合套路，坚持长期练习，对于预防和延缓本病的发生、改善预后有积极的作用。

6. 穴位注射法　可参照“类风湿关节炎”一节。

7. 小针刀疗法　具有针灸和穴位注射的双重作用，一般刺激量较大，得气快而强烈，缓解疼痛、改善功能作用明显，要求辨证取穴同针灸疗法，操作方法须严格消毒，技术娴熟。脏腑之气虚衰至极者禁用。

四、康复预后和预防

AS至今尚无根治方法。患者多数病情发展比较缓慢，长达数年或数十年之久。

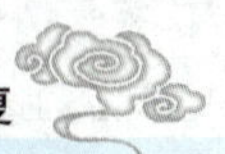

少数患者呈急进性发病，一开始就比较严重，严重肺部感染和颈椎骨折是本病死亡的主要原因。如能早诊断，早治疗，可使病情趋于缓解和稳定，预后大多良好，能正常生活和工作，部分患者甚至症状可完全消失。如果失治误治，发生了广泛的关节强直而病情难以逆转，可发展至严重脊柱和关节畸形而残疾较重。

对 AS 的预防建议如下：

1. 注意保暖　注意腰背部的保暖，选择向阳的房子居住，因汗出时毛孔开放风邪易入侵，故出汗时切忌受风。

2. 预防感染　避免传染病入侵，预防感冒、腹泻及生殖系统卫生。

3. 规范行为　养成规律的生活方式和良好的生活习惯，坚持体育锻炼，注意饮食结构均衡，尽量戒掉烟酒，建立良好的心态，保持心情舒畅。

4. 科普教育　对患者及家属进行有关科普知识宣教，使早期发病及急性期的患者能够得到及时诊断和治疗，尤其是对关节外症状的早认识和早治疗更为重要，有利于延缓病情进展。

5. 防止外伤　AS 患者由于缺乏活动常伴有骨质疏松，轻微的挫伤如摔倒即可引起骨折，因此需注意加强自我保护，防止意外损伤。

6. 功能锻炼　根据体力状况适当锻炼身体，增加户外活动、深呼吸和有氧运动有助于保持胸廓的弹性，改善呼吸功能；经常游泳有助于保持脊柱、颈、肩和髋部的灵活性，也能增加肺活量。

第十一节　骨质疏松症

一、概述

骨质疏松症（osteoporosis，OP）是以骨量减少，骨微结构破坏，骨脆性增加，易发生骨折为特征的一种全身性代谢性骨骼疾病。骨强度即骨骼的抗骨折能力，包括骨矿密度（BMD）和骨质质量。

OP 分为原发性和继发性两大类。原发性 OP 又分为绝经后 OP（Ⅰ型）、老年性 OP（Ⅱ型）以及特发性 OP（包括青少年型）三种。绝经后 OP 又称高转换型，一般发生在妇女绝经后 5~10 年，有过度破骨活动，表现为骨形成和骨吸收过程增高；老年性 OP 又称低转换型，一般发生在 70 岁以后的老人，有成骨功能缺陷，表现为骨形成和骨吸收的生化指标正常或降低；特发性 OP 主要发生在青少年，病因尚不明。继发性 OP 继发于其他疾病或长期服用某些药物如激素。

（一）病因和发病机制

引起骨质疏松的原因很多，总体上分为不可控制因素和可控制因素。不可控制因素包括种族、性别、年龄及家族等；可控制因素包括饮食习惯、生活方式及慢性疾病的预防和治疗。

（1）遗传基因：黑人、黄种人比白种人发病率低。

（2）性别：男性骨量比女性高 30%，女性比男性患病率高 2~8 倍。

（3）年龄：女性 50~60 岁、男性 60~70 岁后发病率升高，80 岁以上达高峰，高龄女性患病率可达 100%。

(4)体形：身体瘦小者，骨骼负荷小，成骨活性降低，易患OP。

(5)激素调控：甲状旁腺激素增加，绝经或卵巢切除后雌激素分泌下降，长期使用皮质激素等均可导致骨钙代谢障碍。

(6)生活方式：过度饮酒、大量吸烟、饮咖啡及浓茶均使尿钙增加，骨吸收增加。

(7)营养状态：长期低钙饮食，维生素及微量元素摄入不足，老年人消化功能降低、营养吸收不良者易发生骨质疏松。

(8)体育运动：长期卧床、活动减少，可使骨缺乏肌肉活动刺激，成骨活性下降。户外运动不足，缺乏阳光照射，也是造成骨质疏松的重要原因之一。

(9)慢性疾病：如糖尿病、慢性肝炎、肝硬化、胃肠切除、肾功能不全及类风湿关节炎患者易发生骨质疏松。

该病的发病机制主要为骨代谢负平衡，骨吸收逐渐大于骨形成。病理改变可见骨组织形态的异常，即骨质变薄，骨小梁数量减少，骨组织显微结构受损，使骨脆性和骨折危险性增加，轻微创伤即可引起骨折。

中医学无OP这一病名，根据疾病的临床症状和体征，本病当属中医学的“骨痿”“骨痹”“骨枯”的范畴，《素问·痿论》曰：“肾气热，则腰脊不举，骨枯而髓减，发为骨痿。”《备急千金要方·骨极》曰：“若肾病则骨极，牙齿苦痛，手足痛，不能久立，屈伸不利……。”可见本病的发生主要责之于肾虚、髓减、骨枯。中医学认为肾主骨藏精，精生髓，髓养骨，故骨的生长、发育、强弱与肾精关系密切，若肾气不足，骨髓缺乏肾精填充濡养，则骨质丢失、骨强度下降，导致骨质疏松。脾主运化，又主肌肉，为后天之本，气血生化之源，化源充足则可使肢体骨骼强壮，不足则肢体骨骼痿弱，若脾气不健，气血生化不足，筋骨失于濡养，亦可发生骨质疏松。总之，OP病机为脾肾亏虚、骨失所养。

知识链接

世界骨质疏松日

OP是一个越来越引起人们重视的、世界范围的健康问题。目前全世界约2亿人患有骨质疏松，其发病率已跃居常见病、多发病的第七位。随着人口老龄化的日趋明显，该病作为中老年多发的退行性疾病及其并发症，已成为一个社会性的健康问题而备受老年病学者的关注，并引起了各国政府的高度重视。1997年，WHO将每年的10月20日定为“世界骨质疏松日”，我国也将本病列为重点康复内容之一。

（二）临床表现

疼痛、脊柱变形和易发生骨折是OP最典型的临床表现。

1. 疼痛　常不明显。多为腰背酸困疼痛，有时屈伸腰背时肋间神经痛、无力，有突发性加剧，一些患者出现腓肠肌阵发性痉挛，俗称“小腿抽筋”。男性患者多表现为全身乏力，双下肢行走时疲乏，精力不足等。若腰背突发锐痛，要多考虑为椎体压缩性骨折引起的疼痛；股骨颈骨折表现为腹股沟中点附近压痛、纵轴叩痛；股骨转子间骨折可在大转子间处有压痛。

2. 脊柱变形　身长缩短，平均可缩短3~6cm。负重或体重本身的压力使椎体压缩变扁形成驼背。第11、12胸椎及第3腰椎最容易压缩变形。若驼背曲度加大，可使膝关节屈曲挛缩;若胸廓畸形,则可出现胸闷、气短、呼吸困难等。

3. 骨折　跌倒易发生骨折。严重者可在轻微活动后发生骨折,如扭转身体、肢体活动等,最常见骨折发生在脊柱胸腰段、髋部和股骨颈,少量骨折发生在桡骨远端及肱骨近端。

4. 功能障碍　主要表现为腰椎屈伸、旋转、侧屈受限和腰背肌肌力下降以及翻身、起坐、站立、行走及个人生活自理等功能障碍,部分骨折患者需要长期卧床。

(三) 辅助检查

1. X 线检查　可见骨结构模糊、骨小梁减少或消失、骨小梁间隙增宽、骨皮质变薄、椎体呈双凹变形或楔形变等。一般骨量丢失 30% 以上,才有阳性所见。

2. 骨密度的定量测定　精确定量测定骨密度是诊断 OP 最基本的依据。

(1) 双能 X 线吸收测定:可测定全身任何部位的骨量,具有速度快、准确、放射线剂量低和稳定性高等优点,被 WHO 推荐为诊断 OP 的金标准。

(2) 超声波测定:可测定骨密度和骨强度。具有操作简便、安全无害、价格便宜等特点。

3. 实验室检查

(1) 生化检测:包括骨形成指标碱性磷酸酶(AKP)、骨型碱性磷酸酶(B-AKP)、骨钙素(BGP)的测定,还可进行骨吸收的指标尿羟赖氨酸糖苷(HOLG)、尿中胶原吡啶交联(Pyr)或Ⅰ型胶原交联 N 末端肽(NTX)的测定。

(2) 血、尿骨矿成分检测:如血清钙、磷、镁的测定,24 小时尿钙、磷、镁、肌酐的测定,均有助于判断骨代谢状态及骨更新的速度。

(四) 诊断要点

1. 典型临床症状和体征　疼痛、脊柱变形和发生脆性骨折史。

2. 高发患者群　中老年人群,尤其是绝经后妇女。

3. X 线检查或骨密度的定量测定。

4. 实验室检查　主要包括骨形成和骨吸收指标。

第 1 项结合第 2、3、4 项中的任一项即可确诊。

(五) 临床治疗

1. 治疗原则　预防为主,辅助药物治疗、康复治疗,必要时外科治疗。

2. 治疗方法

(1) 药物治疗:包括钙制剂和活性维生素 D、降钙素、双磷酸盐、抗骨吸收药物、选择性雌激素受体调节剂、促进骨形成药物以及性激素替代疗法(HRT)等,根据需要选择用药,并给予最安全有效剂量,服药期间,注意定期复查。

(2) 外科治疗:对骨质疏松性骨折可根据骨折的具体情况采用内固定法或外固定法进行治疗。传统手术内固定困难,融合效果差,多发生再次骨折,现已应用较少。经皮穿刺椎体内填充骨水泥是目前最新的有效方法。也可采用外固定支具治疗。

(3) 康复治疗:包括运动疗法、作业治疗、物理因子治疗、矫形器及辅助器具的应用、营养疗法、心理治疗及中医传统康复治疗等。

二、康复评定

OP 患者因为骨折、驼背、身长缩短及长期卧床等,造成肌力下降、耐力下降、关节活动受限等功能障碍，甚至导致精神抑郁，从而严重影响生活质量，因此评估内容比较复杂，可根据病情而定。

（一）骨质疏松严重程度评定

骨质疏松严重程度的评定可参考 WHO 于 1994 年制定的诊断标准，具体内容为：与同性别、同种族健康成人相比，其 BMD 低于健康年轻成人 BMD 峰值均数的 2.5 个标准差，或伴有脆性骨折者，为严重 OP；其 BMD 低于健康年轻成人 BMD 峰值 1.0~2.5 个标准差者，为骨量减少；其 BMD 低于健康年轻成人 BMD 峰值不足 1 个标准差者，则为正常。

（二）疼痛评估

根据病情需要，可选择相应评估方法，如简单视觉模拟评分（VAS 法）或简式 McGill 疼痛问卷（MPQ）等，也可以选择专门为某一部位疼痛设计的功能障碍问卷，如 Roland-Morris 腰椎功能障碍问卷、膝关节痛问卷等，或采用整合记录表评分方式，如膝关节功能评定记录表、髋关节功能评定记录表等。

（三）肌力检查

肌力评定可采用手法肌力检查（MMT），以器械评定更好。

（四）关节活动度测量

可采用关节量角法或长度评估关节活动范围有无受限，评价各个关节的主动和被动活动范围。

（五）平衡功能评定

是 OP 患者功能评定的重要方面。通过平衡功能的评定可预测被试者跌倒的风险及其程度，包括仪器评定与非仪器评定。通常采用两足平行分开闭眼站立试验或两足前后分开闭眼站立试验，这两个试验的计分方法为：若不能站立则为 0 分，若站稳 5 秒则为 1 分，若站稳 10 秒则为 2 分，若站稳 20 秒则为 3 分。

（六）日常功能与生活质量评定

骨质疏松对生活质量的影响是多方面的，日常功能评定所用的量表很多，选择时主要考虑其信度、效度和内容的实用性。单纯评定躯体活动或基本 ADL 能力时，首选 Bathel 指数；单纯评定社区活动能力时，首选功能活动问卷（functional activities questionnaire，FAQ）；如果需要评定以上两方面全部内容，可用快速残疾评定量表（rapid disability rating scale，RDRS）；如果需要同时评定认知功能时，可选用美国纽约州功能评估研究中心的功能独立性测定量表（FIM）。亦可根据需要选择使用健康状况问卷（SF-36）、生活质量问卷量表、日常功能水平评定量表以及适合社区老人的 OP 自我效能量表（OSES）等。

（七）其他相关评定

1. 内在的危险因素评估　包括老年人整体功能退变出现的一系列问题（如视力、认知功能、应对能力及体重等）的评估和用药情况、不良嗜好、慢性疾患等的评估。

2. 外在的危险因素评估　主要是安全隐患问题，评估环境有无障碍，如公共场所或居家环境的人行道、楼梯、卫生间、浴室、厨房等，是否有扶手或无障碍安全措施，能否预防意外事故的发生等。

3. 步行能力、步态分析以及矫形器、助行器的应用等评估。

三、康复治疗

（一）康复治疗目标

1. 减轻疼痛，松解粘连，增加骨量和骨密度。
2. 消肿止痛，改善循环，促进骨折愈合。
3. 增强肌力、耐力、关节活动度和平衡能力，预防摔倒致骨折。
4. 改善腰部功能，加强脊柱稳定性，纠正不良姿势。
5. 防止失用性改变（肌萎缩、关节挛缩、骨质疏松）和骨量丢失。
6. 调节骨的代谢、促进神经体液的调节，促进胃肠道功能，提高营养吸收率。
7. 改善工作学习和日常生活能力，提高生存质量。

（二）现代康复治疗

1. 疼痛的处理　OP 患者以疼痛为最常见症状，常因椎体压缩性骨折和姿势异常而引起，一般为轻度疼痛，部分出现中重度疼痛，须给予相应治疗。如轻、中度脊柱疼痛或姿势异常疼痛可指导患者使用矫形器、手杖、穿低跟软底鞋以及物理因子治疗等，有助于减轻疼痛。严重疼痛给予镇痛药、抗抑郁药物和神经阻滞疗法。如有骨折发生，需复位、固定为先，勿盲目予以止痛处理。

2. 运动疗法　由于不良姿势、脊柱变形、椎体陈旧性压缩性骨折而导致慢性腰背疼痛，或长期卧床导致肌肉萎缩、关节活动度受限、运动功能低下等，通过运动锻炼可改善症状，增强肌力、耐力，维持和改善关节活动，促进骨质代谢，并改善老年人的步态和平衡能力，减少跌倒的危险，还可延缓、减轻老年退行性变的进展。目前运动疗法已逐渐成为治疗骨质疏松的基本疗法。运动的内容需根据患者功能障碍的性质与程度的不同，有目的、有针对性地选择治疗部位、运动方式和运动强度，设计相应的手法及训练方法，可在短期内获得确切的疗效。若能坚持长期有计划、有规律的运动，建立良好的生活习惯，可延缓骨质丢失。

（1）无骨折时运动疗法

1）针对人群：被确诊为 OP 但未继发骨折，或有骨折史已痊愈者；仅见腰背、四肢持续性酸痛或隐痛，有时突发性疼痛加剧者；由安静状态开始活动会出现明显的腰背痛，长时间保持某一固定姿势时疼痛加剧，卧床或夜间疼痛缓解者；出现“小腿抽筋”者。

2）运动方式：据美国运动医学会推荐的骨质疏松防治运动方案指南，运动方式包括：承重耐力训练，抗阻力量训练，柔韧性和协调性训练。

训练前应先做预备运动，包括以躯干伸展训练为主的全身柔软体操、慢跑、呼吸练习以及牵伸练习等。时间 10 分钟左右，目的是增加心肺及躯体运动适应性，防止运动性不适和损伤。预备运动完成后，可进行抗阻训练和耐力训练。渐进抗阻练习是促进 OP 逐渐走向恢复的重要方法，可选择骨质疏松好发部位的相关肌群进行运动训练，如体操训练可预防腰椎骨质疏松所造成的骨折，踩功率车、蹬楼梯可预防骨质疏松造成的股骨和髋部骨折等，时间 20～40 分钟。老年患者适合进行以慢跑或步行为主的耐力运动，每日慢跑 2km 或步行 3km 左右。运动训练结束时，做 5～10 分钟的肌肉放松运动，以缓解运动中肌肉、血管的紧张度，防止机体在运动治疗结束后出现不适反应，尤其是心血管症状。

3)运动强度:要充分考虑运动的安全性和有效性,一般应从低强度开始,视年龄和体力而定,在耐受范围内,每周3~4次,以次日不感疲劳为度。

(2)骨折后运动疗法

1)运动注意事项:①防止运动性损伤:运动在骨折复位、固定状态下进行,运动强度从小到大,不做爆发性练习动作,少做屈曲、等张和动力性运动,以伸展、等长和静力性运动为主;②防止屈曲躯干:脊柱压缩性骨折患者须保持躯干伸直位,从卧位到坐位时肩、髋、膝关节“三点一线”至侧卧位再坐起。脊柱骨折术后,患者禁做屈曲运动;③加强饮食营养:保证高蛋白、高钙、丰富的维生素D、维生素C以及膳食纤维等的摄入,尤其是动物性食物中钙的补充。

2)一般性训练:①呼吸练习:深呼吸练习是在静力性体位训练中进行的,患者可取坐或立位,腰背伸直,收颏挺胸压肩,收缩腰腹肌,吸气时扩胸。卧位时睡硬板床,低枕平仰,使背部尽量伸直,收缩腰腹肌,吸气时扩胸;②关节活动度训练:健肢可在床上进行维持和强化肌力的等张抗阻训练。伤肢未被固定部分可在无痛状况下进行全关节运动,不能主动完成者可给予助力运动,动作缓慢柔和,每日至少1次;③肌力训练:骨折固定部位肌肉的静力性等长收缩练习可在术后1周开始,每次20分钟左右,可防止失用性萎缩,有利于骨折愈合。腰背肌训练可在电动起立床上进行,术后第1周平卧练习,术后第3、4周以15°倾角斜床练习,每日3次,每次15分钟。以后逐渐增至倾角45°直至90°,并逐渐延长时间至30分钟,之后可练习下地行走。

3)针对性训练:临床上常见部位的骨折有脊柱压缩性骨折、股骨颈骨折、桡骨远端骨折、肱骨近端骨折,康复治疗可参阅本章章第三节骨折的康复相关内容。

3. 作业治疗　从日常生活活动、工作学习、社会交往等活动中选择一些作业进行训练,以预防骨质疏松骨折的发生并全方位改善患者的躯体、心理功能。

4. 物理因子治疗

(1)高频电疗法:可采用超短波、微波及分米波,温热量,每日1次,每次10~15分钟,可起到改善循环、止痛的作用。

(2)超声波疗法:可采用接触移动法,0.8~1.5W/cm^2,每个部位10~15分钟,每日或隔日1次,1个疗程10~15次。

(3)温热疗法:可用红外线、日光浴、蜡疗、泥疗、温水浸泡、中药熏洗热敷等,每日或隔日1次,每次15~30分钟,可起到消肿止痛的作用。

(4)低中频电疗法:包括经皮电刺激神经疗法(TENS)、音频电疗法、干扰电疗法等,每日1次,每次20分钟,可起到促进血液循环,止痛的作用。

(5)磁疗法:可选用脉冲电磁疗法,使患肢位于环状磁极中或采用患区对置法,每次20分钟,每日1次,20次为1个疗程。也可在患区痛点或穴位处贴敷磁片或用动磁法,亦可采用骨质疏松治疗系统进行治疗,每天1次,每次40分钟,连续30天。可起到消炎镇痛、促进骨矿沉积、维持或提高骨密度的作用。

(6)旋涡浴疗法:选择水温38~40℃,每次15~20分钟,每日1次,1个疗程15~20次。可用于关节功能障碍、肌肉萎缩患者。

以上物理因子治疗适合OP未继发骨折的患者,或有骨折史已痊愈的患者。如果出现骨折,急性期不能使用旋涡浴疗法,可另选用冷疗法、紫外线骨折区局部照射法、直流电离子导入、冲击波疗法等治疗。

5. 改造居家环境　跌倒是老年人骨折的最主要诱因,因此提高老年人活动的稳定性和安全性,最直接有效的方法是改造居家环境。如在过道、楼梯和浴室墙上安装扶手;在浴室使用浴椅、防滑垫;改善居室内光线;尽量去除门槛等路障等。以上措施均可以减少跌倒的机会。

6. 使用矫形器及辅助器具　骨质疏松患者常出现疼痛、骨折,并伴有不同程度的步态异常和平衡障碍。因此教会老年人使用一些日常生活活动辅助用具,如穿鞋器、长柄取物器、步行架等,可减轻活动的负担和难度。为确保治疗顺利进行,可在治疗中为患者制作合适的支具、保护器和矫形器,以固定制动、缓解疼痛、减重助行、矫正畸形、预防骨折发生。如使用髋保护器预防骨盆、股骨颈骨折,给胸椎骨折患者配制胸腰矫形器或胸围之类的保护器,限制脊柱的过度屈伸、改善姿势,缓解症状并预防椎体骨折再次发生等。

7. 营养疗法　营养疗法是防治 OP 的基础,与骨质疏松关系密切的元素和营养素有钙、磷、镁、锌、铜、维生素 C、维生素 D 和蛋白质等。合理的营养配餐及烹调方法,可保存食物中的膳食纤维、维生素和矿物质等不被破坏并易于吸收。如确保摄入饮食中钙、磷的适当比例和足够的维生素 D,是保证钙吸收利用的前提,老人和绝经前妇女每天钙需要量大约为 1 000mg。为了达到理想的钙、磷比值,需要了解主要食物中的钙、磷成分(表 3-15)。

表 3-15　不同食物中的钙含量(mg/100g)

种类	钙	种类	钙	种类	钙	种类	钙
海带	1 177	乳酪	590	紫菜	343	木耳	357
黄豆	367	榛子仁	316	炼乳	290	南瓜子	235
海蟹	384	河蟹	129	西瓜子	237	蘑菇	131
牡蛎	118	油菜	140	芹菜	160	牛乳	120
核桃仁	108	鸡蛋	55	柑橘	56	苹果	11

8. 心理治疗　骨质疏松患者因长期疼痛、伴随脊柱畸形而出现的异常姿势、支具和矫形器的使用等因素,使生活质量下降。因惧怕跌倒而自行减少活动,因功能障碍使参与工作和娱乐活动受限,因对自己的躯体形象担忧而减少社交活动,和朋友家人出现隔膜,感到孤独、抑郁、焦虑甚至悲观、轻生。对此应给予心理治疗,如与患者讨论心理方面的顾虑、充分宣教,化解心结;向患者家人说明利害,营造良好的家庭环境,并提供相应的治疗方案;支持、鼓励患者进行适当的社区活动等。以上措施均有助于缓解患者心理和社交方面的压力。

(三) 中医康复治疗

本病在治疗上应遵循“虚则补之”的原则,以补肾健脾法进行施治,药用益肾填精、滋补壮骨之品,兼以健脾养胃、养血活血。中药治疗的同时可配合针灸、导引、自我按摩等多种疗法,进行综合治疗。

1. 中药治疗

(1)中药内服

1）肾精亏虚型

症状：腰背疼痛，下肢无力，背肌强直，重者骨折或驼背伴齿摇、发白、耳鸣等肾精不足之象。

治法：补肾益精，活血行气。

方药：壮骨丸（原名虎潜丸，出自《丹溪心法》）加味，药用知母、黄柏、熟地、白芍药、干姜、虎骨（已禁用，现用代用品）、陈皮、锁阳、龟板、怀牛膝、补骨脂、骨碎补。

2）脾虚血亏型

症状：腰背酸痛或全身骨痛，小腿抽筋，四肢酸麻伴纳少、面黄、乏力等脾虚之象。

治法：益气健脾，生血养骨。

方药：四君子汤加味（《太平惠民和剂局方》），药用党参、茯苓、陈皮、甘草、黄芪、当归、阿胶、川断、鸡血藤。

3）肾虚瘀血型

症状：腰背疼痛，驼背或骨折，夜间痛甚，四肢麻木伴肾虚瘀血之象。

治法：强腰补肾，活血化瘀。

方药：身痛逐瘀汤加味（《医林改错》），药用桃仁、红花、当归、川芎、牛膝、地龙、五灵脂、没药、羌活、香附、杜仲、骨碎补。

4）气阴两虚型

症状：腰背、关节酸痛或全身骨痛，下肢无力伴颜面烘热汗出、急躁易怒、眩晕心悸少寐、经水不定期等肝肾阴虚之象。

治法：益气养阴，滋补筋骨。

方药：知柏地黄汤（《医宗金鉴》）和二至丸（《医方集解》）加味，药用知母、黄柏、生地、山药、山茱萸、茯苓、泽泻、丹皮、女贞子、旱莲草、肉苁蓉、怀牛膝。

（2）中药外治法：多选用补肾益精、温阳壮火之品，按照经络走向或穴位敷贴，如以四物汤合左归丸为基础方，制膜或贴，选神阙、命门、关元、气海、肾俞、脾俞、足三里、中脘等穴，隔日贴 1 贴，每次保留 24 小时，共治疗 6 个月。亦可选用活血化瘀，通络止痛之品熏洗、外敷痛处。

2. 针灸治疗　临床治疗原则多以补肾为主，结合健脾法，取穴从补肾着眼，针对最常见的腰背痛、骨痛等症状选用恰当的穴位标本兼治。

（1）体针疗法：选取肾俞、脾俞、胃俞、腰阳关、关元、气海、命门、足三里、三阴交、悬钟、太白、太溪等穴，隔日 1 次，10～15 次为 1 个疗程，疗程间隔 3～7 天，连续 3 个疗程。

（2）耳针疗法：选取子宫、肾、内分泌、卵巢、脾等穴，皮肤消毒后，将耳针埋入，每日自行按压 4~6 次，每次 5～10 分钟左右，夏日留针 2 天，冬日留针 5 天，两耳交替埋治。

（3）艾灸疗法：灸督脉为主，配肾、脾、胃经等穴位，具有补脾益肾、养骨增髓的功效。选取神阙、肾俞、脾俞、命门、大椎、足三里、中脘等穴直接灸，以皮肤潮红为度，防止起疱。或以当归、熟地、蛇床子等中药制成的药饼置穴位上，隔药饼灸。

3. 拔罐疗法　具有缓解肌肉紧张、疏通气血、镇痛的作用，能有效缓解颈腰背疼痛。治疗时应注意松紧适度，防止起疱。每周 2~3 次，每次 20~30 分钟。

4. 太极拳　具有疏经通络、调整脏腑、补益气血的作用，能强身健体，改善骨质疏松患者全身各器官系统功能，如调节神经内分泌系统，增加局部和全身的骨矿含量，改善骨应力，刺激骨形成，增强肢体、关节、骨骼的营养等，同时可预防、治疗多种慢性疾病，延缓衰老。多选简化太极拳，早晚各1遍，视耐受力亦可选择48式太极拳或88式太极拳。不论何种锻炼，都需持之以恒。

5. 自我按摩　是我国最早的物理疗法之一。具有促进皮肤毛细血管扩张、加速血循环的作用，通过按摩，可恢复皮肤、肌肉营养，亦可加强骨组织营养而有助于骨形成。按摩前可首先搓热两手心，然后以揉法、摩法为主，按照胸、腹、腰顺序按摩；以拍打法、抓法、擦法为主，对四肢进行按摩。亦可选择穴位进行按摩，如以涌泉穴、足三里穴等保健穴为主，早晚各1次，以擦热为度，每次30~60分钟。

四、康复预后和预防

有症状的OP患者若能积极地用药治疗，可有效地减轻和控制症状的发展。虽然骨量难以恢复完全正常，但通过治疗可以控制腰背痛，预防脆性骨折，能最大限度地延长患者的寿命，提高生活质量，预后尚好。但是在某些情况下，如高龄、骨质疏松严重、发生脆性骨折的患者，则预后不佳。高龄OP患者，由于脏器老化，胃肠功能减退，不能从饮食中获取足够的营养物质，并且年龄愈大，身体常会患其他各种慢性病，骨质疏松的治疗用药受限，故高龄患者不仅很难恢复骨量，也常常不能进行骨质疏松治疗，患者长期因腰背痛而影响日常生活。OP状明显者，药物治疗见效慢，患者终日疼痛、活动困难，预后越不好。若再发生骨折，不但会引起骨折的不愈合、肢体功能障碍，并且长期卧床也易发生压疮、坠积性肺炎、泌尿系感染等并发症，甚至危及患者生命。

本病的预防比治疗更为重要，从骨代谢变化的3个时期可以看出，20岁之前是增加骨峰值的最好时期，40岁之前是预防骨量减少的重要时期，40岁以后要想尽一切办法，减少骨吸收，延缓骨量丢失的速度。本病可通过调整生活方式进行三阶段预防：

1. 第一阶段　从儿童、青少年做起，建立科学的生活方式，如加强体育锻炼、多进行户外活动、均衡膳食等，以增加骨峰值。

2. 中年阶段　应积极控制各种危险因素，定期检测骨密度，预防骨折的发生；应预防性补充钙及活性维生素D，绝经后妇女还应适当补充雌激素。绝经后妇女和中年人钙摄人推荐量为1 000mg/d，维生素D推荐剂量为400~800IU（20~40μg）/d。对于骨折高危人群，包括轻微或无暴力的骨折和明显低BMD者，应给予药物防治。

3. 老年阶段　对退行性OP患者，应使用抑制骨吸收、促进骨形成的药物进行治疗，合理营养，增加富含钙、磷等矿物质饮食，鼓励科学、适量的锻炼。在骨质疏松的情况下，轻微的活动或震动，如扭身、持物、弯腰、下楼、坐汽车等情况下都可以引起骨折，故应提高自我保健意识，要加强防摔倒、防碰撞、防绊脚、防颠簸等措施。运动时要注意穿着舒适，情绪调和，环境温度不宜太热太冷；运动前不可过饥过饱，注意运动前后的热身运动和放松运动；运动时应保持畅顺均衡的呼吸，以活动大肌肉和关节为原则，如步行、缓慢跑等；不要过分剧烈运动，不参加竞争性运动；身体疲劳或急性病时不宜运动。若运动中出现不适，应立即停止运动，必要时请医生会诊。对于已发生骨折的患者要卧床休息并对疼痛给予治疗，卧床不宜过久，必要时可行手术治疗。

第十二节　关节置换术

一、概述

关节置换术是指用人工关节替代和置换严重病损或受伤的关节，包括髋、膝、肘、肩、桡骨头、掌指关节等，是治疗晚期功能障碍严重的关节病变的重要手段。中国自20世纪80年代开始关节置换术的实践和探索，临床上开展较多的是人工髋关节和膝关节置换术。

（一）病因和发病机制

1. 骨关节病　关节置换术的主要人群，通常是中老年人晚期骨关节病，关节软骨磨损，明显骨质增生，严重关节间隙明显变窄、畸形同时伴有经常疼痛，需要尽早行关节置换术。

2. 骨折　关节骨折后关节正常结构的严重损害，后期造成创伤性关节炎，导致关节持续疼痛和严重畸形。

3. 类风湿关节炎　较少累及髋、膝关节而需要行关节置换术。类风湿关节炎累及这些大关节晚期出现关节僵直、畸形和功能障碍时可考虑置换术。

4. 骨与关节肿瘤　较少。骨与关节肿瘤，尤其是良性肿瘤，须部分截骨及行关节置换术。

知识链接

人工关节材料的变迁及其应用现状

人工关节是指采用金属、高分子聚乙烯、陶瓷、新型钛合金（titanium alloy）、钽金属（tantalum）等材料，根据人体关节的形态、构造及功能制成的人工关节假体。现在有定制化的假体，根据患者术前CT或MRI扫描，使用金属3D打印技术（如电子束熔融技术，electronic beam melting），快速精确的制造出患者个性化的假体。目前我国亦可生产定制化假体。

根据保守估计，全世界每年有超过150万人接受人工关节置换术。而随着人口老龄化、平均寿命的不断延长以及生活质量的需求进一步提高，对人工关节置换术的医疗需求在持续增长。2007年权威医学杂志《Lancet》将人工髋关节置换术称为“世纪性的手术”。目前，膝关节置换和髋关节置换是人工关节置换术中最常见的两类手术，其十年的成功率已经超过90%，更有80%以上的患者可以正常使用植入的假体长达20年以上，甚至伴随其终生。

（二）临床表现

1. 疼痛　包括术前疼痛和术后疼痛。术前疼痛：因长期患有关节疾患，如退行性骨关节病、类风湿关节炎等，出现进展的、反复的以及活动后加重的关节疼痛。术后疼痛：术后急性期肿胀，慢性期缺乏活动引起的粘连疼痛。

2. 关节活动受限和畸形　术后早期可因为疼痛关节的活动范围降低，康复不及时还可出现各种畸形，以膝关节为例，可见屈曲畸形、内外翻畸形等。

3. 运动功能减退　术前关节病变疼痛及活动限制可引起失用性肌萎缩和肌力减退；术后疼痛和活动受限可通过神经性抑制作用，影响肌力和关节稳定性，从而增加关节活动时能量消耗和运动能力。

4. 行走功能异常 由于术后关节活动受限、关节周围肌力的不平衡、不适应人工关节以及局部疼痛等，均会不同程度地影响步态和步行能力。

5. 日常生活活动能力降低 术后早期关节周围疼痛会造成患者活动时症状加重而减少活动，使日常生活活动能力下降，严重者使患者劳动能力降低。

6. 术后并发症 术后脱位，假体松动、深静脉血栓形成及异位骨化等。

（三）辅助检查

主要进行影像学检查，其中X线检查简便易行，必要时可结合CT、MRI检查。

（四）诊断要点

根据人工关节置换术病史，及术后临床表现，结合影像学等辅助检查，即可明确术后病变性质及功能障碍程度。

（五）临床治疗

1. 治疗原则 合并症治疗和康复治疗。以现代康复治疗为主，并辅以中医康复治疗。

2. 治疗方法

(1)合并症治疗：术后脱位手法复位，严重者重新手术固定；深静脉血栓形成及早介入手术取栓；异位骨化早诊断，早处理。

(2)康复治疗：包括术前指导、术后康复锻炼以及中医传统康复治疗等。

二、康复评定

（一）康复前整体评定

康复前整体评定的内容包括：①患者原发病、全身健康状况、精神状态的评定；②患肢及邻近肢体的肌力及关节活动范围；③手术的具体情况，包括手术入路、固定方法、假体的类型、术后假体的位置、术中有无截骨和植骨等。

（二）具体康复评定方法

康复评定的内容主要包括疼痛的程度、关节畸形和活动范围的改变、日常生活活动能力、步态和步行能力、肌力和肌耐力、健康状态的评价等。

1. 步态分析 主要包括步长、步频、行走速度和步态周期等。

2. 功能独立性评定(FIM) FIM评定是评估患者ADL的主要方法。FIM的得分标准主要由以下几项内容组成：自由活动、括约肌控制能力、行走能力、转移能力、交流能力、认知能力及社会能力。以患者是否具有独立性、是否需要他人帮助、是否使用辅助器具等来决定得分的高低。

（三）关节评分系统

关节评分系统在临床实践中应用最多，可全面评定关节的功能状况、稳定性、活动程度等。人工关节置换术后评估目前被广泛接受的是Harris髋关节评分表和纽约特种外科医院(hospital for special surgery，HSS)膝关节评分表。我国的髋关节置换评定标准也逐渐被推广。

1. 人工髋关节评价标准 20世纪60年代，Larson和Harris分别强调“疼痛”和“功能”的重要性，使评价的范围和内容日渐全面，分配日趋合理。Harris评分共100分，其中日常活动能力和步态47分，疼痛44分，关节活动度5分，关节无畸形4分。

90~100 分为优,80~90 分为良,70~80 分为中,小于 70 分为差。Harris 髋关节评分标准见表 3-16。

表 3-16　Harris 髋关节评分标准

项目	评价内容	得分
疼痛	无	44
	活动后稍有疼痛,但不需服止痛药	40
	活动后轻度疼痛,偶尔需服止痛药	30
	活动后中度疼痛,需经常服止痛药	20
	稍活动后明显疼痛,偶服强烈止痛药	10
	卧床不敢活动,经常服强烈止痛药	0
步态	无跛行	11
	轻度跛行	8
	中度跛行	5
	重度跛行	0
行走辅助器	不用	11
	走长路时须用手杖	7
	走长路时总用手杖	5
	用单拐	4
	用两根手杖	2
	用双拐	0
	用双拐仍不能行走	0
行走距离	不受限	11
	1km 以上	8
	500m 左右	5
	室内行走	2
	只能卧床,不能行走	0
上下楼梯	自如	4
	基本自如,但须扶栏杆	2
	勉强能上楼	1
	不能	0
鞋袜	穿袜、系鞋容易	4
	穿袜、系鞋困难	2
	穿袜、系鞋不能	0

续表

项目	评价内容	得分
坐	任何高度的椅子,1 小时以上	5
	只能坐高椅子,半小时以上	3
	坐椅子不超过半小时	0
交通	有能力乘坐公共交通工具	1
	无能力乘坐公共交通工具	0
畸形	固定性内收畸形<10°	1
	伸直位固定内旋畸形<10°	1
	双下肢长度差异<3. 2cm	1
	固定性屈曲畸形<30°	1
活动度	210°~300°	5
	160°~209°	4
	100°~159°	3
	60°~99°	2
	30°~59°	1
	0°~29°	0

注:活动度为屈曲、内收、内旋、外展、后伸、外旋几个方向活动角度的总和。

2. HSS 膝关节评分系统　HSS 评分系统是 1976 年提出的,它将临床疗效分为 4 个等级,即:优(>85 分)、良(70~85 分)、中(60~69 分)、差(<59 分)。该量表强调在膝关节手术前必须进行严格的评分。

3. 国内评分标准　1982 年在北京召开的髋关节人工置换会议上,制订了我国自己的髋关节置换评定标准试行方案,此方案比较全面,易于对比,它以关节疼痛、功能和活动度为评定项目,每项分为 6 级,疗效总评定由很差至优良,也分成 6 级。目前,国内有部分医院已经使用该方案。

三、康复治疗

(一) 康复治疗目标

1. 预防长期卧床并发症。
2. 改善置换术后关节活动范围,保证重建关节良好的功能。
3. 训练和加强关节周围的肌群,达到重建关节的稳定性。
4. 训练平衡和步行能力。
5. 恢复日常生活自理能力。
6. 加强对置换关节的保护,延长关节的使用寿命。
7. 使患者回归家庭,并最终回归社会,重返工作岗位。

(二) 现代康复治疗

1. 人工全髋关节置换术的康复

(1)术前指导：通过对患者的术前指导，使患者心理准备充分，使患肢的肌力得到增加，使患者学会不负重触地式步行。

1)利用钉子鞋或箱型足夹板使下肢处于伸直状态。

2)患侧下肢持续皮牵引或骨牵引(重量为3~5kg)。

3)关节活动度训练及肌力训练，包括患髋股四头肌、外展肌群、腘绳肌的等长和抗阻练习以及患侧足趾和踝关节的主动活动。

4)学习使用助行器或拐杖进行不负重触地式步行，为术后的早期步行做准备。

5)对于肥胖患者，应注意控制体重，以减少术后假体的负担，从而延长假体的寿命。

(2)术后康复

1)肌力训练：髋关节置换术后患者的关节活动虽然很好，但多数患者存在不同程度的患者肌力下降，从而影响日后的正常行走。为增加患肢的肌力，术后即应进行患侧股四头肌、腘绳肌、臀部肌肉的等长收缩练习，术后第5天开始主动助力运动，第3周开始髋屈、伸、外展肌渐进抗阻练习。从抗自身重力开始，阻力的设置要考虑患肢的承受能力，以不引起患侧髋部疼痛为宜。术后第2~3周可采用固定自行车练习，术后第6~8周可开始直腿抬高训练。

2)关节活动范围练习：保持关节活动范围是实现功能的必要条件。在术后早期(引流管拔除后)，可嘱患者采用坐位，使髋关节被动渐进性屈曲10°~90°，也可进行持续被动运动。1周后，可让患者采用侧卧位，进行外展、后伸10°练习；采用坐位和站位，进行髋屈伸练习；也可采用站位让骨盆摇摆进行髋内收、外展练习。初次髋部手术的患者，如髋臼位置良好，可考虑髋关节内外旋练习。训练时应注意避免发生关节脱位等并发症。

3)行走练习：为避免深静脉血栓、压疮等并发症的发生，可嘱患者及早开始行走练习。术后何时开始下地行走，受手术操作、固定方式、假体类型、髋关节周围软组织情况、患者体力等因素的影响。在进行行走练习时，可让患侧肢体进行渐进性负重练习，术后1~2周禁止患侧下肢负重，术后第3周可部分负重(触地式负重)，术后3个月缓慢过渡到完全负重。同时进行重心转移训练、立位平衡训练。锻炼早期，可借助步行架和平衡杠，以后可使用拐杖和手杖进行练习。

4)ADL训练：包括卧—坐转移、坐—站转移、如厕转移、乘车转移等。

5)保护髋关节：为防止髋关节脱位，应避免低坐起立、两腿交叉、跷二郎腿等不良姿势，并应注意不侧身弯腰或过度向前屈曲。术后3个月之内应避免髋关节屈曲超过90°，术后6个月之内应避免术侧髋关节屈曲、内收、内旋位，使患侧髋关节处于轻度外展或中立位。术后应避免跑、跳等剧烈活动。在日常生活中，应采用能量保存技术，以避免患者过多的能量消耗。

(3)具体康复方法

1)术后第1周：康复治疗的目的是改善患侧髋关节的活动范围，防止肌肉萎缩。具体方法如下：

①体位：髋关节轻度外展20°~30°，双腿之间夹枕头。

②术后第2天：外侧入路切口患者，应将床头抬高30°~45°，半坐位5分钟到15分钟，最长不超过20分钟；后侧入路切口患者，不宜过早坐起。可按摩髌骨、髌周、膝

关节后侧及小腿后侧，同时进行患侧踝关节主动屈伸或抗阻活动。

③术后第3~5天：可进行股四头肌静力性收缩。术后第3天，可借助吊带、健肢带动患肢或膝下垫枕等方式进行被动屈髋练习，外侧路入口患者被动屈髋15°~30°，后侧路入口患者被动屈髋10°。术后第5天，可进行抬臀动作练习，练习时应在膝下垫枕使髋屈曲10°~20°，康复治疗师可用双手托住患者双侧髋关节，以防止练习过程中出现髋关节旋转。另外，为增加膝关节的活动范围和肌力，防止膝关节周围软组织粘连，还可进行患膝下垂摆动练习。

④ADL训练：主要为在床上向侧方移动练习。早期一般不允许翻身，必要时可向健侧翻身。

2）术后第2周：康复治疗的目的是加强患侧下肢不负重下的主动运动，改善关节活动范围，进一步提高肌力。具体方法如下：

①主动屈髋训练：外侧入路切口患者，主动屈髋45°~60°，后侧入路切口患者，屈髋30°。

②股四头肌肌力训练：可进行助力下直腿抬高30°，持续10秒，重复20~30次；亦可进行小腿床边摆动练习或10RM渐进抗阻法训练。

③患髋外展、内收、后伸肌群的等长收缩。

④直立床训练：每次训练30~60分钟，1天可重复多次。

⑤床边体位转移训练：包括半坐—卧位转移练习和坐—站位转换练习。

⑥健腿支撑站立平衡：患肢为不负重触地。

⑦步行训练：可先用平行杠或四脚助行器进行步行训练，逐渐过渡到扶双拐行走或健腿支撑三点式步行。

3）术后第3周：康复治疗的目的是提高日常生活活动能力，逐渐恢复患腿负重，加强步态训练。具体方法如下：

①站立位髋关节前屈、后伸、外展、内收肌群的等长收缩练习。

②四点支撑半桥运动：每次可保持10秒，每天训练10~20次。

③进一步加强患侧股四头肌渐进抗阻练习。

④改善及提高日常生活自理能力，可利用辅助支具。

⑤加强步行训练

4）术后第4周~3个月：康复治疗的目的是进一步提高日常生活活动能力和步行能力。具体方法如下：

①提高步行能力：注意患髋3个月内完全负重。

②平衡器内重心的转移：要求达到1/3~全部负重。

③下肢肌力及ADL训练。

2. 人工全膝关节置换术的康复

（1）术前指导

1）加强患侧股四头肌的静力性收缩练习以及踝关节的主动运动。股四头肌每次收缩保持10秒，10次为1组，每天完成5~10组。

2）嘱患者坐在床上，进行患肢的直腿抬高运动及踝关节抗阻屈伸练习，次数可根据患者自身情况而定，每天重复2~3次。

3）教会患者术前如何使用步行器或拐杖行走。

(2)术后康复

1)运动强度控制:运动强度应从小强度开始,随着患者病情的恢复,逐渐过渡到中小强度,其判定标准以患者主观感觉为主。在锻炼中可以通过主观运动强度法和心率作为运动强度的指标,其方法简便、易行。对于术后患者,主要以其主观感觉很轻松为主,主观感觉往往可以作为心率的一个补充或替代来使用。由于患者60岁以上的老年人居多,故其在锻炼时,应当注意其身体状态对运动强度的适应能力,根据其身体状态做出相应调整,不能千篇一律。

2)运动时间、频率控制:原则上术后当天就应开始进行功能锻炼,并将功能锻炼分为3个阶段进行。第1阶段为术后早期,时间为从术后当日开始到术后第3天,为小运动强度的锻炼,每次以不超过30分钟或感到轻度疲劳为宜,每日3~4次。第2阶段为术后中期,时间为从术后第3天开始到术后第2周,为被动练习辅以主动练习,膝关节持续被动活动一般为每次1~2小时,每日2次;膝关节主动练习每次不超过30分钟,每日3~4次。第3阶段从术后第3周开始,宜进行中小运动强度的锻炼,每次10~20分钟,每日2次,以后逐渐增至每次20~30分钟,每日3~4次。直至膝关节功能基本恢复,可以进行正常行走。

3)运动种类:感觉不同阶段身体状况的不同,采用不同种类的运动方式。第1阶段小强度锻炼包括患肢未做手术的小关节的功能锻炼及局部肌肉锻炼。第2阶段辅以患肢髋关节与膝关节不负重主动与被动屈伸练习。第3阶段辅以助行器,患肢不负重、部分负重及充分负重练习。术后半年基本恢复后,可开始加强下肢肌力耐力训练和上下楼梯训练。

(3)具体康复方法

1)第1阶段

①股四头肌静力性收缩练习:患者平卧位,下肢伸直,患肢股四头肌静力性收缩1次,每次保持10秒后放松,每组10次,每日10~15组。

②直腿抬高训练:患者平卧位或坐位,足尖朝上绷紧腿部肌肉,缓慢直腿抬高,高度为足跟距床面20cm为宜,若达不到要求可尽量保持悬空,10秒左右再放下。每日3~4次。

③踝泵运动:踝关节主动跖屈和背屈,使肌肉等长收缩,挤压深部血管,防止深静脉血栓形成,每小时15次,每个动作保持5~10秒,再放松,每组10~15次。

2)第2阶段

①患肢髋关节和膝关节的被动屈伸训练:患者上身平躺于床上,患肢固定于关节功能恢复器(CPM)上,将CPM于伸直位调节至患者感觉无痛的最小角度,于屈曲位调节时,一开始要求小于40°的无痛范围,一般角度为30°,以2分钟为1个周期,持续运动1~2个小时,每日2次,以每天增加10°的速度缓慢递增,1周内尽量达到90°,以后继续练习,最大角度可达到100°~120°。

②患肢相关关节的主动屈伸练习:可卧床进行踝关节屈伸练习,以踝关节做跖屈和背屈运动1个来回为1次,每分钟10~20次,每5分钟为1组,每日2组;亦可卧床进行膝部和髋部屈伸练习,患者仰卧位,缓慢弯曲患侧膝部,使脚跟向臀部滑动,再慢慢恢复原位为1次,连续做5~10次为1组,每日2组,一般不要求运动的幅度,以患者无痛范围为主,脚跟不能抬离床面。还可以进行坐位练习,嘱患者坐于床上,进行膝

部和髋部屈伸练习，要求同上所述。

3）第 3 阶段

①助行器站立练习：开始时可在石膏托板作用下，在平行杠内练习站立，此时重心在健侧，患侧不负重触地，练习 2~3 天后，继续每天训练，重心逐渐向患侧过渡，直至 3 周后解除石膏托板，能够直立于平行杠内。

②助行器步态训练：当患肢能负重站立时，可开始进行步态训练。训练时助步器先行，患腿跟上，再迈健腿，向前走 30~50m 左右，每天训练 2~3 次。

③双腋拐三点步行训练：助步器步态训练 1 周后，可进行双腋拐三点步行训练。训练时两腋拐与患肢同步，与健侧交替行走。开始每次 10~20 分钟，每日 2 次，以后逐渐增至每次 20~30 分钟，每日 3~4 次。

④平地步行训练：第 5 周以后，患者完全弃拐，在平行杠内缓慢步行。一开始走 5~10 分钟为 1 组，每日 2 组，以后每天延长 5 分钟，延长至 30 分钟后开始保持。

⑤斜坡步行：当每次可以顺利平地步行 30 分钟时，可开始进行缓慢上坡下坡练习。斜坡以 5°为宜，每分钟 10~12 步左右，1 次练习 10~15 分钟，每天训练 2~3 次。训练时应遵循“健腿先上，患腿先下”的原则。

⑥上下楼训练：开始时上楼梯级数不宜太多，上 10~20 级为宜，以后每天增加 10 级，直到可以上 50~60 级左右保持该水平，每天训练 2~4 次。

（三）中医康复治疗

1. 情志疗法　因关节置换术是一种创伤较大的手术，故患者易产生焦虑、恐惧等心理障碍，从而对手术、麻醉的顺利实施及术后康复进程产生不利的影响。因此，围术期的心理治疗可有效消除患者因手术而产生的心理障碍，安全渡过焦虑、恐惧阶段。中医的情志疗法对产生恐惧心理的患者，可采用行为导引法，有计划地安排患者进行发泄情志的导引术训练，以收敛其散乱气机。术后因早期疼痛、患肢功能尚待恢复等因素，患者易产生焦虑、抑郁心理，可采用吐音导引法，有计划地安排患者用读字吐音以出气，引导情志发泄于外，以促进其气机调畅，从而达到康复的目的。

2. 传统体育疗法、娱乐疗法　在康复训练的过程中，可结合传统体育或娱乐疗法，不仅能提高其肌力、协调和体能，还能够有效提高患者的康复训练兴趣，从而带动患者的积极性和主观能动性，促进其早日康复。

四、康复预后和预防

人工关节置换术是近代骨科手术最伟大的突破之一。手术能够有效地消除关节疼痛，明显改善关节的功能，改善患者的工作与生活质量。其预后主要与以下几方面因素有关：

1. 术后是否进行及时、有效的康复训练　术后尽早进行有效的康复训练是保证和巩固手术效果，患者重获尽可能好的关节功能的重要手段。

2. 人工关节使用寿命　人工关节的使用寿命主要决定于两点，一是关节的磨损速度问题，二是磨损颗粒造成的假体松动。由于材料越老越改进，目前用于临床的人工关节在置入体内 20 年后，仍可以继续使用的超过 95%。

3. 术后并发症　人工关节脱位、人工关节制动、关节不稳定等并发症，亦对预后产生不良影响，但这些并发症的发生率均较低。

关节置换术的一级预防主要是预防各种损伤、病损的发生，二级预防主要是防治各种术后并发症，三级预防主要是预防各种并发症导致的生命危险及功能障碍。

第十三节　截　肢

一、概述

截肢是截除没有生机和（或）功能的，或因局部疾病严重威胁生命的肢体全部或部分，其中将通过关节平面的截肢称为关节离断。

（一）病因和发病机制

1. 创伤　创伤是我国截肢最常见的原因。急性创伤造成肢体严重缺血而无法修复者，烧伤或冻伤引起组织严重损害者，以及严重电烧伤等，均是造成截肢的原因。

2. 周围血管疾病　动脉硬化、动脉闭塞性疾病、糖尿病引起肢体缺血等，是国外最常见的截肢原因。

3. 感染　慢性骨髓炎等使肢体功能严重破坏。

4. 肿瘤　尚未出现远处转移的肢体恶性肿瘤是截肢的常见适应证。

5. 神经损伤　神经损伤后，麻木的肢体发生营养性溃烂者。手部和足部的营养性溃疡常继发感染，造成组织损害，有时肢体丧失了功能，截肢和装配假肢是可以考虑的方法。

6. 先天性畸形　先天性肢体畸形严重，无任何功能者截肢后装配假肢，可改善功能。

中医学认为，截肢后“气伤痛，形伤肿”，截肢后出现痛、肿症状，有气滞血瘀的病机存在。

知识链接

截肢的原因

发展中国家截肢的主要原因是工伤和交通事故，因一般创伤感染而最终以截肢告终者也较常见。另一个因素是疾病造成的截肢，如肿瘤、麻风病以及某些地区的蛇咬伤。此外，战争和各种火器伤也是截肢的重要原因。在发达国家，最常见的截肢原因是动脉硬化闭塞性疾病和糖尿病的并发症，其次是创伤、肿瘤和其他疾病造成的截肢。

（二）临床治疗

1. 治疗原则　以截肢手术治疗为主，同时辅以康复治疗。

2. 治疗方法

（1）外科治疗：截肢手术应遵守矫形外科手术的基本原则，认真周密地设计手术方案，仔细的手术处理，从而为残肢获得满意功能创造条件。

1）皮肤处理：残端应有良好皮肤覆盖，可采用非典型的皮肤切口和皮瓣。

2）肌肉处理：现代的肌肉处理方法是行肌肉固定术和肌肉成形术。

3）神经处理：为了预防被切断的神经伴行的血管出血和神经瘤的形成，目前主张将较大的神经干在切断时将神经残端用丝线结扎的处理方法；或将神经外膜纵行切开，把神经束剥离，切断神经束，再将神经外膜结扎闭锁，使神经纤维被包埋在闭锁的神经外膜管内，切断的神经残端不向外生长，从而防止了神经瘤的形成。

4）骨骼处理：一般骨与骨膜在同一水平切断，禁止因骨膜剥离过多而导致骨端环形坏死。

（2）截肢术后的残肢处理：对残肢的术后正确处理，使残肢与假肢良好适配，可使假肢发挥最佳代偿功能。

1）正确放置残肢体位：为避免发生关节挛缩，手术后合理的残肢体位摆放十分重要，如膝上截肢，髋关节应为伸直位，禁外展位；膝下截肢，膝关节应为伸直位。

2）硬绷带包扎的应用：截肢术后可用石膏绷带作为主要材料，缠绕在已用敷料包扎好的残肢上，一般方法是用 U 形石膏固定，可使残肢尽早定型，为尽早安装假肢创造条件。

3）手术后即刻临时假肢的应用：可根据患者的具体情况，考虑在手术台上完成临时假肢的安装。

4）弹力绷带的应用：弹力绷带的正确使用，可减少残肢肿胀和避免过多的皮下脂肪沉积，使残肢尽早定型成熟。穿戴假肢的患者，在脱掉假肢期间，要用弹力绷带包扎残肢。

（3）康复治疗：包括 PT 和 OT 治疗、水疗、心理治疗以及中医传统康复治疗等。

二、康复评定

截肢者全面康复的理想流程应该是从决定进行截肢手术前或已截肢者术后的评估开始，经过多环节工作，直到患者回归社会的全过程。评定工作贯穿于截肢康复流程的全过程，是截肢康复的核心，评定的内容和范围比较广泛，在康复流程中的不同阶段各有其重点内容。

（一）术前评定

1. 全身情况评定　在手术前，应对截肢患者的局部及全身情况进行认真、仔细、全面的检查和评估，包括截肢的原因、患者的神志、精神状态，是否患有其他系统和其他肢体的疾患，血液流变学检查，是否合并损伤、并发症等情况。

2. 对截肢局部的评估　对不同病因的截肢有不同的评估。如因血管疾患需截肢，则应先确定患肢的血液循环情况，血运障碍的部位和水平，以便选择合适的截肢平面，评估内容包括血管多普勒检查和动脉氧含量等；若为创伤引起需截肢，则首先应设计好手术方式，以保证残端有良好的皮肤和软组织覆盖，评估内容包括患者的全身情况、伤口的大小和部位、软组织损伤的类型和程度、骨折的类型以及神经血管的损伤情况等；如因感染需截肢，则应根据具体情况决定是否采取开放截肢。

3. 确定截肢水平　确定截肢水平应从病因和功能两方面考虑。在病因方面，应将病变和无生机的组织全部切除，在软组织条件良好、皮肤能达到满意愈合的部位进行截肢；在功能方面，截肢平面越低残疾程度越轻，对患者截肢后的康复能力做出比较符合实际的评定，根据年龄及全身状况等情况，确定截肢后是否能佩戴假肢，佩戴假肢后是否能进行康复训练，是否能恢复生活自理能力。

（1）上肢截肢部位的选择：应注意尽量保留肢体的长度。上肢的主要功能是完成日常生活活动和劳动，特别是手的功能更为重要，手具有很灵巧的协调功能，可以从事十分精细的动作，同时手又是非常重要的感觉器官和与他人交流的器官。即便是最高级智能型的假手也不能完全代替手的功能，即使仅仅保留一个正常功能的手指，也比前臂截肢后安装目前最高级假手的功能要好，故应谨慎对待上肢截肢。

(2)下肢截肢部位的选择：除小腿截肢外，尽量保留残肢的长度。小腿截肢以中下 1/3 交界处为佳，一般保留 15cm 长的残肢即可安装较为理想的假肢。由于膝关节能有效减少步行能量的消耗，故应尽可能保留膝关节。

（二）截肢的残疾评定

截肢的残疾认定比较复杂，包括一般情况评定和截肢部分残疾评定。一般情况评定意味着这些情况的存在或消除可加重或减轻残疾，包括残肢外形、皮肤情况、残肢长度和周径的测量，还包括由于截肢术后可造成关节挛缩和肌肉萎缩，故应做关节活动度和肌力的测定。对于患者步态的异常可用肉眼观察，步态分析系统可对患者的步态进行精确评定。另外，评估有氧代谢能力、残肢痛、幻肢痛。日常生活活动能力和职业能力的评定有助于了解患者的生活能力和重新参加工作的可能性。若患者存在心理问题，可用各种心理量表加以评定。

我国对截肢患者的残疾评定采用 1~4 级的分级标准。一级肢体残疾是指四肢在不同部位截肢或先天性缺肢；单全臂（或全腿）和双小腿（或双前臂）截肢或缺肢；双上臂和单大腿（或小腿）截肢或缺肢；双全臂（或双全腿）截肢或缺肢。二级肢体残疾是指双上肢（上臂或前臂）或双大腿截肢或缺肢；单全腿（或全臂）和单上臂（或大腿）截肢或缺肢；三肢在不同部位截肢或缺肢。三级肢体残疾是指双小腿截肢或缺肢；单肢在前臂、大腿及其上部截肢或缺肢；双拇指伴有食指（或中指）缺损。四级肢体残疾是指单小腿截肢或缺肢；单侧拇指伴有食指或中指缺损；单侧保留拇指，其余四指截除或缺损。而对于保留拇指和食指（或中指）而失去其他三指者、保留足跟而失去足的前半部者，则不属于肢体残疾的范围。

（三）截肢术后及装配假肢前的评定

在截肢术后装配假肢前，应对患者的全身情况和残肢的局部情况进行评估，以确定是否适合安装假肢；对于适合安装假肢的患者，应确定安装合适假肢的类型，以发挥假肢的最大功能。截肢患者全身情况的评定包括年龄、性别、截肢的原因、截肢的部位和水平、手术后伤口的处理情况，同时还包括患者的家庭情况、工作情况、经济条件以及患者的心理素质和精神状态等，通过对以上内容的评估，有助于判断患者是否具有承受装配假肢的经济能力，以及装配假肢后能否进行正常的康复训练，还有助于及时发现患者因截肢而造成的抑郁等精神异常，从而进行及时有效的临床干预，防止患者出现自杀等意外。截肢术后残肢局部的评定内容包括皮肤情况、残肢的长度、残端的形状、关节的活动度、肌力以及有无神经痛等。这些重要问题在装配假肢前必须进行仔细的检查、评估及处理，以利于装配比较满意的假肢并为装配假肢后的正常康复训练打下基础。

（四）假肢的评定

假肢分为临时假肢和正式假肢。前者是在截肢术后，残肢状况尚未完全定型及稳定时装配的假肢，是为了进行功能训练而制作的临时接受腔，这种接受腔多使用石膏或高分子材料制作。后者是在残肢状况稳定后，用耐久性强的材料制作的永久假肢。假肢的主要构成有接受腔、支持部、铰链、足部、悬吊装置(图 3-13)。

1. 穿戴临时假肢后的评定　临时假肢包括普通临时假肢和术后即装临时假肢。截肢手术后切口拆线，若伤口愈合良好，则术后 3 周即可安装佩戴临时假肢。评定内容有：

（1）接受腔评定：松紧是否适合，是否全面接触和承重，有无压迫和疼痛。

（2）假肢悬吊能力的评定：是否有上下窜动等情况。

（3）假肢对线的评定：生理力线是否正常，站立时有无前后倾。

（4）穿戴假肢后残肢情况的评定：皮肤有无红肿、破溃等。

（5）步态的评定：有无异常步态，产生的原因。

（6）上肢假肢评定：假肢背带与控制索系统的是否合适，假手的开合功能、协调性，尤其是日常生活能力的情况。

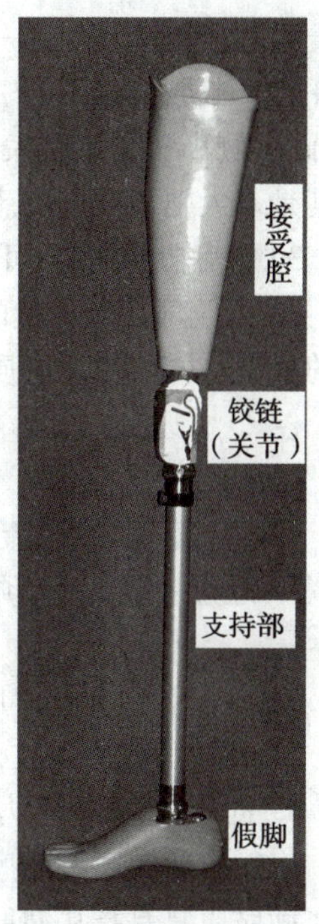

图 3-13　下肢假肢的构成

2. 穿戴永久假肢后的评定　若残肢基本稳定，定型良好，并且经过穿戴临时假肢的功能训练良好，即可改换永久假肢。除去对临时假肢的评定内容外，应该强调的评定内容还有：上肢假肢的评定、下肢假肢的评定、下肢假肢代偿功能评定。

（1）上肢假肢的评定：假肢长度、接受腔适合、肘关节屈伸活动范围、前臂旋转活动范围、肘关节完全屈曲所需要的肩关节屈曲角度、肘关节屈曲所需要的力、控制系统的效率要在 50%以上、肘关节屈曲 90°时的假手动作、假手在身体各部位的动作、肘关节组件的不随意动作，即步行时及外展 60°位时，肘关节不得锁定、对旋转力和拉伸力的稳定性。上肢假肢日常生活活动能力的评定等。

（2）下肢假肢的评定：包括站立位的评定、坐位的评定。

1）站立位的评定：残肢是否完全纳入接受腔内（即坐骨结节是否在规定的位置上，残端是否与接受腔底部相接触）、残肢长度（小腿假肢，双侧下肢应等长；大腿假肢，假肢侧一般较健侧短 1~2cm）、足底的内外侧是否完全与地面接触、膝关节的稳定性等。

2）坐位的评定：接受腔是否有脱出现象、假肢侧膝部比健侧高出的最小量（膝关节屈曲 90°时）、接受腔前上缘有无压迫、接受腔坐骨承载部位对大腿后肌群的压迫、小腿部分是否垂直等。

（3）下肢假肢代偿功能的评定：包括步态评定、行走能力评定和平衡功能评定。

1）步态评定：对异常步态要客观正确地判断，分析其原因，并针对原因进行认真处理。常见的原因包括心理影响（如怕跌倒、对假肢功能有疑问等）、髋关节与残肢异常（如髋关节屈曲或外展挛缩、外展肌力不足、残肢痛等）、假肢方面的问题（如接受腔适配不良、对线不良等）。常见的异常步态有：假肢膝关节不稳定、踵扭转、假脚拍地、腰椎过度前凸、躯干侧倾、外展步态、外甩、内甩、提踵异常、步幅不均、划弧步态、膝撞击、摆臂异常等。对下肢假肢步态的评定除了通过肉眼观察外，在有条件时应该用步态分析仪进行更客观地分析检查。

2）行走能力评定：一般以行走的距离、上下阶梯、过障碍物等指标，对行走能力进行评定。截肢部位不同、水平不同，则行走能力各异，一般截肢水平越高行走能力越差，而一侧小腿另一侧大腿截肢者行走能力更差，以双侧大腿截肢的行走能力为最差，尤其是双大腿短残肢的患者，常需要手杖辅助行走。

3）平衡功能评定：可应用平衡功能监测仪进行定量评定。

3. 假肢部件及质量的评定　对假肢部件及整体质量进行评定，使患者能获得满意的、代偿功能良好的、质量可靠的假肢。

三、康复治疗

（一）康复治疗目标

1. 通过康复训练，预防关节挛缩畸形，增强肌肉力量，减轻疼痛，避免并发症的发生。

2. 以假肢装配和使用为中心，减少由于截肢给患者带来的身心影响。

3. 有效地使用假肢，重建丧失的肢体功能。

4. 回归社会，从事力所能及的工作。

（二）现代康复治疗

截肢康复是指从截肢到术后处理、康复训练、临时与正式假肢的安装和使用、职业前训练，直到重返家庭与社会的全过程。随着康复医学事业的发展，截肢康复也越来越多地受到重视，成为一门新的康复学科，它对截肢者的功能恢复起到了极为重要的作用，并推动了截肢理论和技术水平的提高。

1. 截肢康复的阶段和内容　截肢康复是手术、手术前后功能锻炼、假肢装配与假肢装配前后功能锻炼等环节密切配合的一个连贯过程，但也有其明确的、阶段性的目标（表3-17）。

表3-17　截肢康复的各个阶段和主要内容

阶段	主要内容
手术前期	身体状态的评定，截肢水平的确定，术后假肢计划，患者教育
截肢和重建手术	截肢具体长度的确定，肌肉成形，骨端软组织包裹，神经的处理，加压包扎
术后早期	促进伤口愈合及镇痛措施，初步活动，心理支持
假肢前期	增加肌力，恢复局部控制的训练
假肢处方和制作	设计，取模、制造与装配，调试，试用和修整
假肢训练	掌握假肢穿戴技巧，带假肢的ADL或行动功能训练
重返社会	恢复在家庭和社会环境中的相互适应，心理康复，健身计划，文娱活动
职业康复	职业能力的评定，再教育和再就业的训练，再就业安排
随访	假肢情况随访，心理支持，功能评定和其他医学检查

2. 下肢截肢的康复

(1)假肢处方:近年来,假肢的设计和制作较前有了很大的改观,包括假肢的部件和接受腔的制作、悬吊系统的取舍和使用更强韧、更轻的假肢材料等。如改圆锥形的接受腔为全面接触的接受腔,致使应力分散,应用重量轻、耐用的踝—足部件,以符合承重和行走的力学特点等。较新的设计还有节约步行能耗和改善步态的贮能足以及其他适用于体育运动的运动假肢等。假肢处方的主要内容包括假肢的品种、假肢接受腔的式样和材料、假肢悬吊装置的式样、各个关节铰链的型号和规格、假脚的型号和规格、使用假肢时所需要的辅助器具和用品如拐杖等。

(2)PT 和 OT 治疗:康复治疗应根据不同部位截肢后的功能丧失情况的不同而各有侧重。

1)髋关节离断和股上段:10~13cm 以内的截肢,其功能损害的特点是髋关节及其周围肌群功能丧失。功能锻炼应着重改善脊柱活动度,加强腰腹肌肌力,以操纵骨盆带动假肢,并加强肩带下压肌力和伸肘肌力,以利于扶拐步行。

2)股骨水平截肢:股骨转子下 25~30cm 处截肢,称为股骨水平中位截肢,膝上 10cm 以下截肢,称为股骨水平下位截肢。截肢部位越高,功能损害越严重。股骨水平截肢的 PT 和 OT 治疗包括以下几个方面的内容:①残肢基本功能训练:早期进行主动和被动伸髋练习,可防止髋关节屈曲挛缩,改善髋关节活动度。如果已经形成挛缩,要做关节功能牵引。残肢位须与躯干平行,必须抬高下肢时,应垫高床脚,不能在残肢下置枕垫;②肌力练习:肌力练习非常重要,特别是臀大肌,它是伸髋及在假肢着地时使膝伸直的动力肌,对建立良好步态和对抗屈曲挛缩十分重要,应着重练习。可于仰卧位在残肢下置枕垫,伸髋使臀部抬起,也可在俯卧位时利用沙袋或橡皮筋做抗阻伸髋练习。大腿内侧肌肉可维持髋关节的侧向稳定性,改善平衡和步态。练习时可取仰卧位或坐位,用残肢和非截肢侧肢体夹持沙袋,或在站立位拉橡皮筋做抗阻内收练习。此外,还要进行髋内旋肌肉、腹肌和腰背肌的练习;③假肢步行练习:佩戴假肢后,应进行步行练习。练习次序为先练习扶物及不扶物的坐下和站起,然后在平行杠内练习站立位及前后、左右移动重心,再练原地踏步、单足站立平衡及学步车或平行杠内的步行。若患者适应良好,不必扶拐便可直接练习步行,进而练习跨越障碍、上下台阶和斜坡、上下楼等。年老体弱、平衡能力弱者,可用手杖或拐杖协助练习。开始练习步行时还应注意步态。步态异常通常是由肌肉力量不够和假肢制作问题导致的,应请教康复医生和假肢工程师加以纠正。

3)小腿水平截肢:这种截肢可造成髋、膝的屈曲挛缩和肌萎缩,穿戴假肢步行时,步态虽然接近正常,但足的蹬离作用和足跟着地时的足背屈动作丧失。残肢基本功能训练包括挛缩防治和肌力练习。应注意残肢体位姿势,预防挛缩。

4)跖骨水平截肢:跖骨水平截肢后容易造成皮肤损害,承重活动时关节不稳和马蹄足畸形。防治皮肤损害的方法是术后使用免荷保护装置。应注意体位姿势并做足背屈肌练习,以预防足跖屈挛缩。

3. 上肢截肢的康复

(1)假肢处方:上肢假肢包括普及型机械假肢、美容假肢、肌电全臂、电动全臂、声控假肢等。上肢假肢处方的主要内容与下肢假肢处方相似。

(2)PT 和 OT 治疗

1)PT 治疗:①肩部截肢:主要是肩部活动范围的练习和肩部肌肉力量的练习,有脊柱侧弯倾向者,应尽早做矫正体操及姿势训练;②上臂水平截肢:可造成肩带肌萎缩,肩关节活动范围受限,小儿可引起姿势改变及发育不对称。应强调肩关节的活动范围练习和肌肉力量练习,尤其是肩关节前屈后伸和耸肩等动作。拟用肌电假肢者,应根据假肢设计,在装假肢前先训练个别肌肉。假肢操纵和穿戴假肢的类别有关,如在使用肘上二维控制系统的假肢时,用肩关节前屈动作,在肘关节锁住时起屈肘的作用,在肘关节未锁住时则起操纵假手的作用。而使用肘上三维控制系统时,用肩关节前屈起屈肘作用,肩关节后伸则启闭肘锁,用耸肩来操纵假手;③桡骨水平截肢:常有肩、肘挛缩和肩、臂肌萎缩,应注意相应的肌力和活动度练习;④断指再植:断指或截指再植固定后,常致手内肌肉萎缩、挛缩,关节僵硬,严重影响手的功能。PT 治疗包括活动度练习和肌力练习。针对性的肌肉力量锻炼包括主动和抗阻力对指、对掌、抓握和手指分合;活动范围练习在肌肉力量练习之后进行,包括被动活动、关节功能牵引等。

2)OT 治疗:所有的上肢截肢都需要进行 OT 训练,包括训练健侧,以代偿截肢侧,以及戴假肢的日常生活活动训练、家务活动训练、就业前技能训练和园艺、文娱活动等。训练动作应循序渐进,遵循由简单到复杂的原则,如练习盥洗、进餐、穿脱衣服,进而练习持大小不同的物体,继之练习画图、刺绣、编织、缝纫及使用刀、剪、刨、钳等工具。

4. 老年截肢的康复　由于老年人身体功能下降,关节会出现疼痛,同时老年人活动能力下降,这些因素会直接影响假肢的佩戴。假肢对肢体关节的磨损反过来会增加关节炎的发生。此外,视力下降、认知能力下降等也使老年人佩戴假肢后的活动受到影响。老年人截肢术后的早期康复治疗措施包括伤口愈合、镇痛、活动度练习和心理支持等。为防止老人在床边跌倒,应设置必要的保护设施;要减少卧床时间,卧床时要积极进行床上锻炼,包括做呼吸操,健侧肢体的主动练习和患侧肢体的被动、主动练习等;轮椅训练也很重要。

5. 小儿截肢的康复　小儿截肢应尽量保存长骨骨骺,如可能的话,可在最远端有活力的关节处离断。在对患儿进行截肢和制作假肢时,需要考虑以下三点:①随着正常的生长和发育变化,假肢将根据需要随时调整;②要考虑到骨骼的生长;③假肢制作需要与患儿的身体匹配。在对患儿进行康复训练的时候,应根据儿童的特点,在设计训练项目时应注意趣味性和间歇性,可通过玩具或乐器等来强化假肢的辅助功能,训练可以通过游戏的形式来实现。

6. 影响假肢穿戴的非理想残肢的康复治疗　现代假肢为末端闭合、全面接触、全面承重式接受腔。为了充分发挥假肢的代偿功能,要求残肢应有适当的长度、圆柱状的外形、皮肤及软组织条件良好、肌肉有力、残肢无畸形、关节活动基本正常、无残肢痛等,若符合以上条件则为理想残肢。非理想残肢是相对理想残肢而言的,其残肢不完全满足以上条件,给假肢穿戴带来困难,甚至不能穿戴假肢。通过各种康复方法可使影响假肢穿戴的非理想残肢改善残肢条件,变成可以穿戴假肢的残肢,以发挥假肢的代偿功能。主要康复处理方法有:

(1)通过水疗、运动疗法、管型石膏楔形矫正、外固定架膝关节屈曲侧逐渐撑开矫正、中药和按摩等方法改善非理想残肢。

(2)假肢设计、制作材料和装配技术的改进。

(3)手术处理:当采用各种康复疗法和假肢调整安装改进处理仍不能穿戴假肢的非理想残肢,可利用手术手段来改善非理想残肢条件。

(三)中医康复治疗

1. 针灸疗法　对于残肢痛、幻肢痛可针刺百会透四神聪,上肢痛者可加胸段华佗夹脊穴;下肢痛者可加腰段华佗夹脊穴。

2. 中药治疗

(1)内服方:可用黄芪、当归、白芍、川芎、香附、干地龙、郁金、丝瓜络、蜈蚣等。每日1剂,水煎服,15天为1个疗程。

(2)外洗方:主要是帮助残端适应假肢,预防和消除肿痛。

1)活血止痛方,适合残端经常疼痛者:当归50g、红花10g、川芎15g、郁金15g、益母草20g、透骨草20g、血竭20g。每天2次,每次15分钟,15天为1个疗程。

2)消肿止痛方,适合有急性炎症时:当归20g、红花20g、紫草20g、白鲜皮20g、桑枝15g、泽兰20g、柴胡20g、透骨草20g、丹参15g、草乌12g、海桐皮20g、延胡索15g。每天3~4次,每次30分钟。

3. 推拿治疗　可采用滚、揉、捏、摩等轻手法在残端进行推拿,具有温通气血、舒筋活络的作用,能促进瘢痕组织软化,减少幻肢痛的发生。

4. 情志疗法　截肢患者容易产生忧虑、悲观、烦躁、绝望等心理障碍,可选用中医移情易性、以情制情等情志疗法,使之以喜胜忧,情绪平和稳定。

四、康复预后和预防

截肢的预后与截肢的病因、截肢平面、术后是否存在并发症、是否进行积极正确的康复治疗、假肢的质量、假肢的使用情况和满意度以及患者是否存在心理障碍等因素有关。

截肢的预防应做到以下三级预防:

1. 一级预防　主要是防止外伤、畸形、感染、糖尿病、血管病、烧伤、冻伤等各种损伤。

2. 二级预防　主要是预防截肢后产生的各种功能障碍,包括肢体功能的下降、心理障碍等。

3. 三级预防　主要是代偿,包括如上述的非理想假肢的康复治疗及环境改造等。

(孙　博　熊国星)

复习思考题

1. 颈椎牵引的注意事项有哪些?
2. 腰椎间盘突出症的手法治疗有哪些?
3. 骨质疏松症三阶段康复预防措施是什么?
4. 关节置换术后康复治疗的目标有哪些?

案例分析
答案要点

案例分析

患者,女,68岁,膝关节痛10余年。现症:关节酸胀疼痛,上下楼困难,坐位或卧位起立时,出现暂时性僵硬,经过活动以后,关节又渐灵活。查体:双膝关节活动受限,关节周围压痛、肿胀,可触及沙粒样粗糙的摩擦感,X线:骨赘形成,骨端畸形,关节间隙变窄,关节面严重硬化。该患者应该诊断为什么疾病?要做哪些康复评估?应采取什么样的康复生活指导方案?

第四章

内科疾病的康复

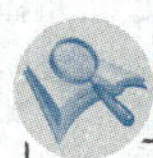

学习要点

冠状动脉粥样硬化性心脏病的概念、康复评定方法和康复治疗方案及实施；高血压的康复评定方法和康复治疗方法；慢性阻塞性肺疾病的康复评定和康复治疗方法；慢性充血性心力衰竭的心功能评估和康复治疗方法；哮喘的康复评定和康复治疗方法；糖尿病的康复治疗目标和运动治疗方案的实施。

第一节　冠状动脉粥样硬化性心脏病

一、概述

冠状动脉粥样硬化性心脏病(coronary atherosclerotic heart disease,CAHD)是指因冠状动脉粥样硬化使血管腔狭窄或阻塞,或(和)因冠状动脉功能性改变(痉挛)导致心肌缺血、缺氧或坏死而引起的心脏病,简称冠心病,又称缺血性心脏病,是最常见的心血管疾病之一。

据调查,2015年中国城市居民CAHD死亡率为110.67/10万,农村居民CAHD死亡率为110.91/10万,总体上看农村地区CAHD死亡率略高于城市地区,男性高于女性。冠心病已成为威胁中国公众健康的重要疾病。

(一)病因和发病机制

本病病因尚未完全确定,对常见的冠状动脉粥样硬化性心脏病所进行的广泛而深入的研究表明,本病是多病因的疾病,即多种因素作用于不同环节所致,这些因素被称之为CAHD危险因素,主要有以下几方面:

1. 年龄、性别　临床多见于40岁以上发病,发病率随年龄增加而增加。女性发病率较男性低,但在更年期后发病率增加。

2. 血脂异常　血脂长期处于高水平,机体对血脂调节作用发生紊乱,在精神紧张、情绪剧烈波动、血压升高、吸烟过多等情况下可致血管内膜损伤,使血脂成分在动脉管壁中沉积,形成微小血栓。研究表明,降低血脂可延缓冠心病的进展。

3. 高血压　高血压病情较重或病程较长者多会伴发轻重不等的冠心病。由于长期高血压使血管内压力持续增高，血液对血管壁冲击力增大，使血管内壁发横机械性损伤，造成微血栓沉积，微血栓不断吸引血脂，增加沉积。高血压时，血管长期处于痉挛状态，使管壁营养不良，引起胆固醇等脂质沉积。

4. 吸烟　吸烟者本病的发病率和病死率比不吸烟者高 2~6 倍，且与每日吸烟的支数呈正比，是最主要的可逆性心血管危险因素之一。吸烟后进入血液的一氧化碳抢先与血红蛋白结合，导致血液含氧量明显减少，碳氧血红蛋白可引起动脉壁水肿，妨碍血液流通，在此基础上胆固醇易沉积于此，血小板易于附着，为动脉粥样化奠定了基础。

5. 糖尿病　糖尿病是 CAHD 发展及再发的重要危险因素之一，糖尿病患者中本病发病率较非糖尿病者高 2 倍。

6. 肥胖症　肥胖使心脏负担加重和血压上升，由于过多食用高热量饮食，使血脂增高，冠状动脉粥样硬化形成并加重，肥胖后体力活动减少也妨碍了冠状动脉粥样硬化病变部位侧支循环的形成。因此，为了预防冠心病，应坚持运动锻炼，注意预防肥胖。

其他的危险因素包括了遗传、缺乏运动、寒冷刺激、高脂饮食、遗传因素等。

本病的病理基础是冠状动脉壁的脂质沉积，导致血管壁脂质斑块或粥样硬化形成，逐步形成血管狭窄乃至闭塞；或因冠状动脉内不稳定的粥样斑块脱落，突然造成血管闭塞致心肌缺血甚至坏死；有时血管痉挛也可导致血管全部闭塞而致心肌梗死。

本病属于中医学“胸痹”“心痛”范畴，病情较重的心肌梗死属于其中的“真心痛”。中医理论认为，五脏六腑赖气血津液的荣养以正常行使各自功能，气血不足则经脉不充，脏腑失却濡养而痛，即“不荣则痛”；经脉为气血津液运行之通路，各种原因导致经脉不通，气血瘀滞，脏腑失养而痛，即“不通则痛”。故本病病机归为痰浊、瘀血、气滞、寒凝和气血亏虚。

（二）临床表现

1. 心绞痛　典型发作以突然发生胸骨上中断压榨性、闷胀性或窒息性疼痛，可放射至心前区、左肩及左上肢，可达 1~5 分钟，休息或含服硝酸甘油片 1~2 分钟内消失。体力劳动、受寒、饮食、精神刺激等为常见诱因。

2. 心肌梗死（acute myocardial infarction，AMI）　疼痛性质和部位类似心绞痛，但疼痛程度较重、范围较广，持续时间也较长，休息或含服硝酸甘油不能缓解。常伴有烦躁不安、面色苍白、出冷汗、恐惧等症状。

3. 无症状型（隐匿型）　存在 CAHD 诱发因素，如高血压、超体重、糖尿病等，虽无明显症状，但静息或负荷试验有心电图 S-T 段压低、T 波倒置等心肌缺血的表现。

4. 心力衰竭和心律失常　有心绞痛、心肌梗死病史，心脏逐渐增大，心律失常，最终心力衰竭。

5. 心源性猝死　突然发病，心脏骤停而突然死亡。多为缺血心肌局部发生电生理紊乱，引起严重的室性心律失常所致。

（三）辅助检查

1. 心脏 X 线检查　可显示继发于心肌缺血和（或）心肌梗死的肺淤血、肺水肿和

心脏—左室增大，对病情判断和预后评估有重要意义。

2. 心电图检查　反映心脏的电活动，在冠心病出现心律失常、心肌缺血、心肌梗死的诊断有较高的敏感性和重要意义，是发现 CAHD 最常用的检查方法。

3. 动态心电图　可连续记录 24 小时患者在日常生活中的心电图而不受体位的影响，能够捕捉患者常规心电图不能记录到的短阵心律失常和一过性心肌缺血。对无症状心肌缺血、心绞痛、心律失常的诊断及评价药物疗效具有重要作用。

4. 放射性核素检查　是筛选冠状动脉造影最有价值的无创性手段，可了解心肌缺血情况及评估心功能等。

5. 冠状动脉造影　可发现冠状动脉狭窄的部位并估计其程度，为 CAHD 诊断金标准。

6. 心电图运动试验　通过运动增加心脏的负荷，使心脏耗氧量增加。当运动达到一定负荷时，冠状动脉狭窄病人的心肌血流量不随运动量而增加，即出现心肌缺血，在心电图上出现相应的改变对无症状性心肌缺血的诊断。对急性心肌梗死的预后评价有意义。

7. 其他检查　如超声心动图、心脏 CT 等检查。

（四）诊断要点

1. 有 CAHD 危险因素 2 项以上　高血压、高脂血症、长期吸烟、糖尿病患者。

2. 心电图缺血型表现。

3. 心电图负荷试验呈阳性。

4. 超声心动图有典型节段性室壁运动异常而无其他原因可解释者。

5. 放射性核素扫描显示心肌缺血而无其他原因可解释者。

6. 无自觉症状者可诊断为隐匿性冠心病，有心律失常或心力衰竭者，可诊断为冠心病心律失常或心力衰竭。

知识链接

心绞痛分级法(加拿大心血管学会)

Ⅰ级：日常体力活动（如散步，登梯等）不会引起心绞痛，但在情绪紧张，工作节奏加快或行走时间延长时可发生心绞痛。Ⅱ级：日常活动轻度受限，心绞痛发生于快步行走或登梯、爬坡、餐后活动、寒冷、刮风及情绪激动等情况下，或者发生于睡醒后数小时，亦可发生于行走超过 2 个街区的距离，或以通常的速度和状态登两层或以上楼梯时。Ⅲ级：日常体力活动明显受限。心绞痛发生于在行走超过 1~2 个街区的距离或用通常速度登一层楼梯时。Ⅳ级：任何体力活动均可引起心绞痛，休息时亦可能出现心绞痛。

（五）临床治疗

1. 治疗原则　以药物治疗为主，康复治疗为辅。

2. 治疗方法

（1）监护和一般治疗：包括动态心电监护、血压监测、吸氧、休息等。

（2）药物治疗：可应用血管扩张剂、钙拮抗剂、β 受体阻滞剂等，对于心肌梗死急性期，可首选溶栓治疗；对于严重不稳定型心绞痛或急性冠脉综合征也可考虑溶栓治疗。

(3)介入治疗或外科手术治疗:对于严重心绞痛药物治疗效果不佳者,可行冠脉造影介入治疗或外科手术治疗。介入治疗包括 PTCA、冠状动脉内支架术、冠状动脉内旋切术与旋磨术、经皮冠状动脉激光成形术等,外科手术治疗主要包括包括冠状动脉旁路移植术、心脏移植等。

(4)康复治疗:包括主动积极的身体、心理、行为和社会活动的训练以及中医传统康复治疗。

二、康复评定

(一)心功能分级

目前主要采用美国纽约心脏病学会(New York heart association,NYHA)提出的一项分级方案,主要根据患者的自觉活动能力划分为四级(表 4-1)。

表 4-1　NYHA 心功能分级

心功能	NYHA 心功能分级
Ⅰ级	患有心脏病,体力活动不受限。一般的体力活动不引起疲劳、心悸、呼吸困难或心绞痛
Ⅱ级	患有心脏病,体力活动稍受限。休息时正常,一般的体力活动即可引起疲劳、心悸、呼吸困难或心绞痛
Ⅲ级	患有心脏病,体力活动明显受限。休息时尚正常,但轻度体力活动即可引起疲劳、心悸、呼吸困难或心绞痛
Ⅳ级	患有心脏病,体力活动完全丧失。休息时仍有心衰症状或心绞痛,任何体力活动均可使症状加重

(二)代谢当量

代谢当量(metabolic equivalent,METs)是以安静、坐位时的能量消耗为基础,表达各种活动时相对能量代谢水平的常用指标。METs 可由 VO_{2MAX} 推算而来,1MET 相当于 VO_{2MAX}3. 5ml/(kg. min),稍高于基础代谢,是能量代谢的另一种表达方式,是常用的评定方法。METs 在冠心病康复中的主要应用包括:

1. 判断体力活动能力和预后　关键的 METs 值为:

小于 5METs:65 岁以下的患者预后不良。

5METs:日常生活受限,相当于急性心肌梗死恢复期的功能储备。

10METs:正常健康水平,药物治疗预后与其他手术或介入治疗效果相当。

13METs:即使运动试验异常,预后仍然良好。

18METs:有氧运动员水平。

22METs:高水平运动员。

2. 判断心功能及相应的活动水平(表 4-2)　由于心功能与运动能力密切相关,故最高 METs 的水平与心功能直接相关。

表 4-2　各种心功能状态时的代谢当量及可以进行的活动

心功能	METs	可以进行的活动
Ⅰ	≥7	携带 24 磅重物连续上 8 级台阶 携带 80 磅重物、铲雪、滑雪 打篮球、手球或踢足球 慢跑或走(速度 5 英里/小时)
Ⅱ	≥5,<7	携带 24 磅以下的重物连续上 8 级台阶 性生活 养花种草类型的工作 步行(速度 4 英里/小时)
Ⅲ	≥2,<5	走下 8 级台阶 可以自己淋浴,换床单,拖地,擦窗 步行(速度 2.5 英里/小时) 打保龄球、连续穿衣
Ⅳ	<2	不能进行上述活动

3. 表示运动强度,制定运动处方　通过对各活动的耗氧量测定发现,不同的人在从事相同活动时其 METs 基本相等,因此可以用 METs 来表示任何一种活动的运动强度。

4. 区分残疾程度　一般将最大 METs<5 作为残疾标准。

5. 指导日常生活活动与职业活动 CAHD　患者不可能进行所有的日常生活活动和职业活动,因此可以在确定患者的安全运动强度之后选择合适的活动(以不超过安全强度为前提)。此外,职业活动(每天 8 小时)的平均能量消耗水平不应该超过患者峰值代谢当量的 40%,峰值强度不超过峰值代谢当量的 70%~80%。

(三)心电运动试验

心电运动试验旨在通过分级运动的方式,充分调用心血管生理储备力,诱发相应的生理和病理生理表现,以确定最大心脏负荷能力。或通过运动检测,了解患者运动训练的安全性。这是 CAHD 康复训练最常用的评定方式,也是协助康复方案制定的重要基础。常用的运动试验类型有:

1. 症状限制运动试验　运动进行至出现必须停止运动的指征(症状、体征、心率、血压或心电图改变等)为止,症状限制性运动试验是临床上最常用的方法,用于 CAHD 诊断,评定正常人和病情稳定的心脏病患者的心功能和体力活动能力,为制定运动处方提供依据。

2. 低水平运动试验　运动至特定的、低水平的靶心率、血压和运动强度为止。心脏病出院前病人的 GXT:开始负荷仅为 1.5METs 左右,每级可增加 0.5MET,最大负荷达到 3~3.5METs,如果病人能够完成此负荷的运动,出院后可从事一般的生活自理活动和家务劳动。

3. 简易运动试验　是指采用定量步行(定时间或定距离)的方式,进行心血管功能评定的试验方法,适用于没有运动试验条件或病情较严重而不能耐受平板运动的患者。

（四）超声心动图运动试验

超声心动图可以直接反映心肌活动的情况，从而揭示心肌收缩和舒张功能，还可以反映心脏内血流变化情况。运动超声心动图比安静时检查更加有利于揭示潜在的异常，从而提高试验的敏感性。检查一般采用卧位踏车的方式，以保持在运动时超声探头可以稳定地固定在胸壁，减少检测干扰，较少采用坐位踏车或活动平板方式。运动方案可参照心电运动试验。

（五）行为类型评定

行为类型是美国著名心脏病专家 M. Friedman 和 R. H. Rosenman 于 20 世纪 50 年代首次提出的概念，其特征是：

1. A 类型　工作主动、有进取心和雄心、有强烈的时间紧迫感（同一时间总是想做两件以上的事情），但是往往缺乏耐心、易激惹、情绪易波动。此行为类型的人群有较高的冠心病患病率。

2. B 类型　平易近人，耐心，充分利用业余时间放松自己，不受时间驱使，无过度的竞争性。

（六）ADL 评定

通过对患者的自理能力评定，制订和调整康复计划，评定康复效果，安排回归家庭或就业。常用的 ADL 评定方法有 Barthel 指数分级法等。

（七）职业能力评定

CAHD 患者的职业能力评定，要结合患者的心脏功能分级、临床情况以及机体的最大耗氧量。如有临床症状的心功能Ⅲ级患者，代谢当量有可能达到 4METs。这就意味着患者仍可以从事某些坐位甚至站立位的轻度或中度的工作。此外，还须考虑患者工种的性质、工作的环境和工作量等因素。

三、康复治疗

（一）临床康复分期

1990 年美国心肺康复学会建议，根据 CAHD 的不同发展阶段将其分为四期。

1. 住院期（Ⅰ期）　急性心肌梗死发病后或心脏手术后住院阶段，主要康复内容为低水平体力活动和教育，一般为 1~2 周，发达国家已将此期缩短到 3~7 天。

2. 恢复期（Ⅱ期）　出院后回家或在疗养院，主要康复内容为逐渐增加体力活动，继续接受卫生宣教，以取得最佳疗效，并经职业咨询恢复工作，一般为 8~12 周。

3. 持续发展维持期（监护阶段Ⅲ期）　将患者依临床情况分低危、中危、高危三个组别。其中，中、高度危险组列为必须监护和防止在康复过程中发生意外的重点对象，本期约持续 4~12 月不等。

4. 维持期（非监护Ⅲ期）　坚持 CAHD 的二级预防，进行核实的体育锻炼。

（二）康复治疗目标

1. Ⅰ期康复目标　康复低水平运动试验阴性，能够按正常节奏连续行走 100~200m 或上下 1~2 层楼而无症状和体征。运动能力达到 2~3MET_S，可以适应家庭生活，使患者了解 CAHD 的危险因素及注意事项，在心理上适应疾病的发作和处理生活中的各种相关问题。

2. Ⅱ期康复目标　进一步恢复一般日常生活活动能力，包括轻度家务劳动、娱乐活动等。运动能力达到4~6$METs$，提高生活质量。对体力活动没有更高要求的患者可停留在此期。

3. Ⅲ期康复目标　巩固Ⅱ期康复成果，控制危险因素，改善或提高体力活动能力和心血管功能，恢复患病前的工作和生活。

（三）现代康复治疗

1. Ⅰ期康复治疗方案　此期患者生命体征稳定，无明显心绞痛，安静心率<110次/min，无心力衰竭、严重心律失常和心源性休克，血压基本正常，体温正常，以循序渐进的方法增加活动量。康复治疗方案很多，其基本原则是根据患者的自我感觉，尽量进行可以耐受的日常活动。

（1）床上运动：可在床上行肢体活动及呼吸训练。肢体活动一般从远端肢体的小关节活动开始，从不抗重力的活动开始，活动时呼吸应自然、平稳。在不抗阻运动没有问题的情况下，可以逐步开始抗阻活动。抗阻活动可采用捏气球、皮球或拉皮筋等，一般不需要专用器械，亦可进行徒手体操。刷牙、洗脸、吃饭、穿衣等日常生活活动可以早期进行。

（2）呼吸训练：呼吸训练主要指腹式呼吸。腹式呼吸的要点是在吸气时腹部鼓起，让膈肌尽量下降；呼气时腹部收缩，把肺的气体尽量排出。呼气与吸气之间要均匀连贯，可以缓慢，但是不可憋气。

（3）坐位训练：坐位是重要的康复起点，应尽早训练。开始坐时可以有依托，如将被子放在背后或将床头抬高，有依托坐位的能量消耗与卧位相同，但是可使回心血量减少，减轻心脏负荷。患者在适应有依托坐位后，可以逐步过渡到无依托独立坐。

（4）步行训练：可从床边站立开始，先克服体位性低血压，在站立无问题之后，开始床边步行。此期患者活动范围明显增大，在步行训练时最好进行多次心电监护。应注意避免上肢高于心脏水平的活动，因此类活动可使患者的心脏负荷明显增加。

（5）大便：应保持大便通畅，如果出现便秘，应使用通便剂。卧位大便时由于臀部位置提高，回心血量增加，使心脏负荷增加，因此对患者不利。可在床边放置简易的坐便器，让患者坐位大便，其心脏负荷和能量消耗均小于卧床大便，也较容易排便。应避免大便时过分用力。过分的肠道活动可诱发迷走反射，导致心律失常或心电不稳，因此，患者有腹泻时也需注意严密观察。

（6）上楼：上下楼的活动是保证患者出院后在家庭活动安全的重要环节。下楼的运动负荷不大，上楼速度应缓慢，以保证呼吸平稳且没有任何症状，但也要注意上一定台阶后可稍事休息。

（7）心理康复与常识宣教：此阶段心理治疗和CAHD常识的宣教是常规内容。患者在急性发病后常伴有焦虑和恐惧感，康复治疗师应安排医学常识教育，使患者理解CAHD的发病特点、注意事项和预防再次发作的方法。应注意强调戒烟、限酒、低盐低脂饮食、生活规律、心情愉快等。

（8）康复方案调整与监护：若患者在训练过程中无不适反应，活动时心率增加<10次/分，次日可进行下一阶段的训练；若活动中心率增加20次/分左右，则需继续同一级别的运动；若心率增加超过20次/分，则应回到前一阶段运动，甚至暂时停止运动训练。

（9）出院前评估及治疗策略：当患者顺利达到训练目标后，可以进行症状限制性

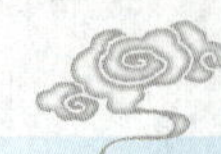

或亚极量心电运动试验，或在心电监护下进行步行。如果确认患者可连续步行200m无症状和无心电图异常，可以安排出院。患者出现并发症或运动试验异常者则需要进一步检查，并适当延长住院时间。

(10)发展趋势：由于患者住院时间日益缩短，国际上主张3～5天出院，所以Ⅰ期康复趋向于具有并发症及较复杂的患者。早期出院患者的康复治疗不一定完全遵循固定的模式。

2. Ⅱ期康复治疗方案　此期患者生命体征稳定，运动能力≥3 METs，家庭活动时无显著症状和体征。可在室内外散步、气功、医疗体操、家庭卫生、厨房活动、在邻近区域购物和作业治疗等，活动时自感劳累程度分级法（RPE）不超过13～15级。在进行较大强度活动时，可由有经验的康复治疗师观察数次康复治疗过程，以确保患者的安全。活动时以不出现气喘和疲劳为限度。所有上肢超过心脏水平的活动均为高强度运动，应尽可能避免。在日常生活和工作时应采用能量节约策略，减少不必要的动作和体力消耗，尽可能提高工作和体能效率。每周应门诊随访一次，若出现任何不适均应暂停运动，及时到医院就诊。可参考Ⅱ期康复程序（表4-3）。

表4-3　冠心病Ⅱ期康复参考方案

活动内容	第一周	第二周	第三周	第四周
门诊宣教	1次	1次	1次	1次
散步	15min	20min	30min	30min×2次
厨房工作	5min	10min	10min×2次	10min×3次
看书或电视	15min×2次	20min×2次	30min×2次	30min×3次
降压舒心操	保健按摩学习	保健按摩×1次	保健按摩×2次	保健按摩×2次
缓慢上下楼	1层×2次	2层×2次	3层×1次	3层×2次

3. Ⅲ期康复治疗方案　此期康复的开展应遵循循序渐进、持之以恒、兴趣为主、全面性、个体化原则。康复训练方法主要有：

(1)运动方式：包括有氧训练、力量训练、柔韧性训练、作业训练、医疗体操、气功等。运动形式可包括间断型和连续性运动。

(2)运动量：运动量要达至一定的阈值才能产生训练效应。每次的总运动量应为2 931～8 374kJ（700～2 000kcal），相当于步行或慢跑10～32km。若运动量每周小于2 931kJ，则只能维持身体活动水平，而不能提高运动能力；若运动量每周超过8 374kJ，则不增加训练效应。运动总量无明显性别差异。适当运动量的主要标志为：运动时稍出汗、轻度呼吸加快但不影响对话，早晨起床时感觉舒适无持续疲劳感和其他不适感。运动量的基本要素为强度、时间和频率。

1）运动强度：运动训练所规定达到的强度称之为靶强度，可用心率（HR）储备、METs、最大心率（HRmax）、RPE等方式表达。靶强度与最大强度的差值是训练的安全系数。靶强度一般为40%～85% VO_2max 或 METs，或80% HR 储备，或70%～85% HRmax。靶强度越高，产生心脏中心训练效应的可能性就越大。

2）运动时间：指每次运动锻炼的时间。靶强度运动一般持续10～60分钟。在额

定运动总量的前提下，训练时间与强度成反比。准备活动和结束活动的时间另外计算。

3）训练频率：训练频率指每周训练的次数。国际上多数采用每周3~5天的频率。

（3）训练实施：充分的准备与结束活动是防止训练意外的重要环节。每次训练都应包括准备活动、训练活动和结束活动。

1）准备活动：主要目的是预热，即让肌肉、关节、韧带和心血管系统逐步适应训练期的运动应激。准备活动的运动强度较小，运动方式包括牵伸运动及大肌群活动，要确保全身主要关节和肌肉都有所活动，一般多采用医疗体操、太极拳等，也可附加小强度步行。

2）训练活动：指达到靶训练强度的活动。中低强度训练的主要目的是达到最佳外周适应，高强度训练的目的在于刺激心肌侧支循环生成。

3）结束活动：主要目的是冷却，即让高度兴奋的心血管应激逐步降低，适应运动停止后的血流动力学改变。运动方式可与训练方式相同，但强度逐步减小。

（4）性功能障碍及康复：患者遭受心脏意外事件后的Ⅲ期康复治疗中，恢复正常性生活常是其目标之一（除非患者没有要求）。判断患者能否可以进行性生活的简易试验一是上二层楼试验（可同时做心电监测）。通常性生活中心脏排血量约比安静时提高50%，这和快速上二层楼的心血管反应相似。二是观察能否完成5~6METs的活动。因为采用放松体位的性生活最高能耗4~5METs。应该教育患者采用放松姿势和方式，并且避免饱食后进行性生活。

（5）注意事项

1）选择合适的运动，避免竞技性运动。

2）若出现发热等不适，应在症状、体征消失2天以上再恢复运动。

3）注意周围环境因素对运动反应的影响。训练的理想环境为温度4~28℃，空气湿度<60%，风速不超过7m/s。寒冷和炎热气候应降低运动强度和运动量；避免在高温下剧烈运动；穿戴以宽松、舒适、透气为宜；饭后不做剧烈运动。

4）患者应定期检查和修正运动处方，避免过度训练；药物治疗发生变化时，应注意相应地调整运动方案；参加训练前应尽可能进行充分的身体检查。

5）运动时如发现上身不适（包括胸、臂、颈或下颌，可表现为酸痛、烧灼感、缩窄感或胀痛）、无力、气短等症状，应停止活动，及时就医。

6）训练应持之以恒，如间断4~7天以上，再开始运动时应稍减低强度。

（四）中医康复治疗

1. 中药治疗　应根据患者的症状特点进行辨证施治。

（1）心血瘀阻型

主症：胸部刺痛、绞痛，固定不移，入夜更甚，日久不愈，伴胸闷气短，心悸不宁，口唇及舌质紫黯或有瘀斑，舌下脉络青紫，脉弦涩或结代。

治法：活血化瘀，通脉止痛。

方药：冠心Ⅱ号方加减，药用丹参、赤芍、川芎、红花、降香。

（2）痰浊瘀阻型

主症：胸脘痞闷如窒而痛，或痛引肩背，气短，肢体沉重，形体肥胖，痰多，纳呆恶心，舌黯苔浊腻，脉弦滑。

治法:通阳泻浊,豁痰降逆。

方药:瓜蒌薤白半夏汤合温胆汤加减,药用瓜蒌、薤白、半夏、陈皮、茯苓、竹茹、枳实、丹参、当归。

(3)寒凝心脉型

主症:猝然心痛如绞,每因受寒而诱发或加剧,胸中窒闷,甚则胸痛彻背,背痛彻心,胸闷气短,心悸,重则喘息、不能平卧,面色苍白,形寒肢冷,舌淡苔白,脉沉细。

治法:祛寒活血,通阳宣痹。

方药:当归四逆汤合瓜蒌薤白白酒汤加减,药用桂枝、细辛、当归、白芍、甘草、瓜蒌、薤白、白酒(少量)。

(4)气虚血瘀型

主症:胸痛、胸闷,动则尤甚,休息时减轻,乏力气短,心悸汗出,舌体胖有齿痕,舌质黯有瘀斑或瘀点,苔薄白,脉弦或有间歇。

治法:益气活血。

方药:保元汤合桃红四物汤加减,药用人参或党参、黄芪、桃仁、红花、川芎、赤芍、当归、生地黄、桂枝、甘草。

(5)气阴两虚型

主症:胸闷隐痛,时作时止,心悸气短,倦怠懒言,面色少华,头晕目眩,遇劳则甚,舌红少津,脉细弱或结代。

治法:益气养阴,活血通脉。

方药:生脉散加减,药用党参、麦冬、五味子、黄芪、白芍、桂枝、炙甘草。

(6)心肾阴虚型

主症:胸闷且痛,心悸盗汗,心烦不寐,腰膝酸软,耳鸣头晕,舌红或有紫斑,脉细数。

治法:滋阴补肾,养心安神。

方药:左归饮合桃红四物汤加减,药用熟地、山药、枸杞、炙甘草、茯苓、山萸肉、桃仁、红花、赤芍、当归、川芎。

(7)阳气虚衰型

主症:胸闷气短,心痛频发,心悸汗出,畏寒肢冷,腰酸乏力,咳嗽喘息,甚者神志昏蒙,唇甲淡白或黯紫,舌淡白或紫黯,脉沉细或沉微欲绝。

治法:益气温阳,活血通脉。

方药:保元汤合右归饮加减,药用人参、黄芪、附子、肉桂、熟地黄、山萸肉、枸杞、杜仲、甘草、陈皮、当归。

2. 针灸治疗

(1)毫针刺法

主穴:心俞、厥阴俞。

随症配穴:寒凝心脉者加郄门、血海;心脉瘀阻者加膈俞、血海、郄门;痰浊闭阻者加丰隆、肺俞、中脘;气阴两虚者加三阴交、关元;心阴不足者加神门、三阴交、太溪;心阳亏虚者加关元、气海、大椎。

操作:虚证宜用补法,实证宜用泻法。每日1次,每次4~6个穴位,10~15次为一个疗程。

(2)耳针

主穴:心、神门、皮质下、交感。

随症配穴:内分泌、肾、胃。

操作:每次选3~5穴,左右耳轮换,针刺留针30分钟,每日或隔日1次,或用王不留行籽按压,每日2~3次,每次5分钟。

(3)艾灸法:取内关、膻中、心俞相伍,以悬灸法,可降压、降脂、提高免疫功能、增强抗病力。

3. 穴位注射法

取穴:内关、郄门、心俞、厥阴俞。

操作:用5%普鲁卡因10ml,每穴注射2.5ml,或丹参注射液、毛冬青注射液每穴0.5~1ml,每次选1~2穴,每日或隔日1次。

4. 推拿治疗　按摩推拿可以使肌肉放松,血脉流通。患者仰卧位,医者用双手掌顺肋间隙分推胸肋部2分钟;用右手大鱼际轻快、柔和地擦屋翳、灵墟、天池各1分钟,以穴位处有透热感为度;用双拇指交替缓慢点按前臂心包经路线3遍(从上至下),点内关、神门、足三里各1分钟。患者仰卧位,医者用双手掌揉背部以肩胛间区为重点,手法要柔和、深沉、缓慢;用拇指点揉心俞、厥阴俞、肝俞、脾俞、胃俞、涌泉;用双手掌推抚上背至小腿部。患者端坐,医者用拇指压枕骨下缘,多指揉拿后颈及肩颈部,手法要柔和。推拿治疗可以疏导气血,改善症状,并可预防静脉血栓形成等并发症。

5. 饮食疗法　对于CAHD患者,中医强调食疗,不同证型的CAHD患者可选用不同的食疗方。

(1)人参粥:人参6g,茯苓20g,麦冬10g,水煎去渣取汁,加粳米50g,共煮成粥,每日晨起做早餐食之。用于气阴两虚型冠心病。

(2)薤白粥:薤白15g,白檀香5g,水煎去渣取汁,加小米50g煮粥,早晨空腹服食。用于寒凝心脉型冠心病。

(3)瓜蒌莱菔子粥:全瓜蒌20g,莱菔子15g,水煎去渣取汁,加50g大米共煮成粥,临睡前空腹服食。用于痰浊阻滞型冠心病。

(4)桃仁山楂粥:炒桃仁10g,山楂30g,将桃仁、山楂捣碎研末,与50g大米共同煮粥,早晨空腹服食。用于心血瘀阻型冠心病。

(5)红花檀香茶:红花5g,白檀香3g,用沸水冲泡,当茶频饮,一般可冲泡3~5次,宜当天饮完。饮用此茶2个月后,可减少心绞痛的发作次数,减轻发作程度。

(6)丹参蜂蜜饮:丹参、蜂蜜各30g。先将丹参加水500ml,文火煎至250ml,去渣留汁,兑入蜂蜜调匀,分早晚2次服用。

6. 情志调摄法　本病患者一般多存在心理功能障碍,主要表现为焦虑和抑郁,以致影响气血运行,有碍疾病的康复。故应对患者做好思想工作,解除种种不必要的精神负担。对平素性情急躁、易于紧张焦虑的患者,应指导其学会自我调节,学会松弛精神、肌肉的方法,避免不良情绪的产生。还可根据患者的具体情况,指导其参加力所能及的娱乐活动,如欣赏音乐、观赏书画、种花养鸟、游园钓鱼等静态娱乐活动,以增加生活乐趣,消除精神焦虑和抑郁,树立生活信心,有益于康复及延年益寿。

7. 气功　开始宜练静功,可选择放松功,每天练 1~2 次,每次 15~20 分钟,并可逐渐增加练功时间。以后可选动静结合的功法。练气功可减轻心脏负担,保障冠状动脉的血液供应,纠正心肌缺血缺氧,帮助梗死部位侧支循环的建立,因而有利于心肌梗死患者的康复。

8. 太极拳　可选练简化太极拳。开始可先练习云手、搂膝拗步、野马分鬃、倒卷肱等单式;随后可根据体力情况练半套或全套,若仍感运动量不够者,可重复练习两遍,或学练二十四式或四十八式太极拳。

四、康复预后和预防

CAHD 患者的预后取决于疾病的严重程度,对于心绞痛患者,若能得到及时有效的治疗,则预后较好;对于心肌梗死患者,治疗效果与心肌梗死的范围和程度相关,梗死程度轻者可恢复正常生活与工作,梗死面积大和层面深者则预后不佳,死亡率较高。该病可从以下方面进行预防:

1. 健康宣教　病人及家属应了解心脏结构、功能、冠状动脉病变,药物治疗作用,CAHD 的危险因素及预防措施,运动的重要性等。

2. 积极治疗原发病和相关疾病　治疗与本病密切相关的高血压、糖尿病和高脂血症等病,注意避免呼吸道感染的发生。

3. 合理膳食　平素宜清淡饮食,避免经常食用过多的肥肉、蛋黄和动物肝脏等食物。给予低脂、易消化饮食。

4. 控制体重　超过正常标准体重者,应合理膳食,积极进行体育锻炼,减少每日进食的总热量,以减轻体重。

5. 戒除不良嗜好　戒烟限酒可减少本病的发生率。

6. 适当运动,避免过劳　经常保持适当的体力活动和体育锻炼,工作中要注意劳逸结合,避免过度劳累。

7. 调节情志　应保持愉快心情,避免情绪激动和忧虑。

8. 治疗原发病和相关疾病　应积极治疗高血压、糖尿病和高脂血症等病,注意避免呼吸道感染的发生。

第二节　高　血　压

一、概述

高血压是常见的心血管疾病,以体循环动脉血压持续性增高为主要表现的临床综合征,其定义为在未使用降压药物的情况下,非同日 3 次测量诊室血压,成年人收缩压(SBP)≥140mmHg 和(或)舒张压(DBP)≥90mmHg。患者既往有高血压史,目前正在使用降压药物,血压虽然低于 140/90mmHg,仍应诊断为高血压。高血压可分为原发性高血压和继发性高血压。其中原发性高血压占高血压患者的 95%,是原因尚未完全明了的一种独立性疾病。继发性高血压约占高血压患者的 5%,是指由某些确定的疾病或病因引起的高血压。本节主要介绍原发性高血压。

高血压是最常见的心血管疾病之一,其患病率高,当前高血压防治工作尚处在较低水平。据全国高血压调查数据显示，2012 年全国高血压知晓率仅为 46.5%，治疗率为 41.1%，控制率为 13.8%。2016 年中国 18 岁及以上成人高血压患病率为 25.2%，每年新增患病人数 1 000 万左右。目前全国高血压患者人数已超过 2 亿。近年来康复医学的运动治疗、心理调节、教育等对高血压的控制效果已经被肯定。

（一）病因及发病机制

原发性高血压病因不明确，多与遗传、饮食、精神应激等因素有关。

1. 遗传因素　高血压具有明显的家族聚集性，父母均有高血压，子女的发病概率高达 46%，约 60%高血压患者有高血压家族史。

2. 饮食　膳食结构不合理是引起高血压发病的危险因素之一，不同地区人群血压水平和高血压患病率与钠盐平均摄入量有关，摄盐越多，血压水平和患病率越高，但是同一地区人群中个体间血压水平与摄盐量并不相关，摄盐过多导致血压升高主要见于对盐敏感的人群中，世界卫生组织建议：每人每天不超过 6g 食盐；高蛋白质摄入属于升压因素，动物和植物蛋白质均能升压；饮酒量与血压水平线性相关，每天饮酒量超过 50g 乙醇者，其高血压发病率明显增高；摄入过多的饱和脂肪酸亦可使血压升高。

3. 精神应激　长期精神紧张、愤怒、烦恼以及环境的恶性刺激（如噪音），都可导致高血压的发生。劳累、睡眠不足、焦虑、恐惧及抑郁等不良心理也可引起高血压。脑力劳动者高血压患病率超过体力劳动者。

4. 其他因素　研究表明，高血压还与年龄、性别、血脂异常、超重、糖尿病和胰岛素抵抗、吸烟、酗酒、服避孕药等密切相关。

（1）年龄和性别：高血压患病率随年龄增长而增加，35 岁以上，年龄每增加 10 岁，患病率增加 10%；男性高血压患病率高于女性，尤其在 35 岁以前；35 岁以后，女性高血压患病率及血压升高幅度可超过男性。无论是男性还是女性，平均血压随年龄增长而增高，尤其是收缩压。

（2）体重：超重或肥胖是血压升高的重要危险因素。高血压患者约 1/3 有不同程度的肥胖。肥胖的类型与高血压的发生关系密切，腹型肥胖者容易发生高血压。

（3）吸烟和酗酒：长期大量吸烟可促进大动脉粥样硬化，小动脉内膜逐渐增厚，使整个血管逐渐硬化为高血压的危险因素。长期过量饮酒，能引起高血压，并加重高血压，损害心脑血管。

（4）避孕药：服避孕药的妇女血压升高发生率及程度与服用时间长短有关。35 岁以上的妇女容易出现血压升高。口服避孕药引起的高血压一般为轻度，并且可逆转，在停服避孕药后 3~6 个月，血压可恢复正常。

（5）阻塞性睡眠呼吸暂停综合征（obstructive sleep apnea syndrome，OSAS）：是指睡眠期间反复发作性呼吸暂停，常伴有重度打鼾。OSAS 患者 50%有高血压，血压高度与 OSAS 病程有关。

高血压的病理基础是血管紧张度增高和血管硬化，使外周阻力增高，导致血压增高。高血压早期无明显病理改变。长期高血压引起全身小动脉病变，表现为小动脉中层平滑肌细胞增殖和纤维化，管壁增厚和管腔狭窄，导致重要靶器官如心、脑、肾组织缺血。长期高血压及伴随的危险因素可促使动脉粥样硬化的形成及发展，该病变主要累及中、大动脉。

原发性高血压依据主要临床表现的不同而归属不同的中医学范畴,如以头晕、眼花等为主则归为“眩晕”范畴,以心前区不适为主则可归为“心悸”范畴,概念范畴虽不同而病机相通。中医学认为本病系由情志失调、饮食失节、内伤虚损而致肝肾功能失调引起,病位在肝肾,可互为标本。随病情发展,病理变化可涉及心、脑、肝、肾的脏腑、经脉,导致经脉痹阻不通。本病辨证可分为肝阳上亢、气血亏虚、肾精不足、痰湿中阻4 型。

知识链接

中国高血压防治指南 2018 年修订版高血压分级

类别	收缩压(mmHg)	舒张压(mmHg)
正常血压	<120 和	<80
正常高值	120~139 和(或)	80~89
高血压	≥140 和(或)	≥90
1 级高血压(轻度)	140~159 和(或)	90~99
2 级高血压(中度)	160~179 和(或)	100~109
3 级高血压(重度)	≥180 和(或)	≥110
单纯收缩期高血压	≥140 和	<90

注:若患者的收缩压和舒张压分属不同级别时,则以较高的分级为准

(二) 临床表现

原发性高血压大多起病缓慢、渐进,一般缺乏特异性临床表现,多见于中老年,病程长达 10 余年至 20 年以上,一般于体格检查时发现血压超出正常范围。可有头晕、头痛、耳鸣、眼花、失眠、乏力等表现,有时可有心前区不适。随着病情进展,血压持久升高,可出现心、脑、肾等靶器官受损的征象,即各种并发症,如脑卒中、心肌梗死、眼底改变等。高血压的症状与血压水平有一定关联,多数症状在紧张或劳累后可加重,清晨活动后血压可迅速升高,出现清晨高血压,导致心脑血管事件多发生在清晨。

(三) 辅助检查

1. 正确测量血压　由于血压有波动性,且情绪激动、体力活动时会引起一时性的血压升高,因此应至少 2 次在非同日静息状态下测得血压升高时方可诊断高血压,而血压值应以连续测量 3 次的平均值计。

2. 实验室常规检查　包括尿常规、血糖、血脂、肾功能、血尿酸和心电图等。

3. 特殊检查　为了进一步了解高血压患者病理生理状况和靶器官结构与功能变化,可行 24 小时动态血压监测,还可检查踝/臂血压比值、心率变异、动脉弹性功能测定、血浆肾素活性等。

(四) 诊断要点

高血压诊断主要根据医用台式血压计所测量的血压值,测量安静休息坐位时上臂肱动脉部位血压,必要时还应测量平卧位和站立位血压。高血压的诊断以在未服用降

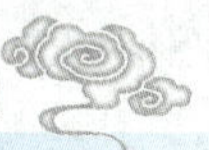

压药物的情况下，非同日3次诊室血压测定所得的平均值为依据。不同血压测量方法对应诊断标准不同，诊室血压诊断标准：≥140/90mmHg；动态血压：24小时平均SBP/DBP≥130/80mmHg，白天平均SBP/DBP≥135/85mmHg，夜间平均SBP/DBP≥120/70mmHg；家庭血压≥135/85mmHg。

（五）临床治疗

1. 治疗原则　以药物治疗为主，以减少高血压患者心、脑血管病的发生率和死亡率，同时辅以康复治疗。

2. 治疗方法

（1）药物治疗：以降压治疗为主，目前常用的降压药物可归纳为五大类，即利尿剂、β受体阻滞剂、钙通道阻滞剂、血管紧张素转换酶抑制剂和血管紧张素Ⅱ受体阻滞剂。

（2）康复治疗：包括运动治疗、改变生活方式、纠正危险因素、理疗及中医传统康复治疗。

二、康复评定

高血压的康复评定主要包括以下几个方面。

1. 血压的测定　包括诊所血压、家庭自测血压和动态血压监测。

2. 心血管危险因素的评定。

3. 靶器官损害的程度　高血压引起的靶器官损害主要表现为心脏、血管、眼底、脑等器官功能损害，评定靶器官损害程度主要围绕这几个器官进行。

4. ADL评定　日常生活活动受限的患者，可采用的ADL评定方法有Barthel指数分级法和功能独立性评分（FIM）进行评定。

5. 职业能力评定　评定高血压患者的职业能力，必须结合患者的心脏功能分级、临床情况及机体的最大耗氧量。

6. 当伴有明显心前区不适时，可进行心功能评定，如心电图运动试验。心电图运动试验是诸多心脏负荷试验中较简便、实用和安全的一种，为目前临床所常用。

其中上述第1~3项内容详见表4-4。

表4-4　高血压部分康复评定内容

心血管病的危险因素	靶器官的损害	糖尿病	并存的临床情况
• 收缩压和舒张压水平（1~3级） • 年龄 男性>55岁 女性>65岁 • 吸烟 • 血脂异常 • 早发心血管病家族史 一级亲属发病 年龄<50岁	• 左心室肥厚（心电图、超声心动图或X线） • 动脉壁增厚 • 颈动脉超声 IMT≥0.9mm或动脉粥样硬化性斑块的超声表现 • 血清肌酐轻度升高 男性115~133μmol/L （1.2~1.4mg/dl）	空腹血糖≥7.0mmol/L（126mg/dl） 餐后血糖≥11.1mmol/L（200mg/dl） 缺血性脑卒中史	• 脑血管疾病 缺血性脑卒中史 脑出血史 短暂性脑缺血发作史 • 心脏疾病 心肌梗死史 心绞痛 冠状动脉血运重建 充血性心力衰竭 • 肾脏疾病

续表

心血管病的危险因素	靶器官的损害	糖尿病	并存的临床情况
• 腹型肥胖或肥胖腰围 男性≥85cm 女性≥80cm BMI≥28kg/m^2 • C 反应蛋白≥1mg/dl	• 微量白蛋白尿 尿蛋白(30～300mg/24h)		糖尿病肾病 肾功能受损 血清肌酐 男性>133μmol/L(1.5mg/dl) 女性>124μmol/L(1.4mg/dl) 蛋白尿>300g/24h 肾衰竭 肌酐>177μmol/L(2.0mg/dl) • 外周血管疾病 • 视网膜病变 出血或渗出 视乳头水肿

三、康复治疗

高血压目前尚无根治方法，但对于高血压患者而言，康复治疗和临床治疗相结合，可更好地降低血压，减轻症状，稳定疗效，同时可减少药物用量。康复治疗还有助于改善心血管功能及血脂代谢，防治血管硬化，减少脑、心、肾并发症。康复治疗对象的适应证为临界高血压、1～2 级原发性高血压和病情稳定的 3 级高血压，运动疗法对于以舒张期血压增高为主的患者效果更为显著。禁忌证为任何临床情况不稳定者，包括急进性高血压、重症高血压或高血压危象；病情不稳定的 3 级原发性高血压；合并有严重并发症等。在康复治疗过程中，不适宜进行高强度运动。

（一）康复治疗目标

高血压康复治疗目标是将原发性高血压患者血压降到最大耐受程度或理想水平的同时，最大限度地降低心血管病的死亡和病残的危险。在治疗高血压的同时，通过非药物手段积极干预患者检查出来的所有可逆性危险因素（如吸烟、血脂异常或糖尿病），并适当处理患者同时存在的各种临床情况及功能障碍。

（二）现代康复治疗

1. 运动疗法　运动治疗是康复治疗的主体，轻症患者可以运动治疗为主，2 级以上患者应在降压药物的基础上进行运动治疗。高血压患者的运动处方包括运动方式、运动量及注意事项。

（1）运动方式：高血压康复的运动形式主要强调中小强度、较长时间、大肌群参与、具有节律性重复性的有氧运动为主。要避免在运动中做推、拉、举之类的静力性力量练习或憋气练习。较适合高血压康复体育的运动种类和方法有导引、太极拳、医疗体操、医疗步行、健身跑、娱乐性球类、郊游、快速步行、慢跑、骑自行车、跳舞、游泳等。

1）医疗步行：步行可按每分钟 70～90 步开始，约每小时步行 3～4km 的速度，持续 10 分钟。主要适用于无运动习惯的高血压患者作为一种适应性锻炼过程。以后可逐渐加快步速或在坡地上行走。国内应用医疗步行(平地行走加上下小山坡)治疗高血压取得较好疗效。常用的医疗步行线路举例如下:第一条:1 600m平路,用 15 分钟走完 800m,中途休息 3 分钟,回程用 15 分钟走完 800m。第二条:2 000m 平路,用 18 分钟走完 1 000m,中途休息 3~5 分钟,回程用 18 分钟走完 1 000m。第三条:2 000m 路程,其中有两段各长 100m、斜度为 5~10°的短坡,用 20~25 分钟步行 1 000m,休息 3~5 分钟,继续用 7~8 分钟走完 500m 平路,休息 3 分钟后用 20~30 分钟上坡,中间可适当休息,到坡顶后休息 5~10 分钟,然后下坡,再用 10 分钟步行 300m。

具体方法可因地制宜,但必须坚持循序渐进,每次活动不应出现不适反应。如感体力有余,可用延长距离、加快步速等方法来增加运动量,也可用走、跑交替方式。

2)健身跑:在进行健身跑前要作心电图运动试验以检查心功能和血压对运动的反应性。高血压患者的健身跑不要求一定的速度,而以跑步后不产生头昏、头痛、心慌、气短和疲劳感等症状为宜。心率一般控制在 130 次/min 以内。跑步时要求精神放松,步伐是十分重要的。运动的频度可根据个人对运动的反应和适应程度,采用每周 3 次或隔日 1 次,或每周 5 次等不同的间隔周期。一般认为若每周低于 2 次,则效果不明显。若每天运动,则每次运动总量不可过大,应以运动后第二天感觉精力充沛、无不适感为宜。

知识链接

高血压运动处方

1. 快走与慢跑。

速度:120 步/min(约 7km/h =2m/s)。

2. 缓慢上下自家楼梯或蹬功率车。

强度、时间:50%VO_2max,每次 60 分钟,约消耗 1 255kJ 能量。

频度、运动总量:每周 3 次,持续 20 周,累计运动时间达到 1 000 分钟以上。

(1)隔日 1 次,每次 60 分钟,周计为 180 分钟。

(2)每日 1 次、每次 30 分钟(星期日休息)。

(3)隔日 1 次、每次 30 分钟或 60 分钟交替,周计 180 分钟。

3)循环抗阻运动:中小强度的抗阻运动可产生良好的降压作用,并且不会引起血压的过分升高,为近年来所提倡的训练方法,通常采用相当于 40%最大一次收缩力作为运动强度,做大肌群的抗阻收缩,每节运动重复 10~30 秒,10~15 节为 1 个循环,每次训练 1~2 个循环,每周 3 次,8~12 周为一个疗程。

(2)运动量:包括运动强度、运动时间和运动频率。

1)运动强度:是运动处方的最主要组成部分,关系到运动的安全性和有效性。常采用自觉费力程度分级(RPE)、心率、代谢当量、最大耗氧量等进行表示。有氧训练的强度一般为 50%~70%最大心率或 40%~60%最大吸氧量,自觉费力程度分级(RPE)一般为 11~13。

2)运动时间:通常 70%最大心率的运动强度,持续时间为 20~30 分钟;高于此强度，持续时间可为10~15分钟；低于此强度可为45~60分钟。

运动频率：主要取决于运动强度和运动持续时间。高强度、长时间的运动，次数可以减少，反之则可相应增加。通常中等运动的强度每周至少进行3~4次。

3）注意事项

运动准备：在运动开始前应先进行5~10分钟的热身运动，使机体做好运动准备；训练结束时应有整理运动，使机体逐渐恢复到运动前的状态，避免由于突然停止运动引起并发症。

坚持运动：通过一定时期的训练产生效果后，应以较低的运动强度坚持长期训练，巩固运动治疗效果。

运动的安全监护：在参加运动前应进行运动的安全教育，特别是有冠心病、脑动脉硬化等并发症的患者，在运动期间应进行必要的监护和指导。运动中避免竞技性运动。

2. 改变生活方式，纠正危险因素

（1）改变行为方式：主要是减轻精神压力，保持平衡心理，避免过分的情绪激动，逐步学会适当的应激处理技术和心态。吸烟可以增加血管紧张度，增高血压，因此戒烟也是行为纠正的内容。高血压患者最好不要饮酒，我国高血压防治指南建议：男性每日饮酒<20~30g，女性<15~20g。运动训练和心理应激治疗均可以显著提高患者承受外界应激的能力，从而提高患者的社会适应能力和生活质量。

（2）控制体重：对于高血压患者必须关注是否超重，并对其进行减轻体重和控制体重的生活方式指导。

（3）合理饮食：减少钠盐摄入；多吃蔬菜、水果维持饮食中足够的钾、钙和镁；改善动物性食物的结构，增加优质蛋白质的摄入，多选用鱼类、禽类及适量瘦肉，少吃动物油、肥肉及动物内脏，减少饮食中胆固醇和饱和脂肪酸的摄取；饮用牛奶，食用豆类和新鲜蔬菜及木耳、香菇、虾皮、紫菜等，可以增加钙的摄入量。

（4）慎用避孕药：口服避孕药、激素替代疗法所采用的雌激素和孕酮均可能升高血压。

（5）降低血糖和改善胰岛素抵抗：高胰岛素血症和胰岛素抵抗可以从多途径影响高血压，胰岛素具有肾脏储钠作用，同时增加儿茶酚胺释放，增强血管壁对缩血管物质的敏感性，降低血管对舒血管物质的敏感性。此外，胰岛素还增加组织生长因子的生成，从而增加细胞钠和钙的含量。规律的运动、减肥和高纤维素饮食可以治疗胰岛素抵抗。降糖药、减肥药和某些抗高血压药对降压和胰岛素抵抗有协同作用。

3. 理疗

（1）直流电离子导入疗法：常用的导入部位有领区、胸腰交感神经节电离子导入、全身性电离子导入等。常用药液有溴化六烷双铵液、10%硫酸镁、10%碘化钾等。

（2）脉冲超短波及短波疗法：可用无热量脉冲超短波，用直径4cm的电容电极，作用于两侧的颈动脉窦区进行治疗。采用短波治疗时，电极可以置于双足区。

（3）水疗法：可采用松脂浴进行半身或全身性水浴注意水平面不要越过心前区达到颈部，水温不宜超过40℃；碳酸气水浴每次治疗时间从5分钟开始逐步延长，

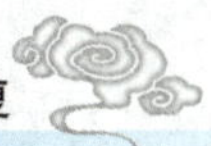

最长直至15分钟；病情不稳定者或有心、脑、肾并发症的患者不宜使用此法；电水浴用于第1、2级高血压患者，可以采用全身性水浴，可根据病情加入药液，以增强降压效果。

(4)磁疗法：将铁芯电感器放置于T_4脊椎节段旁，磁场强度为0.05~0.15V，每日1次，每次10分钟，10~12次为一个疗程。

（三）中医康复治疗

1. 中药治疗 应根据患者的症状特点进行辨证施治。

(1)肝火亢盛型

主症：眩晕，头胀痛，面红目赤，口苦口干，溲黄便秘，心烦易怒，舌红苔黄，脉弦数。

治法：平肝泻火。

方药：可用龙胆泻肝汤加减，药用龙胆草、栀子、黄芩、泽泻、木通、车前子、当归、生地、柴胡、甘草等。

(2)阴虚阳亢型

主症：眩晕头痛，腰膝酸软，耳鸣健忘，五心烦热，心悸失眠，口咽干燥，双目干涩，舌质红苔白或少苔，脉沉细或细弦。

治法：平肝潜阳。

方药：可用天麻钩藤饮加减，药用天麻、钩藤、石决明、夏枯草、黄芩、山栀、牛膝、磁石、代赭石、桑寄生等。

(3)阴阳两虚型

主症：头晕眼花，耳鸣健忘，腰膝酸软，面色少华，心悸气短，失眠多梦，神疲乏力，夜间多尿或大便溏泄，阳痿遗精，四肢不温，舌质淡，脉沉细无力。

治法：调补阴阳。

方药：可用二仙汤加减，药用仙茅、仙灵脾、巴戟天、当归、黄柏、知母等。

(4)痰湿壅盛型

主症：头晕头痛，头重如裹，胸闷脘痞，纳呆，嗜睡，腹胀肢麻，心悸气短，身重倦怠，呕吐痰涎，体胖身重，口中黏腻，舌胖大，苔腻，脉濡滑。

治法：化痰除湿。

方药：可用半夏白术天麻汤加减，药用半夏、白术、天麻、陈皮、茯苓、竹茹、生姜、代赭石等。

(5)兼夹证型：除上述主要4型分类辨证以外，各种类型均可夹杂以下兼证，使病情更加复杂。若兼肝风内动，则见半身不遂，口眼歪斜，肢麻舌麻，舌体不正，言语謇涩，手足蠕动，甚则跌扑昏迷；若兼痰浊中阻，则见形体肥胖，口中流涎，苔腻脉滑；若兼肝旺痰阻，则见眩晕，耳鸣，呕逆痰涎，苔腻，脉弦滑；若兼血瘀凝滞，则见胸闷胸痛，舌黯红青紫或有瘀点、瘀斑，舌下静脉迂曲紫黯，脉涩。治疗上，肝风内动者可加用羚羊角粉、全蝎粉、钩藤；痰浊中阻者可加用莱菔子、全瓜蒌、山楂；肝旺痰阻者可加用生代赭石、法半夏、夏枯草；瘀血凝滞者可加用丹参、赤芍、三七粉、益母草、泽兰。

2. 针灸治疗 从中医学辨证论治的角度出发，可以实现“异病同治”，而不论本病属“眩晕”或是“心悸”。针灸治疗原发性高血压有一定效果，对继发性高血压，应以治疗原发病为主。但若出现高血压危象则非针灸治疗适应证，临床上应加以注意。

治法：育阴潜阳，理气活血，化痰降火。

主穴：百会、膻中、曲池、太冲、太溪、丰隆。

随证配穴：头晕目胀者配风池、丘墟；偏头痛者配悬颅、侠溪；目赤面红者配耳尖、行间；耳鸣甚者配翳风；心悸失眠甚者配神门、三阴交、涌泉；心烦易怒者配期门、行间；胸闷甚者配内关。

3. 推拿治疗　推拿可疏导气血，扩张血管，调节血压，改善症状。取穴同针灸治疗。手法可用点、按、揉、一指禅推、扫法等，每穴5～10分钟，按揉风池、太阳及耳穴，抹额及掐内关、神门、合谷、足三里，可助降压和消除症状。不宜用重手法。

4. 传统养生功法

（1）用于高血压的传统养生功法以放松功较好，也可酌用站桩功、强壮功和动功等。练功原则强调“松”“静”“降”。要求配合意念和简单的动作。意念的部位宜低于心脏位置，如丹田、涌泉穴等。呼吸宜用顺呼吸法，不宜采用停闭呼吸法。要适当延长呼气，以提高迷走神经的兴奋性。动作宜采用大幅度的有松有紧，有张有弛的上下肢及躯干的交替和联合运动，切忌持续性紧张的长时间等长收缩运动。

（2）太极拳：由于太极拳动作柔和、思绪宁静、肌肉放松且多为大幅度活动，因而有助于降低血压。高血压患者练完一套简化太极拳后，收缩压可下降1.3～2.7kPa（10～20mmHg），长期练习太极拳的老人安静时收缩压的平均值约比同年龄组老人低2.7kPa（20mmHg）左右。高血压患者打太极拳时最重要的是注意一个“松”字，肌肉放松能反射性地引起血管“放松”，从而促使血压下降。此外，打太极拳时要用意念引导动作，使思想高度集中，心境守静，这有助于消除高血压患者的紧张、激动、神经敏感等症状。

5. 情志调摄法　中医认为情志因素与本病关系密切，情志不遂，喜怒太过，常可影响肝木之疏泄、肾水之涵养。常用的方法有情志相胜法、说理开导法、行为疗法，同时还可结合暗示、色彩等疗法，以提高康复医疗效果。此外，鼓励患者多参加有利于调养情志的娱乐活动，如园艺、钓鱼、书画、弹琴、赏乐等，以移情易性，保持心情舒畅，精神愉快，消除影响血压波动的有关因素。

6. 药膳疗法　尽管原发性高血压不能治愈，但它能被有效控制。合理的饮食结构有助于保持血压平稳，合理饮食是指高纤维素、低盐及低脂饮食，应多吃水果、蔬菜和谷物。

（1）淡菜松花蛋：淡菜15g，松花蛋2个，文火将淡菜焙干，研成细末，松花蛋去皮切成块状，放于盘中后把淡菜末撒上，加酱油、香油、蒜、醋等调料，拌食即成。

（2）雪羹汤：海蜇皮、荸荠各适量，海蜇皮清洗去盐后，切成丝，荸荠洗净去皮及嫩芽后切成片状，一同放入锅中，加适量水煮成汤即可食用。

（3）芹菜粥：芹菜50g，大米50g，将芹菜洗净去叶梗，与大米煮成粥，叶子洗净煎汁，待粥煮沸后加入即可。

（4）菊花乌龙茶：杭菊花、乌龙茶各适量，将杭菊花冲洗干净与乌龙茶一同放入杯中，用滚水冲泡饮用。

知识链接

国际高血压学会与世界高血压日

高血压是常见的心血管病，是全球范围内的重大公共卫生问题。自20世纪70年代以来，各个国家都及其重视高血压的防治工作，成立了国际高血压学会(ISH)，其主要任务是教育全民要有科学的、合理的生活方式，预防高血压发生，宣传治疗高血压的重要性等。2005年，ISH将每年5月的第二个星期六作为世界高血压日。2017年和2018年世界高血压日的主题均为“知晓您的血压”。

四、康复预后和预防

高血压属于常见病和多发病，对于原发性高血压而言，若进行及时有效的治疗，将血压控制在理想范围内，则大多数患者发病数十年仍可以正常工作和学习，而不出现心、脑、肾等并发症，预后良好。

大量研究表明通过生活方式的改变、康复治疗和药物治疗能够明显减少由于高血压造成的心、脑血管意外的发生。在生活方式上可着重从以下几个方面进行干预和预防：

1. 家庭自测血压　患者及患者家属应掌握正确的血压测量方法，定期对血压进行监控。

2. 合理膳食，控制体重　降低每日热量的摄入，减少钠盐的摄入，维持饮食中足够的钾、钙、镁，减少饮食中胆固醇和饱和脂肪酸的摄入。

3. 戒烟限酒　吸烟、酗酒是公认的高血压危险因素，戒烟限酒可明显降低该病的发生率。

4. 适当运动　经常进行适宜的活动和体育锻炼，可以有效地改善心血管功能。

5. 传统功法与调节情志　长期的传统功法练习可以达到心静、体松、气调的境界，从而有效避免血压波动，有利于血压平稳；在日常生活和工作当中，应注意保持乐观的态度，尽可能地避免情绪波动。

第三节　慢性充血性心力衰竭

一、概述

慢性心力衰竭(chronic heart failure, CHF)又称慢性充血性心力衰竭，是以左心功能长期障碍导致循环功能衰竭为特征的临床综合征。心力衰竭时，心血管疾病发展至一定的严重程度，心肌收缩力减弱或舒张功能障碍，心排血量减少，不能满足机体组织细胞代谢需要，同时出现肺循环和(或)体循环淤血，临床上表现为呼吸困难和无力而致体力活动受限和水肿。其发病率高，死亡率高，严重影响人类健康。

（一）病因和发病机制

几乎所有类型的心脏、大血管疾病均可引起心力衰竭，大致可分为原发性心肌损害如缺血性心脏病、心肌梗死、心肌炎等，和心肌负荷过重如高血压性心脏病、瓣膜性心脏病等。常见的诱发原因有:感染、心律失常、血容量增加(如静脉输液过多、过快,摄入过多的钠盐)、过度体力劳累或情绪激动、治疗不当(如不恰当的使用降压药或利尿药等)妊娠与分娩、严重甲亢、原有心脏病加重或并发其他疾病等。

本病的发病机制主要包括以下几个方面:

1. 代偿机制　当心肌收缩力减弱时,为了保证正常的心排血量,机体通过代偿机制进行代偿。

2. 心力衰竭时各种体液因子的改变　近年来不断发现一些新的肽类细胞因子参与心力衰竭的发生和发展,如心钠肽和脑钠肽、精氨酸加压素和内皮素。

3. 心脏舒缩功能不全　心肌收缩无力或收缩不协调,致心力衰竭。

4. 心肌损害和心室重构　表现为心室扩大、肥厚,由此室壁张力和能量消耗逐渐增加,导致进行性心肌细胞坏死、纤维化和进一步心室扩张。心肌纤维收缩时间延长和最大收缩速率降低等心肌异常,是心脏重构的基础。

本病依据主要临床表现的不同而归为不同的中医概念范畴,如以疲乏无力为主可归属"虚劳"范畴;以肢体浮肿为主可归属"水肿"范畴;以呼吸系统表现为主可归属"咳嗽""喘证"范畴等。中医学认为心衰的病因为久患心病,累及心脏,或他脏久病,累及于心,致脏腑气血阴阳亏损及功能失调,如复感外邪,或劳倦过度,或病后失调,或忧思内伤等诸多因素损伤正气,耗竭心力。病理变化为心肺气虚,痰阻血瘀,则胸闷气短、咳嗽、咳痰,甚则咯血;气阴两亏,心血内瘀,神失潜藏,则心悸怔忡、动则加剧;虚热内迫,则盗汗、心烦失眠、两颧潮红;心肾阳虚,水饮泛溢,上则凌心射肺,而见心悸喘急,下则膀胱气化不利,而见尿少浮肿。病延日久,正气大亏,阴阳俱虚,心阳欲脱,则心胸憋喘,汗出肢冷,脉微欲绝。

(二)临床表现

1. 症状　在原有心脏病症状的基础上出现不同程度的呼吸困难或喘息、咳嗽、咳痰、咯血,体力活动显著下降,易疲劳、心慌、心悸,时有头晕、胸闷,致肾脏功能损害时出现少尿、夜尿增加的情况。

2. 体征　在原有心脏病体征的基础上出现口唇发绀、颈静脉怒张、下肢凹陷性水肿、肺底部啰音、心界扩大、心率加快、第三心音奔马律、肝脾肿大、颈静脉回流征阳性。部分患者可出现胸腔和腹腔积液。

(三)辅助检查

1. X线检查　胸部X线片可查见心影大小及外形,根据心脏扩大的程度和动态改变也可间接反映心脏功能状态。

2. 超声心动图　比X线更准确地提供各心腔大小变化及心瓣膜结构及功能情况。还可以估计心脏的收缩和舒张功能。

3. 实验室检查　发病期间注意观察水电解质平衡及肾功能等。

4. 其他辅助检查　包括放射性核素检查、心—肺吸氧运动试验、有创性血流动力学检查等。

(四)诊断要点

CHF的诊断是综合病因、病史、症状、体征及客观检查而做出的。首先应有明确的器质性心脏病的诊断。心衰的症状体征是诊断心衰的重要依据。由左心衰竭所造成的肺淤血而引起不同程度的呼吸困难,由右心衰竭所造成的体循环淤血而引起的颈

静脉怒张、肝大、水肿等临床征象。

（五）临床治疗

1. 治疗原则　以药物治疗为主，并采取休息、控制钠盐摄入等措施，同时辅以康复治疗。

2. 治疗方法

（1）病因治疗：包括基本病因的治疗和消除诱因等。

（2）一般治疗：包括休息、控制钠盐摄入等治疗措施。

（3）药物治疗：包括利尿剂的应用、血管紧张素转换酶抑制剂的应用、正性肌力药的应用、β受体阻滞剂的应用、醛固酮受体拮抗剂的应用以及肼苯达嗪和硝酸异山梨酯等血管扩张剂的应用等。

（4）康复治疗：包括运动治疗和中医传统康复治疗。

二、康复评定

（一）慢性充血性心力衰竭的诊断标准

CHF 的诊断标准见表 4-5。符合 2 项或 1 项主要标准加 2 项次要标准即可确定为慢性充血性心力衰竭。

表 4-5　慢性充血性心力衰竭的诊断标准

标准	诊断内容
主要标准	1. 阵发性夜间呼吸困难
	2. 颈静脉怒张
	3. 肺啰音
	4. 心脏扩大
	5. 肺水肿
	6. 第三心音呈奔马律及静脉压增高（$>16cmH_2O$）
次要标准	1. 踝部水肿
	2. 夜间咳嗽
	3. 活动后呼吸困难
	4. 肝大
	5. 胸腔积液
	6. 肺活量降低至最大肺活量的 1/3
	7. 心动过速（≥120 次/min）

（二）心功能的评估

心功能的评估在慢性心衰的康复治疗中占有重要地位，是制订康复方案的依据，评定方法主要为心电运动试验。

Goldman 于 1981 年将纽约心脏病学会(New York heart association,NYHA)制定的心功能分级与代谢当量(METs)相对应,用于指导康复治疗(表 4-6)。

表 4-6　心功能分级与代谢当量对应表

NYHA 心功能分级		Goldman 分级
Ⅰ级	患有心脏病,体力活动不受限。一般的体力活动不引起疲劳、心悸、呼吸困难或心绞痛	代谢当量大于或等于 7
Ⅱ级	患有心脏病,体力活动稍受限。休息时正常,一般的体力活动即可引起疲劳、心悸、呼吸困难或心绞痛	代谢当量大于或等于 5,小于 7
Ⅲ级	患有心脏病,体力活动明显受限。休息时尚正常,但轻度体力活动即可引起疲劳、心悸、呼吸困难或心绞痛	代谢当量大于或等于 2,小于 5
Ⅳ级	患有心脏病,体力活动完全丧失。休息时仍有心衰症状或心绞痛,任何体力活动均可使症状加重	代谢当量小于 2

(三) 心电运动试验

心电运动试验是指通过逐步增加运动负荷,以心电图为主要检测手段,并通过试验前、中、后心电和症状、体征的反应来判断心肺功能的试验方法,是评价心脏储备功能和运动耐力的首选方法,也是制定运动处方及判断疗效的依据。不稳定心衰是心电运动试验绝对禁忌证,病情稳定患者可慎用。

(四) 呼吸气分析

通过对通气量及呼出气体中氧和二氧化碳的含量,并以此推断吸氧量、二氧化碳排出量等各项代谢的参数,可以在各种活动中进行反复、长时间的动态观察。

(五) 生存质量评定

CHF 患者常因心功能不全致身体功能下降、日常生活活动能力受限,生存质量评分下降。其评定包括身体功能、心理状况、独立能力、社会关系、生活环境、宗教信仰与精神寄托等,可采取观察、访谈和量表法进行评定。常用的评价量表有 SF-36、WHO-QOL100 等。

三、康复治疗

(一) 康复治疗目标

在临床治疗的基础上,通过安全有效地康复治疗降低安静心率和亚极量运动心率,改善通气功能和运动肌肉的血流量,提高最大吸氧量、运动耐力,改善与运动有关的症状、体力活动能力,减轻患者症状、延长寿命、提高生活质量,保持一定社交和工作能力,最大限度地恢复生活自理能力。

(二) 现代康复治疗

1. 运动处方的制定

(1)运动强度:一般多采用症状限制性运动试验中峰值吸氧量的 70%~75%。在训练开始时可采用 60%~65%峰值吸氧量,以防止过度疲劳和并发症。若不能直接测定气体代谢,则应采用较小强度的运动方案,以尽可能防止因高估患者的运动能力而造成训练过度。运动强度与患者心功能关系如下:

1)心功能Ⅰ级患者的最大持续活动水平为5.0卡,间断活动时为6.6卡,最大METs为6.5,主观用力感觉计分在13~15,此类患者可采用上述所有活动方法。

2)心功能Ⅱ级患者的最大持续活动水平为2.5卡,间歇活动时为4.0卡,最大METs为4.5,主观用力感觉计分为9~11,此类患者可采用上述各种方法,但活动强度不宜过大,活动时间不宜过长,活动时心率增加一般不宜超过20次/min。

3)心功能Ⅲ级患者的最大持续活动水平为2.0卡,间歇活动时为2.7卡,最大METs为3.0,主观用力感觉计分为7,此类患者可采用静气功、放松疗法和腹式呼吸为宜,也可做不抗阻的简单四肢活动,活动时间为数分钟,活动时心率增加不超过10~15次/min。患者每次运动的时间可以达到30分钟,至少每周活动3次。

4)心功能Ⅳ级患者的最大持续活动水平为1.5卡,间歇活动时为2.0卡,最大METs为1.5,此类患者可只做静气功、放松疗法和腹式呼吸之类的不增加心脏负荷的活动,也可做四肢被动活动。活动时心率和血压一般应无明显增加甚至有所下降。

(2)运动方式:主要为医疗步行、踏车、太极拳、太极剑、气功和医疗体操等。运动训练在开始时宜为5~10分钟,每运动2~4分钟间隔休息1分钟,运动时间可逐渐延长,每次增加1~2分钟,直至30~40分钟。运动宜采用小强度,负荷的增加应缓慢、微量。需要注意的是,本病常有心率运动反应障碍,因此不宜采用心率作为运动训练强度的指征,可采用直接测定气体代谢的方法或衡量主观劳累计分,亦可按运动方式对应的代谢当量选择相应运动强度的活动类型。

世界卫生组织(WHO)专家委员会于1993年推荐的以步行运动为核心的程序可供学习参考(表4-7)。

表4-7　慢性心衰康复程序

周次(3次/w)	准备活动(min)	站/慢走	结束活动(min)	散步放松(min)	总运动时间(min)
1	5	10/0	3	2	20
2	5	5/1	3	2	16
3	5	5/3	3	2	18
4	5	4/5	3	2	19
5	5	4/5	3	2	19
6	5	4/6	3	2	20
7	5	4/7	3	2	21
8	5	4/8	3	2	22
9	5	4/9	3	2	23
10	5	4/13	3	2	27
11	5	4/17	3	2	31
12	5	4/17	3	2	31
13	5	2/19	3	2	31

续表

周次（3次/w）	准备活动（min）	站/慢走	结束活动（min）	散步放松（min）	总运动时间（min）
14	5	1/20	3	2	31
15	5	0/20	3	2	30

（3）训练节奏：运动训练开始时，为避免长时间训练引起的疲劳，时间应定为5~10分钟，每运动2~4分钟，间隔休息1分钟。运动时间可以按1~2分钟的节奏增加，直到30~40分钟。针对CHF患者，宜采用小强度的运动，负荷的增加应以小量、缓慢为原则，如果过快地增加负荷，可显著地降低患者对运动的耐受性。

（4）主观用力感觉计分（rating of perceived exertion，RPE）：是目前许多欧美国家研究较多并广泛采用的一种简易而有效地推断运动能力、评定运动强度和进行医务监督的方法。RPE是一种简易监测运动强度和评定运动能力的方法，是一项衡量患者运动强度非常有效的指标。RPE为15~16时往往是达到通气阈和发生呼吸困难的强度。CHF患者一般可以耐受RPE为11~13的强度。运动训练中不应该出现任何临床症状和循环不良的体征。

（5）准备活动与结束活动：活动前的准备活动和活动结束时的放松运动必须充分，最好不少于10分钟，以免发生心血管意外。若患者的活动量很小，持续活动的总时间只有数分钟，活动时的心率增加不超过20次/min，则可以不要专门的准备活动和放松活动。

（6）运动处方的实施：建议分三阶段实施。第一阶段在医院完成，需在动态心电图、血压等监护下进行。第二阶段包括对运动康复知识的培训、营养指导、疾病知识的培训，可在医务人员指导下进行。第三阶段为家庭运动期，在以上两阶段的运动中未出现不良事件则可制订家庭运动计划并定期随访。

2. 呼吸肌训练　CHF患者的呼吸肌衰竭是呼吸困难的关键因素之一，选择性的呼吸肌训练有利于改善因呼吸困难而限制运动能力的心脏病患者的运动功能。患者进行呼吸肌训练和力量训练后，其呼吸肌肌力和耐力得到较大的增加，肺活量提高，最大持续肺通气能力显著增加，提高了亚极量和极量运动能力，使患者在日常生活中的呼吸困难得以改善。呼吸肌训练的方法包括：主动过度呼吸、吸气阻力负荷和吸气阈负荷。其中吸气阻力负荷是最常用的方法，即采用小口径呼吸管或可调式活瓣的方式增加呼吸阻力。

3. 康复工程　对于严重心力衰竭、行走困难的患者可使用轮椅代替其步行功能，增强社会交往能力。

4. 心理治疗　心理治疗的介入可改善或消除CHF患者焦虑、抑郁和绝望的心理。可采用心理安慰、心理支持和心理疏导的方法，鼓励患者正确认识疾病，树立战胜疾病的信心，积极配合治疗。

5. 注意事项　CHF患者在进行运动训练治疗时应注意以下几点：

（1）运动处方的制定要特别强调个体化原则，应充分意识到心力衰竭患者的心力储备能力已经非常有限，注意患者的个体差异，以免造成患者心力失代偿。

（2）在对患者进行运动训练之前，应进行详细的心肺功能评定和药物治疗评定。

(3)在患者进行活动训练时,应强调量力而行、动静结合,以不会引起患者不适或症状加重为宜,避免高强度的剧烈运动,并要有充分的准备活动和结束活动。

(4)患者在进行运动训练的过程中,应遵循循序渐进的原则,并要考虑环境因素对活动量的影响,包括温度、衣着、场地等。

(5)应避免易引起心情兴奋的活动,如带有竞赛性质的娱乐活动。

(6)患者在进行运动训练时,应有康复医师陪同,进行恰当的医学监护,若患者出现疲劳、呼吸困难、心悸以及其他症状体征时,应立即停止活动,并积极查找原因。

(7)严格掌握运动训练的适应证和禁忌证。

(8)应让患者意识到,运动训练治疗只是综合治疗的一部分,不能仅进行运动治疗而排斥其他治疗。

(三)中医康复治疗

1. 艾灸治疗　慢性心衰按中医学的思维可分为多种不同的病证,针灸治疗本病依据“辨证论治”原则,不同“证”的取穴处方不同,不同“病”可因“证”同而取穴相同。

治法:补心脾、益肺肾、温阳利水。

主穴:肺俞、脾俞、心俞、肾俞、神阙、足三里、三阴交、阴陵泉。

随症配穴:心慌胸闷甚者可选配膻中、内关、郄门;咳喘痰多者可选配列缺、膻中、丰隆;形寒气少者可选配气海、大椎、关元;身肿甚者可选配三焦俞、公孙、关元俞、太溪。

操作:艾条灸或艾炷灸,以灸炷隔药饼灸最佳,每日1~2次,每穴5~15分钟,以穴位皮肤微红为度,10日为一个疗程。可配合轻手法针刺治疗,忌用重手法。

2. 中药治疗　应根据患者的症状特点进行辨证施治。

(1)心肺气虚、血瘀内阻型

主症:心悸怔忡,胸闷气短,动则加重,尿少肢肿,自汗,咳嗽喘促,神疲乏力,食少纳呆,面色苍白无华,舌淡胖边有齿痕,苔薄白,脉沉细无力。

治法:补益心肺、活血化瘀。

方药:养心汤加减,药用人参、黄芪、炙甘草、当归、川芎、茯苓、远志、酸枣仁、五味子、郁金、柏子仁等。

(2)气阴两虚、心血内瘀型

主症:心悸怔忡,气短乏力,动则加重,尿少浮肿,身重无力,五心烦热,口干舌燥,失眠盗汗,舌红苔少或无苔,脉细数或结代。

治法:益气敛阴、活血养心。

方药:生脉饮合炙甘草汤加减,药用炙甘草、生姜、人参、桂枝、生地黄、阿胶、麦冬、麻仁、大枣、五味子等。

(3)心肾阳虚、血瘀饮停型

主症:倚息咳逆喘促,不能平卧,入夜尤甚,口唇青紫,痰多呈泡沫状,膝下浮肿,按之凹陷,尿少肢冷,舌淡胖苔薄白,脉沉细。

治法:温补阳气、化瘀逐饮。

方药:真武汤合四物汤加减,药用茯苓、芍药、生姜、白术、附子、当归、熟地黄、川芎等。

(4)阴阳俱虚、心阳欲脱型

主症：心悸喘促，呼多吸少，倚息不能平卧，张口抬肩，大汗淋漓，四肢厥冷，尿少浮肿，烦躁不安，面色苍白或灰黯，昏迷不醒，舌质紫黯，苔少或无苔，脉微欲绝或散乱。

治法：补气回阳、益阴固脱。

方药：参附龙牡汤，药用人参、附子、生姜、大枣、龙骨、牡蛎等。

3. 推拿治疗 选穴同艾灸治疗，手法宜轻柔，可选用一指禅推、揉法，背部腧穴可用掌根推法、搓法，忌用重手法。每次 30~40 分钟，10 次为一个疗程。

4. 气功、太极拳 此类传统运动的强度适合于所有心功能Ⅰ~Ⅲ级的患者，长期锻炼可起到活血通络、益气强身的作用；对于心功能Ⅳ级的患者，可进行气功疗法，长期练习可起到养心安神、行气活血的作用。

5. 食疗 羊肉 250g、桂皮 3g、黄芪 50g、当归 9g。将羊肉切块，炝锅煸炒后，再加入桂皮、黄芪、当归及水炖熟，最后加姜、酒、盐、味精等即成，分次服食。适用于慢性心衰阳气衰微、水气凌心者。

6. 注射法 用生脉注射液 20ml，加入 50% 葡萄糖液 20~40ml 中静注，每隔 15~30 分钟 1 次，连续 3~5 次，起效后，再以 50~100ml 的生脉注射液加入 10% 葡萄糖液 250ml 中静脉点滴。适用于心衰属心气不足，或心阳欲脱者。

四、康复预后和预防

CHF 的预后与基础病相关，如果患者积极控制基础病，预后相对较好；如果患者有高血压等基础病，不服用药物进行控制，导致心脏结构发生改变，则预后相对较差。其预防主要包括以下内容：

1. CHF 是多种器质性疾病严重发展的结果，故应积极治疗各种原发病，如高血压、慢性阻塞性肺疾病（COPD）等。

2. 避免各种心力衰竭的诱发因素。防治呼吸道感染、避免过劳、控制心律失常、低盐低脂清淡饮食、避免应用抑制心肌收缩力的药物，对妊娠前或妊娠早期已有心功能不全者应节制生育。

3. 积极防治影响心功能的合并症，如甲状腺功能亢进、贫血及肾功能不全等。

4. 保持健康的生活方式，戒烟、戒酒，保持心态平衡，不让情绪过于兴奋波动，同时还要保证充足的睡眠。

第四节 慢性阻塞性肺疾病

一、概述

慢性阻塞性肺疾病（chronic obstructive pulmonary disease，COPD）是一组具有气流受限特征的呼吸道病症，包括具有气流阻塞特征的慢性支气管炎以及合并的肺气肿和肺心病。气流受限呈进行性发展，伴有气道和肺对有害颗粒或有害气体所致慢性炎症反应的增加。临床上，慢性支气管炎和阻塞性肺气肿是 COPD 最常见的疾病。COPD 主要累及肺部，但也可以引起肺外各器官的损害。

COPD 在全世界范围内是一种发病率和死亡率较高的重要疾病，造成严重的经济和社会负担。根据世界卫生组织发表的研究报告显示，至 2020 年 COPD 将位居世界疾病经济负担第5位。近年来对中国7个地区20 245名成年人进行调查，COPD的患病率占40岁以上人群的8.2%。根据统计数据，在美国约有1 600万人患有此病，它是美国第四位最常见死亡原因，由此所致死亡率还在增加。

（一）病因和发病机制

本病确切的病因尚未完全明确，所有与慢性支气管炎和阻塞性肺气肿发生有关的因素都可能参与其发病，已发现的危险因素主要有：

1. 吸烟　是公认的COPD的主要发病因素。吸烟者慢性支气管炎的患病率比不吸烟者高2~8倍，烟龄越长，吸烟量越大，COPD患病率越高，被动吸烟与COPD的发生亦明显相关。

2. 呼吸道感染　呼吸道反复感染是COPD发病、加重及复发的基本原因。常在病毒或支原体感染的基础上继发细菌感染。

3. 空气污染　大气中的有害气体如二氧化硫、二氧化氮、氯气等可损伤气道黏膜上皮，使纤毛清除功能下降，黏液分泌增加，为细菌感染增加条件。接触职业粉尘及化学物质，如烟雾、变应原、工业废气及室内空气污染等，浓度过高或时间过长时，也可能产生与吸烟类似的COPD。

4. 过敏　慢性支气管炎患者，对多种抗原皮试的阳性率显著高于正常人，提示其发病与过敏有一定关系。

5. 气道高反应性　国内和国外流行病学研究结果均表明，气道反应性增高者其COPD的发病率也明显增高。

6. 其他因素　如呼吸道防御力减退、肺发育生长不良、长期制动以及遗传等，也是引起COPD的重要因素。

COPD的发病机制尚未完全明了。目前普遍认为COPD是以气道、肺实质和肺血管的慢性炎症为特征，在肺的不同部位有肺泡巨噬细胞、T淋巴细胞（尤其是$CD8^+$）和中性粒细胞增加。激活的炎症细胞释放多种介质，包括白三烯B4（LTB4）、白介素8（IL-8）、肿瘤坏死因子α（TNF-α）和其他介质。这些介质能破坏肺的结构和（或）促进中性粒细胞炎症反应。除炎症外，肺部的蛋白酶和抗蛋白酶失衡及氧化与抗氧化失衡也在COPD发病中起着重要的作用。

COPD依据主要临床表现的不同可归为中医学“咳嗽”“喘证”“肺胀”等范畴，病机归为邪气内伏、脾肺气虚、肺肾气虚、水气凌心等，多为本虚标实。如宿痰内伏、阻塞气道，或肺气亏虚、宣发肃降失司，或肾气不足、摄纳失司，皆可出现气喘、气短、咳嗽；如久病及肾，阳气衰微，气化无力，则水气上凌心肺而见气喘、心动悸。

（二）临床表现

1. 慢性咳嗽　通常为首发症状，开始只是间歇性咳嗽，早晨较重，以后早晚或整日均有咳嗽，但夜间咳嗽并不显著，部分病例并无咳痰。

2. 咳痰　咳嗽后通常咳少量黏液性痰，部分患者在清晨较多，合并感染时痰量增多，常有脓性痰，合并感染时可咯血。

3. 气短或呼吸困难　是COPD的标志性症状，早期仅于劳力时出现，后逐渐加重，以致日常活动甚至休息时也感到气短，有的患者可发生喘息。在发病过程中，常有反复呼吸道感染，以冬季发病为多。

4. 体征　早期体征可不明显，通常胸部听诊可有呼气延长或呼气时有干啰音。

随着疾病的进展，出现胸部过度膨隆，前后径增加，横膈运动受限，呼吸音减低，心音遥远。此外，两肺底或肺野可有湿性啰音和(或)干性啰音。有喘息症状者，肺部可闻及哮鸣音。晚期患者呼吸困难加重，常采取身体前倾位，颈、肩部辅助呼吸肌参与呼吸运动。有口唇发绀及右心衰竭体征。

5. 其他症状　晚期患者常有体重下降、营养不良、精神抑郁和(或)焦虑，可合并心肌梗死、心绞痛、骨质疏松等，合并感染时可咳血痰或咯血。

(三) 辅助检查

1. 肺功能检查　是判断气流受限的主要客观指标，对 COPD 诊断、严重程度评价、疾病进展、预后及治疗反应等有重要意义。可显示有无阻塞性通气功能障碍；可确定残气容积(RV)及残气容积与肺总量百分比(RV/TLC%)及肺一氧化碳弥散量(DLCO)等指标。

2. 胸部 X 线检查　可显示肺纹理、两肺透亮度、肺大泡、心影大小及位置、纵隔及横膈位置和活动度。COPD 早期胸片可无变化，以后可出现肺纹理增粗、紊乱等非特异性改变，也可以出现肺气肿改变。对确定肺部并发症及其他疾病(比如肺间质纤维化、肺结核等)鉴别有重要意义。

3. 胸部 CT 检查　由于 CT 检查的分辨率高，故对于有疑问病例的诊断具有一定的意义。

4. 血气检查　血气分析对晚期 COPD 患者十分重要。FEV_1<40%预计值者及具有呼吸衰竭或右心衰竭临床表现的患者，均应做血气分析。血气异常首先表现为轻中度低氧血症。随着疾病进展加重，还会出现高碳酸血症。

5. 实验室检查　合并感染时，血常规检查可见白细胞增高、中性粒细胞增多。

(四) 诊断要点

COPD 的诊断应根据病史、危险因素接触史、体征及实验室检查等资料综合分析确定。存在不完全可逆性气流受限是诊断 COPD 的必备条件。用支气管扩张药后 FEV_1/FVC<70%及 FEV_1<80%预计值，可确定为不完全可逆性气流受限。肺功能检查是诊断 COPD 的金标准。

(五) 临床治疗

1. 治疗原则　以药物治疗为主，增强体质，避免诱发因素，同时辅以康复治疗。

2. 治疗方法

(1)稳定期治疗

1)教育和劝导患者戒烟：因职业或环境粉尘、刺激性气体所致者，应脱离污染环境，吸烟者应戒烟。

2)支气管舒张药的应用：短期可按需应用以暂时缓解症状，长期要规律应用以预防和减轻症状。

3)祛痰药：对咯痰困难的患者可考虑应用盐酸氨溴索、羧甲司坦等祛痰药。

4)长期家庭氧疗：对 COPD 合并慢性呼吸衰竭者可提高生活质量和生存率。

(2)急性加重期治疗

1)确定急性加重期的原因及病情严重程度：细菌或病毒感染是最多见的急性加重原因。

2)药物应用：包括支气管舒张药的应用、抗生素的应用以及糖皮质激素的应

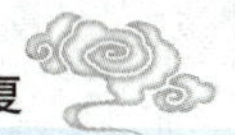

用等。

3）控制性吸氧：发生低氧血症者，可鼻导管吸氧，吸入氧浓度应为28%～30%，应避免吸入氧浓度过高而引起二氧化碳潴留。

（3）康复治疗：包括呼吸练习、排痰训练、运动训练、放松训练、心理支持等治疗以及中医传统康复治疗。

知识链接

COPD——呼吸系统的常见病

COPD是呼吸系统疾病中的常见病和多发病，患病率和病死率均高。因肺功能进行性减退，严重影响患者的劳动力和生活质量。WHO资料显示，COPD的死亡率居所有死因的第4位，且有逐年增加之势。以美国为例，1965—1998年的30年间，冠心病、高血压脑卒中的死亡率分别下降了59%和64%，而COPD却增加了163%。COPD造成巨大的社会和经济负担，根据世界银行和世界卫生组织发表的研究表明，到2020年，COPD将成为世界疾病经济负担的第五位。

二、康复评定

康复评定中需要了解患者病史，结合全面体格检查以获取患者疾病基本情况，此外需结合患者影像学检查及相关实验室检查对疾病情况做出判断。在康复医学中进行的呼吸功能测定，不仅用于判断病情，还可用于指导康复治疗。通常沿用临床常用的测定方法，包括主观呼吸功能障碍感受分级和客观检查，从简单的肺活量测定到比较高级的呼吸生理试验。

（一）主观呼吸功能障碍程度评定

主观呼吸功能障碍程度评定以有无出现呼吸短促及其程度进行分级，常用分级法有：

1. 按日常生活能力评定　日常活动能力是衡量患者病情严重程度和评价患者疗效的重要指标。通常采用6级制评定（表4-8）。

表4-8　COPD患者日常活动能力评定

分级	评定标准
0级	虽存在不同程度的肺气肿，但活动如常人，对日常生活无影响，无气促
1级	一般劳动时出现气短
2级	平地步行不出现气短，速度较快或登楼、上坡时，同行的同龄健康人不出现气短而自己已感气短
3级	慢步不到百步即有气促
4级	讲话或穿衣等轻微活动时即感觉气短
5级	安静时出现气短，无法平卧

2. 自觉气短气急症状分级　根据Borg量表改进而成的气短气急症状分级表（南京医科大学），气短气急症状分级比较见表4-9。

表 4-9　气短气急症状分级比较

分级	分级标准
1 级	无气短气急
2 级	稍感气短气急
3 级	轻度气短气急
4 级	明显气短气急
5 级	气短气急严重,不能耐受

呼吸功能改善或恶化程度可用以下分值半定量化(表 4-10)。

表 4-10　呼吸功能改善或恶化程度

得分	改善或恶化程度
-5	明显改善
-3	中等改善
-1	轻改善
0	不变
1	加重
3	中等加重
5	明显加重

（二）肺功能测试

1. 肺活量(VC)　指尽力吸气后缓慢而完全呼出的最大气体容量。由于简单易行,是最常用的参考指标之一。肺活量常随限制性及阻塞性呼吸系统疾病严重程度的增加而逐渐下降。但由于其误差较大(>20%),因此临床很少用此单一指标作为评估依据。

2. 第 1 秒用力呼气量(FEV_1)　指尽力吸气后尽最大努力快速呼气,第 1 秒所能呼出的气体容量。FEV_1 占用力肺活量(FVC)比值与 COPD 的严重程度及预后相关良好。FEV_1 是早期观测气道阻塞的较为敏感的指标,主要反映气道状态,COPD 的患者第 1 秒内的呼气量<70%。判断气流受限程度采用肺功能严重程度分级,即 FEV_1 占预计值 80%、50%、30%为分级标准,COPD 患者气流受限分级分为 4 级(表 4-11)。

表 4-11　COPD 患者气流受限分级

GOLD 分级	分级标准
GOLD:轻度	FEV_1/FVC<70%,FEV_1≥80%预计值
GOLD:中度	FEV_1/FVC<70%,50%≤FEV_1<80%预计值
GOLD:重度	FEV_1/FVC<70%,30%≤FEV_1<50%预计值
GOLD4:极重度	FEV_1/FVC<70%,FEV_1<30%预计值

（三）运动能力评定

1. 平板或功率车运动试验　通过活动平板或功率车进行运动试验获得最大摄氧量、最大心率、最大 MET 值、运动时间等相关量化指标来评定患者的运动能力，判断肺功能损伤程度。也可通过平板或功率车运动试验中患者的主观用力程度分级（Borg 计分）等半定量指标来评定患者运动能力。

2. 定量行走评定　让患者步行 6 分钟或 12 分钟，记录其所能行走的最长距离。也可以采用定距离行走并计算行走时间的方式评定。

（四）临床严重程度评定

COPD 的临床严重程度分级见表 4-12。

表 4-12　临床严重程度分级

级别	分级标准
0 级（高危）	具有罹患 COPD 的危险因素 肺功能在正常范围 有慢性咳嗽、咳痰症状
Ⅰ级（轻度）	$FEV_1/FVC<70\%$ $FEV_1\geqslant80\%$预计值 有或无慢性咳嗽、咳痰症状
Ⅱ级（中度）	$FEV_1/FVC<70\%$ $30\%\leqslant FEV_1<80\%$预计值 （ⅡA 级：$50\%\leqslant FEV_1<80\%$预计值 ⅡB 级 $30\%\leqslant FEV_1<50\%$预计值） 有或无慢性咳嗽、咳痰、呼吸困难症状
Ⅲ级（重度）	$FEV_1/FVC<70\%$ $FEV_1<30\%$预计值或 $FEV_1<30\%$预计值伴呼吸 衰竭或右心衰竭的临床征象

（五）精神心理评价

COPD 患者由于呼吸困难和对窒息的恐惧，经常处于焦虑、紧张状态。此外，患者由于慢性缺氧，可以引起器质性的脑损害，表现出认知和情绪障碍，可从情绪、认知、社会及行为四个方面对患者精神心理状态进行评价。

三、康复治疗

（一）康复治疗目标

1. 采取多种措施，阻止或延缓肺部病变的进展，减少和治疗并发症，改善顽固和持续的功能障碍，提高生活质量。

2. 纠正病理性呼吸模式，增加最大肺通气量和潮气量，尽可能恢复有效的腹式呼吸，改善呼吸功能。

3. 提高机体能量储备,改善或维持体力,增强运动耐力。

4. 改善心理状况,缓解焦虑、抑郁、紧张、暴躁等心理障碍。

5. 消除或减少呼吸道炎症和刺激因素,改善和促进痰液排出,保持呼吸道卫生。

(二)现代康复治疗

1. 呼吸训练 COPD 患者的呼吸模式多为浅快呼吸,表现为非正常的、以胸式呼吸为主的呼吸,在康复治疗师的指导下,让患者掌握正确的呼吸技术,并把此技术融入到日常生活活动中。

(1)腹式呼吸锻炼:可取仰卧位、半卧位或坐位,先放松紧张的辅助呼吸肌群,减少呼吸肌耗氧量,缓解呼吸困难症状。将一只手放在腹部,另一只手放在胸部,经鼻腔做深吸气,同时向上隆起腹部,使放在腹壁上的手感知腹部尽量最大幅度的运动,而放在胸上的手则感知胸廓尽量最小幅度的运动。

(2)缩唇呼吸:经鼻腔吸气,呼气时将嘴缩紧,如吹口哨样,增加呼气阻力,适当延长呼吸时间,在 4~6 秒内将气体缓慢呼出,减少肺内残气量。呼气的流量和流速以能使距口唇 15~20cm 处的蜡烛火焰倾斜而不熄灭为度。

腹式呼吸锻炼和缩唇呼吸相配合,可以减少呼吸频率,增加潮气量,减少功能残气量,提高肺泡通气量和呼吸功效,使呼吸协调。

(3)暗示呼吸法:通过触觉诱导腹式呼吸,常用方法包括双手置上腹部法、两手分置胸腹法、下胸季肋部布带束胸法、抬臀呼气法。在以上方法中配合吸气和呼气进行训练。

(4)缓慢呼吸:是与呼吸急促相对而言的缓慢呼吸,有助于减少解剖无效腔,提高肺泡通气量。

(5)膈肌体外反搏呼吸法:使用低频通电装置或体外膈肌反搏仪,刺激电极位于颈胸锁乳突肌外侧,锁骨上 2~3cm 处(膈神经部位),先用短时间低强度刺激,当确定刺激部位正确时,即可用脉冲波进行刺激治疗。一日 1~2 次,每次 30~60 分钟。

2. 排痰训练 排痰训练的目的是促进呼吸道分泌物排出,降低气流阻力,减少支气管和肺的感染。排痰训练包括体位引流、胸部叩击、震颤、咳嗽训练和主动呼吸循环技术。

(1)体位引流:通过使病变部位位于高处的体位摆放,利用重力作用,促进各个肺段内积聚的分泌物排出,不同的病变部位采用不同的引流体位,对 COPD 患者通常采用的 5 种基本引流体位和主要引流的肺部节段见表 4-13。

引流频率视呼吸道分泌物多少而定,分泌物少者,每天上、下午各引流 1 次,分泌物多者宜每日引流 3~4 次,于餐前进行为宜,每次引流 1 个部位,时间 5~10 分钟,如有数个部位,则总时间不超过 30~45 分钟,以免疲劳。

表 4-13 常用引流体位

体位	引流部位
1. 倾斜侧卧位,头低 45°	两肺下叶和后底区
2. 倾斜左右侧卧位,头低 45°	左右肺下叶外底区
3. 倾斜仰卧位,头低 45°	两肺下叶前底区

续表

体位	引流部位
4. 倾斜左右半侧卧位,头低 30°	右侧中叶,左侧后叶
5. 半卧位,向后靠	两肺上叶前区
6. 半卧位,向前靠	两肺上叶肺尖、后区

(2)胸部叩击、震颤:体位引流时配合应用胸部叩击、震颤技术,有助于黏稠的痰液脱离支气管壁。治疗者手指并拢,掌心成杯状,运用腕动力量在引流部位胸壁上双手轮流叩击拍打 30~45 秒,患者可自由呼吸。叩击拍打后手按住胸壁部加压,治疗者整个上肢用力,此时嘱患者做深呼吸,在深呼气时做颤摩振动,连续做 3~5 次,再做叩击,如此重复 2~3 次,再嘱患者咳嗽以排痰。

(3)咳嗽训练:咳嗽是呼吸系统的防御功能之一,但无效咳嗽会增加患者痛苦,消耗体力。COPD 患者咳嗽机制受到损害,最大呼气流速下降,纤毛活动受损,痰液本身比较黏稠。因此更应当教会患者正确的咳嗽方法,以促进分泌物排出,减少反复感染的机会。咳嗽的全过程分以下 5 个步骤:第 1 步,先进行深吸气,以达到必要的吸气容量;第 2 步,吸气后要有短暂闭气,以使气体在肺内得到最大分布,使气管到肺泡的驱动压尽可能保持持久;第 3 步,关闭声门,当气体分布到最大范围后再紧闭声门,以进一步增强气道中的压力;第 4 步,通过增加腹内压来增加胸内压,使呼气时产生高速气流;第 5 步,声门开放,当肺泡内压力明显增高时,突然将声门打开,即可形成由肺内冲出的高速气流,促使分泌物移动,随咳嗽排出体外。

(4)主动呼吸循环技术(ACBT):是一种气道廓清技术,通过呼吸控制、胸廓扩张运动和用力呼气技术的循环,达到松动和清除支气管分泌物的目的。ACBT 是一种可变化的弹性治疗方法,可以根据每个患者气道分泌物的情况进行调整,患者可以主动完成或经辅助完成。

(5)理疗:采用超短波、超声雾化等治疗有助于消炎、抗痉挛、排痰和保护纤毛功能。超短波治疗时,将电极对置放于治疗部位,应用无热量或微热量,每日 1 次,15~20 次为一个疗程。超声雾化治疗时,将抗生素、祛痰药及激素等药物加入适量生理盐水,以雾化方式吸入气道,每次 20~30 分钟,每日 1 次,7~10 次为一个疗程。

3. 运动训练 主要包括下肢训练、上肢训练、柔韧性训练等,以改善肌肉代谢、肌力、全身运动耐力和气体代谢,提高身体免疫力。

(1)下肢训练:下肢训练可明显增加 COPD 患者的活动耐量,改善呼吸困难症状和精神状态。多采用有氧训练方法,如快步行走、骑自行车、划船、爬山等。若条件允许,可以先进行活动平板或功率车运动试验,得到实际最大心率及最大 MET 值,据此确定运动强度。合适的运动强度为运动后不出现明显气短、气促或剧烈咳嗽,以运动时出现轻度气急、气促为宜。运动训练频率为每周 2~5 次,家庭运动训练每周 1 次或 2 次,到靶强度运动时间为 10~45 分钟,4~10 周为一个疗程。一次运动训练应有准备活动、训练活动和整理活动,在运动中注意呼气时放松,不能用力呼气,也不能憋气。此外,COPD 患者常伴有下肢肌力减退,患者因此而活动受到限制,故下肢训练也应包括力量训练,以循环抗阻训练为主。每个患者的运动处方需按照他们的运动耐力和肌力测试结果而决定。

(2)上肢训练:由于上肢肩带部很多肌群既为上肢活动肌,又为辅助呼吸肌群,如胸大肌、胸小肌、前锯肌、背阔肌、斜方肌等均起自肩带,止于胸背部。当躯干固定时,这些肌群起辅助肩带和肩关节活动的作用;而上肢固定时,这些肌群又可作为辅助呼吸肌群参与呼吸活动。COPD 患者在上肢活动时,由于这些肌群减少了对胸廓的辅助活动而易于产生气短气促,从而不能耐受上肢活动。在日常生活中,诸如洗衣、做饭、打扫卫生等很多活动都离不开上肢活动,为了加强患者对上肢活动的耐受性,COPD 患者的康复应包括上肢训练,如手摇车训练及提重物训练,以运动时出现轻度气急、气促为宜。在进行提重物训练时,可让患者手持重物,开始时以 0.5kg 为宜,以后逐渐增至 2~3kg,做稍高于肩部的各个方向活动,每活动 1~2 分钟,休息 2~3 分钟,每日 2 次,以出现轻微的呼吸急促及上臂疲劳为度,活动中注意避免憋气,觉得劳累可适当休息。

(3)柔韧性运动:可使关节在其活动范围内保持和促进其柔韧性。患者应在没有疼痛的情况下尽可能做到最大复苏。对于慢性阻塞性肺疾病患者,在呼吸时胸廓的活动很重要,因此应进行脊柱关节的柔韧性训练。

4. 心理支持 COPD　患者常因对呼吸短促的恐惧心理而避免运动,日久则容易导致运动功能障碍,而此障碍又会加剧患者的恐惧心理,从而形成恶性循环。若患者出现焦虑、沮丧、不能正确对待疾病等心理问题时,则可进一步加重患者的残障程度,所以家人、朋友的支持也必不可少。

5. 姿势训练

(1)增加一侧胸廓活动:患者坐位,以扩展右侧胸为例,先做向左的身体侧屈,同时吸气,然后用手握拳顶住右侧胸部,做向右的侧屈,同时吸气。连续重复 3~5 次,休息片刻后再训练。每日可训练多次。

(2)活动上胸及牵张胸大肌:患者坐位或站立位,吸气时挺胸,呼气时两肩向前,低头缩胸。亦可采取仰卧位训练。

(3)活动上胸及肩带训练:坐于椅上或站立位,吸气时两上臂上举,呼气时弯腰屈髋同时两手下伸触地,或尽量下伸,连续重复 5~10 次。每日可训练多次。

(4)纠正头前倾和驼背姿势:站于墙角,面向墙,两臂外展 90°,手扶两侧墙(可牵张锁骨部)或两臂外上举(可牵张胸大、小肌),同时再向前倾,做扩胸训练。也可两手持体操棒置于后颈部以牵伸胸大肌和做挺胸训练。以上训练每次 2~3 分钟,每日多次。

6. 自然疗法　提高机体抵抗力是预防 COPD 发作的基本措施,而自然疗法如合适的户外运动锻炼、保健按摩等,可有效提高患者机体的抵抗力。此外,空气浴、森林浴、日光浴、冷水浴等均有一定的疗效。

7. 日常生活指导

(1)能量节省技术:在训练时要求患者费力,以提高身体功能的储备力。但在生活和工作中,应强调省力,以节约能量,从而完成更多的活动。能量节省技术的基本方法是:

1)物品摆放有序化:即事先准备好日常家务杂事或活动所需的物品或材料,并按照一定的规律摆放。

2)活动程序合理化:按照特定工作或生活的规律,确定最合理或者最顺手的流程或程序,以减少不必要的重复劳动。

3)操作动作简单化:尽量采取坐位,并减少不必要的伸手、弯腰等动作。

4)劳动工具化:在搬动物品或劳动时,应尽可能借用一些能帮助患者节省体力的工具,如推车等工具。

(2)营养:包括营养过剩和营养不良两个方面。营养状态是 COPD 患者症状、残疾及预后的重要决定因素。其中营养不良的主要原因是进食不足,能量消耗过大。大约 25% 的 COPD 患者体重指数下降,而体重指数下降是 COPD 患者死亡的独立危险因素。营养状态的改善可增强呼吸肌力量,最大限度地提高患者的整体健康状态。而营养过剩则是由于缺乏体力活动和进食过度所致,表现为肥胖。肥胖者呼吸系统做功增加,从而使 COPD 症状加剧,对于这类患者,需要强调的内容是减肥锻炼。

8. 健康教育　是 COPD 患者康复的重要组成部分,教育内容包括让患者了解呼吸道的解剖、生理、病理生理、药物的作用及副作用、药物的使用剂量、症状的正确评估等,除此之外,还包括以下内容:

(1)戒烟:戒烟可使支气管壁的炎症减轻,黏液分泌减少,感染危险性降低,使支气管扩张剂发挥更有效的作用。因此应大力宣传吸烟的危害性,教育患者戒烟。

(2)正确及安全使用氧气:长期低流量吸氧(<5L/min)可提高 COPD 患者的生活质量,使其生存率提高 2 倍。供氧可持续给氧,也可间歇给氧。在吸氧过程中应禁止吸烟,注意防止火灾及爆炸。

(3)预防感冒:COPD 患者易患感冒,若感冒后继发细菌感染,则可使呼吸道炎症加重。可嘱患者平时注意保暖、避免受凉,还可让患者用冷水洗脸、增强体质、食醋熏蒸等方法来预防感冒。

(三)中医康复治疗

1. 中药治疗　中药治疗当以辨证论治为基础。

(1)痰热壅肺夹杂瘀血型

主症:憋喘咳嗽,呼吸气粗,咯黄痰,或痰黏稠难咯,舌质红或黯,舌苔黄厚,脉滑数。

治法:清热化痰,宣肃肺气。

方药:麻杏石甘汤加味,药用麻黄、炒杏仁、石膏、桑白皮、栀子、川贝母、枳实、竹茹、黄芩、桃仁、牡丹皮、甘草等。

(2)痰湿阻肺夹杂瘀血型

主症:憋喘咳嗽,吐白痰量多,或泡沫样痰,或痰白清稀,舌质黯红或舌质胖大,舌下脉络怒张,脉滑细。

治法:燥湿化痰,降气平喘,或温肺化痰,利气平喘。

方药:三子养亲汤加味,或《伤寒论》小青龙汤加减,药用麻黄、苏子、白芥子、莱菔子、陈皮、半夏、茯苓、旋覆花、细辛、紫菀、薤白、丹参、地龙、甘草等。

(3)气虚型

主症:喘咳气短自汗畏风,易感冒,属肺气虚;伴干咳少痰,舌红少苔,属气阴两虚;咳嗽咯痰色白,食欲不振,口中不知味,大便稀薄,属脾气不足;喘息气短,动则尤甚,不能接续,肢冷畏寒,属肾气不足。

治法：补肺健脾纳肾。

方药：补肺汤加味，药用人参、黄芪、熟地黄、五味子、白术、茯苓、紫菀、款冬花、鸡内金、蛤蚧（粉末冲服）、丹参、陈皮等。

2. 针灸治疗　可用毫针刺法，取太渊、太溪，用补法；膻中、孔最用泻法；三阴交平补平泻。

3. 穴位注射法　可调气活血、扶正培元。

主穴：肺俞、定喘。

配穴：肾俞、丰隆、曲池；脾虚甚者加脾俞；肾虚喘甚者加天突、肾俞；气血两虚者加足三里。

操作：每穴注射核酪注射液 2ml，每周 2 次，5~7 次为一个疗程。

4. 耳穴贴压法　选肺、肾、心、气管、平喘、皮质下，以王不留行籽贴压，3 日更换 1 次，两耳交替进行，7 次为一个疗程。可降低肺气肿患者的血细胞比容、血浆黏度和全血黏度。

5. 气功和武术　气功、太极拳、太极剑等中医传统健身法既是独立的中医康复疗法，又可以作为现代物理治疗的主动运动方式，久习可益气利肺。

6. 饮食疗法　强调辨证施治，肺阴虚者，应常食梨、银杏、百合、鸭肉、燕窝等食物，常用的药膳原料有银耳、麦冬、沙参、冬虫夏草、川贝等；肺气虚者宜常食鸡肉、鸡蛋、鹌鹑蛋、鸽肉、冬笋、樱桃等食物，常用药膳原料有党参、白术、山药、大枣、茯苓、黄芪等；气血两虚者，宜常食鸡肉、鸭肉、猪肉、牛肉、鳝鱼、墨鱼等食物，常用药膳原料有党参、黄芪、当归、熟地黄等。除此之外，患者在饮食上应注意以下几点：

（1）饮食宜清淡，不宜过饱、过咸；戒烟酒，慎食辛辣、刺激性食物，少用海鲜鱼虾及油煎品，以免刺激气道，引起咳嗽，使气促加重。

（2）肺气肿继发感染时，应多喝水，进半流质饮食，有利于痰液稀释咳出。

（3）肺气肿痰多清稀，气短喘息时，可多吃些温性的食物，如富含营养的鸡汤、猪肝汤、瘦肉、豆制品等，以便补肺益气。

（4）肺气肿日久、喘息加重者，宜选择滋阴生津的食物，如梨、话梅、苹果、山楂、鳖等。

（5）避免食用含镁多的食物，如豆类、汽水、马铃薯、香蕉等，以免加重气喘。

（6）忌用食物：肥肉、猪肉、油炸食品、酒、辣椒、芥末、洋葱、鱼、虾。

7. 推拿治疗　一般可用拿提背脊、抹胸、拍肺、捶背、摩膻中穴、摩按季肋、揉风池、揉命门、捏合谷、揉血海等法。

四、康复预后和预防

慢性阻塞性肺疾病中，对于慢性支气管炎患者而言，若能积极进行康复治疗，则可减少急性发作，恢复正常的生活和工作能力；而肺气肿和肺心病患者多长期迁延不愈，预后不佳，严重者可丧失日常生活活动能力。

本病的预防主要是避免发病的高危因素、急性加重的诱发因素以及增强机体免疫力。戒烟是预防该病的重要措施，也是最简单易行的措施，在疾病的任何阶段戒烟都有益于防止该病的发生和发展；控制职业和环境污染，减少有害气体或有害颗粒的吸入，可减轻气道和肺的异常炎症反应；积极防治婴幼儿和儿童期的呼吸系统感染,可能有助于减少以后该病的发生;加强体育锻炼,增强体质,提高机体免疫力,可帮助改善机体一般状况;可通过做呼吸瑜伽、呼吸操、深慢腹式阻力呼吸功能锻炼、唱歌、吹口哨、吹笛子等进行肺功能锻炼,提高呼吸功能。耐寒能力的降低可以导致COPD患者出现反复的上呼吸道感染,患者可采取从夏天开始用冷水洗脸;每天坚持户外活动等方式锻炼耐寒能力。此外,对于有慢性阻塞性肺疾病高危因素的人群,应定期进行肺功能监测,以尽可能早期发现慢性阻塞性肺疾病并及时予以干预。

第五节 哮 喘

一、概述

哮喘又称支气管哮喘(bronchial asthma),是由多种细胞(如嗜酸性粒细胞、肥大细胞、T淋巴细胞、中性粒细胞、气道上皮细胞等)和细胞组分参与的气道慢性炎症性疾病。这种慢性炎症导致气道反应性的增加,通常出现广泛多变的可逆性气流受限,并引起反复发作性的喘息、气急、胸闷或咳嗽等症状,常在夜间和(或)清晨发作、加剧,多数患者可自行缓解或经治疗缓解。

(一)病因和发病机制

哮喘的病因还不十分清楚,其危险因素包括环境中的吸入物性质、反复发作的呼吸道感染、气候改变、患者的精神因素和运动后诱发的哮喘等。哮喘与多基因遗传有关,同时受遗传因素和环境因素的双重影响。

哮喘的发病机制不完全清楚。有研究表明,变态反应、气道炎症、气道反应性增高及神经等因素及其相互作用被认为与哮喘的发病关系密切。

支气管哮喘发作时支气管平滑肌痉挛性收缩和呼吸道狭窄,使气流通过时阻力明显增大,肺泡气体出入障碍,导致发作性吸气困难。此时患者往往用力吸气,以缓解肺泡通气不足。而过分用力促使狭窄气道的气流加速和侧壁剪力增加,加重气道狭窄,从而形成以吸气困难为主的呼吸障碍。呼吸困难导致缺氧,患者不得已用增加呼吸频率和动员辅助呼吸肌来补偿,因而造成呼吸肌额外的耗氧量明显增加,加重身体缺氧。由于过度吸气,呼气时间缩短而不能充分呼气,使肺泡压力明显增加,频繁发作后可导致肺气肿。发作期间呼吸道的抵抗力下降,亦容易合并支气管和肺部感染。感染病灶往往成为发作的诱因,形成恶性循环。哮喘发作的心理因素很明显,情绪紧张时症状更加难以控制。

本病属于中医学中的哮证和喘证,在古代文献中有“喘息”“哮吼”“喘鸣”之称。《灵枢·五阅五使》云:“故肺病者,喘息鼻张。”《灵枢·本脏》云:“肺高则上气,肩息咳。”提示了喘证以肺为主病之脏。《金匮要略·肺痿肺痈咳嗽上气病脉证治》中,“上气”即指喘息不能平卧的证候,其中包括“喉中水鸣声”的哮证和“咳而上气”的肺胀等病。明代张景岳把喘证归为虚实两类,《景岳全书·喘促》云:“实喘者有邪,邪气实也;虚喘者无邪,元气虚也。”清代叶天士在《临证指南医案·喘》中进一步指出喘证“在肺为实,在肾为虚”,扼要提示了肺肾两脏主司呼吸摄纳的功能失常,为喘证的病机重点。

（二）临床表现

1. 症状　喘息和呼吸困难是哮喘的典型症状，喘息的发作往往较突然。呼吸困难呈呼气性，表现为吸气时间短，呼气时间长，患者感到呼气费力，但有些患者感到呼气和吸气都费力。干咳常是哮喘的前兆，哮喘发作时，咳嗽、咳痰症状反而减轻，以喘息为主。哮喘发作接近尾声时，支气管痉挛和气道狭窄减轻，大量气道分泌物需要排出时，咳嗽、咳痰可能加重，咳出大量的白色泡沫痰。哮喘发作时，患者可有胸闷和胸部发紧的感觉。危重患者呼吸肌严重疲劳，出现奇脉，甚至出现呼吸和脉搏加速、血压下降、大汗淋漓、脱水、神志焦躁或模糊等，需急诊处理。寒冷和运动可以诱发发作，夜间和清晨发作较多。根据有无过敏原和发病年龄的不同，临床上分为外源性哮喘和内源性哮喘。外源性哮喘常在童年、青少年时发病，多有家族过敏史，为Ⅰ型变态反应。内源性哮喘则多无已知过敏原，在成年人发病无明显季节性，少有过敏史，可能由体内感染灶引起。

2. 体征　发作期间呼吸加快、端坐呼吸，严重时可出现口唇和手指（脚趾）紫绀，肺部闻及哮鸣音、大湿啰音、痰鸣音等。长期发作导致辅助呼吸肌肥大、胸廓前后径增大（桶状胸）、发绀等。轻症可以逐渐自行缓解，缓解期可无任何症状或异常体征。

（三）辅助检查

1. 血液常规检查　发作时可有嗜酸性粒细胞增高，但多数不明显，如并发感染可有白细胞数增高，分类中性粒细胞比例增高。

2. 痰液检查　可行痰涂片检查，在显微镜下可见较多嗜酸性粒细胞。

3. 肺功能检查　包括通气功能检测、支气管激发试验、支气管舒张试验等。

4. 动脉血气分析　哮喘发作时由于气道阻塞且通气分布不均，通气/血流比值失衡，可致肺泡—动脉血氧分压差增大；严重发作时可有缺氧，氧分压减低。

5. 胸部X线检查　在哮喘发作早期可见两肺透亮度增加，呈过度充气状态；在缓解期多无明显异常。如并发呼吸道感染，可见肺纹理增加及炎症性浸润阴影。同时要注意肺不张、气胸或纵隔气肿等并发症的存在。

6. 特异性过敏原的检测　哮喘患者大多伴有过敏体质，对众多的变应原和刺激物敏感。可用放射性过敏原吸附试验（radio allergosorbent test，RAST）测定特异性IgE，过敏性哮喘患者血清IgE可较正常人高2~6倍。在缓解期可做皮肤过敏试验判断相关的过敏原，但应防止发生过敏反应。

（四）诊断要点

符合以下第1~4条或4、5条者，可以诊断为支气管哮喘。

1. 反复发作喘息、气急、胸闷或咳嗽，多与接触变应原、物理或化学性刺激、冷空气、病毒性上呼吸道感染、运动等有关。

2. 发作时在双肺可闻及散在或弥漫性、以呼气相为主的哮鸣音，呼气相延长。

3. 上述症状可经治疗缓解或自行缓解。

4. 除外其他疾病所引起的喘息、气急、胸闷和咳嗽。

5. 临床表现不典型者（如无明显喘息或体征）至少应有下列3项中的1项：

（1）支气管激发试验或运动试验阳性。

（2）支气管舒张试验阳性。

（3）昼夜PEF变异率≥20%。

（五）临床治疗

1. 治疗原则　以药物治疗为主，同时辅以康复治疗。

2. 治疗方法　目前尚无特效的治疗方法。

（1）脱离过敏原：对于能找到引起哮喘发作的过敏原的患者，应立即脱离过敏原，这是治疗哮喘最有效的办法。

（2）药物治疗：可应用解痉药物，如：拟肾上腺素药物（麻黄碱、肾上腺素）、茶碱类药物（氨茶碱）、抗胆碱能药物（阿托品）、钙拮抗剂（硝苯地平）、肾上腺皮质激素、色甘酸钠等，此外，还可应用祛痰剂、气雾吸入剂、抗炎药等。

（3）急性发作期的治疗：可根据病情的轻重进行综合治疗，以尽快缓解气道阻塞，纠正低氧血症，恢复肺功能，预防进一步恶化或再次发作，防止并发症。

（4）哮喘的长期治疗：哮喘经过急性期治疗症状得到控制后，哮喘的慢性炎症病理生理改变仍然存在，故需根据哮喘的病情不同制订合适的长期治疗方案。

（5）免疫疗法：分为特异性和非特异性两种，特异性免疫疗法又称脱敏疗法，非特异性免疫疗法包括注射卡介苗、转移因子、疫苗等生物制品。

（6）康复治疗：包括运动疗法、控制体重及中医传统康复治疗。

知识链接

科学控制哮喘

哮喘是世界公认的医学难题，被世界卫生组织列为疾病中四大顽症之一。据调查，在我国至少有 2 000 万以上哮喘患者，但只有不足 5% 的哮喘患者接受过规范化的治疗，结合我国哮喘防治情况，中国工程院院士、中华医学会会长、呼吸病学分会名誉主任委员会钟南山在“世界哮喘日”前夕指出：哮喘虽然不能根治，但实施以控制为目的的疾病评估、疾病治疗和疾病监测的“三步骤”，特别是使用经全球循证医学证实的联合治疗方案，哮喘是能够控制的。在中国，控制哮喘的关键是积极鼓励患者寻求正规的治疗方案。

二、康复评定

（一）哮喘激发试验

在哮喘缓解期用可疑的过敏原做皮肤划痕或皮内试验，有条件的做吸入激发试验，可做出过敏原诊断。但应注意高度敏感的患者有时可能诱发哮喘和全身反应，甚至出现过敏性休克，须防止过敏反应的出现，对患者密切观察，及时采取相应处理。如果可以明确过敏原，就可以在生活中注意避免接触，达到预防发作的目标。

（二）呼吸功能评定

常用通气量、时间肺活量进行呼吸功能的评定。在哮喘发作时有关呼气流速的全部指标均显著下降，1 秒钟用力呼气量（FEV_1）、1 秒钟用力呼气量占用力肺活量比值（FEV_1/FVC%）、最大呼气中期流速（MMFR）、25% 与 50% 肺活量时的最大呼气流量（MEF25% 与 MEF%50%）以及呼气流速峰值（PEFR）均减少，缓解期可逐渐恢复，有效的支气管舒张剂可使上述指标好转。

（三）临床严重度评定

哮喘的临床严重度分级见表 4-14。

表 4-14　临床严重程度分级

级别	治疗前临床表现	肺功能
轻度	间歇、短暂发作，每周 1~2 次	FEV_1 ≥80%预计值
	每月夜间发作<2 次	PEF 变异率≤20%
	两次发作间无症状	用支气管舒张剂后上述指标恢复正常
中度	每周发作>2 次	为 60%~80%预计值
	每月夜间发作>2 次	PEF 变异率为 20%~30%
	每次发作需吸入 β_2 受体激动剂	治疗后 FEV_1 和 PEF 恢复正常
重度	经常出现哮喘发作	FEV_1<60%预计值
	活动受限	PEF 变异率>30%
	近期出现危及生命的大发作	积极治疗后 FEV_1 或 PEF 仍低于正常

三、康复治疗

（一）康复治疗目标

1. 纠正异常呼吸模式，延缓疾病的进程，预防和减轻发作程度。
2. 掌握正确的呼吸方法和放松技术，改善呼吸功能，提高运动能力。
3. 改善和提高体质，减少发作。
4. 提高生活自理能力和生存质量。

（二）现代康复治疗

哮喘患者在缓解期可进行运动疗法、控制体重、心理治疗等康复治疗方法。

1. 运动疗法　哮喘的运动疗法与 COPD 患者相似，但不强调呼吸肌训练，更多地强调辅助呼吸肌的放松而不是增强。运动强度要小，不能在运动中诱发哮喘。

(1)放松练习：与 COPD 患者的康复治疗相似。锻炼时应需注意放松辅助呼吸肌。患者需要充分了解哮喘发作的原理，努力做到在哮喘发作先兆时，及时采用适当的放松技术，以避免或减轻发作。

(2)呼吸练习：强调呼吸时固定辅助呼吸肌，例如采用双手抱头、两手交叉置于腹部或背后、两肘紧贴胸部等方式。其他要求与 COPD 康复相似。可以采用下述哮喘呼吸操：

第一节：舒颈。主要目的是放松颈部的辅助呼吸肌。预备式：取站立位或坐位，两手自然下垂，头自然伸直。第 1 拍，吸气，头尽量向后伸；第 2 拍，呼气，回位；第 3 拍，吸气，头尽量向前屈；第 4 拍，呼气，回位。注意每次屈曲动作时要活动到最大，使肌肉充分牵伸，而回位动作时注意使肌肉充分放松。

第二节：松肩。主要目的是促进肩部的辅助呼吸肌放松。预备式：取站立位或坐位，两手自然放于丹田部位（小腹部）。第 1 拍，吸气，两肩缓慢上抬至最大限度；第 2 拍，呼气，两肩逐步放松，争取肩部尽量下垂，在呼气末用手加压腹部，帮助残气排出。可反复进行。

第三节：扩胸。主要目的是压缩胸廓下部，促进肺部残气排出。预备式：取站立位或坐位,两手在腰后交叉握住。第1拍,吸气,尽量将两肩后伸,保持数秒,但不可以憋气;第2拍,呼气,回位,肌肉放松。可反复进行。

第四节:缩肺。主要目的是压缩胸廓下部,促进肺部残气排出。预备式:取站立位或坐位,屈肘,两手掌心置于胸廓的软肋部。第1拍,吸气,将气尽量吸入腹部;第2拍,呼气,两手缓缓压迫软肋部,尽量将气全部呼出,直至呼气结束。可反复进行。

第五节:压腹。主要目的是促进肺部残余气体的排出。预备式:取站立位或坐位,双手交叠,将掌心置于上腹。第1拍,吸气,将气尽量吸入腹部,两手微微施加阻力,随吸气要感受到手在抬起;第2拍,呼气,腰逐步前屈,最后在呼吸末将胸部尽量靠近膝关节,两手自然压紧上腹部,促进横膈上抬,排出残气;第3拍,吸气,腰恢复到直立姿势;第4拍,呼气,两肩部放松,在呼气末用手加压腹部,进一步促进残气排出。

第六节:丹田按摩。主要目的是促进全身放松,作为全套运动的结束。预备式:取站立位或坐位,两手交叠置于丹田(小腹部)。两手给腹部稍施加压力,分别向右(顺时针)向左旋转18圈。按摩时呼吸保持匀称,手掌与腹部保持紧密接触,使皮下组织移动,而皮肤与手掌之间没有移动,即肉动皮不动。注意按摩的目的是为了放松,因此在按摩时注意将意念集中在丹田部位,而将全身肌肉尽量放松。

(3)有氧训练:有氧训练是提高患者体质和运动能力,防止哮喘发作的重要方法。一般选择比较缓和的运动,例如步行、骑车、乒乓球等。锻炼时特别注意运动强度不要过大,要有充分的准备和结束活动,避免诱发哮喘。运动中不出现气喘,运动后无疲劳感,第二天晨起患者应该感觉舒适。每次运动锻炼的时间不宜过长,以10~20分钟/次为宜。如果希望延长运动时间,可以适当休息后再进行。有运动诱发哮喘的患者可以在监护下进行小强度的运动训练,让患者逐步适应运动刺激。最终多数患者可以进行一定的运动而不导致哮喘发作。

2. 控制体重　哮喘与肥胖有关。肥胖的哮喘患者通过运动和饮食控制减重后,可以改善肺功能,减轻症状,减少并发症,改善生活质量。任何减肥措施都需要持之以恒。哮喘患者可选择游泳进行减重,但是在进行游泳运动时要特别注意先进行充分的准备活动,让皮肤和关节逐步适应较冷的水,避免在运动中诱发哮喘。

3. 心理治疗　心理精神因素与哮喘发病密切相关。通过心理干预帮助患者消除消极思想和情绪,调整心理状态,使患者心理健康,无思想负担,建立战胜疾病的信心。

(三)中医康复治疗

1. 饮食调养　哮喘患者在缓解期,注意后天的调养甚为重要。由于病程较长,肺、脾、肾三脏有不同程度的亏损。患者日常饮食应注意自我调护,平素可服薏米、大枣粥、山药糊,或胎盘研末吞服,以补养后天。合理的饮食调养,一方面可减少诱发因素,减轻发作程度,另一方面可以强健肺、脾、肾,提高机体抗邪能力。哮喘患者的饮食应注意以下几点:

(1)饮食宜清淡,少刺激,不宜过饱、过咸、过甜,忌生冷、酒、辛辣等刺激性食物。

(2)过敏性体质者宜少食异性蛋白类食物,一旦发现某种食物确实可诱发患者哮喘发病,应避免进食,宜多食植物性大豆蛋白,如豆类及豆制品等。

(3)饮食要保证各种营养素的充足和平衡,特别应增加抗氧化营养素如β-胡萝卜素、维生素C、维生素E及微量元素硒等。抗氧化营养素可以清除氧自由基,减少氧自由基对组织的损伤。

(4)防止呼吸道感染,调节免疫功能亦很重要。应注意季节性保暖,婴儿应以母乳为主,母乳中含分泌型免疫蛋白抗体,能增加呼吸道的抵抗力。

(5)经常吃食用菌类能调节免疫功能,如香菇、蘑菇含香菇多糖、蘑菇多糖,可以增强人体抵抗力,减少支气管哮喘的发作。

2. 调情志,戒郁怒,以养神　部分哮喘患者的复发或加重与情志因素关系密切。《素问·上古天真论》云:"夫上古圣人之教下也,皆谓之虚邪贼风,避之有时,恬淡虚无,真气从之,精神内守,病安从来,是以志闲而少欲,心安而不惧,形劳而不倦,气从以顺,各从其欲。皆得所愿,故美其食,任其服,乐其俗,高下不相慕。"提出了修身养性、勿使神伤、动静结合、神体并养、形体壮而心神安、脏腑和而祛病延年的养生要旨。哮喘患者应注重身心调护、改变环境、舒畅情志、养神以助康复。如参加春游,在春天万物生机盎然的气氛中,心情舒畅以使志生,在秋风叶黄之时,感受万物收藏,工作有张有弛。一些发达国家成立了哮喘联谊会,定期开展活动,患者之间进行思想交流,提高防病意识,增强抗病信心,积极配合治疗,使体魄强壮,精力充沛。

3. 适寒温,慎起居,顾护正气　《景岳全书·喘促》云:"喘有夙根,遇寒即发,或遇劳即发者,亦名哮喘。"《脉因证治》亦指出:"哮喘之因,痰饮留伏,结成窠臼,潜伏于内,偶有七情之犯,饮食之伤或外有时令之风寒束其肌表,则哮喘之症作矣。"说明众多哮喘患者发病与寒暖不适有关。哮喘患者应特别注意寒温起居的调节,在气候突变时,注意防寒保暖,冬季外出应戴口罩,减少诱发因素。根据"春夏养阳,秋冬养阴"的养生原则,起居作息,要适合四季的昼夜长短,春夏要多室外活动,秋冬要安居少出。调神需顺应四时,春夏要欢快活泼,秋冬要恬静内藏,以顺应自然阴阳变化。

4. 吐纳导引,以强体魄　哮喘在临床缓解期可进行功能锻炼,以改善肺功能。选择一种或两种锻炼方法,如呼吸操、气功、太极拳、定量行走等,通过积极锻炼,保精全神。如华佗所创的"五禽戏"就是养生防疾的运动形式。

5. 药物治疗、调整阴阳　哮喘患者在发作时,多表现为痰阻气闭,以邪实为主。治疗应遵循发时治标,平时治本的原则。结合寒热辨证,或药物内服,或外治敷贴,或针灸按摩等,解除气道平滑肌痉挛,降低支气管敏感性,增强细胞免疫和体液免疫能力。通过治疗以复其不足,恢复或重建阴阳平衡,控制发作状态,使阴平阳秘,精神乃治。

6. 敷贴法

(1)白芥子涂法:白芥子30g,元胡30g,甘遂15g,细辛15g,共为细末,姜汁捣如泥状,捏成小圆饼6块,各撒麝香少许,分别贴两侧肺俞、膏肓、百劳穴上,纱布覆盖,绷带固定约2小时取下,小儿及妇人皮肤嫩薄者,时间酌减,每年夏季初伏日敷1次,10日、20日各敷1次,可减少发作。

(2)三健膏:天龙、附子、桂心、官桂、桂枝、细辛、川椒、干姜各等分,麻油调熬,加黄丹收膏,摊贴肺俞穴。

四、康复预后和预防

哮喘的转归和预后与疾病的严重程度有关,也与正确的治疗方案密不可分。多数患者经过积极系统的治疗后,能够达到长期稳定。尤其是儿童哮喘,通过积极而规范的治疗后,临床控制率可达95%。青春期后超过50%的患者完全缓解,无需用药治

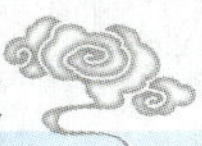

疗。个别病情重、气道反应性增高明显、或合并有支气管扩张等疾病的患者，治疗相对困难。长期反复发作并合并有肺气肿、肺源性心脏病者预后不良。

本病的预防主要包括以下内容：

1. 积极参加体育锻炼，以增强体质，提高抗病能力，注意活动量适度，避免过度劳累。节制房事。

2. 保持良好的生活习惯，有吸烟嗜好者应坚决戒烟，室内空气要新鲜，避免烟尘刺激。

3. 注意季节和环境变化，结合每个人具体情况，找出各自的促激发因素，避免接触过敏源，适时增减衣物，避免感冒和上呼吸道感染，痰多者应注意及时排痰，以保持呼吸通畅。

4. 饮食应清淡而富有营养，避免过腥、过辣等刺激性强的食物。

第六节　糖　尿　病

一、概述

糖尿病（diabetes mellitus，DM）是一种由多种因素引起的以糖代谢障碍为主要特征的综合征，其主要特点是高血糖和糖尿。血糖升高是由于胰岛素分泌缺陷和（或）胰岛素作用缺陷而引起。除引起碳水化合物代谢障碍外，还可引起蛋白质、脂肪、水和电解质等代谢紊乱。长期糖尿病可引起多个系统及器官的慢性并发症，导致功能障碍和衰竭，成为致残或病死的主要原因。临床上可分为 1 型糖尿病、2 型糖尿病、其他特殊类型的糖尿病和妊娠期糖尿病四大类型。

流行病学调查显示糖尿病的发病率及患病率逐年升高。1998 年世界卫生组织资料表明全世界糖尿病患者为 1.48 亿，到 2011 年国际糖尿病联盟的统计数据显示全球糖尿病患者人数已达 3.66 亿人，预计在 20 年内将达到 6 亿。2013 年 9 月发表的 2010 年中国慢性病调查数据，根据既往诊断糖尿病和空腹血糖/餐后 2 小时血糖检测结果，中国成人糖尿病患病率为 9.7%。同时参考糖化血红蛋白（HbA1c）水平，则糖尿病患病率为 11.6%。无论男性还是女性，糖尿病患病率都是城市高于农村。

（一）病因和发病机制

糖尿病的病因和发病机制比较复杂，至今尚未完全阐明。目前公认糖尿病不是单一病因所致的疾病，而是复合病因的综合征。发病与遗传、自身免疫及环境因素有关。在不同类型的糖尿病之间，其病因不完全相同，即使在同一类型中其病因也存在着异质性。糖尿病的发病机制可归纳为不同病因导致胰岛 β 细胞分泌缺陷及（或）周围组织胰岛素作用不足。

本病属于中医学“消渴”病的范畴。我国古代传统医学对糖尿病已有认识，“消渴”一名最早见于《素问 · 奇病论》，古时已发现“尿闻之有水果气，尝之有甜味”，以及此种尿吸引蚂蚁和滴在鞋上干后呈白色等现象。《黄帝内经》及《金匮要略》等书对消渴病都有病因、病机等论述。中医学从宏观上对消渴病（糖尿病）的病因与发病机制有较为全面的认识。《黄帝内经》最先提出其发病原因为“脏脆”，发病机制为“先天禀赋不足，五脏柔弱”，这一点与现代医学关于糖尿病的发病与遗传因素有关的理论十分一致。后世医家在此基础上不断提高深化，从七情、饮食、劳倦、外感、房事等方面认识消渴病的发病原因及病理过程，最后统一到消渴病的发病机制主要为"阴虚燥热"，主要涉及肺、脾（胃）、肾三脏，并由此提出了肺燥、胃热、肾虚等病理过程及临床证候。

（二）临床表现

糖尿病的各种临床表现可归纳为以下几方面。

1. 代谢紊乱症状群　可分为慢性物质代谢紊乱和畸形物质代谢紊乱。慢性物质代谢紊乱患者血糖升高后尿糖排出增多致渗透性利尿而引起多尿、烦渴和多饮。机体因外周组织对葡萄糖利用障碍，蛋白质代谢负平衡，脂肪分解增多，故患者肌肉变瘦，疲乏无力，体重下降，儿童生长发育受阻。为了补偿损失的糖分，维持机体活动，患者常易饥、多食，故糖尿病的表现常被描述为"三多一少"，即多尿、多饮、多食和体重下降。急性物质代谢紊乱可因严重物质代谢紊乱而出现酮症酸中毒或非酮症性高渗综合征。

2. 器官功能障碍　患者可因眼、神经、肾、心血管疾病等并发症或伴发病导致器官功能不全表现就诊而发现糖尿病。

3. 反应性低血糖　有的糖尿病患者进食后胰岛素分泌高峰延迟，餐后3~5小时血浆胰岛素水平不适当地升高，其所引起的反应性低血糖可成为这部分患者的首发症状。

4. 其他　部分患者平素无临床症状，因各种疾病需手术治疗，术前化验发现高血糖，或健康检查时发现高血糖。

（三）辅助检查

包括尿糖测定、血葡萄糖测定、葡萄糖耐量试验（OGTT）、糖化血红蛋白 A_1 和糖化血浆白蛋白测定及血浆胰岛素和C肽测定等。

（四）诊断要点

糖尿病诊断标准：糖尿病症状伴有随机静脉血浆葡萄糖≥11.1mmol/L（200mg/dl）；空腹静脉血浆葡萄糖≥7.0mmol/L（126mg/dl）；OGTT时，2h静脉血浆葡萄糖≥11.1mmol/L（200mg/dl）。空腹血浆葡萄糖（FPG）≥6.1mmol/L（110mg/dl）但<7.0mmol/L（126mg/dl）称为空腹血糖受损。

（五）临床治疗

1. 治疗原则　早期治疗、长期治疗、综合治疗、治疗措施个体化。

2. 治疗方法

（1）一般治疗：包括糖尿病健康教育、饮食治疗、体育锻炼等。

（2）药物治疗：可口服促进胰岛素分泌剂、双胍类药物、α葡萄糖苷酶抑制剂及胰岛素增敏剂，亦可应用胰岛素治疗。

（3）胰腺移植和胰岛素细胞移植：治疗对象多为1型糖尿病患者，但治疗技术的普及仍有待进一步发展。

（4）康复治疗：主要包括饮食治疗、运动治疗、心理治疗、中医传统康复治疗等。

知识链接

近年糖尿病流行病学调查

中国是全球糖尿病患者人数最多的国家，根据已发表的全国性调查，过去 30 年来，中国糖尿病患病率急剧增加：1980 年不到 1%，2001 年为 5.5%，2008 年为 9.7%，2013 年为 10.9%。老年人、男性、城市居民、经济发达地区居民、超重和肥胖者的糖尿病患病率更高。

2013 年调查中，估计中国糖尿病前期的患病率为 35.7%，远高于 2008 年调查估计的 15.5%。同样，老年人、男性、超重和肥胖者的糖尿病前期患病率更高；不过，农村居民的糖尿病前期的患病率比城市居民高。年轻人糖尿病的患病率在增加。根据 2008 年的调查，20~39 岁年龄组的糖尿病患病率为 3.2%，而 2013 年为 5.9%；糖尿病前期的患病率也从 9.0%增加到了 28.8%。

年轻糖尿病患者发生慢性并发症的风险更高，一项在亚洲进行的研究显示，年轻时患糖尿病，相比年龄较大时患糖尿病，前者的平均 HbA1c 和 LDL 胆固醇浓度要更高，视网膜病变的患病率也更高。中国人群中，早发糖尿病患者发生非致死性心血管疾病的风险，比晚发糖尿病患者要高。

二、康复评定

对糖尿病的康复评定可反映康复治疗方案的合理性和有效性，对康复治疗效果的评定实际上也就是临床疗效评价，包括生理功能评定如各项生化指标的评价，心理状况评定、运动耐力评估、日常生活活动能力评定及社会参与能力评定。出现并发症时，亦应做相应的功能评价。

（一）血糖监控

糖尿病治疗的目的在于尽可能长时间地保持无合并症及相对正常的生活，因此，应维持血糖在正常范围，并控制各种危险因素，是评价糖尿病控制程度的重要指标之一，其控制目标见表 4-15。

表 4-15　糖尿病控制目标

项目		理想	尚可	差
空腹血糖(mmol/L)		4.4~6.1	≤7.0	>7.0
餐后血糖(mmol/L)		4.4~8.0	≤10.0	>10.0
糖化血红蛋白(%)		<6.2	6.2~8.0	>8.0
血压(kPa)		<17.29/10.64	>17.29/10.64~21.28/12.64	>21.28/12.64
体重质量指数(kg/m^2)	男	<25	<27	≥27
	女	<24	<26	≥26
甘油三酯(mmol/L)		<1.5	<2.2	≥2.2
HDL-C(mmol/L)		>1.1	1.1~0.9	<0.9
LDL-C(mmol/L)		<2.5	2.5~4.4	>4.5

（二）心理状况评定

糖尿病患者心理障碍的发生率可达 30%~50%，主要表现为焦虑、恐惧、抑郁等。根据患者情况可选择相应的量表进行评价，常用量表有汉密尔顿焦虑量表、汉密尔顿抑郁量表、简明精神病评定量表等。

（三）运动耐力评估

糖尿病患者在进行康复治疗前，应对其运动耐力进行评定。通过评定可确定糖尿病患者的心脏负荷能力及身体运动耐力，以保证康复治疗的有效性和安全性。

（四）日常生活活动能力评定

糖尿病患者日常生活活动能力可采用改良 Barthel 指数和 FIM 进行评定。

（五）社会参与能力评定

可进行生活质量评定、劳动力评定和职业评定。

（六）糖尿病足的评定

糖尿病足是指糖尿病患者踝关节以下部位的皮肤溃疡、肢端坏疽或感染，是因长期神经和血管病变所致。

1. 神经检测

（1）SWME 检测：用尼龙单丝探针对足部进行刺激，评估足部的感觉，正常足部的保护性感觉阈值是 5.07，感觉低于此阈值水平有发生足部溃疡的危险。

（2）痛觉检查：针刺足底 9 个不同部位和足背 1 个部位，2 个以上部位无感觉表明痛觉显著丧失。

（3）振动觉试验：使用生物振动阈测定仪进行足部检查，振动感觉阈值>25V 者，提示足部发生溃疡的危险性明显增加；或使用有刻度的音叉在踇趾末关节处检查，可诊断患者有无振动觉减退，如检查 3 次中有 2 次答错，提示音叉振动感觉缺失。

2. 足部供血评定

（1）间歇性跛行：糖尿病周围血管病变导致足部供血不良，患者常出现间歇性跛行，同时足部动脉搏动减弱或消失。若踝—肱血压指数（ABI）<0.9 提示有糖尿病周围血管病变存在，ABI≤0.5 提示有严重的糖尿病周围血管病变（ABI＝踝动脉收缩压/肱动脉收缩压）。

（2）经皮氧分压（$TcPO_2$）：是反映皮肤微循环状态的指标，$TcPO_2$<30mmHg 提示足部有发生溃疡的危险，$TcPO_2$<20mmHg 则患者的溃疡几乎无愈合的可能，提示有截肢的危险。

3. 足部损害评估　采用 Wagner's 足部损害分类可以预测足部溃疡的愈合潜力，根据局部皮肤组织坏死的深度和范围将足部溃疡分为 6 级，并提出了相应的治疗方案，见表 4-16。

表 4-16　wagner's 足部损害分类

级别	评定标准	治疗措施
0	皮肤完整	
1	皮肤局部表浅溃疡	1 级或 2 级：有感染者给予紫外线与超声波配合治疗，无感染者用激光或红外线治疗
2	溃疡扩展到肌腱、骨、韧带或关节	
3	深部脓肿或骨髓炎	行外科清创配合抗生素静脉点滴，同时用超声波、紫外线、直流电抗生素导入治疗
4	1 个或多个足趾或前足坏疽	实施血管再造或血管成形术
5	全足坏疽	截肢

三、康复治疗

（一）康复治疗目标

1. 使血糖达到或接近正常水平。

2. 纠正代谢紊乱，减轻或消除临床症状。

3. 防止或延缓并发症的发生，避免引起心、脑、肾、眼、血管和神经等病变。

4. 肥胖者减体重，维持较好的健康和劳动能力；保证儿童、青少年患者的正常生长发育；保证孕龄期妇女的正常妊娠、分娩和生育。

5. 通过糖尿病教育，使患者掌握糖尿病的防治知识、必要的自我监测技能和自我保健能力。

6. 提高老年人生活质量，延长寿命，降低病死率和致残率。

（二）现代康复治疗

糖尿病的现代康复治疗包括运动疗法、饮食治疗、药物治疗、心理治疗等综合治疗措施，实行了将临床治疗与康复治疗密切结合的合理方案。糖尿病治疗中起直接作用的是运动疗法、饮食治疗、药物治疗，糖尿病健康教育和自我血糖监测则可以保证这三种治疗的作用。

1. 运动疗法　糖是运动时供能的重要物质，运动中糖提供能量的比例与运动强度、时间、饮食等因素有关。运动强度越大，糖酵解无氧供能比例越大。短时间运动主要依靠糖代谢供能，长时间运动时依靠糖和脂肪代谢供能。运动能促进机体的新陈代谢，减轻精神紧张及焦虑情绪，改善中枢神经系统的调节机制，增加机体的抵抗力，对预防糖尿病的慢性并发症也有一定的作用。糖尿病患者改善代谢应采取低于中等强度、较长时间的有氧运动。

（1）运动治疗的方法

1）方式：在开始运动疗法前，常先实施饮食控制和药物治疗，以使血糖得到适当控制。运动应以有氧运动为主，从小运动量开始，逐步增加运动量。待病情进一步好转时，可逐步减少药物用量，还可以适当放宽饮食控制标准，尽可能地用运动来维持血糖的平衡。对于病情稳定1型糖尿病患者，运动治疗是为了维持运动能力，促进健康，改善生活质量，而不是为了改善代谢，运动治疗只是一种辅助治疗手段。2型糖尿病患者，尤其是肥胖者，运动治疗比较适用，大部分患者可以从低至中度的有氧锻炼，强调相当于50%～60%最大吸氧量的运动水平，并能维持较长时间，以达到总的运动量。一般可根据患者兴趣选择简单、易坚持的项目，如步行、慢跑、骑自行车、游泳及爬山、医疗体操等。在平素的日常生活中，应鼓励患者持久地做些体力活动，可以加强治疗效果。如患者已出现并发症，则需根据患者具体情况选择恰当的运动项目。

2）运动量的掌握：运动量由运动的强度、时间和额度三个因素决定。适合糖尿病患者的运动强度通常选择相当于50%～60%最大摄氧量，或以70%～80%最大心率（HRmax）作为运动中的靶心率。无条件做运动试验时，可用以下公式推算：运动靶心率=安静心率+安静心率×（50%～70%），亦可简单地用170或180减年龄，余数即为运动时的靶心率。

患者每次运动的时间可自10分钟开始，并逐步延长至30～40分钟。若运动时间过短，则达不到体内代谢效应，而如果运动时间过长、运动强度过大，则易产生疲劳诱发酮症，从而使病情进一步加重。运动时间应是准备活动、运动训练和放松活动三部分时间的总和。运动频度以每周运动锻炼3~4次为宜，可根据每次运动量的大小而定。如果每次运动量较大，则间歇时间宜稍长，但不应超过3~4天，若运动间歇超过3~4天，则运动锻炼的效果及运动蓄积效应将减少，就难以达到运动的效果。运动后应注意根据患者自我感觉调整运动量。一般运动后的心率应在休息后5~10分钟内恢复到运动前的水平。若运动后10~20分钟心率仍没有恢复，则说明运动量过大，下次运动应适当减少；若每次运动后感觉良好，精神、睡眠均佳，则说明运动量合适或可适当增加运动量。

3）运动锻炼时间的选择：糖尿病患者应选择合适的锻炼时间，并注意与胰岛素、降糖药物及饮食治疗相互配合协调。通常空腹时应避免运动，应以餐后运动为宜。餐后运动时，应注意避开药物作用的高峰期，以免发生低血糖现象。若必须在药物作用高峰期进行运动或体力劳动，则应适当增加饮食量。短时间低强度的体力活动，适当增加饮食即可维持血糖平衡；但若做长时间的运动，则应在运动前适当减少胰岛素剂量，或在运动前后增加食物的摄入。

（2）运动疗法的注意事项

1）制订运动方案前，应对患者进行全面且详细的检查，并进行血糖、血脂、血酮体、肝肾功能、运动负荷试验、血压、关节和足的检查。

2）运动实施前后要有必要的热身活动和放松运动，避免心脑血管意外发生或肌肉关节的损伤。

3）运动量应适当，若运动量过大则易疲劳，从而引起酮症，使病情加重；若短时间较剧烈的运动，则可刺激交感—肾上腺素反应，使血糖升高。重型糖尿病患者空腹血糖在300mg/dl以上，运动可出现高血酮，有显著糖尿和酮尿，提示胰岛素不足时，运动会使血糖升高，故应禁忌运动。

4）运动治疗必须和饮食治疗、药物治疗相结合，合理地处理好三者之间的关系，从而获得最佳的治疗效果。

5）避免空腹运动，由于运动中容易出现低血糖现象，因此可将运动前的胰岛素剂量适当减少，或在运动前后适当增加食物的摄入，在运动时应随身携带饼干或糖果，以避免低血糖的发生。清晨空腹未注射胰岛素之前血浆胰岛素水平较低下，运动可使患者病情加重引起酮症，因此应避免清晨空腹未注射胰岛素之前进行运动。

6）由于运动时活动的肢体血流量增加，可能会加快胰岛素的吸收，从而出现低血糖反应，因此应避免在将要进行运动的肢体上注射胰岛素，可选择其他部位进行注射。

7）运动治疗应遵循循序渐进的原则，从小运动量开始并逐步增加，同时应注意观察血糖、尿糖及症状的改变，不断地调整运动方案。

8）有明显的自主神经病变体征、严重的心脑肾并发症、严重的高血压或增生性视网膜病变等疾病的患者，应禁忌运动。

2. 饮食治疗　控制饮食是糖尿病患者基础治疗之一。通过饮食治疗控制热量的摄入，减轻胰岛的负担，控制血糖升高以减轻症状和减缓并发症的发展。

（1）总热量：总热量应根据患者标准体重、生理条件、劳动强度及工作性质而定。

1）成人需要热量（每日每千克体重）：休息者为105~125kJ（20~25kcal），轻体力劳动或脑力劳动为主者为125.5~146.4kJ（30~35kcal），中度体力劳动者为146.4~

167. 36kJ(35~40kcal),重体力劳动者为 167. 36kJ(40kcal)以上。

2)儿童需要热量(每日每千克体重):0~4 岁为 209. 4kJ(50kcal),4~10 岁为 188. 28~167. 36kJ(45~40kcal),10~15 岁为 167. 36~146. 4kJ。

3)孕妇、乳母、营养不良及低体重者:总热量可适当增加 10%~20%。

4)肥胖者:除增加运动外,还应酌情逐渐减少进食量,使患者体重下降至标准体重以上 5%左右。

(2)营养素的热量分配

1)蛋白质:成人一般以每日每千克体重 0. 8~1. 2g 计算,约占总热量的 15%,孕妇、乳母、营养不良及有消耗性疾病可酌情增加至 1. 5g 左右,个别可达 2g,占总热量的 20%。富含蛋白质的食物有肉类、蛋类及豆类等,最好每日摄取的蛋白质 1/3 来自动物食物,其中含有丰富的必需氨基酸,以保证人体营养中蛋白质代谢所需的原料。

2)碳水化合物:据我国民众的饮食习惯,糖尿病患者每日可进食碳水化合物200~350g 或更多,占总热量的 50%~60%。主食如米、面均含有丰富的碳水化合物,也是植物性蛋白质的主要来源,是供给热能和蛋白质最经济、最迅速的来源。

3)脂肪:脂肪量一般按每天每千克体重 0. 6~1. 0g 计算,占总热量的 30%~35%,所有脂肪以不饱和脂肪酸为宜。

4)高纤维饮食:主要是植物纤维素,每日总量为 10~20g。这些成分在一般蔬菜中含量为 20%~60%,水果和谷类含 10%左右。饮食中增加高纤维成分,可改善高血糖,减少口服降糖药物或胰岛素的用量。

(3)饮食计算法:分细算法与估计法两种。三大营养物质产生的热量分别为:碳水化合物及蛋白质每克产热 16. 736KJ(4kcal),脂肪每克产热 37. 656kJ(9cal)。

1)细算法:按患者的性别、身高、标准体重计算。患者需要多少热量,应先计算标准体重,标准体重计算法可查理想体重表,亦可采用简易估计法,即身高(cm)-105(常数)=体重(kg),女性按所得值再减 2~3kg。然后,根据患者从事的不同体力劳动,查找相应的体力劳动每日每千克体重需要的热量,最后算出每日所需的总热量,即标准体重×每日每千克体重需要的热量=每日所需的总热量。

2)估计法:按体力需要,休息患者每日主食为 200~250g,轻体力劳动者为 25~300g,中等体力劳动者为 300~400g,重体力劳动者为 400g 以上。每日荤菜 150g 左右,蔬菜 250~500g 或更多,烹调用油 30~50g。一般糖尿病患者,脂肪进食量以动物脂肪和植物油各占一半比较合理。

(4)各餐总热量分配:根据患者进食,一般为 1/5、2/5、2/5,或 1/3、1/3、1/3;也可按 4 餐分为 1/7、2/7、2/7、2/7。

(5)饮食疗法注意事项

1)不同类型饮食方法不同:肥胖 2 型糖尿病患者的重点是控制热量的摄入,以减轻体重;1 型糖尿病患者及用胰岛素或口服降糖药的 2 型糖尿病尤其是同时在进行运动疗法的患者,在降低血糖的同时防止低血糖,饮食管理的要求更为严格,必须做到定时定量,增加餐次,并注意根据活动量或运动量的变化调整饮食量。

2)饮食处方前应进行饮食营养调查:结合患者平时的食量、心理特点、平日活动量等确定饮食摄入量,不宜单纯应用理论计算的数据而不考虑个体差异。要充分尊重患者个人的饮食习惯、经济条件和市场条件,尽量争取患者能与家属一起进餐。

3）有并发症的患者应个别的指导：阻止或减轻相应脏器的功能损害，如合并糖尿病肾病时，饮食疗法指导的原则是低蛋白高热卡饮食。合并高脂血症患者的饮食疗法指导原则是：高胆固醇血症者以低胆固醇饮食为主；高甘油三酯血症者以限制糖类为主的饮食疗法。

3. 药物治疗　主要包括口服降糖药和注射胰岛素。目前常用的口服降糖药大致分为三大类：促胰岛素分泌剂、胰岛素增敏剂和α-葡萄糖苷酶抑制剂。可根据病情选用一种或两种药物联合治疗。

4. 自我血糖监测　糖尿病患者坚持进行血糖监测提供血糖变化动态数据，为调整药物剂量提供依据。

5. 健康教育　糖尿病健康教育越来越被人们重视，是贯穿糖尿病治疗始终的一项极其重要的措施。主要健康教育内容包括患者对疾病的认识如各种急慢性并发症的发生率及危害性；饮食疗法指导，包括饮食治疗的意义、目的、重要性和具体实施方法；运动疗法指导，包括运动治疗在糖尿病治疗中的意义、方法和运动中注意事项；常用药物的介绍，如口服降糖药的种类、适应证、作用、不良反应和服用方法；胰岛素的种类、使用方法和自我注射技术指导；血糖的自我监测；鼓励患者书写糖尿病日记，观察和记录每天饮食、精神状态、体力活动、胰岛素注射以及血糖、尿糖、尿酮的检查结果等；介绍如何进行皮肤护理、足护理以及应急情况的处理如低血糖；通过心理咨询，正确认识疾病，树立战胜疾病的信心。

6. 糖尿病足的治疗　在严格控制血糖、控制感染、改善局部血液循环和抗凝药物治疗的基础上，联合物理疗法治疗糖尿病足，可以取得较好的效果。

（1）改善下肢血液循环：负压吸引装置、干扰电疗法、超短波、磁疗等可以促进下肢或局部血液循环，加快溃疡愈合。

（2）促进创面愈合：氦氖激光或弱能半导体激光照射创面。

（3）消炎：若创面感染、分泌物较多时，可用紫外线照射。

（4）减轻足压力：使用治疗性鞋袜、拐杖或轮椅减轻足溃疡部压力。

（5）外科治疗：足深部感染时，住院接受切开排脓或截肢手术。

（三）中医康复治疗

1. 中药治疗　糖尿病属于中医学“消渴”范畴，常以上、中、下三消辨证施治。

（1）上消

主症：口渴多饮，咽干，小便频多，舌干红，苔薄黄，脉数。

治法：清热止渴，生津润肺。

方药：可选生石膏、知母清热降火，除烦止渴；生地黄、麦冬养阴生津；黄连清脏腑之火；丹皮降血中之热；沙参养阴润肺，生津止渴；甘草、苏叶益气宣肺兼以和中。

（2）中消

主症：多食易饥，口渴喜饮，日渐消瘦，小便频数、大便燥结，舌红苔黄。

治法：清胃养阴增液。

方药：可选黄连、知母、青蒿清胃泻火；生地黄、麦冬、沙参养阴益胃增液；甘草、苏梗益气和中。

（3）下消

主症：口渴多饮，小便频数，头晕眼花，腰酸腿软，手足心热，舌红少苔。

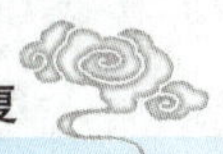

治法：滋肾固摄，养阴润燥。

方药：可选生地黄、山药、山萸肉、丹皮、泽泻、茯苓滋补肾阴，固摄肾气；益智仁、鸡内金、桑螵蛸益肾缩尿；沙参、麦冬养阴润燥；苏梗和中。

2. 气功疗法　气功可提高神经系统功能，增强新陈代谢，调节内分泌，具有降血糖及改善组织微循环的作用，可作为糖尿病辅助治疗的方法之一。适合糖尿病患者的气功锻炼方法有静功、动功和瑜伽功等，每日训练 1~2 次，每次 30~60 分钟。

3. 针灸疗法　针灸治疗糖尿病对改善临床症状、降低血糖亦有一定的作用。对于早期轻型患者，针灸治疗有一定的疗效，但对于病情严重的患者，单一的针灸治疗很难奏效，需在药物治疗、饮食治疗和运动治疗的配合下进行。可按辨证施治的原则，选择相应的针刺部位和针法，如阴虚燥热者，可选用足三里、膈俞、肾俞、胰俞、脾俞、曲池、太溪等穴。

4. 饮食调护　据糖尿病的不同病因病机施以合理的饮食，在每天总热量控制的情况下，采用“辨证论食”的方法。指导患者选择合适的食物并结合食物的性味归经，做到寒热协调，五味不偏，并且使患者了解到饮食控制的重要性，食量勿太过或不足，定时定量进食。如脾胃虚弱者，宜健脾益气祛湿，选山药和党参炖排骨、炖生晒参、黄鳝鱼汤、薏米莲子粥等；心阴虚火旺者用滋阴降火法，选小麦、小米、薏苡仁、沙梨等加沙参、玉竹、竹叶、麦冬、生地黄、黄芪等水煮食。

5. 情志调摄　漫长的病程及多器官、多组织结构和功能的损伤，易使患者身心产生压力，从而出现焦虑、抑郁等不良情绪，或对疾病的治疗缺乏必要的信心，或对疾病抱无所谓的态度而不予重视，这些不正确的心理和态度，对于糖尿病的控制十分有害。因此，应加强对患者的健康教育，不应因病情波动而产生心理负担，也不应因病情相对稳定而掉以轻心，只有保持心平气和，气机条达，经脉通利，同时注意积极地治疗和自我管理，才可以有效地避免因糖尿病所导致的各种并发症。

四、康复预后和预防

糖尿病患者若能做到及早防治，早期开始有效治疗，严格和持久控制血糖，则可明显减少并发症，降低致残率和病死率，预后良好；若治疗不及时、得当，出现严重并发症，则死亡率较高，死亡原因主要为心血管、脑和肾并发症。

糖尿病的预防措施主要有以下几点：

1. 保持健康的生活方式和合理的膳食结构，进行适当的体力活动，防止肥胖和过度紧张等，以减少诱发因素。

2. 做到早期发现、早期诊断、早期治疗，防止急、慢性并发症的发生和发展。

3. 坚持现代综合治疗原则，即“饮食控制，运动疗法，血糖监测，药物治疗，健康教育”5 个方面。

第七节　慢性胃炎

一、概述

慢性胃炎（chronic gastritis，CG）系指由多种原因引起的胃黏膜慢性炎症和（或）腺体萎缩性病变。

（一）病因和发病机制

1. 病因主要有幽门螺杆菌感染，其次为长期服用损伤胃黏膜的药物如消炎止痛药，饮刺激性食物如长期酗酒、饮用浓茶或咖啡等，十二指肠液反流、口鼻咽部慢性感染以及胃部深度 X 线照射也可导致胃炎。我国成年人的幽门螺杆菌感染率明显高于发达国家，感染阳性率随年龄增长而增加，胃窦炎患者感染率一般为 70%~90%，炎症持续可引起腺体萎缩和肠腺化生，胃体萎缩性胃炎常与自身免疫损害有关。

2. CG 分为慢性浅表性胃炎（即非萎缩性胃炎）、萎缩性胃炎和特殊性胃炎三种类型。浅表性胃炎病变局限于黏膜表层，腺体完整无损。萎缩性胃炎是炎症由浅表逐渐向深层发展所致，腺体扭曲、变形、坏死，甚至萎缩，累及贲门伴有 G 细胞丧失和胃泌素分泌减少，也可累及胃体伴有泌酸腺的丧失，导致胃酸、胃蛋白酶和内源性因子的减少。

根据 CG 的临床表现，可将其归属于中医“胃痞”“胃脘痛”“嘈杂”“泛酸”等范畴。如《素问·六元正纪大论》篇云：“太阴所至为积饮否隔。”又如《素问病机气宜保命集》云：“脾小能行气于肺胃，结而不散则为痞。”发病和加重常与情绪、饮食、起居、冷暖等诱因有关。乃中焦气机阻滞，升降失和而成。

知识链接

幽门螺杆菌

1982 年，Warren 和 Marshall 首次发现和分离出来幽门螺杆菌（Helicobacter pylori，Hp），因此获得了 2005 年的诺贝尔医学与生理学奖。三十多年来的研究已经确认，Hp 感染与 CG、消化性溃疡、胃癌等的发生密切相关，Hp 感染可以导致 3 种不同类型的 CG：浅表性胃炎、弥漫型胃窦炎和多灶性萎缩性胃炎。感染后的结局如何很大程度上有赖于菌株本身和宿主的遗传背景等因素。

（二）临床表现

1. 症状　部分患者可无临床症状。部分患者有中上腹不适、隐痛、饱胀感或烧灼痛，疼痛没有节律性，一般进食后为重，也常有食欲不佳、恶心、嗳气、反酸等消化不良症状。有胃黏膜糜烂者可出现少量或大量上消化道出血，胃体萎缩性胃炎合并恶性贫血者可出现全身衰竭、乏力、精神淡漠，而消化道症状可以不明显。

2. 体征　查体可有上腹部轻压痛，胃体胃炎有时伴有舌炎及消瘦、贫血征象。

（三）辅助检查

1. 胃镜与组织学检查　胃镜检查并同时取活组织做组织学病理检查是诊断慢性胃类最可靠的方法。一般来说浅表性胃炎胃镜所见黏膜呈红白相间，黏液分泌增多、附于黏膜不易剥脱，脱落后黏膜常发红或糜烂，或可见黏膜苍白、小凹明显，严重者黏膜糜烂，且常伴出血。萎缩性胃炎胃镜检查黏膜多呈灰、灰白或灰绿色，萎缩范围内可残留红色小斑；黏膜下血管常可显露，呈网状或树枝分叉状。

2. 其他　包括幽门螺杆菌检查、胃酸分泌功能测定、X 线钡餐检查等辅助检查。

（四）诊断要点

CG 症状无特异性，体征较少，X 线检查有助于排除其他胃部疾病，要通过胃镜检查及胃黏膜活组织检查来确诊。

（五）临床治疗

1. 治疗原则　消除病因，减轻症状，延缓疾病的进程及减少复发，改善患者的生活质量。

2. 治疗方法

（1）消除病因：减少各种致病因素的可能，如戒烟戒酒，避免食用强刺激胃黏膜的饮食及药物。及时治疗口、鼻、咽部的慢性疾患。积极锻炼提高身体素质。

（2）药物治疗：主要是对症处理。如疼痛发作时可用阿托品、颠茄合剂等缓解疼痛；胃酸增高时可用PPI质子泵抑制剂如奥美拉唑等或H2受体阻滞剂如雷尼替丁、氢氧化铝胺等；胃酸缺乏或无酸者可给予胃蛋白酶合剂，伴有消化不良者可加用多酶片等帮助消化。胆汁反流明显者可用甲氧氯普胺以增强胃肠蠕动来减少胆汁反流。抗生素治疗主要用于活检发现有幽门螺杆菌者。

二、康复评定

（一）生理功能评定

1. 疼痛　采用视觉模拟评分法（visual analogue scale，VAS）。

2. 胃液分泌功能检查　萎缩性胃炎时空腹血清胃泌素明显升高、而胃液中胃酸分泌缺乏。

3. 运动功能评定　肌力采用MMT方法。其评定参照本套教材《康复评定》。

（二）心理功能评定

CG患者可伴有不同程度的忧郁、焦虑和抑郁等心理障碍。其评估参照本套教材《康复评定》有关章节。

（三）日常生活活动能力评定

慢性萎缩性胃炎患者出现营养不良、贫血时，还可发生ADL能力及其相关活动受限、社会交往受限和劳动能力下降，导致生活质量下降。ADL评定采用改良巴氏指数评定表。具体评定参照本套教材《康复评定》。

（四）社会参与能力评定

主要进行生活质量评定、劳动力评定和职业评定，方法参照本套教材《康复评定》。

三、康复治疗

（一）康复治疗目标

康复治疗目标为早期介入，消除幽门螺杆菌，改善胃的分泌功能、胃动力、心理功能、ADL能力、工作能力，提高生活质量。

（二）现代康复治疗

1. 物理治疗　物理治疗有促进血液循环及营养状况、调节胃黏膜的分泌功能，消炎、解痉止痛的作用。

（1）运动疗法：具有减轻CG患者消化不良症状、维持和改善胃蠕动功能、提高全身耐力的作用。根据病情选择有氧耐力运动项目，如步行、跑步、游泳、太极拳等，以改善肌力、肌耐力和整体体能。每日1次，每次20~30分钟，每周3~5次，连续4周或长期运动。散步是一种适合大多数中老年CG患者的运动疗法。散步时，人体的整个内脏器官都处于微微的颤动状态，加之配合有节奏的呼吸，可以使腹部肌肉有节奏的前后收缩，横膈肌上下运动，这对胃肠来说，类似按摩作用可以刺激消化液的分泌、促进胃肠蠕动，从而收到提高胃肠消化功能的效果。

（2）超短波疗法：电极置于上腹部和背部相应脊髓节段（$T_{6\sim9}$），距离3～4cm，剂量为温热量，15～20分钟，每日1次，8～12次为一疗程。适用于胃酸分泌少、胃酸低的CG患者。

（3）调制中频电疗法：两个电极在胃区前后对置，强度以患者能耐受为度。每次20分钟，每日1次，15次为一疗程。适用于有上腹痛的CG患者。

（4）紫外线疗法：对胃区和$T_{5\sim7}$节段进行紫外线照射，剂量2～3MED开始，每次增加1/2～1MED，隔日照射1次，7～8次为一疗程。适于胃酸分泌功能低下的患者。

（5）直流电及直流电离子透入疗法：直流电离子透入疗法适用于胃酸高、胃分泌亢进、胃痛症状较重的患者；直流电疗法适用于胃酸缺少者。

1）普鲁卡因透入：先让患者口服0.1%～0.2%普鲁卡因溶液200～300ml，阳极置于胃区，另一极置于背部的相应节段（$T_{6\sim9}$），电流强度10～20mA，时间15～20分钟，每日1次，12～18次为一疗程。

2）阿托品透入：方法同普鲁卡因导入法，阿托品每次用量为3～5mg。

3）直流电疗法：电极大小、部位、电流强度、时间及疗程同上述电离子导入疗法，但胃区电极接阴极。

（6）间动电疗法：用2个电极，置于胃区及背部的相应节段，电流强度15～20mA，时间15～20分钟，每日1次，15～20次为一疗程。胃液分泌多用密波，分泌少用疏波；上腹痛选疏密波，萎缩性胃炎加间升波。

（7）其他：红外线、石蜡疗法等，适用于胃酸增高型CG。

2. 心理治疗　心理治疗具有改善或消除CG患者忧郁、焦虑和抑郁心理的作用。一般采用心理支持、疏导的治疗方法，使CG患者得到帮助，消除心理障碍。

（三）中医康复治疗

根据中国中西医结合学会消化系统疾病专业委员会2003年制定的标准，CG可分为肝胃不和、脾胃虚弱（寒）、脾胃湿热、胃阴不足、胃络瘀血型。肝胃不和型多为CG的早期、活动期，幽门螺杆菌感染活跃，常伴胆汁反流、胃排空障碍。脾胃湿热型病程缠绵，幽门螺杆菌阳性率最高，胃炎持续活动或急性发作。胃络瘀阻型幽门螺杆菌阳性率也较高，胃黏膜炎症与微循环障碍有关，治疗以活血化瘀为主。脾胃虚弱型多见于病程较长者，处于中晚期，幽门螺杆菌阳性率较低，胃功能减弱，胃酸偏低，从虚实夹杂转为虚寒为主。胃阴不足型幽门螺杆菌阳性率最低，胃酸低下，胃黏膜营养不良、萎缩、干燥、变薄。

1. 中药治疗

（1）中药内服

1）肝胃不和型

症状：胃脘胀满而痛，痛窜两胁，痛无定处，时作时止，症状随情绪因素诱发或加重，易怒，或喜叹息，口苦，嗳气，嘈杂，泛酸，或伴胸闷不舒，纳差腹胀，得嗳气或矢气为快，大便不畅。舌质淡红，苔薄白，脉弦。

治法：疏肝理气，和胃止痛。

方药：柴胡舒肝散（《景岳全书》）合金铃子散（《素问病机气宜保命集》）加味。药用柴胡、陈皮、川芎、芍药、枳壳、甘草、香附、延胡索、川楝子。

2）脾胃湿热型

症状：胃脘灼热胀痛，痛势急迫，口臭、口干、口苦，脘腹痞闷，食少纳呆，恶心欲吐，渴不欲饮，身重困倦，小便短黄，大便黏滞，舌质红，苔黄腻，脉滑数或濡数。

治法：清化湿热，理气和胃止痛。

方药：清中汤加味（《医学心悟》）。药用黄连、山栀、陈皮、茯苓、半夏、草豆蔻、甘草。

3）胃络瘀阻型

症状：久病，症见胃脘疼痛，如针刺、似刀割，痛有定处，拒按，按之痛甚，食后痛增，胃痛日久不愈，夜晚严重，甚者呕血、黑便或有大便隐血阳性，面色黯滞，舌质黯红，或紫黯，或有瘀斑，脉弦涩。

治法：化瘀通络，理气和胃。

方药：实证用失笑散（《太平惠民和剂局方》）合丹参饮（《时方歌括》）加味，药用五灵脂、炒蒲黄、丹参、檀香、砂仁；虚证可以调营敛肝饮加味（《医醇賸义》），药用归身、白芍、阿胶、枸杞、五味子、川芎、枣仁、茯苓、广皮、木香、枣、姜。

4）脾胃虚弱型

症状：胃脘部隐隐作痛，绵绵不休，甚者胃脘部有冷感，喜温喜按，饥则痛甚，得食稍缓，劳累或着凉后发作或加重；腹部胀满，食后则甚，纳呆少食，口中乏味，泛吐清涎，神疲乏力，面色萎黄，少气懒言，四肢不温，倦怠嗜卧，甚则水肿，大便溏薄或腹泻，小便清长，舌质淡或有齿痕，苔薄白润滑，脉迟缓或沉细弱。

治法：健脾温中，和胃止痛。

方药：偏于气虚者选香砂六君子汤加味（《古今名医方论》），药用人参、白术、茯苓、陈皮、半夏、炙甘草、木香、砂仁、生姜；偏于阳虚者选黄芪建中汤加味（《金匮要略》），药用黄芪、桂枝、白芍、生姜。

5）胃阴不足型

症状：病程长，胃脘隐隐灼痛，饿时加重，但不欲食，干呕呃逆，咽干唇燥，欲饮水，心烦少寐，消瘦乏力，大便干结，小便短少，舌红少津，或少苔或无苔，或舌有裂纹，脉细数。

治法：养阴益胃，和中止痛。

方药：沙参麦冬汤（《温病条辨》）合芍药甘草汤（《伤寒论》）加味。药用沙参、玉竹、冬桑叶、麦冬、生扁豆、生甘草、花粉、白芍。

（2）中药敷贴法：取元胡21份，炙白芥子21份，细辛12份，甘遂12份，生姜适量。上药烘干，共研细末，用时取生姜适量，洗净浸泡后捣碎取汁，再用生姜汁拌和药粉，比例为10g∶10ml，拌匀调成。药膏直径为1.3cm、厚约0.3cm。取适量药膏摊涂在5cm×5cm敷纸中心部位，贴敷于大椎、膈俞、脾俞、胃俞穴上。成人每次贴敷的时间为4~6小时，儿童适当缩短。局部如有烧灼感或疼痛，可提前揭去。贴敷的时间以每年“头伏”“中伏”“末伏”的第1天中午时分为最佳，共贴3次，一般连续贴3年。此法有健脾和胃、理气止痛功效，用于治疗CG。

2. 推拿按摩　患者仰卧位，双膝微曲。两手掌相叠，置于腹部，以肚脐为中心，在腹部沿顺时针方向按摩约5分钟，也可以从上腹部往下缓缓按摩至下腹部，有温热感为度。摩腹手法用力宜先轻后重，范围由小到大至全腹。然后患者取坐位，腰部前屈。医者两手五指并拢，掌面紧贴腰眼，用力来回擦骶部，如此连续反复进行约1分钟，使皮肤微热为宜。

3. 针灸疗法

（1）体针：主穴取中脘、胃俞、内关、足三里。肝胃不和者加肝俞、太冲、行间；脾胃阳虚者，加气海、脾俞、三阴交；胃阴不足者，加三阴交、太溪；瘀血内阻者，加膈俞、血海；胃热夹滞者，加天枢、下脘、内庭。脾胃阳虚、胃阴不足者用补法，其余用平补平泻法。每日或隔日治疗1次，10次为1个疗程，疗程间隔3~5日。

（2）耳针：取穴为相应区压痛点以及脾、胃、皮质下、三焦、交感、神门。每次取2~4个穴位，中等刺激，留针20分钟，左右耳交替使用，每日1次，10~15次为1个疗程。

（3）梅花针：取穴脾俞、胃俞、胃仓、章门、上中下脘、天枢、气海、内关、足三里、厉兑、隐白。用重弹刺法，以微出血为度，每日1次。

（4）灸法：①神阙隔姜灸：先用细盐将肚脐填平，再取一0.2~0.3cm厚的姜片，中间用粗针刺数个小孔，然后置于盐上。最后取清艾绒一撮捏成圆锥状，大小如花生米，置于姜片上点燃，待燃尽后，易炷再灸。此方法多用于胃脘冷痛、吐泻并作、四肢厥冷等症。CG患者胃痛隐隐，神疲乏力，面黄肌瘦者，每日灸5~7壮，连续灸20~30日即可收到满意疗效。②艾条灸法：对于脾胃虚寒之胃痛，或中老年人胃脘隐痛、食欲缺乏者，可用艾条温和灸中脘、梁门、足三里穴。具体方法是取艾条1支，点燃后直对穴位，距离以患者能耐受为度。一般灸10~15分钟，使皮肤出现红晕而不烫伤，每2~3日1次。

4. 传统体育锻炼　可进行气功、太极拳、八段锦、五禽戏等运动，以增强体质，促进腹腔的血液循环，增加胃肠的蠕动，改善胃部的营养状况。如果长期坚持太极拳，CG患者炎症症状可渐改善，胃肠功能渐恢复正常。

5. 食疗　注重软、烂，易消化，特别是豆类、花生米等硬果类要煮透、烧熟，便于消化吸收。进食食物新鲜、清淡，既易于消化吸收，又利于胃病的康复。肝胃不和型用佛手片12g、猪瘦肉50g，煮汤饮用，不宜久煎。脾胃虚寒型选用党参25g、大米50g，洗净，炒至黄色，然后将二者与清水1 000ml一起放入砂锅内，煮至350ml左右，分次食用。胃阴不足型选用大米100g、石斛12g、玉竹9g、大枣5个，先将石斛、玉竹煮水600ml，去渣后加入大枣、大米以文火煮粥食用。瘀血内阻型选用生三七研末，每次3g，以温开水冲服。

四、康复预后和预防

CG预后一般良好。多数浅表性胃炎可恢复正常，但也有少数人可发展为糜烂性胃炎或转变为萎缩性胃炎，一般不会恶变。萎缩性胃炎难于治愈，大多终生带病，极少数可发展成胃癌，有人统计患萎缩性胃炎10年后的癌变率在6%以下。对慢性萎缩性胃炎伴肠化生者，应每年做一次胃镜，不典型增生者应3~6个月复查一次。

CG的预防应注意以下几点：

1. 饮食有节　注意饮食调节，避免长期饮烈酒、浓茶或咖啡，进食过热过冷的粗糙食物，以免损伤胃黏膜。

2. 谨慎用药　避免长期、大量服用活血化瘀、非甾体类等刺激胃黏膜的药物，以保护黏膜屏障。

3. 情绪调畅　精神抑郁、过度紧张或疲劳，容易造成幽门括约肌功能紊乱、胆汁反流而发生CG。

4. 适当锻炼　患者可根据自身情况，进行自我锻炼，如跑步、游泳、气功、太极拳、医疗体操、球类等，还可选择休闲性作业活动，在娱乐活动中达到治疗疾病、促进康复的目的。

第八节　急性肾衰竭

一、概述

急性肾衰竭（acute renal failure，ARF），又称急性肾损伤，是一种由多种病因引起的肾功能在短时间突然下降，可在数小时至数天内肾单位调节功能急剧减退，以致不能维持体液电解质平衡和排泄代谢产物，而导致高血钾、代谢性酸中毒及急性尿毒症综合征，此综合征临床称为 ARF。

ARF 根据病理生理可分为肾前性、肾性、肾后性 ARF 三类。

（一）病因和发病机制

1. 肾前性 ARF　出血、胃肠道失液、脱水、过度利尿等原因引起的血管内容量下降；败血症、过敏反应、麻醉以及减轻心脏后负荷药物的使用可导致全身血管阻力下降，如非甾体类消炎药、麻醉剂等均能引起肾小球滤过功能下降；肺栓塞、心源性休克、充血性心力衰竭等心输出量不足的情况可导致有效循环容量不足从而引起肾脏血液灌注下降。

2. 肾后性 ARF　膀胱、前列腺或子宫颈癌症，输尿管或尿道结石，前列腺肥大，或神经源性膀胱等均可导致尿路梗阻，可逆行性引起输尿管或肾盂梗阻从而引起肾衰竭。

3. 肾实质性 ARF　由于药物中毒、缺血等原因导致的肾小球疾病，急性间质性肾炎，急性肾小管坏死，或肾血管病均可引起 ARF。

4. 慢性肾功能不全急性发作。

5. 根据其表现，中医可归为“癃闭”“关格”“水肿”等范畴。汉·张仲景《伤寒论》提出“关则不得小便，格则吐逆”。李用粹《证治汇补·癃闭》“既关且格，必小便不通，旦夕之间，陡增呕恶，此因浊邪壅塞三焦，正气不得升降……阴阳闭绝，一日即死，最为危候”。其病因多为外感六淫，饮食不慎，劳倦过度，或失血、失液、药毒等，主要涉及肺、脾胃、肾及三焦等脏腑。初期主要为火热、湿毒、瘀浊之邪壅阻三焦，水道不利，实证居多，后期以脏腑虚损为主。

知识链接

人工肾透析机

1914 年，约翰·雅各布·阿贝尔和一组美国科学家一起设法为一只狗制作了一个人工肾透析机。一直到 1943 年，当时荷兰被纳粹德国占领，欧洲处于第二次世界大战和战火之中，威廉·科尔夫设法制造了第一台用于人类的肾透析机。科尔夫沿袭了约翰·阿贝尔的方法，但他用肠作为透析管。这些透析管被放入无菌水中，废物通过肠衣的微孔渗透进入无菌水中，直到最终水中和血液中含有等量的废物。除去了部分废物的血液流回到体内。由于平板太笨重，后来对设备进行了改进，改为赛璐玢螺旋管。最初的人工肾透析机只作为应急措施，在肾功能恢复之前起替代作用。但在 20 世纪 60 年代早期，更小的人工肾透析机使患者能在家中反复进行透析。

（二）临床表现

1. 症状　ARF 主要表现为血肌酐和尿素氮升高，水电解质和酸碱平衡紊乱及全身各系统并发症。其中肾前性 ARF 表现为少尿、血尿素氮升高；肾后性 ARF 表现为突然无尿或间断无尿；肾实质性可因受累部位不同而表现不一，如肾血管性 ARF 常伴有恶性高血压，最常见的肾小管坏死导致的 ARF 常有典型的少尿期、多尿期和恢复期。ARF 少尿期的全身并发症可有消化系统症状如食欲减退、恶心、腹胀等；呼吸系统症状如呼吸困难、憋气等；循环系统症状如高血压及心力衰竭、心律失常等；神经系统症状如意识障碍、躁动、谵妄等尿毒症脑病，水电解质和酸碱平衡紊乱如代谢性酸中毒、高钾血症及低钠血症等。多尿期每日尿量可达 3 000~5 000ml。通常持续 1~3 周，继而恢复正常。

2. 体征　急性面容，除原发病体征外，可有轻度贫血貌，少尿期常有血压高、水肿，严重患者有意识障碍、呼吸深快、心界扩大或心律失常等。

（三）辅助检查

1. 尿液检查　少尿型每天尿量在 400ml 以下，尿比重多在 1.015 以下，尿蛋白多为（+）~（++），可有红、白细胞及肾小管上皮细胞、细胞管型和颗粒管型。急性肾小管坏死会出现小管上皮细胞和小管上皮细胞管型。急性间质性肾炎常伴随脓尿和白细胞管型。急性肾小球肾炎常有高浓度的尿蛋白以及红细胞管型。

2. 血液检查　血红蛋白多不低于 80g/L。检查血肌酐（Scr）与血尿素氮（BUN）浓度及每天上升幅度，以了解肾功能损害程度以及有无高分解代谢存在。尿中 N-乙酰-β-D 氨基葡萄糖苷酶、溶菌酶和 β_2-微球蛋白等常增高。少尿期与多尿期均应连续进行血电解质浓度测定，包括血钾、钠、镁、钙、氯化物及磷浓度等；少尿期特别注意高钾血症；多尿期应警惕高钾或低钾血症等。血气分析通常看有无代谢性酸中毒。

3. 肾脏超声检查　肾后性 ARF 在 B 超下可发现尿路梗阻，B 超示双肾多明显增大，肾皮质回声增强、或肾锥体肿大。

4. CT 和 MRI 检查　CT 扫描能发现肾结石、肾积水等，而磁共振显像（MRI）对解剖结构的分辨程度更高。相反，静脉肾盂造影可能因为造影剂的毒性加重肾脏损害而应用较少。

5. 肾活体组织检查　典型的 ARF 不需要活检。不明确时检查可确诊肾小球疾病、小管间质病变及小血管病变所致的 ARF。

（四）诊断要点

1. 病因的存在。

2. 临床表现除上述原发病因的临床表现外，常在原发病出现数小时或数日后突然发生少尿，24 小时尿量在 400ml 以下，此为少尿型 ARF。患者常有尿毒症症状，习惯上将其临床过程分为少尿期、多尿期和恢复期。

3. 实验室检查

（1）血液检查：血浆肌酐和尿素氮进行性上升。

（2）尿液检查：尿常规发现尿蛋白（+~++），尿比重降低、尿钠含量增高。

4. 金标准是肾活检病理诊断。

（五）临床治疗

1. 治疗原则　积极治疗可逆的病因；适时而有效的透析；早期救治危重症；注意防止并发症。

2. 治疗方法

(1)早期的治疗

1)病因治疗。

2)利尿剂 10%葡萄糖、低分子右旋糖酐和速尿以维持尿量。

3)血管扩张剂如钙拮抗剂、小剂量多巴胺、前列腺素 E1 等以解除肾血管痉挛。

(2)少尿期的治疗

1)控制液体出入量:“量出为入,宁少勿多”。

2)纠正电解质与酸碱平衡紊乱。

3)治疗尿毒症。轻者可推迟或不透析即能度过少尿期,若出现急性左心衰、高钾血症及严重酸中毒时应立即进行肾透析。

4)感染的治疗。

5)重症患者应早期进行血液透析。

6)有严重休克、感染、缺氧等患者应收住 ICU 治疗。

(3)多尿期的治疗　最初 3~5 天,仍按少尿期治疗处理。尿量超过 1 500~2 000ml/d 时应补充钾盐,给予高糖、高维生素饮食。随着血肌酐和尿素氮水平的下降,可逐渐增加蛋白质摄入量。血尿素氮<17. 9mmol/L、肌酐<354μmol/L 时,症状明显改善者,可暂停透析治疗。

(4)恢复期的治疗　主要是中药治疗和康复治疗,避免使用肾毒性药物及对肾脏有害的因素,加强营养,逐渐增加活动量,促进机体早日康复。

二、康复评定

(一)生理功能评定

1. 肿胀　用米尺测量下肢周径的变化。

2. 肾功能检查　检测尿量、血浆肌酐和尿素氮的变化来评估肾功能的修复或加重,判断病程进展的阶段及评估康复疗效。

3. RIFLE 分级诊断标准　急性透析质量指导组(ADQI)在 2002 年给出了 ARF 的 RIFLE 分级诊断标准,其主要根据肾小球滤过率(GFR)和尿量,分为 3 个严重程度级别:危险(risk)、损伤(injury)、衰竭(failure)和 2 个预后级别:肾功能丧失(loss)、终末期肾病(ESRD)。RIFLE 分级诊断标准见表 4-17。

表 4-17　RIFLE 分级诊断标准

期别	肾小球功能指标(Scr 或 GFR)	尿量指标
R 期	Scr 升高>1. 5 倍,或 GFR 下降>25%	<0. 5ml/(kg · h),时间>6h
I 期	Scr 升高>2 倍,或 GFR 下降>50%	<0. 5ml/(kg · h),时间>12h
F 期	Scr 升高>3 倍,或>353. 6μmol /L(4mg/dl)或急性增加>44. 2μmol /L(0. 5mg/dl);GFR 下降>75%	<0. 3ml/(kg · h),时间>24h 或无尿>12h
L 期	持续肾衰竭>4 周	
E 期	持续肾衰竭>3 个月	

注:Scr 为血清肌酐;GFR 为肾小球过滤率

4. KDIGO 分期标准　为进一步提高急性肾损伤诊断的敏感性和准确性，2004 年 ADQI 和更多的相关协会一起提出急性肾损伤的概念，其定义为不超过 3 个月的肾功能或结构方面异常，包括血、尿、组织学检测或影像学检查所见的肾脏结构与功能的异常。此外，于 2005 年在 RIFLE 标准的基础上提出了 AKIN 诊断标准。为综合 RIFLE 和 AKIN 标准的优点，改善全球肾脏病预后组织(KDIGO)在 RIFLE 和 AKIN 标准的基础上，于 2012 年 3 月发布了 KDIGO 分期标准。KDIGO 标准将 AKI 定义为：①在 48h 内 Scr 升高≥ 26.5μmol/L；②在 7d 之内 Scr 升高超过基础值的 1.5 倍及以上；③尿量减少(< 0.5ml/kg/ h)且持续时间在 6h 以上。KDIGO 分期标准见表 4-18。

表 4-18　KDIGO 分期标准

期别	肾小球功能指标(Scr)	尿量指标
1 期	升高≥26.5μmol/L(0.3mg/dl)或升高 1.5~1.9 倍	<0.5ml/(kg·h)，时间 6~12h
2 期	升高 2.0~2.9 倍	<0.5ml/(kg·h)，时间≥12h
3 期	升高≥353.6μmol/L(4mg/dl)，或需要启动肾脏代替治疗，或患者<18 岁，估计 GFR 降低到<35ml/min·1.73m^2，或升高≥3 倍	<0.3ml/(kg·h)，时间≥24h 或无尿≥12h

注：AKI 为急性肾损伤；KDIGO 为改善全球肾脏病预后；Scr 为血清肌酐；GFR 为肾小球过滤率

5. 步行能力评定　ARF 患者体力迅速减退，康复评定需要评估患者体力。让患者步行 6 分钟或 12 分钟，记录其所能行走的最长距离。在平坦的地面划出一段长达 30.5m(100 英尺)的直线距离，两端各置一椅作为标志。患者在其间往返走动，步履缓急由患者根据自己的体能决定。在旁监测的人员每 2 分钟报时一次，并记录患者可能发生的气促、胸痛等不适。如患者体力难支可暂时休息或中止试验。

（二）心理功能评定

主要是抑郁、焦虑情绪障碍，评定方法参照本套教材《康复评定》有关章节。

（三）日常生活活动能力评定

ADL 评定采用改良巴氏指数评定表，多数还需要详细的步行功能评定来评估患者的步行耐力等状况。具体评定参照本套教材《康复评定》。

（四）社会参与能力评定

主要进行生活质量评定、劳动力评定和职业评定，方法参照本套教材《康复评定》。

三、康复治疗

（一）康复治疗目标

防治并发症，消炎消肿，保护和改善肾功能，维持和提高生活自理能力，提高生活质量。

（二）现代康复治疗

1. 物理因子疗法　物理因子治疗可以减轻肾血管痉挛，改善肾脏的血液循环，消除间质水肿，促进组织修复，加快恢复肾功能。常用超短波、短波及超声波疗法，ARF 因感染等诱发时，也可应用其他物理因子疗法如紫外线等治疗原发病。

(1)超短波或短波疗法:大功率超短波(250~300W),温热量,气距3~4cm,两肾区与腹前对置,30~60分钟,每日1~2次,5~10次为一疗程。

(2)超声波疗法:0.1~1W/cm²,移动法5~10分钟,或固定法3~5分钟,5~10次为一个疗程。

2. 耐力运动训练　ARF患者体力明显减退,需要进行耐力训练,具体可参阅"慢性充血性心力衰竭"一节。耐力训练不仅有助于改善糖、脂、蛋白质代谢,增强体力、提高生活质量,而且中低强度的耐力训练可能还有减少蛋白尿、保护肾功能的作用。不过,在少尿期要特别注意控制运动量,以床上活动和床边活动为主,运动量过大会引起肾血流量减少、肾小球滤过减少而加重肾损伤。在锻炼中可以通过主观运动强度法和心率作为运动强度的指标,其方法简便、易行。主要以患者主观感觉很轻松为主,主观感觉往往可以作为心率的一个补充或替代来使用。多尿期可逐渐增加活动量,运动强度以不引起血肌酐、尿素氮增高为准。恢复期可逐渐加大运动强度至常人水平。

3. 能量节省技术　ARF患者日常生活能力迅速下降,康复治疗需要教会患者在生活中应用能量节省技术,可参阅"慢性阻塞性肺疾病"一节,通过维持日常活动,来避免因失用带来的生理、心理挫伤。

(三)中医康复治疗

1. 中药治疗

(1)中药内治法:辨证主要涉及肺、脾胃、肾及三焦等脏腑,由热毒、瘀血、失血脱液引起,治疗以补肾强督为主,佐以祛邪。可选用大活络丹、伸筋活络丸、正清风痛宁等中成药,也可临证选方,随证加减。临床常见证型如下:

1)少尿期

①热毒炽盛型

症状:尿少,尿闭,高热不退,口干,苔黄干,脉数。

治法:泻火解毒。

方药:黄连解毒汤加味(《外台秘要》)。药用生石膏、生地、水牛角、丹皮、山栀子、黄芩、赤芍、知母、连翘。

②湿热蕴结型

症状:尿少、尿闭,小便灼热、恶心呕吐,舌苔黄腻、脉滑数等。

治法:清热利湿,降逆泻浊。

方药:黄连温胆汤加味(《六因条辨》)。药用车前子、萹蓄、瞿麦、山栀子、滑石、茯苓、黄连、生大黄、甘草梢。

③火毒瘀滞证

症状:少尿或排尿涩痛,时畅时止,高热,小便短涩灼热,吐、衄、咯血,舌深绛紫黯,苔黄焦,脉细数。

治法:清热解毒,活血化瘀。

方药:清瘟败毒饮加味(《疫疹一得》)。药用生石膏、赤芍、玄参、连翘、生地黄、栀子、桔梗、鲜竹叶、水牛角、丹皮、贝母、黄连、黄芩、甘草。

④气脱津伤型

症状:尿少、尿闭,排出无力,气微欲绝,舌淡苔白,脉细微。

治法:益气养阴,回阳固脱。

方药:生脉饮(《医学启源》)合参附汤(《圣济总录》)加味。药用生晒参、黄芪、五味子、麦冬、熟附子、黄精、龙骨、牡蛎。

2)多尿期

①肾阳虚型

症状:小便清长,夜尿频多,面色苍白,神疲乏力,纳差便溏或水肿,口黏口淡不渴,腰膝酸痛或冷痛,舌淡嫩胖,脉象沉弱。

治法:温阳补肾。

方药:真武汤(《伤寒论》)合实脾饮(《济生方》)加味。药用白芍、干姜、附子、白术、茯苓、炙甘草、厚朴、大腹皮、草果仁、木香、木瓜。

②气阴两虚型

症状:尿多清长,全身疲乏,腰酸,咽干思饮,舌红少津,脉细。

治法:益气养阴。

方药:生脉饮(《医学启源》)合增液汤(《温病条辨》)加味。药用肉桂、熟附子、丹皮、熟地黄、怀山药、山萸肉、茯苓、泽泻、益智仁、乌药。

(2)中药外治法:

1)中药贴敷:用大蒜125g,捣烂,敷于两腰部,每日1次。贴敷处先用凡士林涂过,以免敷后出现水疱。亦可以用苦酒和芒硝涂腹上,以薄薄一层为度,外用油纸覆盖,每日4~6次。

2)中药灌肠:金银花30g、槐花30g、蒲公英30g、煅牡蛎(先煎)50g、生大黄(后下)30g,浓煎至200ml,38~40℃保留灌肠,每天一次,有利于排毒化瘀。

3)中药药浴:又可称为皮肤透析,在中医治法中又名“开鬼门”。透骨草、伸筋草、橘子叶、生姜、柚子皮、生麻黄、桂枝、红花、皂刺各15g,特别适合于透析患者有皮肤瘙痒者,也可用于肾衰水肿、尿少用利尿剂无效,而又不能透析治疗的,可透表发汗,进行半身浴或腿浴,药液熬好加入浴缸或浴桶温水(38~40℃)浸浴30分钟左右,达到出汗的目的,有消肿并改善患者周身症状的作用。

2. 推拿按摩　具有改善循环、排毒利尿、缓解疲劳、调节平衡等作用。部位主要选在督脉、膀胱经和中轴关节处,多采用推、滚、拿、揉、摇等手法,手法轻柔,以放松为主。每日1次,每次10~20分钟,以按摩部位发热、微感酸胀为度,10~15次为1个疗程。

3. 针灸疗法　治疗原则多以补肾为主,结合健脾法,标本兼治。

(1)体针疗法:急宜先针肾俞、气海、天枢、涌泉、水分等穴,回阳救急,利水消肿;缓解期取肾俞、脾俞、胃俞、腰阳关、关元、气海、命门、足三里、三阴交、悬钟、太白、太溪等穴,补脾肾,益气血。滋阴潜阳。隔日1次,5~10次为1个疗程,疗程间隔3~7天,连续3个疗程。

(2)耳针疗法:选取肾、内分泌、脾等穴,皮肤消毒后,将耳针埋入,每日自行按压4~6次,每次5~10分钟,夏日留针2天,冬日留针5天,两耳交替埋治。

(3)艾灸疗法:灸督脉为主,选取神阙、肾俞、脾俞、命门、足三里、中脘等穴直接灸,具有补脾益肾、利水消肿的功效。以皮肤潮红为度,防止起疱。或以当归、熟地、蛇床子等中药制成的药饼置穴位上,隔药饼灸。

4. 传统体育锻炼　可积极进行气功、太极拳、八段锦、五禽戏等运动,以增强体

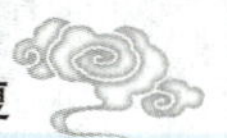

质，促进血液循环，排毒消肿，改善生活能力。

5. 食疗　按病情限量进食乳类、蛋类，限水；忌肥甘厚味，如油脂类及高蛋白食品。按病情限量进食鸡蛋、牛奶或瘦肉等，忌用刺激性食品如咖啡、酒、辣椒等。少尿期可用蔗糖、鲜柠檬汁、葡萄糖等；多尿期可用各种饮料如茶、果汁、可可、青菜水等，可用鳖（甲鱼）1 只、猪骨髓 200g，食用可滋阴补肾，填精补髓。

四、康复预后和预防

ARF 是临床危重病，各种类型的 ARF 一旦形成，病死率较高，平均病死率在 40%~50%。其预后常与年龄、原发病、慢性疾患、肾功能损害程度、早诊断、早治疗以及透析与否、有无多脏器功能衰竭等并发症有关。肾前性 ARF 适当治疗多可恢复；肾性 ARF 以急性肾小球肾炎预后最好；非少尿性 ARF 预后较少尿或无尿型好；年龄越小预后越差，尤其合并先天心、肾疾病者，学龄儿童急进性肾炎预后最差。目前，随着透析疗法的早期、广泛开展，直接死于 ARF 本身的病例显著减少；多数主要死于原发病和并发症。高龄、严重的原发病、原有慢性肾脏疾病、诊断治疗不及时者，可发展为慢性肾功能不全者。

对 ARF 的预防建议如下：

1. 及时治疗原发病　发生严重腹泻或呕吐等情况，及时查找原因、补液，易引起急性肾小管坏死的各种诱因和疾病，密切观察肾功能和尿量。

2. 合理用药及检查　预防严重感染，合理使用抗生素、利尿药，避免肾损伤；施行静脉尿路造影检查时特别注意造影剂的使用量等。

3. 规范行为　养成良好的生活习惯和规律的生活方式，坚持体育锻炼，注意饮食结构均衡，烟酒要自控，尽量戒掉，建立良好的心态，保持心情舒畅。

4. 科普教育　对患者及家属进行有关科普知识宣教，使疾病复发早期及早期发病的患者能够得到及时诊断和进行透析治疗，有利于控制病情。

5. 适当功能锻炼，避免剧烈运动　根据体力状况适当锻炼身体，深呼吸、太极拳及户外活动可增强身体素质、提高抵抗力。但突然、大量、剧烈运动可引起横纹肌溶解，导致 ARF。

（曹　渺　熊国星）

复习思考题

1. 冠心病Ⅲ期康复治疗注意事项是什么？

2. 高血压患者，步行 2 000m 路程，其中有两段各长 100m、斜度为 5°~10° 的短坡，怎样进行计划安排？

3. 慢性充血性心力衰竭患者的康复训练方法包括哪些？

4. COPD 患者的呼吸功能训练方法有哪些？

5. 哮喘患者的康复治疗目标是什么？

6. 糖尿病的康复治疗目标是什么？

案例分析
答案要点

案例分析

1. 患者男性，55 岁，胸骨后压榨性疼痛伴恶心、呕吐 2 小时。患者于 2 小时前搬重物时突然感到胸骨后疼痛，呈压榨性，有濒死感，休息与含服硝酸甘油均不能缓解，伴大汗、恶心，呕吐过两次，为胃内容物，二便正常，既往无高血压和心绞痛病史，无药物过敏史，吸烟 20 余年，每天 1 包。查体：T 36. 8℃，P 100 次/min，R 20 次/min，BP 100/60mmHg。急性痛苦病容，平卧位，无皮疹和发绀，浅表淋巴结未触及，巩膜不黄，颈软，颈静脉无怒张，心界不大，心率 100 次/min，有期前收缩 5~6 次，心尖部有 S4，肺清无啰音，腹部平软，肝脾未触及，下肢不肿。心电图示：STV1~5 升高，QRSV1~5 呈 Qr 型，T 波倒置和室性期前收缩。请分析该患者属于康复分期的哪一期？请确定康复治疗目标，制订康复治疗方案。

2. 患者，男，65 岁，高血压病史 20 年，当时未予重视，血压逐渐上升，6 年前最高血压达 190/110mmHg，开始药物治疗，但用药不规则，血压控制不良。3 年前，出现头昏、眼花、头胀痛，测血压达 220/116mmHg，入院诊断为高血压、混合型高脂血症。入院体检：血压 200/106mmHg，腰围 112cm，体重指数 31. 7kg/m^2，余无异常。请为此患者制定康复目标并制订一份康复治疗计划。

3. 患者，女，36 岁，因发热、呼吸急促、心悸 2 周入院。患者于 4 年前开始出现劳动时自觉心慌、气促，近半年来此症状加重，同时出现下肢水肿。入院体检：P：132 次/min，呼吸 32 次/min，血压 110/80mmHg，口唇青紫，半卧位，颈静脉怒张，心界向两侧扩大，心尖区闻及Ⅲ~Ⅳ双期杂音，肺动脉第 2 心音亢进，两肺漫布湿啰音，腹部膨隆，有移动性浊音，下肢明显凹陷性水肿。入院后给予强心、利尿、抗感染治疗，目前生命体征平稳，进食、穿衣、洗漱不引起不适，上楼、家务劳动时偶有心慌、气喘等不适。请分析：患者根据 NYHA 的分级为几级？制订康复治疗方案前，该患者还需进行哪些评定？

4. 患者，女，60 岁，退休工人，患有中度到重度的慢性阻塞性肺病。患者肺功能检测结果示：FEV_1/FVC 为 57%，FEV_1 预计值是 43%。静止心率为每分钟 78 次，静止血氧饱和度是 96%。在两侧 6 分钟步行试验中没有休息，最远步行距离为 456m，步行后，血氧饱和度为 94%，患者主观感觉非常严重气促（气短指数 7 分）。请制订该患者的步行训练方案。

5. 患者，男，35 岁，咳嗽、发热 2 周，喘息 5 天。2 周前受凉后出现咽痛、咳嗽、发热，以干咳为主，最高体温 37. 8℃。口服“感冒药”后发热症状明显改善，但咳嗽症状改善不明显。5 天前出现喘息，夜间明显，自觉呼吸时有“喘鸣音”。常常于夜间憋醒。接触冷空气或烟味后症状可加重。无烟酒嗜好。诊断为支气管哮喘、上呼吸道感染。试制订患者的康复治疗方案。

6. 患者，男，65 岁，诊断为糖尿病，空腹血糖在 6. 5~7. 5mmol/L，餐后血糖在 13. 0~13. 5mmol/L。查体示患者一般情况可，身高 160cm，体重 70kg，血压 130/85mmHg，心肺查体阴性。平素喜暴饮暴食，母亲为糖尿病患者。请为患者制订运动治疗方案。

第五章

PPT 课件

其他疾病的康复

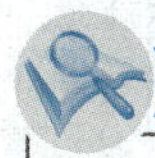

学习要点

扫一扫
知重点

烧伤面积计算方法、烧伤深度和严重程度评定、烧伤康复治疗；癌症的康复评定和康复治疗；下肢深静脉血栓形成的康复评定与康复治疗。

第一节　烧　伤

一、概述

烧伤在我们日常生活中很常见，常常导致毁容和机体功能上的障碍，严重影响患者以后的生活和工作。康复治疗的介入，不仅加速创面的早期愈合，而且减缓肥厚性瘢痕的形成和关节的挛缩，减轻其他并发症的发生，使患者的生活质量和社会价值大大提高，因此烧伤康复成为康复医学的重要内容。烧伤(burn)是指由热力(火焰、灼热液体、气体或固体等)、化学物质、电能、激光、放射线等作用于人体皮肤、黏膜、肌肉等造成的组织损害。临床通常所说的烧伤，是指单纯由高温所造成的热烧伤。

(一) 病因和发病机制

在引起烧伤的诸多原因中，热力烧伤最常见，占85%~90%或以上，如火焰、沸水、沸液、蒸气、热金属等；其次为化学烧伤，如强酸、强碱等；再次为电烧伤，如触电、闪电伤；其他还有放射性烧伤，如原子能、X线等。

热源强度、接触时间、接触部位等因素直接影响着烧伤局部和全身的变化。烧伤后即刻局部组胺释放，引起强烈的血管收缩，数小时后血管舒张，血管通透性增高，血浆渗透到伤口周围，受损细胞肿胀，血小板和白细胞聚集，导致局部栓塞缺血和进一步损伤。烧伤后机体抗感染能力降低，大量体液由开放伤口流失，导致急性血容量不足，随之发生休克。创面易被细菌感染而致败血症；伤后3~4周，健康肉芽屏障形成，感染概率下降。如吸入有害气体造成直接损伤，可导致上呼吸道阻塞及肺炎的发生。

本病属于中医学“火烧伤”“汤火伤”“汤泼火伤”等范畴。早在晋代《肘后方》中就有“烫火灼伤用年久石灰敷之，或加油调”和“猪脂煎柳白皮成膏”外敷的记载。唐代的《千金方》在阐明烧烫伤的病理变化和辨证论治时指出：“凡火烧损，慎勿以水洗之”，否则，“火疮得热，热气更深转入骨，切入筋骨难瘥”。清代《外科秘录》曰：“汤烫疮……轻则害在皮肤，重则害在肌肉，尤甚者害在脏腑。”以上认识至今在临床仍有参考价值。总之，本病的病因病机主要是热毒炽盛，损伤人体肌肤、脉络、筋骨、脏器，致使脉络阻滞、气阴损耗，甚者气阴两脱而至死亡。

知识链接

关于小儿烧伤

近年来，小儿烧伤有逐年上升的趋势，特别是1~4岁的小孩是烧伤的高发人群。据不完全统计，全国每年发生火灾20万~30万起，因火灾受伤的人数在500万~1 000万之间，其中儿童烧烫伤约占30%。由于儿童自身生理学特点以及多方面制约因素的限制，儿童烧烫伤后致残率和病死率均明显高于成人患者。尤其是缺乏相关康复治疗的知识和理念，儿童烧伤患者后期因缺乏康复治疗而导致的严重畸形发生率一直居高不下。所以，我们应摒弃以往的救治仅仅保住性命即可的思想，烧伤康复早期引入儿童烧伤患者的治疗当中，更多地考虑烧伤儿童后期的发育、生活与就业的问题，尽可能地早期介入康复治疗，维持和改善他们的功能状态。

（二）临床表现

烧伤的局部反应有红肿、渗出、水疱形成，严重者蛋白凝固、坏死、形成焦痂，甚至炭化；全身反应为大面积严重烧伤导致血容量下降、休克、肾衰竭、合并感染甚至死亡。根据烧伤的深度分为Ⅰ度、浅Ⅱ度、深Ⅱ度、Ⅲ度。各度临床表现如下：

1. Ⅰ度烧伤　又称红斑性烧伤，仅伤及表皮浅层，生发层健在，再生能力活跃。局部有红斑，轻微红肿，表面干燥，烧灼感，3~5天内脱屑愈合，不留瘢痕。

2. Ⅱ度烧伤　又称水疱性烧伤。分为浅Ⅱ度烧伤和深Ⅱ度烧伤。

（1）浅Ⅱ度烧伤：烧伤达真皮浅层，生发层部分受损，残存的生发层和皮肤附件（如汗腺及毛囊的上皮）可较快地进行修复。局部皮肤明显红肿，有大小不等的水疱形成，疱液清亮透明，呈淡黄色或蛋白凝固状的胶状物。已破溃的水疱可显露出红润、潮湿的基底部，伴明显疼痛。如无继发感染，1~2周左右愈合，一般不留瘢痕，多数有色素沉着。

（2）深Ⅱ度烧伤：烧伤达真皮深层，但仍残留部分真皮及皮肤附件。局部肿胀，上皮发白或呈棕黄色，其间有散在的小水疱，破溃的水疱基底部微湿，红白相间，并可见许多红色小点或小血管支，这是毛细血管扩张充血之缘故。较深的深Ⅱ度烧伤可见因栓塞凝固的血管网，感觉迟钝，疼痛不明显。如无感染，一般需3~4周自行愈合，常留有瘢痕。

3. Ⅲ度烧伤　又称焦痂性烧伤，烧伤达皮肤全层，表皮、真皮及皮肤附件全部毁损，甚至深达肌肉和筋骨。局部蜡白或焦褐色，甚至炭化状，干燥无水疱，无疼痛感，质韧呈皮革样坚硬，可见粗大的血管网凝固于焦痂下。创面修复依赖于手术植皮或皮瓣修复，严重者需截肢，愈合后有瘢痕遗留。

（三）辅助检查

1. 血、尿、便常规　重度烧伤早期，体液丢失，血液浓缩时，红细胞计数、血红蛋白量和血细胞比容明显升高，尿比重升高。脓毒败血症时，白细胞总数常在 10×10^9/L~25×10^9/L之间，中性粒细胞达85%以上，并可见中性核左移及中毒颗粒。便常规检查

粪便中隐血是否为阳性。

2. 血气分析及血清 Na^+、K^+、Cl^-测定　判断是否酸中毒。

3. 电解质　大面积烧伤可伴有体液丢失，导致水电解质紊乱和休克，需进行电解质稽查。

4. 肝肾功能检查　谷草转氨酶（AST/SGOT）是否高于55U/L，判断烧伤程度是否达到深度烧伤。判断有无肾损伤。

5. 此外血培养阳性有助于诊断；脓液细菌培养及药敏试验有助于确定致病菌种类，有针对性地选择抗生素。还有其他的辅助检查手段如心电图、胸部CT等。

（四）诊断要点

1. 详细询问病史，找出烧伤原因。

2. 注意患者的疼痛程度、神志及尿量。

3. 根据临床表现和辅助检查结果，对烧伤做出临床诊断和分度。

（五）临床治疗

1. 治疗原则

（1）现场急救原则：迅速脱离致伤源、立即冷疗、就近急救和转运。

（2）防治休克。

（3）防治局部和全身性感染。

（4）积极处理创面，促进早期愈合。

（5）防治挛缩等并发症。

（6）尽早介入康复治疗。

2. 治疗方法

（1）现场急救：迅速脱离热源；保护受伤部位；维护呼吸道通畅；对复合伤，如窒息、大出血、脑外伤、开放性气胸、骨折等应先施行相应的急救和复苏处理。大面积严重烧伤患者早期应避免长途转送，就近输液抗休克或气管切开，必须转送者应在伤后6小时以内尽早转运，并建立静脉输液通道，留置导尿管，观察尿量。

（2）早期处理：

1）抗休克：烧伤后应立即镇静止痛以防止神经源性休克。对于低血容量性休克，需要快速足量补液，迅速恢复有效循环血容量。国内常用的烧伤补液公式为：补液量＝烧伤失液量＋每日生理需水量，其中，烧伤失液量＝体重×烧伤面积百分比×1.5，每日生理需水量＝5%葡萄糖液2 000ml。解除气道梗阻，保持呼吸道通畅也是防治休克的重要措施。

2）抗感染：感染是大面积烧伤患者的主要死因，是烧伤救治中的突出问题。消毒隔离、外科创面处理、合理使用敏感抗生素和全身支持疗法（营养的支持，水、电解质紊乱的纠正）是抗感染的基本措施。

3）创面处理：正确处理创面是烧伤治疗成败的关键。Ⅰ度烧伤属红斑性炎症反应，应保持创面清洁和防止创面进一步损伤，无需其他特殊处理。浅Ⅱ度烧伤清创后，如水疱皮完整，应予保存，如已撕脱，可以无菌油性敷料包扎。对于深Ⅱ度及Ⅲ度烧伤，清创后，原则上尽可能采用暴露疗法，争取早期外科手术，包括早期切痂（切除烧伤组织达深筋膜平面）或削痂（削除坏死组织至健康平面），并立即皮肤移植，能减少全身性感染发病率，提高大面积烧伤的治愈率。

4）防治并发症：大面积深度烧伤患者易并发肺部感染、消化道出血、急性肾衰、压疮、化脓性静脉炎等，应积极予以防治。充分、合理的营养支持也是预防并发症的重要手段。

（3）康复治疗：包括创面康复、瘢痕康复、肢体功能康复、心理康复、职业及社会能力康复以及中医传统康复治疗。

二、康复评定

通过对烧伤面积、深度、程度，肥厚性瘢痕、关节活动度、日常生活活动能力、职业能力、心理功能等的评定，旨在了解烧伤所致损伤及功能障碍程度，对制订康复治疗方案和评估康复治疗效果有重要意义。

（一）烧伤面积的评定

烧伤面积，以烧伤区占全身体表面积的百分比来计算。国人体表面积的计算常用中国新九分法和手掌法，既简单实用又便于记忆，两者常结合应用。

1. 中国新九分法　将人体体表面积划分为 11 个 9%的等份，另加 1%，构成 100%的体表面积。即头颈部＝1×9%，躯干＝3×9%，双上肢＝2×9%，双下肢＝5×9%+1%，共为 11×9%+1%（表 5-1）。儿童因头部相对较大而四肢较小，故体表面积的计算与成人略有区别，可按下法计算：头颈部面积＝［9+（12−年龄）］×100%，双下肢面积＝［46−（12−年龄）］×100%（表 5-1，图 5-1）。

表 5-1　烧伤面积评估表（中国新九分法）

部位		占成人体表百分比		占儿童体表百分比
头颈部	发部	3	9（1×9）	9+（12−年龄）
	面部	3		
	颈部	3		
躯干	躯干前面（胸腹）	13	27（3×9）	3×9
	躯干后面（背部）	13		
	会阴	1		
双上肢	双上臂	7	18（2×9）	2×9
	双前臂	6		
	双手	5		
双下肢、臀部	双臀	5	46（5×9+1）	5×9+1−（12−年龄）
	双大腿	21		
	双小腿	13		
	双足	7		

2. 手掌法　是将患者五指并拢，一个手掌的面积视为体表面积的 1%，来估计烧伤面积的方法（图 5-2）。小面积烧伤直接用手掌法，大面积烧伤则可用手掌法减去未烧伤的面积，非常方便。

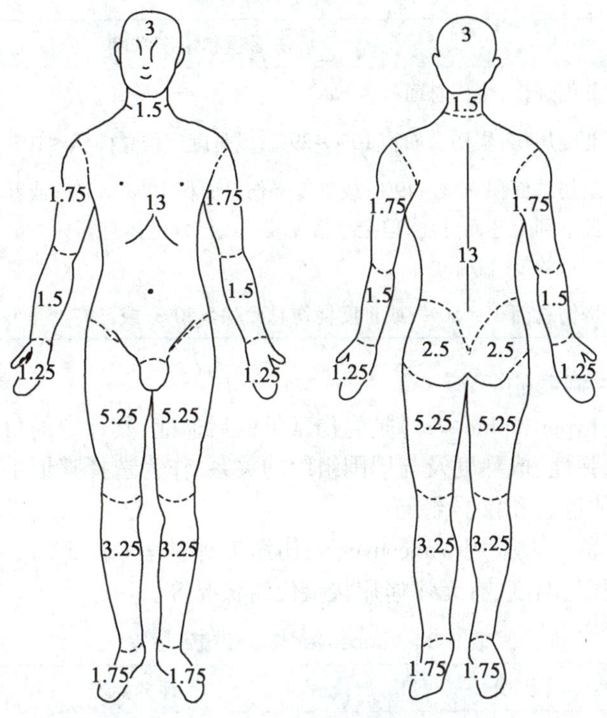

图 5-1 成人体表各部所占百分比示意图

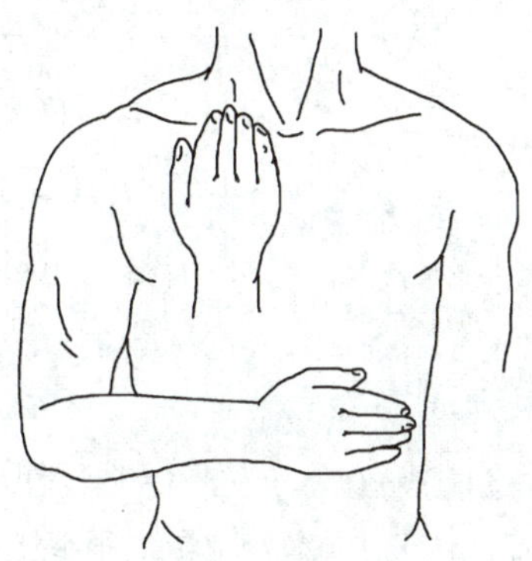

图 5-2 手掌法

（二）烧伤深度的评定

烧伤深度的评定通常采用三度四分法，即Ⅰ度、浅Ⅱ度、深Ⅱ度和Ⅲ度（各度表现见概述）。近年来，国际上对三度四分法提出了修正，提出了四度五分法，其基本变化是把超越皮肤和皮下的深度烧伤定位为四度，其创面修复必须依赖植皮及皮瓣移植，严重者须行截肢术。

（三）烧伤严重程度的评定

按烧伤面积和烧伤深度二项指标，1970 年全国烧伤会议将烧伤分为轻度、中度、重度和特重度（表 5-2）。

表 5-2　烧伤严重程度

严重程度	烧伤面积和烧伤深度
轻度烧伤	Ⅱ度烧伤,烧伤总面积≤9%。
中度烧伤	Ⅱ度烧伤,烧伤总面积 10%~29%;或Ⅲ度烧伤总面积≤10%。
重度烧伤	烧伤总面积 30%~49%;或Ⅲ度烧伤总面积 10%~19%;或Ⅱ、Ⅲ度烧伤总面积虽不到上述面分比,但全身情况较重或已发生休克等并发症、呼吸道烧伤或有较重的复合伤。
特重度烧伤	烧伤总面积≥50%;或Ⅲ度烧伤总面积≥20%;或已有严重并发症。

（四）肥厚性瘢痕的评定

肥厚性瘢痕(hypertrophic scar)是烧伤常见的后遗症,其评定的目的是明确瘢痕的部位、大小、厚度、弹性、成熟度及与周围组织的关系,作为选择整形手术的参考。常用的方法有瘢痕评估量表和仪器测定。

1. 瘢痕评估表　常采用 Vancouver 烧伤瘢痕评估表(表 5-3),主要评估烧伤面积、颜色、厚度、硬度、温度、有无痒痛症状及代谢状况等。

表 5-3　Vancouver 烧伤瘢痕评估表

项目		评分	评分标准
色素沉着	M	0	正常,与身体其他部分颜色相似
		1	较浅色素
		2	混合色泽
		3	色素沉着
血供	V	0	正常,与身体其他部分颜色相似
		1	粉红色
		2	红色
		3	紫色
柔顺性	P	0	正常
		1	柔软,很小外力作用即变形
		2	较软,压力作用下即变形
		3	坚硬,外力作用下不变形,不易被推动或呈块状移动
		4	带状,绳索样,伸展瘢痕时,组织变白
		5	挛缩,瘢痕永久性缩短,导致畸形
瘢痕厚度	H	0	正常,平坦
		1	0mm<H<1mm
		2	1mm<H<2mm
		3	2mm<H<4mm
		4	H>4mm

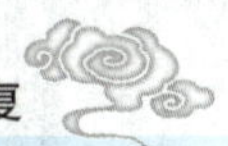

2. 仪器测定　①超声波测定瘢痕的厚度；②激光多普勒测定瘢痕内的血流量，反映瘢痕增生的进程；③经皮氧分压（$TCPO_2$）测定肥厚性瘢痕的代谢情况，增生性瘢痕的 $TCPO_2$ 明显高于正常瘢痕和皮肤；④spectrocolorimeter 分光比色计测定瘢痕的亮度、色彩、饱和度等指标，反映瘢痕的血供、色素沉着等情况，判断瘢痕的进程，评价治疗效果；⑤羟脯氨酸测定：血和尿中的羟脯氨酸含量与瘢痕面积成正比。

除以上评定内容外，还应对烧伤患者进行关节活动度、日常生活活动能力、心理状态及生存质量进行评定，具体评定方法见《康复评定》相关内容。

三、康复治疗

（一）康复治疗目标

1. 促进创面愈合，改善创面质量。

2. 抑制瘢痕增生，减轻瘢痕所引起的毁容和畸形。

3. 防止瘢痕挛缩，维持或改善关节活动度，最大限度地恢复运动功能。

4. 消除焦虑、抑郁情绪，提高生存质量。

5. 增强肌力、体能，尽力恢复患者日常生活活动能力。

6. 消除由畸形或毁容引起的自卑心理，恢复患者就业能力，最终回归家庭与社会。

（二）现代康复治疗

严重烧伤患者在生命得以保全、创面愈合后，其治疗却远未结束。瘢痕增生、关节挛缩、肌肉萎缩及由此引发的生活自理能力低下、心理障碍、就业困难等一系列问题严重阻碍着患者回归家庭、回归社会，因此功能康复对烧伤患者尤为重要。康复治疗应从烧伤早期开始，不仅可以减轻疼痛，预防和控制感染，促进创面愈合，更有利于预防关节挛缩畸形和瘢痕增生，促进肢体功能恢复，最大限度地改善或恢复患者的生活能力和工作能力。康复治疗包括创面康复、瘢痕和挛缩康复、肢体功能康复、心理康复、职业及社会能力的康复。

1. 创面康复

（1）清创和创面的处理：烧伤早期创面的处理很关键，早期良好的清创和创面处理，是后期获得较好功能和较佳外观的前提。对于Ⅰ度烧伤，通常无需特殊处理。对小面积和浅Ⅱ度烧伤，若水疱完整，只需抽出水疱液后消毒；若水疱皮已撕脱，可以用无菌活性敷料包扎。创面可用冷疗、红外线照射或超短波治疗，以控制炎症。对于深Ⅱ度以上的深度烧伤，要去除焦痂，方法包括：在水疗中或水疗后进行机械性清创；使用敷料软化焦痂，当敷料去除时，焦痂也随之去除；烧伤面积在20%以下的患者，可使用清创药物如枯草菌酶等；外科手术切痂或削痂。清创后的创面用生物移植覆盖，局部和（或）全身应用敏感抗生素。同时可配合高压氧治疗、水疗法、紫外线照射、电光浴等理疗，有助于促进创面愈合，防治感染。

（2）创面痒和痛的处理：创面上皮化后，可有周围神经末梢再生，此时可出现疼痛和瘙痒。可用冷水浸泡或湿敷，不要用热水清洗皮肤。必要时可给予止痒药水、止痛药、抗组胺药、抗抑郁药和镇定药等。

2. 瘢痕和挛缩康复　烧伤后期主要是肥厚性瘢痕和挛缩。

（1）体位摆放：严重烧伤患者长期卧床，身体不能自由活动，同时创面未愈疼痛难忍，患者多采取长期屈曲和内收的体位，极易导致肢体挛缩畸形。Ⅰ度和Ⅲ度烧伤容易产生肥厚性瘢痕，处于关节处的肥厚性瘢痕如发生挛缩，也会造成关节活动受限，甚至关节强直，故应强调早期正确的体位摆放，以维持关节活动度，防止挛缩和畸形。体位摆放的总原则是采取伸展位，同时配合定时体位变换和主动运动。一般采用枕头、泡沫垫等维持良肢位，也可应用矫形器帮助体位摆放。

(2)压力治疗：压力治疗是指利用各种可提供压力的材料（如弹性压力衣、束套、硅凝胶、塑胶面具等），对伤口愈合部位持续压迫而达到预防和治疗瘢痕增生的方法。压力治疗是目前公认的预防和治疗肥厚性瘢痕最有效的方法，其作用原理主要是一定压力下烧伤瘢痕组织增生的毛细血管栓塞，局部缺血缺氧，使成纤维细胞合成胶原的速度下降，胶原降解过程加速并接近正常皮肤胶原排列样式，生成胶原纤维和基质的功能降低，从而达到使瘢痕变薄、软化的目的。对水肿部位加压治疗可促进体液回流，减轻水肿。压力治疗应尽早进行，原则上是创面愈合后越早开始越好。不同年龄的患者、不同时期和部位的瘢痕所需施加的压力不同，如五官部、胸腹部的压力不可过大；儿童应选择较低压力；活跃、增生的瘢痕应选择较高压力，一般以 1.33～3.33kPa 为宜。治疗必须持续进行，每天尽量加压治疗 24 小时，持续 6～18 个月甚至 2 年，直至瘢痕成熟。

压力治疗时应注意：若压力过大，皮肤会缺血缺氧而发生溃疡；使用时有不适感，摩擦部位易产生水疱和皮肤破溃，个别患者出现皮疹或皮炎；面、颈和会阴等特殊部位难以维持有效的压力；仅适用于瘢痕未成熟前；对儿童的生长发育有一定的影响。

(3)支具(夹板)：目前多采用低温热塑夹板制作，可置敷料于表面加压包扎。夹板固定于抗痉挛位，每日做主动活动时除去夹板。合适的夹板配合压力治疗对烧伤后瘢痕，特别是手部瘢痕有明显的预防和治疗效果，既能控制瘢痕的发展，又能减少手指畸形的发生。

(4)理疗：可采用超声波、音频电疗法、直流电离子导入、激光、蜡疗等理疗方法，以软化和减轻瘢痕。

(5)药物及放射治疗：糖皮质激素类是目前最常用的药物，临床一般用曲安西龙注射于瘢痕区，每次用量在 20mg 以内，每周 1 次，4 次为 1 个疗程。其他药物如去炎松、康宁克通、苯海拉明、透明质酸酶、积雪苷、秋水仙碱、青霉胺、维甲酸、噻替派等。放射治疗常选用 X 射线、β 射线。正处于增殖、分裂状态的细胞对 X 射线很敏感，照射后会出现损害，所以常用浅层 X 线照射治疗瘢痕；β 射线对瘢痕的较长时间照射，可抑制成纤维细胞的增殖分化，进而抑制瘢痕过度增生，还可破坏瘢痕内血管，使血管内皮细胞萎缩，阻断瘢痕内的血液供应，从而治疗瘢痕。放射治疗不适合大面积瘢痕的治疗，因其具有全身副作用及容易诱发恶性肿瘤。

(6)手术治疗：包括植皮术、皮瓣修复术、矫形手术等，常配合其他疗法如压力治疗或放疗，可减少瘢痕复发。

(7)硅胶治疗：硅胶治疗能使肥厚性瘢痕在短时间变薄变软，宜早期使用。一般采用硅胶贴敷的方法，直接贴敷于瘢痕上，每日持续 12 小时以上，硅胶膜每日取下清洗，再戴于清洗后的瘢痕部位，持续贴敷 3 个月，直到瘢痕消退为止。部分患者应用硅胶后感到局部瘙痒和汗疹样反应，不影响继续治疗。也可在硅胶膜中加入抗生素，以防治感染。此外，硅胶还可作为皮肤与夹板间的连接，保持充分的伸展，可润滑皮肤、防止瘢痕发展。

3. 肢体功能康复　烧伤后由于组织器官的损害、并发症的出现、长期制动带来的不良影响，严重影响着患者的肢体功能，如关节活动范围受限、肌力和耐力下降等，继而影响患者的日常生活活动能力。主要采用运动疗法，烧伤患者如无禁忌证则越早运动越好，早期运动治疗的目的是保持烧伤区和非烧伤区的肌力与关节活动度，控制肿胀，预防烧伤部位的挛缩和畸形，改善机体循环与组织代谢，促进创伤修复。宜适量多次进行。

（1）关节活动度训练：早期进行关节活动度训练，可预防组织粘连和关节挛缩。对患者所有关节进行全范围被动活动，每天至少 3~4 次，有条件者，还可在水中进行，每一关节活动至少 10 次，睡前也应进行一次活动。能自行活动的患者可进行主动运动和助力运动，动作宜平缓，尽可能达到最大幅度，然后稍加维持，用力以引起紧张或轻度疼痛感为宜，每一动作重复至少 20~30 次。身体情况允许的患者鼓励早期下床和做最大范围的主动运动，必要时给予辅助具，如助行器、踝矫形器等。后期对已有挛缩的肢体通过关节功能牵引训练，可逐步延长挛缩和粘连的纤维组织，增加关节活动度。关节功能牵引可每天进行 1~2 次，一次持续牵引 10~20 分钟。

（2）肌力与耐力训练：烧伤治疗期间的能量消耗，长期卧床的肌肉萎缩，体力明显不支，迫切需要加强力量与耐力的训练。肌力训练，可防治因长期卧床、肢体制动所引起的失用性肌萎缩，肌肉力量的增强也有助于关节稳定性的提高。特别是肩关节周围肌群和股四头肌的肌力训练，可提高患者上、下肢的支撑能力，对患者早日下床、达到生活自理有重要意义。根据不同的肌力水平选择不同的训练方法，肌力 0~1 级给予被动运动、传递冲动训练；肌力 2~3 级时可进行助力运动和主动运动；肌力 4~5 级可进行抗阻训练，也可配合水疗进行肌力训练。耐力是人体基本素质之一，是指持续进行工作的能力。烧伤患者病情稳定后，要进行肌耐力练习和全身耐力练习，以提高患者心、肺和代谢功能，增强体质。可选用大肌群运动，一次运动需持续 10 分钟以上，运动强度不宜过大。全身耐力训练主要采取有氧运动训练方式，如散步、游泳、慢跑、骑车等。

（3）日常生活活动能力训练：日常生活活动是患者的最基本需要，对大面积烧伤患者进行日常生活能力训练以提高生活自理能力。包括翻身训练、离床活动、洗漱和吃饭训练、穿脱衣训练、用厕和洗澡训练等，对于完成活动有困难者，可以提供辅助用具。

4. 心理康复　由于突然的不良刺激，患者会产生焦虑、恐惧等不良心理，烧伤后由于瘢痕增生、肢体畸形、功能障碍等，患者容易产生悲观、厌世等情绪。应针对不同时期的心理状况，进行及时的心理疏导与治疗，帮助患者树立康复信心，保持最佳康复状态，促进功能康复。可选用支持性心理治疗、行为疗法和认知疗法等，安慰开导患者，稳定情绪，向患者及家人介绍烧伤康复知识，鼓励患者配合治疗，争取早日重返家庭与社会。

5. 职业与社会康复　在全面康复的原则指导下，除了以上康复内容，还应对烧伤患者进行职业与社会的康复。包括对患者的职业能力评定与训练，提供模拟的工作环境，以提高患者的职业能力。每一个人都生活在社会群体之中，烧伤患者在功能恢复、参加工作的同时，心理压力也逐渐解除，重新回归社会，这才是康复治疗的最终目的。

（三）中医康复治疗

1. 针灸治疗　针灸特定部位有活血化瘀作用，可改善创面组织的血液循环和氧供，为组织细胞提供充分的营养；针刺还可减轻创面组织水肿，增强烧伤机体的抗氧化能力；针刺足三里、合谷可调节炎性因子，增强机体非特异性免疫，有很好的抗炎和免疫调节作用。另外还可针刺曲池、足三里等穴位。

2. 推拿治疗　烧伤患者早期，因全身条件差或其他原因制动，可进行推拿治疗，以软化瘢痕，增加关节活动度，使各关节的功能逐渐恢复。

3. 气功与武术　患者通过练习气功、五禽戏和太极拳等传统的体育运动，可调和气血和脏腑功能，平衡阴阳，促进身心康复。

4. 中药治疗　根据患者具体情况进行辨证后选用中药内服和（或）外用，可有效治疗瘢痕、缓解疼痛瘙痒症状，同时中药可改善瘢痕体质，促进瘢痕的软化、消退。

5. 食疗、药疗　中医理论认为任何食物都有其自身的性味功效，很多食物同时也是中药，因此根据患者身体状况进行辨证，在辨证基础上选用适当的食物或加有中药的食物，以补虚泻实，从而达到康复的目的。

四、康复预后和预防

烧伤的深度和部位直接影响着烧伤的预后。表浅烧伤（Ⅰ度和浅Ⅱ度烧伤），坏死的皮肤脱落，表皮重新生长覆盖底层，几乎不留瘢痕，预后良好；深度烧伤（深Ⅱ度和Ⅲ度）由于从创面边沿和烧伤区的残余表皮长出新表皮速度缓慢，因此，愈合很慢并留下相当大的瘢痕，烧伤区的皮肤皱缩、变形，从而影响功能。严重烧伤患者的治疗时间长、并发症多、致残率高，特别是面颈间深度烧伤往往导致严重毁容，不仅造成患者经济和时间上的损失，而且无论在肉体上或精神上都十分痛苦，对家庭、社会都带来沉重的负担。对于严重烧伤，虽能治愈，但难免落下残疾，得不到良好的社会效益，这是烧伤治疗中的一大难题。

有资料表明，18 岁以下的烧伤患者 75% 以上都发生在家中，即生活烧烫伤；成人的烧伤往往是由于工作方面的原因引起的，约占 60%。由此看来，大多数烧伤是可以避免的，在生活起居和工作当中注意避免烧伤的危险因素，就会极大地降低烧伤的发生率。

第二节　癌　　症

一、概述

肿瘤是指机体在各种致癌因素作用下，局部组织的细胞基因突变，导致异常增生所形成的局部肿块。根据肿瘤的形态学差异及对人体的影响，分为良性和恶性两大类。癌症（cancer）即指恶性肿瘤，其特征为细胞异常快速增殖，且可扩散转移，如侵犯要害器官并引起衰竭，将导致死亡。癌症发生率高、致残率高、病死率高，是危害人类健康的首位严重的慢性非传染性疾病，给家庭和社会带来沉重的负担。

（一）病因和发病机制

癌症的发生因素很多，目前尚未明确。外源性因素包括物理、化学、生物性因素、环境和社会因素，内源性因素包括机体内部结构改变和功能失调，不良行为方式以及遗传因素、精神心理因素等。癌症中“生活方式癌”所占比例高达80%。各种外源性因素的影响最终体现为机体基因的改变，机体在环境污染、化学污染（化学毒素）、电离辐射、自由基毒素、微生物（细菌、真菌、病毒等）及其代谢毒素、遗传特性、内分泌失衡、免疫功能紊乱等各种致癌物质、致癌因素的作用下导致身体正常细胞发生癌变。总之，癌症是机体正常细胞多原因、多阶段与多次突变所引起的一大类疾病。

本病属于中医学“积聚”“癥瘕”“噎膈”“瘿瘤”等范畴。早在三千五百多年以前，我国最早的文字甲骨文就有“癌”的病名。《黄帝内经》里载有“肠覃”“石瘕”“积聚”，记述了其病因、症状和治疗。《灵枢·百病始生》云：“积之始生，得寒乃生，厥乃成积也。”认为癌肿发生的病因为阳虚寒凝。《医宗必读·积聚篇》云：“积之成也，正气不足，而后邪气踞也。”认为癌肿的生成，首先是因为正气不足。孙思邈认为：“夫众病积聚，皆起于虚，虚生百病。”《景岳全书·积聚》云：“凡脾肾不足及虚弱失调之人多有积聚之病。”总之，中医认为癌症的发生多责之于气滞、瘀血、痰凝、湿滞、毒聚等日久积滞而成为有形之肿块。癌症患者素体多虚，加之癌症病变耗伤人体之气血津液，故中晚期患者多出现气血亏虚、阴阳两虚等病机转变。

（二）临床表现

癌症所涵盖的疾病繁多，各种癌因发生部位、病理形态和发展阶段不同，临床表现也复杂多样，但有其共同的特点，体现在局部表现和全身表现两个方面。

1. 局部表现

（1）肿块：由癌细胞增殖所形成，手可在体表或深部触摸到。癌性肿块多数位置固定、边界不清、表面不平整。

（2）疼痛：癌肿压迫及浸润神经会引发剧烈疼痛。早期多为隐痛或钝痛，夜间明显，以后逐渐加重，昼夜不停，难以忍受。

（3）出血：癌组织侵犯血管或癌组织小血管破裂会导致出血。如膀胱癌出现无痛性血尿，肺癌可有咯血或痰中带血。

（4）溃疡：癌组织生长较快，营养供应不足，组织坏死会出现溃疡。如皮肤癌表现为皮肤溃烂不能愈合。

（5）梗阻：癌组织生长迅速，易造成梗阻。梗阻部位不同，症状不同。如发生于呼吸道的癌症会造成呼吸道梗阻，导致呼吸困难。食管癌梗阻则表现为吞咽困难。

（6）体腔积液：癌症常并发胸腹腔积液及心包积液。

（7）其他：癌肿如压迫神经会引发相应的神经系统症状，如颅内肿瘤压迫视神经可引起视力障碍、压迫面神经可引起面瘫等。

2. 全身表现　可表现为消瘦、乏力、低热、贫血、恶病质等。

（三）辅助检查

1. X线片检查　主要用于骨骼、胸部、消化系统、泌尿系统、颅内肿瘤等的检查。骨骼及呼吸系统肿瘤应用此法效果最佳。

2. CT检查　CT对组织密度分辨率较高，可直接观察到实质性脏器内部的肿瘤，肿瘤与正常组织密度差异较小时，可以通过注射造影剂进行强化。主要用于中枢神经系统肿瘤、眼耳鼻喉肿瘤、胸部肿瘤、腹部肿瘤、盆腔肿瘤等的检查。

3. MRI检查 MRI可直观地了解病变的范围、起源和侵犯的结构，对肿瘤的定位、定性、手术方案的制订和预后的估计具有重要意义。广泛用于各种癌症的检查和诊断。

4. 超声检查 此法简单、安全、迅速，广泛用于甲状腺、乳腺、肝、胆、胰、脾、肾、子宫、卵巢等多种脏器肿瘤的诊断与鉴别。

5. 内镜检查 内镜可深入消化道、呼吸道、泌尿道、胸腔、腹腔，进行观察诊断，活体取材，同时兼能腔内手术，尤其能及时检出早期癌症。常用的有支气管镜、食管镜、胃镜、十二指肠镜、腹腔镜、结肠镜等。

6. 病理检查 通过病理切片观察病理形态学改变，有助于病理诊断，是目前确定肿瘤性质的最直接、最可靠的依据。

7. 免疫学检查 主要检查来自体内肿瘤的胚胎抗原、相关抗原及病毒抗原。

8. 其他检查 包括血、尿及粪便常规检查、放射性核素检查、血清学检查及基因检查等。

（四）诊断要点

1. 有致癌相关因素接触史。

2. 有相关临床表现特点。

3. 结合辅助检查，尤其是病理学检查。

4. 病理分级 在病理学上，可根据癌细胞的分化程度来确定其恶性程度，一般来说，分化程度越高则恶性程度越低。通常分为四级：Ⅰ级：未分化癌细胞占0~25%；Ⅱ级：未分化癌细胞占25%~50%；Ⅲ级：未分化癌细胞占50%~75%；Ⅳ级：未分化癌细胞占75%~100%。

5. 临床分期 主要采用国际抗癌联合会（UICC）的TNM分期系统。T指的是肿瘤原发灶的情况，随着肿瘤体积的增加和邻近组织受累范围的增加，依次用T1~T4来表示；N指的是区域淋巴结的受累情况，淋巴结未受累时，用N0表示。随着淋巴结受累程度和范围的增加，依次用N1~N3表示；M指的是远处转移情况，未远处转移者用M0表示，有远处转移者用M1表示，不能确定者用Mx表示。在此基础上，用TNM三个指标的组合来界定临床分期。

（五）临床治疗

1. 治疗原则 综合治疗为主，康复治疗贯穿始终。

2. 治疗方法 手术治疗、放射治疗和化学治疗是癌症传统的三大治疗方法，其他还包括生物治疗、中医中药治疗、姑息治疗、光动力治疗、内分泌治疗等。

（1）手术治疗：是通过手术的方法将肿瘤病灶切除，达到治疗的目的。包括根治性手术、姑息性手术、探查性手术等，手术可治愈大部分尚未扩散的肿瘤，姑息性手术能改善患者的晚期生存质量。对于多数早中期癌症患者来说，手术是首选、有效的治疗方法。

（2）放射治疗：简称放疗，是利用射线杀灭癌细胞的方法，在癌症治疗中发挥着重要的作用，大约70%的癌症患者需要进行放射治疗。现在的放疗技术主要包括立体定向放射治疗（SRT）和立体定向放射外科（SRS）。立体定向放射治疗包括三维适形放疗（3DCRT）、三维适形调强治疗（IMRT）；立体定向放射外科包括X刀（X-knife）、伽

玛刀（Y 刀）和射波刀（cyber knife）。常用于食管癌中晚期、鼻咽癌、淋巴结、骨及脑部转移灶的局部治疗。放射治疗的疗效取决于诸多因素，如临床分期、病理类型和对放射的敏感性，以及患者的整体状况和肿瘤的周围情况。放射治疗可以破坏或消灭癌细胞，但也会损害正常细胞，产生副作用。

（3）化学治疗：简称化疗，指用化学药物治疗癌症。化疗药物种类繁多，机制各异，按照化学结构，可分为烷化剂、抗代谢剂、抗生素类、植物类等。不同的化疗药常联合使用，或按照一定的顺序进行序贯治疗。化疗药物的给药途径有口服、肌内注射、皮下注射、静脉注射及脊髓腔内注射等。随着临床研究及应用的增多，化疗已从姑息性治疗向根治性治疗过渡。化疗在抑制或杀灭癌细胞，达到治疗目的的同时，也会产生一定的副作用，如身体衰弱、免疫力低下、骨髓抑制、消化障碍等。现代化疗中的新型分子靶向治疗药物在临床实践中取得了显著的疗效，但尚需深入研究。

（4）生物治疗：旧称免疫治疗。是应用现代生物技术及其产品进行肿瘤防治的新疗法，目前已成为肿瘤综合治疗中的第四种模式，越来越受到重视。主要包括体细胞疗法与细胞因子疗法、肿瘤疫苗、放射免疫靶向治疗、基因治疗等。

（5）其他治疗：如中医中药治疗、内分泌治疗（激素治疗）、光动力治疗（激光治疗的一种）等。

知识链接

WHO 实体瘤疗效评价标准与疗效指标

CR（完全缓解）：可见的肿块完全消失，超过 1 个月；

PR（部分缓解）：肿瘤缩小 50%以上，时间不少于 4 周；

NC（无变化）：肿瘤缩小不到 50%或增大不超过 25%；

PD（进展）：一个或多个病变增大 25%以上或出现新病变。

临床常用 5 年生存率来评价癌症治疗的效果。

二、康复评定

癌症患者往往承受巨大的心理压力，并且要面对由癌症本身及治疗所引发的各种疼痛以及机体功能不同程度的损害，因此应注重对癌症患者心理、疼痛及机体功能的评定。

（一）心理评定

癌症患者的心理反应通常经过否认期、愤恨期、妥协期、抑郁期和接受期 5 个阶段。其评定方法多采用量表和问卷调查的方式进行，如症状自评量表（symptom check list 90，SCL-90）、焦虑自评量表（self-rating anxiety scale，SAS）、抑郁自评量表（self-rating depression scale，SDS）、艾森克人格问卷（Eysenck personality questionaire，EPQ）等。其中 SCL-90 量表是世界上最著名的心理健康测试量表之一，共 90 个项目，包含有较广泛的精神症状学内容，从感觉、情感、思维、意识、行为直至生活习惯、人际关系、饮食睡眠等都有涉及，每一个项目均采取 5 级评分制。适用于 16 岁以上的患者，是当前使用最为广泛的精神障碍和心理疾病门诊检查量表。

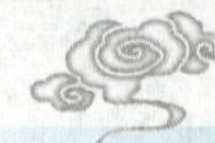

（二）癌痛评定

癌痛严重影响患者的生活质量和生存期，常用的评定方法有：视觉模拟评分法（visual analogues scales，VAS）、McGill 疼痛问卷法、口述评估法（verbal rating scales，VRS）及疼痛的五级评定法。其中疼痛的五级评定法最简便易行，根据癌症患者应用镇痛剂的种类和方式，将癌痛分为 0~4 级，共 5 级（表 5-4）。

表 5-4 癌痛五级评定法

级别	应用镇痛剂情况
0	不痛
1	需服非麻醉性镇痛剂
2	需口服麻醉剂
3	需口服与（或）肌内注射麻醉剂
4	需静脉注射麻醉剂

（三）机体功能评定

1. 活动能力评定　可采用 Barther 指数（BI）和功能独立性评定量表（FIM）测定日常生活活动能力，还可选择较适宜于癌症患者的 Karnofsky 活动状态评分表（表 5-5）。

表 5-5 Karnofsky 评分法（KPS，百分法）

临床表现	分数
正常，无症状及体征	100
能正常活动，但有轻微症状及体征	90
勉强可进行正常活动，有某些症状或体征	80
生活可自理，但不能维持正常生活或工作	70
有时需人扶助，但大多数时间可自理，不能从事正常工作	60
需要一定的帮助和护理，以及给予药物治疗	50
生活不能自理，需特别照顾及治疗	40
生活严重不能自理，有住院指征，尚不到病重	30
病重，完全失去自理能力，需住院给予积极支持治疗	20
病危，临近死亡	10
死亡	0

Karnofsky 活动状态评分表的得分越高，则提示患者的健康状况越好，得分越低，则健康状况越差。若低于 60 分，则许多有效的抗肿瘤治疗就无法实施。

2. 生活质量综合评定　生活质量是一个多维的、主观的、动态的概念，包括生理功能、疾病和治疗相关症状、心理功能、社会功能等维度。可采用生存质量评价量表（WHO quality of life assessment-100，WHOQOL-100）和美国学者研制的癌症治疗功能评价系统（functional assessment of cancer therapy，FACT）量表系列。FACT 是由一个测量癌症患者生存质量共性部分的共性模块（FACT general，FACTG）和一些特定癌症的子量表(特异模块)构成的量表群,能够比较全面地描述患者的活动能力、执行能力、社会交往能力、情绪状态、症状和主观感受等。我国学者在借鉴外国各种评定量表的基础上,也研制出了适合我国人群特点的量表,如中国癌症患者化学生物治疗生存质量量表(quality of life questionnaire for Chinese cancer patients receiving chemobiotherapy, QLQ-CCC)、具有中国文化特色的癌症患者生存质量测定量表模块(quality of life instruments for cancer patients general module, QLICP-GM)、癌症患者生存质量评估量表(QLQ-52)以及宫颈癌、乳腺癌、肺癌等专用量表等。

三、康复治疗

(一) 康复治疗目标

1. 最大限度减轻患者痛苦。
2. 提高治愈率。
3. 提高生活能力和改善生活质量。
4. 延长生存期。
5. 尽可能地回归家庭和社会。

(二) 现代康复治疗

癌症是一种易转移、复发的疾病,康复治疗需要调动医患、家庭和社会各方面的积极性,多学科综合治疗、治疗方案个体化,同时加强心理与行为干预,以期最大限度地提高癌症治愈率,延长患者的生存期,改善患者的生活质量,帮助患者早日回归社会。

1. 家庭的作用　家庭的支持对于癌症患者身心功能康复至关重要,特别是对于初期癌症患者在渡过手术、化疗、放疗等难关中,家庭的关爱起着其他方式无法替代的重要作用。癌症不仅影响到患者的身心健康,同时也会使整个家庭表现出不确定性、无助感、抑郁和过分警觉。家庭的情绪会反馈性地影响患者心理,引起或加重癌症患者的负性情绪,导致恶性循环。因此,应重视家庭对患者身心功能的影响,采取积极有效的干预措施,不仅有利于疾病的治疗,促进患者的康复,还可帮助维持家庭功能。

2. 心理康复　癌症患者普遍存在着较严重的心理障碍,如恐惧、焦虑、抑郁、愤怒、孤独等精神症状。有些癌症晚期患者,因可能即将失去生命而出现个性改变,极大地悲观失望,因不能耐受剧烈癌痛可能出现精神崩溃、不能自控,甚至要求提前结束生命。多数患者极力克制着内心的痛苦,伴发不同程度的抑郁症。研究表明,心理、精神障碍严重制约着患者的生存期,因此,解决患者的心理问题是癌症康复的首要任务。

(1)支持疗法:癌症患者的心理治疗以支持性疗法为主。医护人员应多关心理解和帮助患者,与其讨论感兴趣的话题,了解其心理障碍的原因。对恐惧的患者,想办法消除恐惧原因,让其愉快地接受治疗;对愤怒的患者,采取移情法和恰当的心理疏导,化解其愤怒情绪;对焦虑症患者,应根据具体情况进行一般性解释和说理,关心患者,如定期看望患者,倾听他们的要求,尽量给以满足,疏导其内在矛盾,纠正其关于疾病和治疗的错误概念;对于孤独的患者,应尽量让其多和周围的人和癌症患者接触,多参加集体活动,以转移其注意力;对于抑郁的患者,应积极诱导其敞开心扉,了解病因,解释当今治疗现状和新进展,增强治愈疾病的信心。

(2)社会集体疗法:人的社会属性决定了人存在归属感,这种归属感带来的不只有自我“身份”的认定,更重要的是与之相伴随的安全感,和随时可以获得的一种无形的、来自团队的精神上的相互支持。癌症患者处于癌症病患所构成的集体之中，更易获得“情感宣泄”与“情感支持”，病友间的经验交流、相互鼓励往往更有效，因此应注重癌症患者团体组织的建立，使患者间加强沟通，团结一致，树立战胜癌症的信心。

（3）其他疗法：可选用暗示疗法、认知行为疗法、音乐疗法、催眠或放松训练及生物反馈放松训练等。以上治疗效果不佳者，可酌情选用药物治疗，如抗抑郁药、抗焦虑药等。

3. 癌痛康复　60%的癌症患者伴随疼痛，25%～30%的患者存在严重疼痛。癌痛的原因及特点多种多样，如癌肿压迫邻近神经、血管、脏器引起的压迫性疼痛；癌肿局部浸润或远处转移引起的浸润性疼痛，以晚期癌转移疼痛最多见、最严重；手术、放化疗损伤神经等组织引起的治疗性疼痛。癌痛可以是躯体性的，也可以是心理性的。癌痛严重影响患者的生存质量，免除疼痛是保证癌症患者生存质量的基本要素。

（1）药物治疗：这是癌痛最基本的治疗方法。根据 WHO 推荐的“三阶梯止痛”方案进行，即根据疼痛的程度按阶梯选择镇痛药物：轻度疼痛选用非阿片类药，如阿司匹林和对乙酰氨基酚等；中度疼痛选用弱阿片类药，如可待因和布桂嗪等；重度疼痛选用阿片类药，如吗啡和芬太尼等。在阶梯给药的基础上适当辅以非甾体类消炎镇痛剂、三环类抗抑郁剂、抗组胺剂、抗痉挛剂、肌肉松弛剂以及破坏神经的药物和激素类药物。联合用药可增强镇痛效果，减少麻醉性镇痛剂的剂量和级别。用药应遵循以下原则：首选口服给药途径，因口服给药无创、简便、安全；按时给药而不是按需给药，使体内药物浓度维持恒定，有助于预防疼痛的反复；合理掌握止痛药剂量，凡能使疼痛得到缓解的剂量就是正确的剂量，止痛药剂量应当根据患者的需要由小到大，直至疼痛完全消失；个体化用药，制订镇痛方案前应全面评估患者的具体情况，如肝肾功能、基础性疾病、全身状况等，有针对性地开展个体化镇痛治疗。对应用止痛药物的患者要注意监护，密切观察其反应，目的是既要患者获得疗效，又要使不良反应降至最小。

（2）手术治疗和放化疗：手术治疗主要是针对癌痛病灶本身进行有效治疗，癌痛也随之缓解。对顽固的严重疼痛可行病灶切除或部分切除术、神经松解术、神经切断术、脊神经后根切断术、脊髓前柱切断术等。放疗对骨转移的疼痛有较好较快的止痛效果。

（3）物理治疗：热敷可促进血液循环，松弛肌肉，减轻疼痛，每次持续时间不超过30min，避免烫伤，放疗区域、癌肿病变区域组织禁忌热敷；冷敷可缓解神经传导速度，减轻炎症和疼痛，每次持续时间不超过 15min，防止冻伤。冷敷止痛作用持续时间较热敷长。此外，经皮神经电刺激等低中频电疗、磁疗、红外线热疗等能减轻疼痛，电极植入椎管内的脊髓电刺激疗法也有较好的控制癌痛的效果。

（4）心理治疗：疼痛会引起患者的紧张、焦虑甚至抑郁，而这种负面情绪反过来会加剧疼痛，因此要做耐心细致地说服工作，使患者认识到这一点，通过移情等方法转移患者的注意力，减轻或消除烦躁或忧虑。癌痛严重时，可指导患者进行腹式呼吸松弛训练，同时训练患者的意志力和毅力。晚期癌痛常常使患者疼痛难忍，更应对其关怀备至，给予精神力量支持，给患者创造优美舒适的生活环境，保持其心情愉悦，这些都可降低患者对疼痛的敏感。

4. 躯体康复

（1）功能性康复：癌症患者某器官或局部功能障碍时需进行有针对性的功能训

练。如乳腺癌根治术后，手术侧肩关节活动受限，需进行肩关节功能训练；肺癌术后需进行患侧呼吸训练，改善肺功能；喉癌全喉切除术后患者不能发声，需进行言语功能训练；骨癌截肢术后需进行假肢的装配及功能训练。癌症患者在进行运动疗法时，要特别注意贫血；心肺功能低下者应控制有氧运动的强度，注意监测疲劳水平，防止过劳；有骨转移癌或严重骨质疏松者需谨慎运动，限制负重或提供适当的辅助用具。

癌症患者可进行适合自己体力的功能训练，能下地活动者可进行日常生活活动及健身跑、步行、上下楼梯、骑车等有氧运动，以不产生明显疲劳和症状加重为度。长期卧床患者进行功能活动，要注意避免直立性低血压，可用起立床帮助过渡。对于不能下床的患者，可在床上进行肢体活动与生活自理训练，为后期功能训练做准备。

(2)形体康复：癌症本身及癌症手术，尤其是根治性的手术会对组织器官造成损坏，影响形体与功能，故需进行形体康复。如颌面癌根治术后需安装假体以改善面容；喉切除术后不宜穿圆领袒胸的衣服以免暴露气管造口的缺陷；乳癌乳房切除术后可使用外部假体或考虑乳房重建术；骨癌患者截肢后需装配假肢。

5. 营养支持　膳食结构和饮食习惯不合理、营养成分缺乏和过多等是引发癌症的原因之一。合理的营养成分和膳食结构、良好的饮食习惯、有效的营养支持、药物或非药物治疗及适当的有氧运动有助于癌症患者改善其营养状况，提高生活质量和对放化疗的耐受性。

癌症患者饮食的基本要求是总热量充足，营养均衡，结构合理，烹调科学。由于癌症患者的异常代谢和治疗活动导致热量和蛋白质的消耗，故注意增加食物中热量和蛋白质的比重。癌症患者每日从食物摄入的总热量一般不低于正常人的最低要求，即≥10kJ/d。蛋白质每日摄入量应达到1.5g/kg，以优质蛋白为主。营养要均衡，以低脂肪、适量碳水化合物为主，注意补充维生素、无机盐，纤维素等。食谱结构应品种多、花样新。在食物的选择、制作、烹调上，应兼顾色、香、味、形，尽可能地满足患者的喜好和习惯。根据患者的消化能力，采取少量多餐、粗细搭配、软食与硬食交替、甜咸互换等形式进餐，并创造愉悦的进餐气氛。

6. 康复宣教　对癌症患者实施健康教育十分重要。大量事实证明，许多癌症患者之所以很快死亡，并非癌症本身，而是缺乏癌症康复知识而导致的意志薄弱或精神崩溃。因此，通过对患者生理的、心理的、社会的及癌症康复相关知识的宣教，使其改变“癌症性格”和不利于癌症康复的各种行为心理，树立战胜病魔的信心，了解癌症治疗的具体方法和措施，变被动为主动，积极参与康复锻炼。康复期是患者重建健康生活方式的最佳时期，通过健康教育，使患者建立健康生活方式。广泛宣传有关癌症防治和康复的知识，也可使家属和患者身边的人都能正确认识癌症，正确对待癌症患者，从各方面关心他们，使他们早日康复。

（三）中医康复治疗

中医康复治疗可以弥补手术、放化疗等的不足，与西医治疗优势互补，以提升癌症的治疗效果。其总原则是在遵循整体观和辨证论治的基础上，制订适合患者的个性化治疗方案，以期达到最理想效果。

1. 中药疗法　癌症属于正虚邪实、邪盛正衰的一类疾病，所以治疗的基本原则是扶正祛邪，攻补兼施。扶正主要是遵循虚则补之的治疗原则，根据气血阴阳不足的情况，结合主要病变脏腑而分别采用补气、补血、补阴、补阳的治法；祛邪主要是遵循实则泻之的原则，根据具体情况，针对病变分别采用理气行气、活血化瘀、化痰散结、清热解毒等法。在辨证的基础上，可有针对性地选择具有抗癌作用的中药，如活血化瘀类的桃仁、丹参、大黄、穿山甲、三棱、莪术、三七、鬼箭羽、威灵仙、紫草、延胡索、郁金、虎杖等；清热解毒类的蒲公英、黄芩、苦参、白花蛇舌草、半边莲、半枝莲、拳参、龙葵、蛇莓、马鞭草、凤尾草、蚤休、山豆根、野菊花、金荞麦、蝉蜕、马勃、射干等；化痰散结类的瓜蒌、贝母、半夏、杏仁、南星、百部、马兜铃、海蛤壳、牡蛎、海藻等；攻逐水饮类的泽泻、猪苓、防己、大戟、芫花等。

2. 针灸疗法　针灸能提高机体免疫功能，抑制肿瘤生长，缩小瘤体，消散肿瘤，减少放疗、化疗的副作用，缓解癌痛，改善症状，从而达到延长患者的生存期，提高生存质量的目的。临床常用的抗癌穴位可分为两大类，一类以扶助正气、增强机体抗癌能力为主；一类以祛除邪气、抗癌抑癌为主。两类穴位常常配合使用，相辅相成。同时根据癌症的个体化症状表现特点来选择相应穴位，即随症选穴。辨病选穴与随症选穴相结合，可提高疗效。常选取的穴位有关元、气海、足三里、夹脊穴、背俞穴、三阴交、大椎、血海、丰隆、曲池、合谷、外关、尺泽、委中、阳陵泉等。

3. 气功与导引疗法　气功与导引可促进患者气血运行与化生，疏通经脉筋骨，养心定志怡神，对于缓解临床症状、改善预后有积极的作用。可选用太极拳、易筋经、五禽戏、八段锦等。

四、康复预后和预防

癌症患者存活年限的长短和生存质量如何，是由多种因素决定的，包括恶性程度、癌肿部位、年龄、治疗情况、患者的心理因素等。

自20世纪80年代初，预防医学和社会性医学专家提出了癌症三级预防的概念。

1. 一级预防　也称病因预防，即防止癌症的发生的预防。包括研究各种癌症病因和危险因素，预防致癌、促癌因素和体内外致病条件，同时加强环境保护、适宜饮食、适宜体育，以增进身心健康。

2. 二级预防　也称临床前期预防，即防止初发疾病的发展的预防。包括针对癌症症状出现以前的一些潜在或隐匿的疾患，采取“三早”措施，即早发现、早诊断、早治疗，以阻止或减缓疾病的发展，恢复健康。

3. 三级预防　也称临床预防或康复性预防，即防止病情恶化，防止残疾的预防。采取多学科综合诊断和治疗，选择最佳诊疗方案，尽力恢复功能，促进康复，延年益寿，提高生活质量，直至重返社会。其中，健康的生活方式是预防的关键，如戒烟戒酒，改善饮食结构，培养良好的卫生习惯，定期体检，加强体育锻炼，控制体重和及早治疗相关疾病，是癌症预防的关键措施。

第三节　深静脉血栓形成

一、概述

深静脉血栓形成（deep venous thrombosis，DVT）是血液在深静脉内不正常凝结导致静脉回流障碍，引起远端静脉高压、肢体肿胀、疼痛及浅静脉扩张等临床症状的一种疾病。此病多发生于下肢,可遗留下肢水肿、继发性静脉曲张、皮炎、色素沉着、淤滞性溃疡等,严重影响着患者的生活和工作。DVT是常见病、多发病,多发于年老体弱、久病卧床、骨折或术后患者,严重者可致残。下肢DVT引发的肺栓塞是临床猝死的常见原因之一。

知识链接

DVT的流行病学资料

DVT是常见的静脉疾患,轻者表现为患肢肿胀、色素沉着,严重者溃烂,丧失劳动能力,甚者由于栓子脱落引起肺动脉栓塞(PE)导致患者猝死。文献报道,美国每年有近50万DVT患者,其中近10%发展成致命性肺动脉栓塞,其余多数病例发展成为深静脉血栓后综合征。由于人种及生活习惯的不同,我国的发病率小于欧美国家,但我国人口基数较大,每年新发病人数仍较多,据报道,外伤性脊髓损伤,特别是伴有双下肢瘫痪的患者,下肢DVT的发生率达38%。脑卒中患者偏瘫侧肢体因活动减少、血流滞缓所引起的下肢DVT发生率可达22%~73%。因此了解本病的诊断和治疗对挽救患者生命、改善生活质量有着重要意义。

(一)病因和发病机制

目前公认的引起DVT的三大因素:静脉血液滞缓、静脉壁损伤和血液高凝状态。

1. 静脉血液滞缓　引起血液淤滞的原因很多,如久卧、久坐、长时间制动、静脉曲张等。静脉血流缓慢时可因组织缺氧导致细胞代谢障碍,使局部凝血酶积聚;并由于细胞的破坏而释放出血清素和组胺,使血管内皮细胞收缩及其基底膜裸露,血流中的血小板黏附其上,引起凝血物质的释放和激活。

2. 静脉壁损伤　在静脉入口和汇合处,管壁的结构最为薄弱,淤血可使静脉管腔扩大,薄弱的内膜上发生极为微小的裂伤,从而使血小板黏附,出现纤维蛋白沉积。

(1)化学性损伤:静脉内注射各种刺激性溶液和高渗溶液,如抗生素、有机碘溶液、高渗葡萄糖溶液等均能在不同程度刺激静脉内膜,导致静脉炎和静脉血栓形成。

(2)机械性损伤:静脉局部挫伤、撕裂伤或骨折碎片创伤均可引起静脉血栓形成。股骨颈骨折损伤股总静脉,骨盆骨折常能损伤髂总静脉或其分支,均可并发髂股静脉血栓形成。

(3)感染性损伤:化脓性血栓性静脉炎由静脉周围感染灶引起,较为少见,如感染性子宫内膜炎,可引起子宫静脉的脓毒性血栓性静脉炎。

3. 血液高凝状态　包括先天性和后天性两种。先天性高凝状态原因有血栓抑制剂的缺乏、血纤维蛋白原的异常、纤维蛋白溶解异常等;后天性高凝状态原因有创伤、休克、手术、肿瘤、长期使用雌激素、怀孕等。以上因素引起血细胞和血浆蛋白的改变,血小板黏附性增高,血小板积聚,凝血因子增多等,均有助于静脉血栓形成。

DVT后,都将经过机化、管道化和内膜化的修复过程,一般在2~4个月时期,逐渐进入缓慢的病理过程,发生深静脉血栓形成后综合征。有资料认为,1个月之前的DVT主要的病理特点是回流障碍;1个月之后,回流障碍逐渐改善,静脉反流开始出现;至12个月时深静脉反流成为DVT的主要病理改变。

DVT属于中医学的“脉痹”“瘀血”“瘀血流注”“肿胀”等范畴。中医学对深静脉血栓形成认识久远,如唐代孙思邈《备急千金要方》载述:“气血瘀滞则痛,脉道阻塞则肿，久瘀而生热。”明代王肯堂《证治准绳》也指出妇女产后“腰间肿，两腿尤甚，此瘀血滞于经络……”瘀血“流注四肢或注股内，痛如锥刺或两股肿痛”，这与产后发生的髂股静脉血栓形成非常相似。以上记载说明中医学早已认识到了深静脉血栓形成的发病原因及临床表现。明代张介宾《景岳全书》不但记载了深静脉血栓形成的病机，“产后瘀血流注……气凝血聚为患也”，而且提出血瘀应使用“行气和血”的治疗方法。清代唐容川《血证论》对深静脉血栓形成则有了更详细的描述，如“瘀血流注，四肢疼痛肿胀，宜化去瘀血，消利肿胀”。这说明中医学对深静脉血栓形成的治疗方法也有了详细地记载。中医认为本病由久坐久卧伤气所致，“气为血帅”，气伤则血行不畅，血行不畅致瘀血阻于脉中；或因饮食不节，素食膏粱厚味，温热内生，流注于血脉，温热与瘀血互结，阻于脉道所致。总之，络脉血凝湿阻是本病的主要病机。

（二）临床表现

1. 症状　包括局部症状和全身症状。

（1）局部症状：①肿胀、水肿：一侧肢体的突然肿胀是 DVT 最主要的临床表现，肢体静脉堵塞的程度不同，肿胀程度也不同；②皮肤颜色发绀，立位时更明显；③疼痛、压痛：多为胀痛、疼痛性痉挛、紧张感，小腿肌肉、腘窝、腹股沟内侧等处有压痛，行走时加剧。轻者局部仅感沉重，站立位时症状加重。

（2）全身症状：如发热、乏力、心动过速，并有血白细胞增高和血沉增快等。

2. 体征　体检时有以下几个体征：

（1）患肢肿胀：每天用卷带尺精确测量肿胀的发展程度，并与健侧肢体对照粗细，单纯依靠肉眼不可靠。这一体征对确认深静脉血栓具有较高的价值。

（2）压痛：小腿肌肉、腘窝、内收肌管及腹股沟下方股静脉常有压痛。

（3）Homans 征：将足向背侧急剧弯曲时，可引起小腿肌肉深部疼痛。小腿深静脉栓时，Homans 征常为阳性。这是由于腓肠肌及比目鱼肌被动伸长时，刺激小腿血栓静脉而引起。

（4）浅静脉曲张：深静脉阻塞可引起浅静脉压升高，发病 1~2 周后可见浅静脉曲张。

（三）辅助检查

临床上有些患者可能没有典型的临床表现，对诊断有困难的静脉血栓形成，可进行辅助检查帮助确诊。一般首选肢体静脉超声检查。

1. 血管无损伤性检查　包括放射性纤维蛋白原试验、多普勒超声、电阻抗体积描记法等。放射性纤维蛋白原试验对检查小腿深静脉血栓较敏感，多普勒超声对检查髂股静脉血栓形成最有价值。如采用上述两种检查法仍难明确诊断，仍需做静脉造影。

2. 上行性静脉造影　可了解血栓的部位和范围。

3. 造影 X 线片　常显示静脉内球状或蜿蜒状充盈缺损，或静脉主干不显影，远侧静脉有扩张，附近有丰富的侧支静脉，均提示静脉内有血栓形成。此检查用于病变早期侧支血管建立之前，才有诊断价值。

4. 实验室检查　可行 D-二聚体（D-dimer）检查。D-二聚体主要反映纤维蛋白溶解功能。增高或阳性见于继发性纤维蛋白溶解功能亢进，如高凝状态、弥散性血管内凝血、肾脏疾病、器官移植排斥反应、溶栓治疗等。D-二聚体阳性者，需要进一步做影像学检查。

（四）诊断要点

1. 多见于产后、盆腔术后、外伤、晚期癌肿、昏迷或长期卧床的患者。

2. 起病较急，患肢肿胀发硬、疼痛，活动后加重，常伴有发热、脉速。

3. 血栓部位压痛，沿血管可扪及索状物，局部皮肤青紫，皮温降低。血栓发生在小腿肌肉静脉丛时，Homans 征阳性。

4. 后期血栓吸收机化，常遗留浅静脉曲张、色素沉着、溃疡、肿胀等，称为深静脉血栓形成后综合征。

5. 放射性纤维蛋白原试验、多普勒超声及静脉血流图检查，有助于诊断。D-二聚体是目前临床主要的诊断 DVT 的实验室检查，简单、无创、经济、方便。静脉造影可确定诊断。

（五）临床治疗

DVT 的临床治疗遵循综合治疗原则，主要分为溶栓抗凝治疗和手术取栓两大类，首选何种方法目前尚存争议，但近年来微创介入技术治疗 DVT 已成为发展趋势。

1. 溶栓抗凝治疗　溶栓及抗凝迄今仍是我们治疗 DVT 的主要方法。病程在 3 天内（特别是 24h 内）的新鲜及非闭塞性血栓是溶栓的最好适应证，常用药物为尿激酶（UK）。方法是通过浅静脉进行全身给药，使药物随血液循环在体内均匀分布，达到溶栓目的，即系统溶栓法。还可采用保留导管接触性溶栓，又称介入溶栓，适用于发病后 10 天内或合并肺栓塞时。如病程已超过 3 天，则应用抗凝治疗预防血栓生长，促进静脉再通。正确使用抗凝剂可降低肺栓塞并发率和深静脉血栓形成的后遗症。抗凝一般选用肝素、低分子量肝素（LMWH）静脉滴注，用药时间通常为 5~7 天。后过渡到口服抗凝药物，如华法林、利伐沙班等。

2. 手术治疗　对于溶栓抗凝效果不好或有禁忌的患者、股青肿或股白肿患者手术治疗是首选。手术越早，效果越好。多数学者认为发病 5 天~1 周之内的患者均接受手术治疗，少数可延长到 10 天以内。

3. 微创介入治疗　随着血管腔内微创介入治疗技术的进步，近年来已有较多学者主张采用静脉腔内导管直接溶栓和结合静脉腔内球囊扩张和支架植入等微创介入方法治疗急性 DVT，临床疗效明显优于单纯抗凝治疗和全身性溶栓的结果。

二、康复评定

DVT 引起静脉回流障碍，其程度取决于受累血管的部位，大小以及血栓的范围和性质。康复评定主要对血栓形成的大小、部位、程度、形态、静脉通畅度、压力和侧支循环等情况进行评定。此外，DVT 的肿胀和疼痛会引起组织结构异常、感觉功能和心理功能障碍，如肢体肿胀侵袭关节，造成一定程度关节活动障碍，影响日常活动，故还应从结构评定、下肢肿胀程度的评定、感觉功能评定、肢体功能及日常活动能力评定、心理功能评定等方面进行。

（一）血栓的评定

血管彩超检查可直接观察静脉直径及腔内情况，了解栓塞大小及其所在部位。还可通过电阻抗体积扫描检查、静脉侧压和静脉造影等方法进行检查，以帮助确诊。

（二）结构评定

双下肢周径测量：用卷带尺测定双下肢髌骨上缘以上 10cm、髌骨下缘以下 10cm 水平周径，并与以前的记录和健侧周径比较，判断疗效。

（三）下肢肿胀程度的评定

阻塞远端静脉压升高、血栓机化导致瓣膜功能不全，引起下肢凹陷性水肿，肿胀局部无发红，皮温正常。肿胀分度根据受累程度及范围，常分为Ⅰ～Ⅱ度。

Ⅰ度：足部及小腿有明显的凹陷性水肿，休息后仍不消失。

Ⅱ度：除Ⅰ度外，同时伴有大腿水肿，皮肤紧张。

（四）感觉功能评定

主要是痛觉检查，其疼痛性质与程度可采用简式 McGill 疼痛问卷（short-form of McGill pain questionnaire，SF-MPQ），具体评定方法可参考“疼痛的评定”一节。

（五）关节活动度（ROM）评定

对受累关节活动范围进行评价，主要是了解关节活动受限程度及对日常生活活动作完成的影响程度即患者功能障碍情况，以便进行康复治疗计划的制订。可利用通用量角器或方盘量角器进行测定。

（六）日常生活活动能力（ADL）评定

慢性期深静脉血栓、阻塞或静脉瓣膜功能不全，均影响日常生活活动能力，可采用 Barthel 指数等，对日常生活活动能力进行评定，可参考《康复评定》日常生活活动能力评定相关内容。

（七）心理功能评定

DVT 患者常出现焦虑、抑郁情绪。常采用汉密而顿焦虑量表（Hamilton anxiety scale，HAMA）和汉密而顿抑郁量表（Hamilton depression scale，HAMD），可参考《康复评定》心理功能的评定内容。

（八）深静脉血栓分型

根据 DVT 的病理发展进程，可将深静脉血栓进行分型：

1. 闭塞型　病程早期，深静脉腔内阻塞，下肢肿胀明显，伴有浅静脉扩张。

2. 部分再通型　病程中期，深静脉以闭塞为主，伴有早期再通。此时，肢体肿胀减轻，但浅静脉扩张更为明显。

3. 再通型　病程后期，深静脉大部分或完全再通，临床上有下肢肿胀减轻但在活动后加重，出现明显的静脉曲张、小腿色素沉着和复发性溃疡。

三、康复治疗

（一）康复治疗目标

1. 近期目标　早发现早治疗，根据血栓的形成时间，选择合适的药物治疗、物理治疗、手术方式、护理方法等，防止新鲜血栓的形成，利于血栓溶解、机化，促进管腔再通，降低肺栓塞的发生率。

2. 远期目标　促进静脉再通，改善局部血运，控制深静脉血栓形成后的并发症，如下肢肿胀、皮肤色素沉着、甚至溃疡形成等，恢复肢体功能，减少丧失的劳动能力。

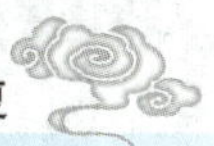

（二）现代康复治疗

1. 卧床休息和抬高患肢　初期卧床休息可缓解伴有急性腿部肿胀的深静脉血栓患者的疼痛，急性期切忌按摩挤压肿胀的下肢，以免引起血栓脱落。提倡早期下床活动可使患者的疼痛和肿胀改善得更快。抬高患肢有助于静脉回流，患肢需要高于心脏水平，离床面 20～30cm。

2. 压力治疗　外部压力可抵消各种原因所致的静脉压力增高和淤血，达到控制和延缓病情发展，改善局部皮肤营养，减轻水肿，预防溃疡形成的目的。患者开始下床活动时，需穿弹力袜或用弹力绷带，要求压力从远端到近端的压力梯度，即远端压力最大，到近端压力最小。使用时间因栓塞部位而异：小腿肌肉静脉从血栓形成使用 1～2 周；腘静脉血栓形成使用不超过 6 周；髂骨深静脉血栓形成可用 3～6 个月。

3. 运动疗法　慢性期（病情稳定期）患肢运动可促进静脉血回流，消除下肢肿胀。①平卧位时，患侧下肢的股四头肌、股二头肌、腓肠肌等肌群等长收缩和等张运动；②踝关节和趾关节背伸、跖屈活动；③向心性推拿、按摩：由肢体远端向近端轻柔按摩，禁忌深部和发力的手法，可促进静脉血回流，消除患侧下肢肿胀；④酌情鼓励患者下床活动。

4. 物理治疗　急性期以及出现静脉炎症时，物理治疗可以消肿，促进血液回流，控制病情进一步进展。慢性期可加强侧支循环，促进血栓机化。

（1）急性期：或慢性期病情反复，出现静脉炎症时。治疗方法：超短波、低能量激光等。

（2）慢性期：病情稳定期。治疗方法：微波疗法、共鸣电火花疗法、音频电疗法、直流电离子导入（5%～10%碘化钾或碘化钠溶液）、超声波、冲击波疗法、磁疗、压力治疗、电水浴等。

5. 心理治疗　心理疏导和安慰，必要时药物治疗调整情绪。

6. 康复护理　经常采用直立体位，避免血容量降低；足量饮水，保证合理的血容量；预防便秘，避免腹内压升高；禁止在血栓形成的肢体进行静脉输液；禁止在血栓不稳定的肢体进行脉动压力治疗和深部按摩。治疗过程中要严密注意观察肢体皮肤色泽和肿胀，以判断效果。DVT 血栓脱落会导致肺栓塞，病死率很高，所以务必注意密切观察呼吸情况。急性期切忌按摩，多饮水，以免血液黏稠度增加加重血栓。保持大便通畅，以免用力排便使血栓脱落导致肺栓塞。

7. 康复宣教　通过此形式使患者了解健康教育的内容，促使其主动参与。了解疾病病因、治疗、护理、康复知识，达到护患沟通，利于疾病的康复。

（三）中医康复治疗

1. 辨证用药　中医认为，脉络血凝湿阻是本病的主要病机。须在辨证论治的原则下指导用药。湿热下注者治宜清热利湿兼活血化瘀，方用四妙散合四妙勇安汤加减；脉络湿瘀者治宜活血化瘀兼以利湿通络，方用四妙勇安汤加减；脾虚湿阻者治宜健脾渗湿、活血通络，方用参苓白术散加减。

2. 分期治疗　患肢皮色潮红，皮温高，病程较短，有热象者，化瘀通络方加金银花、连翘、蒲公英、黄芩；患肢皮色黯红，伴有浅静脉曲张瘀血明显者，加赤芍、鸡血藤、当归、红花；患肢漫肿、沉胀湿重者，加茯苓皮、白鲜皮、车前子、薏苡仁；患肢皮色苍白，身重畏寒，病程较长，阳气不足者，加黄芪、白术、茯苓、干姜；发病1个月以上者，以活血化瘀利湿为主，消栓通脉汤加减。

3. 外治法　据报道，急性期利用冰硝散外敷5~7天，肿胀消失，疼痛明显减轻；慢性恢复期改用红花散外敷30天，临床症状完全消失。

4. 针灸治疗　依据血栓形成部位结合经脉循行分布辨证定经，局部、远部取穴。常用穴位：冲门、急脉、箕门、血海、髀关、阴市、委中、承山、足三里、丘墟。选穴位均深刺。也可用温针灸达温阳祛寒、散瘀通络作用。电针可进一步激发经络之气，改善局部血液供应，尽快建立侧支循环。

四、康复预后和预防

DVT的预后取决于下列因素：

1. 与血栓的大小、部位、程度、形态、静脉通畅度、压力和侧支循环等情况密切相关。

2. 无并发肺栓塞者，预后相对较好；如并发肺栓塞而危及生命，则预后差。

3. 有原因的DVT预后较好，如生孩子之后引起的，骨折之后长期不动引起的预后较好；没有原因的DVT预后较差，往往会并发DVT后遗症，引发下肢肿胀、色素沉着、溃疡等。

4. 影响预后的因素，除与发病原因的根治有关外，还与患者的依从性有很大关系。依从性好的患者，预后较好；依从性差的患者，预后较差。

DVT预防的关键措施是去除诱发血栓的基本因素，具体内容包括：

1. 适当的体位　经常采取直立位是最常用和最有效的措施。对于可以自主坐和站的患者，要鼓励每天有多次采取坐和站立的体位。也可以采取摇高床头，靠坐在床上的方式。

2. 适当饮水和补充液体　由于患者的血容量降低，给予患者足够的水分摄入是必要的预防DVT的措施。在补充体液的时候，不仅要考虑尿量，而且要考虑非显性水分丢失，在剧烈运动、炎热和出汗的情况下，水分丢失更加严重。

3. 适当肢体活动　适当肢体活动可以通过肌肉泵的作用，促进静脉回流，预防DVT发生。如损伤部位不稳定，可在非损伤部位进行活动。如下肢瘫痪的患者可以鼓励进行上肢活动；股骨骨折的患者可进行踝关节的活动。在无法主动活动的情况下，轻柔的被动运动也有价值。

4. 早期下地活动　早期进入步行状态，有利于预防DVT的发生。临床经验表明，已经恢复步行的患者DVT极少发生。

5. 使用降低血液黏滞度的药物　阿司匹林是最常见的药物。其他抗凝剂也是可以考虑的药物，特别是有血栓形成病史的患者。

6. 禁烟　因烟中尼古丁可使末梢血管收缩、血流减少、血管内膜变化引起胆固醇黏着，所以应改变不良生活习惯，戒烟。

7. 饮食指导　给予低盐低脂、低胆固醇富含维生素、高蛋白食物。

8. 防止患肢发生压疮　患肢血流缓慢，循环差，高压后易引起组织缺血缺氧，做好皮肤护理，以防长期受压。

（李秀坤）

复习思考题

1. 按照中国新九分法计算烧伤面积,人体部部位的百分比各占多少?儿童烧伤面积如何计算?
2. 烧伤患者现代康复治疗方法有哪些?
3. 对于癌症患者,应从哪些方面进行康复治疗?
4. 癌痛的康复治疗方法有哪些?
5. 下肢深静脉血栓形成的现代康复治疗方法有哪些?

案例分析

1. 患者,男,28岁,3小时前因工作不慎跌入热水池内,除头面部颈部外均被烫伤,其双上肢、背部、胸腹部红肿、剧痛、无水疱。双下肢与会阴部、臀部创面呈淡红色,有大片表皮脱落和大小不等的水疱、剧痛。其他未见异常。请分析:该患者的烧伤面积和深度各为多少?

2. 患者,女,56岁,宫颈癌术后4周,生活完全不能自理,需特别照顾及治疗,按Karnofsky活动状态评分表评定,可得多少分?

3. 患者,男,25岁,2天前无明显诱因出现右下肢胀痛,伴活动及感觉障碍,持续不缓解,疼痛较剧烈。入院检查:下肢彩超提示右侧髂总静脉、股静脉血栓形成,行下肢深静脉造影术,为求进一步治疗到康复科,请为该患者制订合适的康复治疗方案。

PPT 课件

扫一扫知重点

第六章

临床常见功能障碍的康复

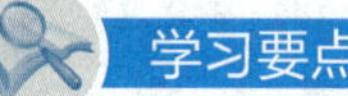

学习要点

掌握疼痛、痉挛、挛缩、吞咽功能障碍、膀胱和直肠控制障碍、压疮、言语功能障碍的定义、病因和发病机制、康复评定方法、康复治疗方法。

第一节　疼　　痛

一、概述

1994 年国际疼痛学会(IASP)将定义为“一种与实际的或潜在的损害有关的不愉快的感觉和情绪体验”。疼痛是躯体感觉、情绪、认知以及与其他因素相关的一种主观感受。

疼痛的发生是一把双刃剑,作为症状以警示人体,以利于进行自我防护,避免伤害的进展,对人的身心造成持续性影响。长期慢性疼痛可导致焦虑和抑郁,进而出现睡眠障碍、大脑皮质退化、记忆力衰退等问题,使患者备受折磨甚至痛不欲生。世界卫生组织提出“要求无痛是人的基本权利”,消除疼痛已成为医学上一个亟待解决的问题。目前慢性疼痛已列为康复医学的主要病种之一,经过世界各国医学工作者的多年努力,采用综合疗法治疗疼痛,在解决患者痛苦方面已卓有成效。

知识链接

国际疼痛学会

国际疼痛研究学会(International Association for the Study of Pain,IASP)于 1973 年成立,促进了各国疼痛研究及临床工作的交流。为了提高我国疼痛理论和临床防治的研究水平,1989 年成立了“国际疼痛学会中国分会”,又称“中华医学会疼痛学分会(Chinese Association for the Study of Pain,CASP)”。在美国、加拿大、日本等国家,疼痛诊疗被规定为医院的一项基本医疗服务内容,疼痛诊疗中心和疼痛科遍及各级医院,近年来我国的许多医院也成立了疼痛诊疗专科,在解除慢性疼痛方面取得了一定的效果。

（一）病因和发病机制

疼痛的病因很多，发病机制非常复杂。疼痛一般与损伤有关，但疼痛与损伤不是单纯的恒定不变的因果关系。疼痛通常由伤害性刺激或体内潜在的病损引起，如丘脑综合征引起的幻肢痛；各种外周性疾病引起的内脏痛和骨、关节疾病等引起的躯体痛；但有时没有器质性病损，疼痛也可自发出现，如心因性癔症性痛、精神病痛等。疼痛不仅仅是由躯体障碍所导致的，也不是单一的简单感觉问题，疼痛是一种多维度的病理生理状态，涉及心理、认知、环境和社会等诸多因素。

慢性疼痛的发病机制迄今尚未完全明了。从解剖生理学的角度来看，疼痛是由一定的伤害性刺激作用于外周伤害性感受器，经换能后转变成神经冲动，沿着相应的感觉传入通路进入中枢神经系统，经脊髓、脑干、间脑中继后直到大脑边缘系统和大脑皮质，通过各级中枢整合后产生疼痛感觉和疼痛反应。痛觉调制机制包括外周机制和中枢机制，而对疼痛中枢机制的认识有多种学说，如闸门控制学说、痛觉调制的分子学说等。总之，疼痛是一种复杂的生物心理学过程，其形成和维持的参与因素复杂，仍需进一步深入研究。

依据疼痛部位的不同，归属于中医学“头痛”“腰痛”等范畴。中医学对于疼痛病机的认识，不外虚实两类：虚则失养，“不荣则痛”；实则经络气血受阻，“不通则痛”。

（二）临床表现

根据病情，可将疼痛分为急性疼痛和慢性疼痛。临床表现如下：

1. 急性疼痛　是各种物理、化学、创伤、感染等作用下出现的急剧、短暂、局部的疼痛。疼痛持续时间通常在1个月内。急性疼痛可分为躯体痛、内脏痛和神经病理性疼痛。躯体痛和内脏痛与明确的损伤和疾病有关。神经病理性疼痛的临床表现：有明确的损伤史，但无损伤区可出现疼痛；疼痛伴随感觉缺失，阵发或自发性疼痛；痛觉过敏，非疼痛刺激也可引起疼痛；异常感觉，如“蚁走感”；阿片治疗效果不佳等。

2. 慢性疼痛　界定意见不一，多数将无明显组织损伤，持续3个月的疼痛定义为慢性疼痛。慢性疼痛分为两大类：一种是进行性机体组织被破坏导致，如癌性疼痛；另一种虽然有持续性疼痛，但并没有进行性机体组织被破坏。慢性疼痛患者女性多于男性患者。慢性疼痛不仅仅是一个症状，而是一个有着一定特征的疾病，称为“慢性疼痛综合征”。其主要表现为疼痛、睡眠障碍与情绪障碍三联征。慢性持续反复的疼痛，不仅使患者活动能力受限，功能失调失用，还可影响患者的睡眠，改变患者的情绪，表现为沮丧、喜怒无常、焦虑和抑郁，同时引起患者的行为改变，导致婚姻、家庭和社会关系的紧张、冲突、退缩和过分依赖，严重影响患者的生活质量。

（三）辅助检查

1. 一般检查

（1）观察：观察疼痛影响患者生活自理能力的严重程度。

（2）体格检查：以神经、肌肉、关节功能检查为主。进行感觉阈、痛阈等检查，注意身体双侧的对比。

2. 电生理检查　对有神经病损的患者要检查肌电图、体感诱发电位、脑干诱发电位等。

3. 实验室检查　白细胞、红细胞沉降率、出血时间与凝血时间测定、血浆尿酸测定、血浆尿素氮测定、抗链球菌溶血素“O”测定、类风湿因子凝集试验等。

4. 影像学检查 X线平片、CT检查、MRI检查、肌骨超声诊断等。

（四）诊断要点

1. 病史的采集 在诊断中具有重要作用。包括疼痛的诱因与起病原因，疼痛起始的确切情况，疼痛的临床特征如部位、性质和伴随情况，患者以前疾病的诊断，疼痛的治疗和效果等。

2. 体格检查 重点是运动功能和神经功能检查。

3. 综合分析 结合疼痛病史、临床表现和临床检查结果，做出诊断。

（五）临床治疗

1. 急性疼痛

(1)早期治疗：积极针对原发损伤进行治疗，对疼痛尽早干预。

(2)平衡镇痛和多模式互补镇痛：尽量减少阿片类药物的使用及其副作用。

(3)对神经病理性疼痛，常需合并使用抗癫痫药和抗抑郁药。

(4)加强医患沟通，使患者理解和认知疼痛治疗的目标，如果不能达到使疼痛完全缓解的理想目标，应将疼痛控制在可以忍受或相对舒适的水平。

(5)重视对患者的健康教育和心理辅导。

(6)加强随访与评估。

2. 慢性疼痛

(1)采用综合方案控制、减缓疼痛。

(2)防止阿片类药物的成瘾与滥用。

(3)改善功能状态：包括身体状态、精神状态和家庭社会关系等。

(4)心理干预与行为调整。

二、康复评定

疼痛是一种主观感受，是由多因素造成的，因此其评定方法也是多角度多方面的。评定疼痛的方法包括自述评估法、行为观察法和生理学方法。常用方法有以下几种：

（一）视觉模拟评分法（visual analogue scale，VAS）

VAS通常采用线段的长短来表示疼痛程度的测量方法。可用于测定疼痛的强度及强度的变化。VAS具有较高的信度和效度，简单、快速、精确、易操作，临床应用广泛。国内临床上通常采用中华医学会疼痛学会监制的VAS卡(尺)，卡(尺)上刻有长10cm的线段，两端分别表示“无痛”(0分)和“最剧烈的疼痛”(10分)，卡(尺)上有可滑动的游标，被评定者在无刻度的一面，将游标放在当时最能代表疼痛程度的部位，评定者查看有刻度的一面，并记录疼痛程度。VAS的缺点是不能做患者之间的比较，不适用于神智不清、感知直线和准确标定能力差及对描述词理解力差的人士。

（二）数字评分法（numerical pain rating scale，NPRS）

NPRS法具有较高信度与效度，易于记录，适用于理解力相对较高的患者。NPRS法是将疼痛程度用0到10这11个数字表示，0表示无痛，10表示最痛。被测者根据个人疼痛感受在其中一个数字做记号。0表示无痛；1~3表示轻度疼痛；4~6表示中度疼痛；7~10表示重度疼痛。NPRS直观，易被患者理解和接受，但患者容易受到数字和描述字的干扰，而降低灵敏性和准确性。

（三）口述分级评分法（verbal rating scale，VRS）

VRS 是由一系列用于描述疼痛的形容词组成，描述词以疼痛从最轻到最强的顺序排列，让患者从中选择最适于自身疼痛的词语。最轻程度疼痛的描述常为 0 分，每增加 1 级即增加 1 分，以此来评定疼痛的强度。VRS 一般包括 4 级、5 级、6 级、12 级和 15 级评分。如 5 级评分包括无痛、轻度痛、中度痛、重度痛、极重度痛五种程度；12 级评分包括不引人注意的痛、刚刚注意到的疼痛、很弱的痛、弱痛、轻度痛、中度痛、强痛、剧烈痛、很强烈的痛、严重痛、极剧烈痛、难以忍受的痛。此法简单，适用于临床简单的定量评测疼痛强度以及观察疗效的指标，由于缺乏精确性、灵敏度，不适于科学研究。VRS 也适用于疼痛缓解的评定。

（四）45 区体表面积评定法（the 45 body area rating score，BARS-45）

BARS-45 又称人体表面积评分法，适用于除头痛患者外的各种疼痛患者的测定，且可应用于有交流障碍的患者。人体表面积评分法可以直观表达患者疼痛的较为准确的位置和范围，常用 45 区体表面积图及颜色笔等进行检查。45 区体表面积图将人体表面分为 45 区，其中前 22 区，后 23 区，每一个区有一个特定的号码，检查时让患者用不同颜色或符号在图中标出疼痛的部位和范围。BARS-45，临床上常用于急慢性腰背痛、颈痛及四肢的疼痛，作为临床诊断、制订治疗计划及疗效比较的方法。

（五）McGill 疼痛问卷（McGill pain questionnaire，MPQ）及简式 McGill 疼痛问卷（short-form of McGill pain questionnaire，SF-MPQ）

1. McGill 疼痛问卷　自 20 世纪 70 年代由 Melzack 和 Torgerson 提出后，成为应用最为广泛的疼痛评定方法。MPQ 具有评定全面、灵敏可靠、有量化标准、具有可重复性、便于统计学处理等优点。MPQ 包括 4 类 20 组 78 个疼痛描述词，从感觉、情感、评价和其他相关类四个方面以及现时疼痛强度进行较全面的评定。

2. 简式 McGill 疼痛问卷　SF-MPQ 由疼痛分级指数评定（pain rating index，PRI）、目测类比评分法（VAS）以及现时疼痛强度评定（present pain intensity，PPI）三个部分组成。疼痛分级指数评定由 11 个感觉类和 4 个情感类描述词组成，每个描述词以 0~3 分进行强度分级（详见表 6-1）。

表 6-1　简式 McGill 疼痛问卷

Ⅰ 疼痛分级指数（PRI）评定					
疼痛性质		疼痛程度			
		无	轻	中	重
A 感觉项	跳痛	0	1	2	3
	刺痛	0	1	2	3
	刀割痛	0	1	2	3
	锐痛	0	1	2	3
	痉挛牵扯痛	0	1	2	3
	绞痛	0	1	2	3
	烧灼痛	0	1	2	3

续表

A 感觉项	持续固定痛	0	1	2	3
	胀痛	0	1	2	3
	触痛	0	1	2	3
	撕裂痛	0	1	2	3
B 情感项	软弱无力	0	1	2	3
	厌烦	0	1	2	3
	害怕	0	1	2	3
	受罪、惩罚感	0	1	2	3
感觉项总分:________			情感项总分:________		

Ⅱ 目测类比评分法(VAS)

无痛(0) |______________________________| 剧痛(10)

Ⅲ 现时疼痛强度(PPI)评定

0　无痛

1　轻度痛

2　疼痛不适

3　难受

4　可怕

5　极度痛

（六）痛阈测定

痛阈通常指引起人体痛觉的刺激强度。开始感觉到疼痛的刺激强度是痛知觉阈,习惯上常以此作为痛阈;能耐受疼痛的最大强度是痛耐受阈。痛阈通常可分为压力痛阈、温度痛阈和电刺激痛阈三类。每种类型的痛阈都有其特定的测量方法和仪器设备。压力痛阈的测定通常是采用测痛仪进行;温度痛阈测定常用的测量工具有探针式热测试仪和自动化激光测试仪;电刺激痛阈的测定仪器多采用恒流型低频脉冲电刺激,波形采用方波。痛阈存在明显的个体差异,受性别、年龄、心理生理状态等多种因素的影响,测量痛阈所使用的方法和仪器设备也与测量结果密切相关。

（七）行为疼痛测定法（behavioral rating scale，BRS）

1. 六点行为评分法(the 6-point behavioral rating scale,BRS-6)　此法不仅能够对疼痛强度进行评定,还能够评定疼痛对患者日常生活自理能力的影响,适用于临床疗效观察及患者在院外的自我评定。BRS-6 将疼痛分为 6 级:1 级无疼痛;2 级有疼痛但可被轻易忽视;3 级有疼痛,无法忽视,但不干扰正常生活;4 级有疼痛,无法忽视,干扰注意力;5 级有疼痛,无法忽视,所有日常活动都受影响,但能完成基本生理需求:如进食和排便等;6 级存在剧烈疼痛,无法忽视,需休息或卧床。每级定为 1 分,从 0 分(无痛)至 5 分(剧痛)。

2. 疼痛日记评分法(pain diary scale,PDS)　由患者、患者亲属或护士记录每天每时间段内(4 小时或 2 小时或 1 小时)患者坐、卧、行等活动时的疼痛情况。在疼痛日记表内注明某时间段内某种活动方式、疼痛的强度(用 0~10 的数字量级来表示,睡眠过程按无疼痛记分)、使用止痛药的名称和剂量。PDS 法可连续动态观察疼痛,便于发现疼痛与日常生活活动,疼痛与药物之间的关系,且医患均可使用,较为客观。

(八) 其他

如生理生化指标测定,简明疼痛问卷表(BPQ),Wong-Banker 面部表情量表法(FPS-R),中国人癌痛评估工具(CCPAT),颜色模拟评估法(CAS)等。

三、康复治疗

(一) 康复治疗目标

消除疼痛行为的强化因素,缓解和控制疼痛的反应,恢复功能,提高生活质量,减少药物使用,防止慢性症状的复发。

(二) 现代康复治疗

疼痛的产生是多原因的,因此决定疼痛的治疗要从多方面着手。要根据每位患者的实际情况,选择最适合的疗法,设计有针对性的综合治疗方案。

1. 药物治疗　药物治疗是疼痛治疗中最基本、最常用的方法。在使用中要科学合理选择药物种类和用药方式,尽可能减少患者用药的种类和数量,避免产生对药物的过度依赖。疼痛的治疗药物可分为三类:非类固醇抗炎药、麻醉性镇痛药和辅助药物。一般疼痛使用药物的原则是先用非类固醇抗炎药,疗效不佳再采用麻醉性镇痛药;在对没有器质性病变的疼痛治疗中,应避免使用麻醉性镇痛药。

(1)非类固醇抗炎药:包括阿司匹林、对乙酰氨基酚、布洛芬等。具有解热、镇痛、抗炎、抗风湿的作用,对慢性疼痛具有较好的镇痛效果。

(2)麻醉性镇痛药:包括吗啡、可待因、哌替啶、芬太尼、美沙酮等。具有强大的镇痛作用,用于治疗急性疼痛和慢性顽固性疼痛,特别是癌痛。

(3)辅助药物:激素具有抗炎、免疫抑制及抗毒素作用,常用于急性疼痛;抗抑郁药具有镇静、抗抑郁和促进睡眠的作用,常用于慢性疼痛综合征的治疗;抗惊厥药对于治疗神经痛有作用,用于三叉神经痛、术后神经痛、幻肢痛等病症的治疗。

2. 运动疗法　运动疗法通过肌肉的规律性运动能够激活抑制疼痛的β-内啡肽系统以减轻疼痛;运动疗法能够纠正骨骼肌肉力量关系的不平衡,改善血液循环和代谢,治疗涉及骨骼肌肉疾患的慢性疼痛;运动疗法能够产生良性的心理效应,减轻疼痛。包括体位摆放、被动运动、辅助主动运动、主动运动、牵伸运动和松训练等。

3. 物理因子治疗

(1)电刺激疗法

1)经皮神经电刺激(TENS):以特定的低频脉冲电流作用于体表刺激感觉神经以达到镇痛的目的,是公认的治疗疼痛的有效方法。治疗时将电极置于痛点、穴位、运动点或神经走行部位等。根据病情选择电流频率、波宽,治疗时间一般 20 分钟~1 小时,每日 1~3 次。TENS 对慢性关节痛,慢性肌筋膜炎,退行性关节病均有效果。禁忌证包括带有心脏起搏器的患者、颈动脉窦部位、孕妇的腰和下腹部。

2)经皮脊髓电刺激:将电极安放在相应脊髓节段的背部皮肤,使用高频率、短时间的电流刺激,能够产生较长时间的止痛效应。

3）干扰电疗法（ITF）：由两路正弦交流电通过两组四个电极交叉输入人体，形成交叉干扰电磁场。适用于软组织损伤、运动损伤、骨关节痛，某些局部血液循环障碍性疾病。

4）深部脑刺激（DBS）：通过神经外科手术，将电极置入脑部，电刺激深部脑组织的特定区域以镇痛。DBS能够有效缓解多种顽固性疼痛，但因其产生镇痛作用的神经机制不完全清楚，其适应证、刺激部位及参数选择存在争议，临床应用具有局限性。

5）其他：如间动电疗法、感应电疗法、音频电疗法、调制中频电疗法、超短波、微波及直流电药物离子导入疗法等都有不同程度的镇痛作用。

（2）热疗和冷疗

1）热疗：热疗可以提高痛阈；使肌梭兴奋性下降，减少肌肉痉挛；刺激皮肤感受器，抑制疼痛反射；扩张血管，促进血液循环和炎症消散。热疗法包括热水浴、热敷、蜡疗等，适用于肌肉、关节和软组织损伤或退行性变所致疼痛。

2）冷疗：冷疗可以减轻血管扩张，抑制水肿产生，降低肌张力，缓解痉挛，减慢神经传导速度。冷疗法包括冰敷、冷冻喷雾剂、神经冷冻阻滞等，适用于急性运动系统损伤所致疼痛。

4. 神经阻滞疗法　直接在末梢的神经干、丛，脑脊神经根、交感神经节等神经组织内或附近注入药物或给予物理刺激而阻断神经功能传导称为神经阻滞。神经阻滞疗法通过阻断疼痛的传导通路、解除肌痉挛和抗炎以达到镇痛的目的。常用局部麻醉药普鲁卡因、利多卡因等，也用肉毒素进行局部注射治疗来缓解疼痛。

5. 心理与行为疗法　慢性疼痛患者常伴有认知行为和精神心理的改变，心理和行为疗法旨在增强患者的自我调控能力，控制病态行为，强化健康行为，以此来缓解疼痛。可采用的治疗方法有放松训练、生物反馈疗法、认知行为矫正、注意力转移训练、催眠术等。

6. 手术治疗　在其他方法无效的情况下，可考虑用手术方法破坏神经通路以止痛。如神经切断术、神经根切断术及皮质损毁术等，目前多数观点认为此类方法术后虽有短期缓解，但随后会出现新的顽固性疼痛，因此不主张使用。目前外科治疗倾向于在不同部位给予电刺激以镇痛。

7. 生物反馈治疗疗法　借助现代的电子设备，将患者自己意识不到有关生理活动经检测换能放大，以亮光、仪表、数字、图像显示出来，再经视觉，听觉等反馈给患者，经多次反复训练刺激。

（三）中医康复治疗

1. 中药治疗　中医讲“痛则不通，通则不痛”，在辨证论治的基础上选方用药。因虚致痛者，采用补气养血，益肾扶脾等补虚的方药；因实致痛者，根据病情选用活血化瘀、行气导滞、祛湿化痰、温经散寒等祛邪泻实的方药。

2. 推拿治疗　对脊柱，关节和肌肉进行推拿治疗能够疏通经络、行气活血；牵伸肌肉，纠正小关节紊乱，缓解软组织痉挛，减轻疼痛。

3. 针灸治疗　根据病情，辨证取穴，可酌情选用体针、头针、耳针等。

4. 中药熏洗　利用中药的效果，结合温热效应对疼痛部位进行熏洗的治疗方法。

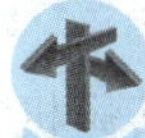

知识链接

针刺镇痛的机制

针刺信号进入中枢神经系统激发从脊髓、脑干到大脑各个层次许多神经元的电生理活动，激活机体自身的镇痛系统，使镇痛物质如5-羟色胺、乙酰胆碱、内源性阿片样物质、单胺类神经递质等分泌增加，降低机体对疼痛的敏感度，从而产生镇痛作用。

四、康复预后和预防

积极的中西医结合综合康复治疗对疼痛有较好的疗效。每一种疼痛及每一位患者都有其自身的特异性，因此在疼痛的康复治疗中，首先要对患者进行深入全面的了解，在明确病情后，制订针对患者的特异性的综合治疗方案，各种疗法有机结合，发挥协同作用尽快使疼痛得到缓解。

预防疼痛的发生和恶化需要重视对患者的健康教育，增加患者对自身疼痛和影响因素的认识，增强患者战胜疼痛的信心和能力。患者要学会控制自己的不良情绪，适当宣泄；要尽可能确保睡眠的时间和质量；要坚持科学的身体锻炼；要学会享受生活的乐趣，保持愉快的心境。

第二节　痉　　挛

一、概述

痉挛是上运动神经元损害后由于脊髓和脑干反射亢进而导致的肌肉张力异常增高，是因牵张反射兴奋性增高所致的以速度依赖性肌肉张力增高为特征的运动障碍，伴有腱反射的亢进。所谓痉挛的速度依赖，即伴随肌肉牵伸速度的增加，痉挛肌的阻力增高。

痉挛的发生常常带来一系列临床问题。增加运动的阻力，使随意运动难以完成；由于阻力增加，运动迟缓且难以控制，不能完成精细运动；反应迟钝，动作协调困难而容易摔倒；影响步态和日常生活活动；痉挛持续状态增加了护理的难度，容易发生压疮等并发症。痉挛持续状态的存在严重影响患者的生存质量，是临床康复治疗中的重点和难点。

（一）病因和发病机制

痉挛是一种病理生理状态，是中枢神经系统疾病常见并发症，临床上多见于脑卒中、脊髓损伤、脊髓病变、脑瘫和多发性硬化症等。

痉挛是肌张力增高的一种形式。肌张力是一种牵张反射，由γ环路完成，锥体束、锥体外系、脑干网状结构以及小脑系统对肌张力均有调节作用。一定的张力是维系人体体位和姿势，但过高的张力则限制了肢体对运动的控制，影响了肢体的运动。肌张力增高主要由锥体束、锥体外系病损后肌张力的正常抑制作用减弱或消失所致。牵张反射是脊髓反射，脊髓在失去高级中枢控制后牵张反射增强。从大脑皮质到脊髓的任何上运动神经元发生损伤都可能出现痉挛。其具体机制尚不完全清楚，与反射介导、非反射介导(如组织的内在特性)及神经递质的变化有关。

依据病因和临床表现的不同,痉挛归属于中医学"中风""痉病"等范畴。其病机虚实夹杂,可有邪壅经络、瘀血内阻、风痰阻络、阴虚失养、精血亏虚等证候存在。

(二)临床表现

痉挛临床上表现为肌张力增高、腱反射活跃或亢进、阵挛、异常的脊髓反射、被动运动阻力增加、运动协调性下降、异常运动模式出现。可因姿势反射机制及挛缩、焦虑、环境温度、疼痛等外在因素发生程度的变化。

痉挛是中枢神经系统疾病所导致的,痉挛也会带来其他加重障碍的问题,如静脉栓塞和静脉炎、皮肤损伤、疼痛、搬运困难、排痰困难、骨质疏松、挛缩、关节畸形、骨折、脱位等。

(三)辅助检查

1. 肌张力的检查。
2. 与原发中枢神经系统疾病有关的检查。

(四)诊断要点

1. 有明确的中枢神经系统疾病病史。
2. 牵张反射异常,紧张性牵张反射的速度依赖性增加,肌张力增高,腱反射亢进。

(五)临床治疗

与康复治疗不可分割,详见康复治疗。

二、康复评定

(一)改良 Ashworth 分级法(MAS)

MAS 是临床上应用最多的痉挛评定方法,具有良好的信度和效度。检查者根据受试者关节被动运动时所感受到的阻力来进行分级评定,详见表 6-2。

表 6-2　改良 Ashworth 分级

等级	标准
0	无肌张力增高
1	肌张力轻微增高:受累部分被动屈伸时,在关节活动范围之末呈现出较小的阻力或出现突然的卡住和释放
1+	肌张力轻度增高:在关节活动范围的后 50%范围内突然卡住,继续进行被动活动始终有较小阻力
2	肌张力明显增高:在关节活动范围的大部分肌张力均明显增加,但受累部分仍能较容易地被动活动
3	肌张力显著增高:被动运动困难
4	僵直:受累部位僵直于屈曲或伸直位

(二)生物力学评定方法

1. 钟摆试验　患者坐位或仰卧位,膝关节于检查床缘屈曲,小腿下垂于床外,将患者膝关节抬高至充分伸展位,让小腿自由落下,同时用电子量角器或肌电图进行记录,通过摆动受限程度评定痉挛情况。常用于下肢痉挛的评定,尤其是股四头肌和腘绳肌。

2. 等速装置评定方法　在等速装置上模拟摆动试验的评定方法，在拟定评定指标的基础上对痉挛进行量化评定。

（三）其他

临床痉挛指数、改良 Tardieu 量表、痉挛频率评定量表、运动障碍综合评定量表、电生理评定方法等。

三、康复治疗

（一）康复治疗目标

1. 减轻疼痛，缓解痉挛。

2. 提高或恢复患者的运动功能和日常生活活动能力，提高患者的生存质量。

（二）现代康复治疗

在制定痉挛的康复治疗策略时，首先要消除诱发或加重痉挛的危险因素，如压疮、尿路感染、疼痛、便秘等。在此基础上，着重处理痉挛带来的问题和后果。根据患者的实际情况制订相应的康复治疗方案。

1. 良姿位摆放　即抗痉挛体位、抗痉挛模式，是早期抗痉挛的重要措施之一。良姿位摆放有助于防止或对抗痉挛姿势的出现、保护关节及早期诱发分离运动，进而预防病理性运动模式。如脑血管意外、颅脑外伤的急性期采取卧位抗痉挛体位，脊髓损伤患者利用斜板床站立等。

2. 药物治疗

（1）全身用药：常用药物见表 6-3。

表 6-3　常用全身性抗痉挛药物

药物	用法	作用	副作用
丹曲林（dantrolene）	25~50mg/d，最大剂量 400mg/d	直接作用于骨骼肌，肌肉松弛剂	无力、头晕、胃肠道反应肝脏损害
地西泮（diazepam）	4mg/d，最大剂量 40~60mg/d	中枢性肌肉松弛，抗焦虑、镇静、催眠等	嗜睡、困倦、共济失调、记忆力减退、药物依赖
巴氯芬（baclofen）	15mg/d，逐渐加量最大剂量 80mg/d	中枢性肌肉松弛	头晕、乏力、恶心，感觉异常等

（2）肉毒素（BTX）注射：A 型肉毒素是一种神经毒素，在痉挛肌肉局部多位点进行注射，作用于运动终板，通过破坏突触前膜受体，阻断神经介质乙酰胆碱的释放，引起肌肉松弛性麻痹。药物作用有效时间较长，可维持半年左右。常用注射方法有：徒手定位法、肌电图引导定位法、电刺激引导定位法和超声下引导定位法。

3. 运动疗法　运动治疗方法包括：牵张训练，降低肌牵张反射的兴奋性，可使亢进的反射降低；肌力训练，对发生痉挛肌群的拮抗肌进行肌力训练，可改善痉挛状态；步态训练，缓解痉挛性步态；神经发育技术，可通过 Bobath 技术、Rood 技术、PNF 技术及 Brunnstrom 技术中对抗痉挛的方法，调整肌张力，抑制异常反射模式，缓解痉挛。

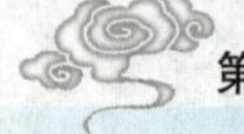

4. 物理因子治疗

(1)电刺激疗法:交替电刺激痉挛肌及其拮抗肌可对抗痉挛。还可运用直肠电刺激、功能性电刺激、肌电生物反馈等。

(2)热疗:热疗可以刺激皮肤温度感受器,使肌梭兴奋性下降,减少肌肉痉挛;缓解疼痛;促进血液循环和新陈代谢,软化结缔组织,防止粘连。热疗法包括传导热(蜡、沙、泥疗等)、辐射热(红外线)及内生热(超短波)等。

5. 神经溶解技术　在神经干或者肌肉运动点注射苯甲基乙醇(苯酚)或无水酒精,导致神经鞘或轴索细胞膜变性,或者肌肉蛋白凝固变性,从而降低局部神经—肌肉活跃程度以缓解痉挛,用于较严重的痉挛。常用注射部位有闭孔神经、胫神经、坐骨神经、股神经等。

6. 矫形器的应用　矫形器的合理科学选用,能够预防痉挛引起的关节僵直和肌肉挛缩,特别是动力型矫形器能够适当矫正已造成的挛缩和畸形,改善患者的日常生活活动能力。矫形器的种类很多,要根据患者情况选用,且根据病情及时改进、更换或停止使用。

7. 手术治疗　处理痉挛很少需要手术治疗。除了严重或症状持久以及肌肉固定、挛缩的患者。在长期非手术治疗方法无效的情况下,可考虑手术治疗。如周围神经切断术、选择性脊神经后根切断术及肌腱延长术等矫形外科手术。

(三)中医康复治疗

1. 中药治疗　在辨证的基础上选方用药。邪滞经络者祛邪通络,如羌活胜湿汤加减;痰火阻络者清热涤痰,如涤痰汤加减;肝风内动者平肝息风,如天麻钩藤饮加减;肾精亏虚者益肾填精,右归丸加减等。

2. 推拿治疗　推拿手法的合理运用能够疏通经络、行气活血,缓解痉挛。

3. 针灸治疗　根据病情,辨证论治取穴,不同医家选穴经验不同。

四、康复预后和预防

痉挛通过早期药物治疗、抑制性技术、功能训练和物理因子等综合治疗都会获得显著改善,预后较好,长期持久的痉挛会演变为挛缩,甚至僵直,预后较差。

预防痉挛的发生主要是在原发疾病发生后,尽可能减少产生痉挛的刺激因素。如保持正确的姿势和体位,从急性期开始采取抗痉挛体位;早期积极选用适当的矫形器;消除诱发因素如发热、结石、尿路感染等;克服不安、焦虑、精神过度紧张等不良心理状态。

第三节　挛　　缩

一、概述

外伤、手术或外固定等原因导致关节,肌肉和周围软组织病变所致的关节活动范围受限称为挛缩。挛缩是由于组织结构缩小变短,多因无弹性纤维组织形成过高张力,肌肉缩短从而限制了运动范围,关节变得僵硬,甚至强直,最后关节完全不能运动。它包括主动活动范围和被动活动范围的受限。

挛缩是运动系统和神经系统损伤和疾病的常见并发症。挛缩对机体的主要危害包括影响机体的运动功能和完成日常生活活动的能力,影响对患者的总体护理。挛缩是临床康复治疗中的常见问题,也是比较棘手的问题。

(一) 病因和发病机制

导致挛缩发生的原因可分为三类:一是关节源性,通常是由软骨、滑膜和关节囊的退变、急性损伤、炎症或感染为首发症状;二是软组织性,即挛缩由关节周围软组织,包括皮肤及皮下组织、肌腱和韧带的病变引起,如烧伤后的瘢痕挛缩、腱鞘炎、滑囊炎及韧带的撕裂伤等常伴有组织器官移位、变形;三是肌肉性,即挛缩是由肌肉本身的疾病或外在病因引起的肌肉短缩导致,内在性肌肉挛缩可由肌肉的炎症、退变或创伤引起,外在性肌肉挛缩多继发于神经功能障碍(如脑卒中、脊髓损伤)、制动等因素。

挛缩的发生机制通常是胶原纤维的结构和组合方式发生变化,造成由疏松结缔组织向致密结缔组织的转化。

依据病因和临床表现的不同,中医辨证属于“痿病”“痹病”等范畴。其病机虚实夹杂,虚证多责之于脾胃受损、肝肾亏虚、精血不足等,实证多责之于寒湿阻络、痰瘀互结等。虚则筋脉失养、实则筋脉受阻,发为筋脉拘急挛缩之证。

(二) 临床表现

主要临床表现是关节挛缩变形、僵硬甚至强直,关节活动障碍,或伴有疼痛、肌力减退、肌张力增高等。挛缩发生的部位不同,其具体临床表现不同。

(三) 辅助检查

1. 肌力、肌张力、关节活动度等的检查。
2. 与原发运动系统或神经系统疾病有关的检查。

(四) 诊断要点

1. 运动系统或神经系统损伤或疾病病史。
2. 肌张力增高、关节挛缩、活动障碍。

(五) 临床治疗

与康复治疗不可分割,详见康复治疗。

二、康复评定

(一) 关节活动度评定

测量关节各方向的主、被动活动度。主动活动小于被动活动度并达不到正常活动度,通过测量确定关节活动受限的程度和特点。

(二) 肌力评定

关节挛缩后由于运动强度的减少,常导致肌力下降,通过徒手或借助器械进行肌力评定,判断有无肌力低下情况及其范围和程度。

(三) 肢体功能评定

重点评估上肢手的功能和下肢步行功能。可选用 Jebsen 手功能评定和 Hoffer 步行能力分级等方法。

(四) 日常生活活动能力评定

用 Barthel 指数和功能独立性量表等进行评定,以判断痉挛对患者日常生活活动能力的影响程度。

（五）其他

如肢体长度及周径的测量、步态分析、平衡功能评定、神经功能评定等。

三、康复治疗

（一）康复治疗目标

1. 预防及改善挛缩状况。

2. 提高或恢复患者的运动能力和日常生活活动能力。

（二）现代康复治疗

1. 物理因子疗法　通常应用于运动疗法、牵引疗法之前，因其具有镇痛、放松肌肉等软组织、降低胶原黏弹性、减少运动阻力的作用。具体方法包括超短波、超声波、水疗、蜡疗、泥疗和红外线等，以热疗法为主。

2. 运动疗法　以被动运动为主，主动运动和被动运动相结合。被动运动是矫治关节挛缩的基本方法，应尽早运用。被动运动疗法可由治疗师以手法施行，也可借助持续关节被动训练仪（CPM）。基本原则：一是每次运动要达到关节的最大活动范围；二是用力程度以轻度痛感为限。必须保证每个挛缩的关节每天上、下午各活动一次，每次使关节屈伸均达到极限，往返 10 次。

3. 牵引疗法　持续牵引是治疗关节挛缩的常用方法。通过专业的牵引设备进行持续的牵引治疗，轻中度的挛缩每次 20~30 分钟，重度挛缩每次 30 分钟及以上，每日两次。

4. 矫形器的应用　矫形器是矫治挛缩的有效手段，不仅能够矫治挛缩，也有助于改善患者的运动能力和日常生活活动能力。矫形器的种类很多，常用的有动态矫形器、静态矫形器、低温热塑板材矫形器，根据挛缩的部位酌情选用。

5. 手术治疗　对严重影响关节活动功能且保守治疗无效的挛缩，应进行手术治疗，正确的手术治疗疗效迅速可靠。如各种松解术、肌腱延长术、关节成形术等。术后要及时配合康复治疗以巩固和提高疗效。

6. 压力治疗　早期瘢痕挛缩可以用弹性的压力绷带、压力性装置对瘢痕进行压力治疗。

（三）中医康复治疗

1. 中药治疗　在辨证的基础上选方用药。可选用壮骨丸加减以补益肝肾；蠲痹汤加减以除湿通络、散寒止痛；补肾祛寒治尪汤以补肾祛寒、活血通络。方无定方，要根据患者的实际情况辨证用药。

2. 推拿治疗　推拿手法可以促进气血运行、理筋通络，其中活动关节类手法具有松解粘连、滑利关节的作用，有利于痉挛的矫治。

3. 小针刀治疗　小针刀疗法是基于针灸疗法的一种闭合性松解术。小针刀疗法通过松解粘连可以达到矫治挛缩的目的。

四、康复预后和预防

多数挛缩通过综合的康复治疗，都会获得显著改善。

预防对避免挛缩的发生和减轻挛缩具有重大意义。保持良好的体位是预防挛缩的首要手段。在损伤和疾病发生后，要尽早采用抗挛缩体位，保持关节于功能位。当患者不能或难以自觉维持正确体位时，可借助毛巾垫、枕头或矫形器、牵引等维持肢体在恰当的位置上。如卧硬床以减少屈髋屈膝挛缩的机会；对卧位患者用枕头、毛毯等软性织物固定关节位置；对有明显挛缩倾向的患者用石膏或矫形器固定。保持关节的活动范围也有利于预防挛缩，对关节的活动应尽早开始，尽可能进行主动或助力运动，患者不能主动运动时可进行被动运动。

第四节　膀胱和直肠功能障碍

一、概述

膀胱和直肠功能障碍是指支配膀胱或肠道的中枢神经或周围神经发生病变导致的排尿或排便功能障碍，最终表现为尿失禁或尿潴留，大便失禁或排便困难的疾病。多数情况下膀胱和直肠功能障碍可同时存在，也可以其中一种损害为主。

（一）病因和发病机制

引起膀胱和直肠功能障碍的病因有很多，如中枢性、外周性以及外伤和炎症等所有可能累及有关排尿或排便生理活动及神经调节过程的神经性病变都有可能影响正常的膀胱、尿道或肠道功能，最终引起膀胱和直肠控制障碍。常见的病因有脑血管病变、帕金森症、多发性硬化症、糖尿病、脊髓损伤、骨盆腔的外伤或手术等。此外，不良的排尿或排便习惯、情绪焦虑等因素也会影响膀胱或肠道功能，而引起膀胱和直肠功能障碍。

膀胱和直肠控制障碍的发病机制主要是高位中枢损害，如脑部旁中央小叶损害、多发性硬化的脱髓鞘病变、脑积水等均会导致膀胱、直肠功能障碍。脑桥到脊髓之间的通路损害也会导致膀胱、直肠功能亢进（逼尿肌痉挛等）或抑制（逼尿肌无力），引起尿失禁或尿潴留。$S_{2\sim4}$脊神经的损伤通常会导致下运动神经元功能障碍，膀胱、直肠功能丧失。

依据膀胱和直肠控制障碍的主要症状，在中医病证中属于“泄泻”“便秘”“癃闭”“遗尿”等范畴。其病机特点为以虚为主，或本虚标实。

（二）临床表现

膀胱和直肠功能障碍的临床表现主要为尿失禁或尿潴留，大便失禁或排便困难。

1. 尿失禁或尿潴留　是神经源性膀胱的主要表现，早期多表现为尿潴留。

2. 大便失禁或排便困难　是神经源性直肠的主要表现。脊髓损伤患者腹泻有可能并发肠道粪便梗阻，肠道有慢性中度扩张的倾向。若结肠粪块高位梗阻，其症状可表现为类似急腹症，且伴有自主反射障碍，出现血压升高、心动过缓，临床上应谨慎。以单侧神经损伤少见，多见于双侧神经损伤，在脊髓损伤中最为常见。

（三）辅助检查

1. 实验室检查　包括血、尿及肾功能检查。

2. 影像检查　包括B超检查、膀胱镜、直肠镜、腹部X线平片、CT，灌注成像等检查。

（四）诊断要点

1. 结合病史和一般体格检查进行诊断。

2. 结合实验室检查和影像检查确诊。

（五）临床治疗

与康复治疗不可分割，详见康复治疗。

二、康复评定

（一）原发病的评定

依据病史、体格检查、实验室及影像学等检查，确定原发病的部位、性质、发展及预后等。

（二）膀胱功能评定

1. 尿流动力学检查　尿流动力学是借助流体力学及电生理学方法研究尿路输送、贮存及排泄尿液功能的新学科，可为排尿障碍患者的诊断、治疗方法的选择及疗效评定提供客观依据，是评估膀胱功能最重要的方法，常用的尿流动力学检查主要包括：

（1）尿流率测定：尿流率是指单位时间内自尿道外口排出的尿量，主要反映排尿过程中逼尿肌与尿道括约肌相互作用的结果，即下尿路贮尿、排尿的总体功能情况。尿流率受到年龄、性别和排尿量等因素的影响，尿量在200ml以上时，测定的数值较准确，男性的最大尿流率为20~25ml/s，女性为25~30ml/s，并随着年龄的增长，数值相应减低。

（2）膀胱压力容积测定：通过测定膀胱内压力与容积的关系，反映膀胱功能。将膀胱充盈（贮尿）及收缩（排尿）过程描记成膀胱压力容积曲线，从而了解膀胱顺应性、逼尿肌稳定性、膀胱容量、感觉及逼尿肌收缩等情况。包括膀胱压、直肠压及逼尿肌压（膀胱压减去直肠压）。正常膀胱压力容积测定结果为：①无残余尿；②膀胱充盈期内压恒定维持在11mmHg以下，顺应性良好；③膀胱逼尿肌无抑制性收缩；④膀胱充盈过程中，最初出现排尿感觉时的容量为100~200ml；⑤膀胱总容量400~500ml；⑥排尿及中止排尿受意识控制。

（3）尿道压力分布测定：主要参数包括最大尿道压、最大尿道闭合压（最大尿道压减去膀胱压）及功能性尿道长度。男性的最大尿道闭合压为50~130cmH_2O，女性为60~70cmH_2O；功能性尿道长度男性为（5.4±0.8）cm，女性为（3.7±0.5）cm。

（4）括约肌肌电图：主要用来了解尿道外括约肌的功能状态。正常排尿周期中膀胱充盈期间，尿道外括约肌维持一定的张力控制排尿，在肌电图上可见持续肌电活动；排尿时，尿道外括约肌松弛，肌电图呈肌电静止；排尿完毕，肌电图活动重新出现。病理情况可见：①逼尿肌收缩时，括约肌肌电活动同时增强，即逼尿肌—括约肌协同失调；②膀胱充盈过程中，突然出现括约肌肌电活动静止，患者出现不自主漏尿。

（5）排尿期膀胱尿道造影：对下尿路功能的动态放射学检查，常与尿流动力学联合使用。检查时，将无菌的15%泛影葡胺溶液缓慢注入膀胱，经荧光屏观察膀胱充盈及排尿情况。检查时最好能分别进行立位及卧位（斜位）检查。

（6）联合检查技术：同步电视录像—测压—尿流率—肌电图监测，可对各种排尿障碍收集到最全面和完整的压力、形态资料及动态变化。

2. 膀胱功能障碍的分类　随着对排尿生理认识的日益深化以及检测技术、设备的不断发展和完善，对于神经源性膀胱尿道功能障碍的分类方法不断有新的变化。过去长期使用的根据病变解剖部位而制定的Bors分类法及根据临床表现而制定的Lapi-

des 分类法，已逐步被根据尿流动力学而制定的 Krane 分类法和根据尿流动力学为基础的 Vein 功能分类法所替代。

(1) Krane 功能分类法：是依据尿流动力学检测结果制定的，不仅揭示了逼尿肌及尿道内、外括约肌功能障碍情况，而且还反映了它们相互之间的协调关系，更有利于制订具有针对性的治疗方案，已经逐步为泌尿科、神经科及康复医师普遍接受（表 6-4）。

表 6-4　尿流动力学分类（Krane 分类）

逼尿肌反射亢进	逼尿肌无反射
括约肌协调正常	括约肌协调正常
外括约肌协同失调	外括约肌痉挛
内括约肌协同失调	内括约肌痉挛
	外括约肌去神经

(2) Vein 功能分类法：Vein 分类法是以尿流动力学为基础的功能分类方法，是一种较实用的方法，在临床治疗上广泛应用（表 6-5）。

表 6-5　尿流动力学和功能分类（Vein 分类法）

失禁	潴留	潴留和失禁
A. 由膀胱引起		
无抑制性收缩	逼尿肌反射消失	由膀胱引起，无抑制性收
容量减少	容量大/顺应性高	缩合并逼尿肌活动下降
顺应性低	正常（因认知、运动等原因引起）	
正常（因认知、运动等原因引起）		
B. 由流出道引起		
膀胱颈压下降	高排出压，伴低尿流率	
外括约肌压下降	内括约肌协调不良	
	外括约肌协调不良	
	括约肌过度活跃（括约肌或假性括约肌协调不良）	

（三）直肠功能评定

临床功能评估主要依据病史和对肠道功能的描述，如饮食情况，排便功能（排便量、次数、排便时间、排便习惯等），腹部症状和体征等。还应进行仔细的体格检查。直肠镜检查和结肠触诊可发现肠梗阻，X 线腹部平片较易发现肠道扩张，针对反射性大肠和迟缓性大肠分别对能否排出大便，排出大便的时间间隔等进行评估。

三、康复治疗

（一）康复治疗目标

1. 控制和消除尿路感染。

2. 保持或改善膀胱功能，使膀胱具有适当的排空能力。

3. 建立规律的排便习惯，避免大便障碍的出现。

（二）现代康复治疗

1. 留置导尿　留置导尿能彻底排空尿液，避免膀胱过度膨胀，改善膀胱壁血液循环，促进膀胱功能的恢复。但是留置导尿管破坏了膀胱尿道的无菌状态，置管24h，菌尿发生率为50%，置管96h后，菌尿发生率为98%~100%，同时留置导尿管后，细菌可沿导尿管周围及内腔进入膀胱形成菌尿，引起感染。因此，使用时应慎重，必须严格遵守无菌技术，动作轻柔，多使用润滑剂避免刺激或损伤黏膜，采用闭式尿引流袋，引流袋置于膀胱水平以下，以避免尿液反流进入膀胱。平时应摄入足量液体，保证有充足的尿量冲洗膀胱，每日尿量保持在1 500~1 800ml。

2. 间歇性导尿　间歇性导尿是指在无菌或清洁的条件下，定时将尿管经尿道插入膀胱内，使膀胱能够有规律地排空尿液的方法。当膀胱残余尿量增多（>100ml）或尿潴留时可通过他人或自行导尿，然后拔除导尿管清洁后备用。

采用此技术，使得膀胱周期性扩张与排空，大大减少了感染的发生机会。开始间歇性导尿的时机多为脊髓损伤后1~2周。在开始导尿前，要向患者详细说明导尿目的，消除患者的顾虑。住院患者开始由医护人员指导进行操作，以后对手功能正常的患者应指导其自行导尿。操作中手法要轻柔，了解尿道括约肌部位的阻力，可在导尿管外部涂擦油性制剂以便顺利插入。当导尿管前端到达括约肌处时要稍做停顿，再继续插入。导尿完毕时，拔管要慢，到达膀胱颈部时，稍做停顿，同时屏气增加腹压或用手轻压膀胱区，使全部尿液引出，达到真正的膀胱排空，尽量清除膀胱底部的尿沉渣。

对实施间歇性导尿的患者，应严格限制每日的液体摄入量，控制在2 000ml以内，并且要求能够逐步做到均匀摄入，即每小时在125ml左右，避免短时间内大量饮水，以防止膀胱过度充盈。在操作时，用10~14号导尿管，每隔4~6小时1次，每日不超过6次，每次导尿量控制在300~500ml。具体方案为：限制液体摄入量，早、中、晚各400ml，可在上午10点、下午4点及晚8点饮水各200ml，晚8点到次日晨6点，不再饮水。两次导尿之间能自动排尿100ml以上、残余尿量300ml以下时，每6小时导尿一次。两次导尿之间能自动排尿200ml以上、残余尿量200ml以下时，每8小时导尿一次。当残余尿量少于100ml或为膀胱容量20%以下时，即膀胱功能达到平衡后，方可停止导尿。

在间歇性导尿开始阶段，需每周检查尿常规、定期尿培养。若出现尿路感染征象，应及时使用抗菌药物，并根据具体情况，酌情进行膀胱冲洗。对于膀胱逼尿肌无力，残余尿量保持100ml以上或更多的患者，需长期使用间歇性导尿术。因此，医护人员应耐心教会家属或本人行间歇性导尿术，以便出院后能继续长期施行间歇性导尿术，并定期复查。

3. 膀胱排尿训练　膀胱训练是恢复膀胱功能，达到自行排尿的常用方法。对神经源性膀胱尿道功能障碍的患者，应争取及早进行训练。但对于膀胱输尿管反流、肾积水、肾盂肾炎患者应禁用；泌尿系感染、结石、高血压、糖尿病和冠心病患者应慎用。训练时应采取循序渐进、逐渐增加的方法，每2~5小时训练1次，每次10~15分钟。常用的膀胱训练方法有：

(1)耻骨上区轻叩法:常用于逼尿肌反射亢进患者,通过逼尿肌对牵拉反射的反应,经骶髓排尿中枢引起逼尿肌收缩。患者用手指轻叩耻骨上区,引起逼尿肌收缩而不伴尿道括约肌同时收缩,即可产生排尿。

(2)屏气法:屏气法(Vasalval 法)是通过增加腹内压的方法来增加膀胱压力,使膀胱颈开放而引起排尿的方法。具体操作方法为:患者坐位,腹部放松,身体前倾,快速呼吸 3~4 次以延长屏气增加腹压的时间,再做一次深呼吸,然后屏住呼吸,向下用力做排便动作。这样反复间断数次,直到没有尿液排出为止。疝气、痔疮患者慎用,膀胱输尿管反流患者禁用。

(3)挤压法:和上法相仿,均适用于逼尿肌无力患者。双手拇指置于髂嵴部手指指尖部对膀胱进行深部按摩,以增加膀胱张力,再把手指握成拳状,置于脐下 3cm 处,用力向骶尾部加压,患者身体前倾,并改变加压方向,直至尿流停止。

(4)扳机点法:扳机点法是指在腰骶神经节段区找扳机点,通过反复挤捏阴茎(阴蒂)、牵拉阴毛,在耻骨上区进行持续有节奏的轻敲、肛门指检形成的刺激或牵张肛门括约肌的刺激等,诱导反射性排尿。常用于骶髓以上神经病变。

(5)电刺激法:需经外科手术将电极植入体内,通过电极直接刺激逼尿肌,诱导逼尿肌收缩。电刺激还可以对骶神经根(S_2~S_4)进行刺激,使骶神经兴奋,促使逼尿肌收缩,引起排尿。

4. 排便训练　脊髓损伤患者在休克期过后,能接受指导和进食时,即可开始反射性排便训练。饮食应增加粗纤维食物,减少高脂肪、高蛋白食物的摄入。利用胃结肠反射,一般要养成早餐或晚餐后 30~60 分钟内排便的习惯,结合手法刺激直肠内壁,诱发肠道蠕动,以利排便。卧床患者可每天或隔天定时用手抠大便,指导患者饮食控制以利大便成形。坐位时利用重力帮助排便,顺时针推拿腹部。每天适当的活动非常重要,可防止便秘,增加肠蠕动。

5. 直肠灌肠和排气　一般不用灌肠通便,除非在使用通便药后,仍然不解大便,大便干结,量多排便困难,可考虑使用肥皂水灌肠。肠道淤积气体过多,可通过肛管排气缓解腹胀。

6. 行为治疗　建立适合于患者的生活习惯,如良好的排便习惯、运动习惯、饮水及饮食习惯等。

7. 心理治疗　对于这类患者应注意心理疏导和治疗,减轻患者由于排便困难带来的精神紧张和心理压力,学会情绪的自我调控,配合治疗师顺利完成膀胱、直肠功能训练,以积极、乐观的态度正确对待日常生活和工作中的排便处理。

8. 药物治疗　排尿障碍的药物应用是以膀胱尿道神经支配,自主神经受体分布和药物对膀胱尿道平滑肌作用为依据,目的是阻断或增强一种或数种介质的作用,达到改进下尿路贮尿和排尿功能。可根据具体情况选用抗胆碱能制剂、胆碱能制剂、肾上腺素能制剂、肾上腺素能阻滞剂、平滑肌松弛剂和骨骼肌松弛剂等药物。排便困难者可服用中西药缓泻剂,8~10 小时再排便;大便干结者可使用栓剂、润滑剂、大便软化剂等。

9. 手术治疗　经以上治疗无效者,可考虑外科手术治疗。如经尿道膀胱颈切开术、经尿道外括约肌切开术、耻骨上膀胱造瘘术及膀胱功能重建术等。

（三）中医康复治疗

1. 中药治疗　在辨证的基础上选方用药。可选用参苓白术散加减以健脾利湿；补中益气汤加减以健脾升阳止泻；四神丸加减以温肾健脾，固涩止泻；补中益气汤合春泽汤加减以升清降浊，化气利水；济生肾气丸加减以温阳益气利水等。

2. 针灸疗法　根据病情，辨证取穴。如针刺中脘、天枢、足三里、脾俞、肾俞、中极、三阴交等穴，体虚者可灸关元、气海，并可配合少腹膀胱区按摩。

四、康复预后和预防

经过康复治疗后，大多膀胱和直肠功能障碍患者的临床症状得到显著改善。

预防对于缓解膀胱和直肠功能障碍具有非常重要的作用。主要可通过以下措施来预防：

1. 首先应积极治疗原发疾病。

2. 积极锻炼身体，增强体质，使脾气健旺；保持心情舒畅，切忌忧思恼怒。

3. 消除病因，避免过食辛辣、煎炸之物及饮酒过度，亦不可过食寒凉生冷，宜多食粗粮蔬菜，多饮水。

第五节　压　　疮

一、概述

压疮（pressure sores）是指人体局部皮肤组织受到超出一定限度的压力最终引起血液循环障碍，导致局部出现不同程度的缺血性溃疡和组织坏死。

（一）病因和发病机制

目前已知很多因素可导致压疮形成，但最终均是经压力导致皮肤组织缺血、坏死。常见的病因有：

1. 压力　长时间持续的机械压力由身体表面传送至骨面，压力呈锥形分布，锥底为受压的身体表面，而骨骼肌接触面上承受最大的压力。因此最重的损伤常见于肌层。有研究发现，当压力持续作用达2~6小时，就可导致局部皮肤组织发生缺血；持续压力6小时以上局部皮肤颜色变紫，坏死、皮肤破溃，继而发生压疮。

2. 剪切力　剪切力是指平行于皮肤表面的作用力。当皮肤保持不动而其下的组织移动时会发生剪切情况。骶部压疮发生率与剪切力有正相关。因为脊髓损伤患者仰卧位时，若抬高床头，则骶骨后部组织所受的压力比床平放时大，由于身体向床尾下滑，其骶尾部就会与床面产生剪切力，此时剪切力可导致动脉成角位移而影响皮肤血液供应，使皮肤缺血而引起基底面积广泛的剪切性溃疡。导致剪切产生的主要原因有痉挛、坐或卧姿不良、转移时拖动患者等。

3. 摩擦力　摩擦是指身体的支撑面与其相接触的皮肤表面之间产生的相对移动的现象。摩擦力主要作用于皮肤表皮，导致皮肤擦伤甚至撕裂，在合并有压力和剪切力的情况下，摩擦力会进一步加重损害。

压力、剪切力和摩擦力可致微循环闭塞，造成组织缺血，进而引起炎症反应和缺血缺氧进而导致缺血坏死形成。另外，长时间暴露在潮湿环境中、运动受限、皮肤护理不当、局部或全身体温上升、周围血液循环障碍及皮肤胶原蛋白退化等均可能导致压疮。

根据压疮的临床特点，在中医学中属于"褥疮"的范畴。其病因病机主要为躯体局部连续长期受到压迫及摩擦，导致气虚血瘀，局部肌肤失养，皮肉坏死而成；或久卧伤气，气虚而血行不畅。

（二）临床表现

根据压疮的发展过程及轻重程度不同，可分为三期：

1. 瘀血红润期　为压疮初期，受压的局部皮肤出现红、肿、热、麻木或触痛，但皮肤表面无破损，为可逆性改变，若能早期处理能治愈。

2. 炎性浸润期　红肿部位继续受压，血液循环障碍持续加剧，静脉回流进一步受阻，受压皮肤表面颜色转为紫红，产生皮下硬结，表皮出现水疱。水疱极易破溃，有黄色渗出液流出，显露出潮湿红润的创面，患者感觉疼痛。

3. 溃疡期　静脉血液回流严重受阻，局部瘀血导致血栓形成，组织缺血、缺氧。轻者浅层组织感染，脓液流出，溃疡形成，患者感觉疼痛加重；重者坏死组织发黑，脓性分泌物增多，有臭味。感染可向周围及深部扩展，常达骨骼，甚至造成败血症，引起全身感染。

压疮好发于骨的突起部位，常见于枕部、双肩胛部、双肘部、髋周、臀部、下肢、骶尾部、股骨大粗隆部、腓骨小头部、外踝及足跟部等。其中臀部，下肢骶尾部、股骨大粗隆部及坐骨结节部发生率最高。也可发生于身体软组织受压的任何部位，包括来自夹板、矫形器、矫形固定物、约束带的压迫。约有70%的压疮伴有感染，并且感染可直接向深部组织或邻近的关节扩散，而引起骨髓炎或关节炎、病理骨折。压疮长期不愈合可刺激皮肤而引起癌变。

（三）辅助检查

压疮一般不需要进行辅助检查，若需了解压疮坏死溃疡是否损害骨质时，可借助X线确诊。可进行与压疮有关的实验室检查，如血常规、微生物检查等。

（四）诊断要点

1. 结合病史和临床表现进行诊断。

2. 结合压疮危险因素评定量表进行筛查，并对压疮进行分级诊断，详见"康复评定"部分。

（五）临床治疗

与康复治疗不可分割，包括全身治疗和局部治疗等，详见"康复治疗"部分。

二、康复评定

压疮的评定是制定和实施所有治疗措施的根本所在。从康复角度而言，不仅仅要评定压疮本身，更要对患者整体进行评定，包括患者一般状况、躯体功能（运动及感觉等）、ADL活动能力，心理社会功能等。

（一）压疮危险因素的评定

临床上常用于筛查和发现压疮的高危个体，以便及时采取措施，预防压疮的发生。

1. Hofman压疮危险因素评定量表（表6-6）

2. Norton压疮危险因素评定量表（表6-7）

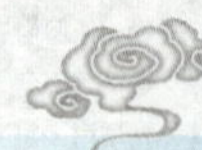

表 6-6　Hofman 压疮危险因素评定量表

变量	评分			
	0	1	2	3
精神状态	正常	不安，抑郁，惊恐	严重抑郁，精神淡漠	昏迷
神经学检查	正常	轻度异常 轻度无力	感觉丧失 非完全性偏瘫（评分×2）	偏瘫（评分×2） T_5 以下截瘫（评分×3） T_6 以下截瘫（评分×4）
运动	正常	受限，行走需帮助	几乎卧床不起	完全卧床
营养状态	良好	中等，数天未进食	差，已 1 周未进食	虚弱
摄食	正常、食欲好	肠胃外喂食	无食欲，进食不足	无
失禁	无	小便偶失禁	不能控制，导尿	大小便均需护理
年龄（岁）	<50	50～59	60～69	>70
体温（℃）	>35.5 <37.5	>37.4 <38.5	>38.4 <39.0	<35.6 >38.9
用药	无	皮质激素，镇静剂，抗凝剂	镇静剂，化疗，口服抗生素	经肠外给抗生素
糖尿病	无	饮食控制	饮食控制加口服药	饮食控制加胰岛素

注：若患者评分>8 分，则表明有得压疮的危险。

表 6-7　Norton 压疮危险因素评定量表

评分	身体状况	精神状况	活动能力	运动能力	失禁
4	良好	敏捷	行走	自主运动	无
3	好	淡漠	行走需帮助	轻度受限	偶尔
2	差	精神错乱	依靠轮椅	严重受限	经常失禁
1	很差	木僵	卧床不起	不能运动	每天两次

说明：

1. 根据患者情况每项评分 1～4 分。
2. 评完后将所有各项得分相加得出总分。
3. 总分等于或低于 14 分，表明患者有获得压疮的危险，应该采取预防措施。
4. 应定期对患者进行评估。

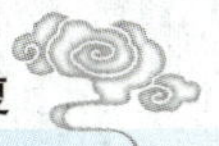

（二）压疮评定

通常对压疮的评定是根据皮肤的红斑或创面深度进行的(表 6-8)。

表 6-8 三种常用的压疮分级标准

Yarkony-Kirk 分级	Shea 分级	美国国家压疮咨询委员会分级
1. 有局部发红区域 A. 持续存在 > 30 分钟但 < 24 小时	1. 局限于表皮,露出真皮;有发红区	第Ⅰ阶段:皮肤完整,有不消退的红斑,为皮肤溃疡损伤的前兆
B. 持续存在>24 小时		
2. 表皮和(或)真皮溃损,但看不到皮下脂肪组织	2. 真皮全层受损	第Ⅱ阶段:皮肤部分受损、累及表皮和(或)真皮,表浅溃疡在临床表现为擦伤、水疱或浅的凹陷
3. 可见到皮下脂肪,但看不到肌肉	3. 有皮下脂肪破坏,深及皮肤深筋膜	第Ⅲ阶段:皮肤全层受损,有皮下组织坏死或受损,深达但未穿透筋膜,临床上表现为较深的坑状伤口,可有或没有穿通至邻近组织
4. 可见肌肉/筋膜,但未及骨骼	4. 溃疡深及骨骼	第Ⅳ阶段:皮肤全层受损、广泛损伤组织坏死,可伤及肌肉、骨骼或支撑性结构(即肌腱、关节、关节囊)
5. 深及骨骼、未波及关节	5. 闭合性大的腔道性损伤有一小的瘘道	
6. 累及关节		

三、康复治疗

（一）康复治疗目标

1. 去除坏死组织,促进肉芽组织生长,保持引流通畅,促进压疮伤口愈合。
2. 预防压疮的发生或防止进一步恶化。

（二）现代康复治疗

压疮的治疗不仅仅着眼于压疮创面的治疗,而应从整体出发,了解压疮发生的原因,患者的总体情况,营养状况等,给予全身治疗。

1. 全身治疗

(1)改善营养状况:压疮患者营养缺乏不利于创面的愈合,同时压疮患者会通过创面丢失大量的蛋白质、维生素和矿物质等营养物质。因此应给予患者高蛋白、高热量、高维生素的饮食,适时、适量地应用丙睾酮,可促进损伤组织蛋白合成加速。必要时还可给予少量人体蛋白。维生素 C 有利于促进胶原蛋白合成,应每天补充 1g 维生素。另外,还可适量补充锌,锌是蛋白质合成和修复的必要物质。

(2)纠正贫血或低蛋白血症:血红蛋白水平低可引起低氧血症,导致组织内氧含量下降,最终使得患者组织易损及伤口愈合延迟。

(3)积极治疗原发疾病,如控制糖尿病、消除水肿等。

(4)抗生素治疗:当患者出现高热,蜂窝织炎,肌膜炎及严重全身感染、败血症、骨髓炎、脓肿等时可给予抗生素治疗。

2. 局部治疗

(1)消除局部压力

1)定期翻身、变换体位,避免身体局部长时间受压。

2)使用减压装置:软枕,垫圈垫,翻身床,水床,电动旋转床等。

(2)创面治疗

1)清创与换药:清创是压疮治疗的基础,其目的是去除坏死组织,促进创面的愈合。一般可采用剪除、化学腐蚀或纤维酶溶解方法来清除坏死组织,但应尽量避免损伤正常的肉芽组织或引起感染扩散。更换湿透的敷料是保证创面愈合的必要条件,可根据具体情况使用生理盐水或带有表面活性物质和抗菌剂的清洗溶液冲洗伤口,同时加用紫外线、红外线或微波改善局部循环,促进生长。渗出物多的创面每天应进行2次换药;无分泌物且已有肉芽组织生成时,换药次数可逐渐减少,由1次/日减少至1次/2~3日。压疮创面宜用油纱布敷料,以免换药时损伤肉芽组织及影响上皮组织的生长。国际上普遍采用湿—半湿生理盐水敷料,即在局部使用湿的敷料,达到半干时换敷料,可清除局部分泌物,而不损伤新生肉芽和皮肤。对于临床感染或严重细菌定植的压疮,可以考虑使用银离子敷料。

2)创面的物理治疗:物理治疗可促进创口愈合。常用的物理疗法有光疗、超短波、电刺激及漩涡浴等。

①光疗:紫外线小剂量时可促进组织再生,改善局部血液循环,一般用于压疮早期或清洁新鲜的伤口;而较大剂量时可使溃疡面分泌物和坏死组织脱落,同时还有一定杀菌作用。激光可促进皮肤组织再生。另外,红外线能改善受压组织的血运,但是对于感染性或渗出性伤口不宜使用红外线。

②超短波:超短波能刺激巨噬细胞释放生长因子和趋化因子,可促进损伤部位新生结缔组织的生长,促进慢性缺血肌肉内毛细血管的生成,加快局部循环恢复,促进创面修复。

③电刺激:电刺激能促进蛋白质合成,促进局部血管增生,使毛细血管密度增高,改善局部供血供氧,进而加快组织修复,促进慢性伤口愈合。电刺激可用于常规治疗无效的Ⅲ和Ⅳ级压疮以及难治的Ⅱ级压疮,能够促进慢性创伤愈合。

④漩涡浴:能清洗含黏稠渗出物、腐败或坏死组织的压疮。但是若压疮是清洁的,则不宜采用本法,因为水的振动可能会造成新生的肉芽组织损伤。

(3)抗感染:引起感染细菌种类较多,其中铜绿假单胞菌常见且难控制,多数细菌对常用抗生素耐药。控制感染的主要方法是加强局部换药,应用浸透到半湿的生理盐水敷料,创口引流要好;必要时可用2%硼酸溶液、3%过氧化氢溶液冲洗创面。同时,根据全身症状和细菌培养结果,可考虑全身使用敏感抗生素控制感染。

(4)手术治疗:对于长期保守治疗不愈合的Ⅲ、Ⅳ级严重压疮、创面肉芽老化、边缘有瘢痕组织形成、合并有骨关节感染或深部窦道形成者,应采用手术治疗。创口的早期闭合可减少液体和营养物质的流失,改善患者的全身健康状况,并使其早日活动及重返社会。常用的手术方法有:直接闭合、皮肤移植、皮瓣、肌皮瓣和游离瓣等。

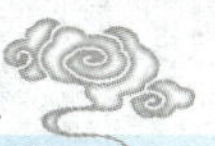

（三）中医康复治疗

1. 中医内治法　在辨证的基础上选方用药。气滞血瘀证者应理气活血，采用血府逐瘀汤加减；蕴毒腐溃证者应益气养阴、理湿托毒，采用生脉散、透脓散合萆薢渗湿汤加减；气血两虚证者应气血双补、托毒生肌，采用托里消毒散加减。

2. 中医外治法　初起外擦红灵酒或红花酊，外撒滑石粉后，局部按摩。或用红外线灯、频谱仪照射，每天2次。溃烂后，尽可能剪除坏死组织，腐烂处可用九一丹或红油膏纱布外敷。疮口脓腐脱净，改用生肌散、生肌玉红膏，必要时加用垫棉法。

四、康复预后和预防

压疮往往经久难愈，可发生多种并发症，包括骨髓炎、菌血症和进行性蜂窝织炎等。严重影响患者的健康和功能，甚至危及生命。因此，积极预防和有效治疗压疮，具有重要意义。

对于压疮，预防重于治疗，因充分注重预防完全可以防止其发生。由于超长时间地受到超限的压力是压疮形成的主要原因。因此预防压疮的方法主要为定期给受压严重的部位减压，保持良好的卫生状况和皮肤护理亦尤为重要。

（一）一般预防措施

1. 皮肤检查与护理　是压疮预防的基础。定期检查全身皮肤，每天至少检查皮肤两次。特别要注意各骨性突起部位的皮肤，有组织受损征象，如发红、擦伤、水疱、肿胀等，并及时给予处理。同时要随时保持皮肤的清洁与干燥。对于受压部位的皮肤，要避免揉按，以免加重局部毛细血管的损伤和微循环障碍。

2. 教育　让患者及其家人了解有关压疮的预防知识，提高患者对各项预防与治疗措施的依从性。

（二）病因预防

1. 减小作用于皮肤及皮下组织的压力　通过各种措施，如适当采取特制的床垫、轮椅坐垫等减压装置，变换体位等，使压力均匀分布，降低骨性突起部位局部受压的程度，选择和使用合适的轮椅和坐垫。

2. 定期除压，缩短局部持续受压时间　可采取定时床上翻身、轮椅上双手支撑扶手减轻短时间承重、两侧臀部轮流承受体重等，均可使承重部位临时解除受压状态，恢复局部组织供血供氧。

（三）消除危险因素

1. 治疗原发疾病　对于各种导致患者运动感觉功能障碍的疾病，要积极予以处理和治疗，改善其功能。

2. 营养　了解患者营养状况，及时通过饮食或其他途径补充维生素、蛋白质、微量元素等营养成分。

第六节　吞咽功能障碍

一、概述

吞咽障碍（dysphagia）是指食物从口腔运送到胃的过程出现障碍。严重的吞咽障

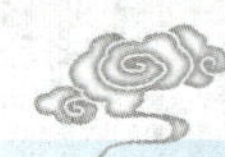

碍易导致吸入性肺炎、支气管痉挛、脱水、营养不良、压疮、窒息等临床常见并发症。如有相关器官解剖结构异常改变的，为器质性吞咽障碍；而由中枢神经系统或周围神经系统损伤、肌肉病变等引起运动功能异常，且无器官解剖结构改变的吞咽障碍，为功能性吞咽障碍。

（一）病因与发病机制

吞咽功能障碍可由多种原因引起。口咽、神经、喉咽、食管等很多部位的疾病都可以引起吞咽困难，其中以脑卒中引起的原发性动力障碍最为常见。脑卒中发生后有30%～50%的患者可出现吞咽困难；某些疾病引起吞咽困难的发生率甚至可达90%，如肌萎缩侧索硬化、帕金森病等；也可见于其他神经系统疾病如脑外伤、多发性硬化晚期、运动神经元病、重症肌无力等。

正常的吞咽动作分为准备期、口腔期、咽期、食管期四个阶段。

1. 准备期　在双唇、齿、舌、下颌、颊肌、软腭、硬腭等的参与下将食物摄入口中并咀嚼成食团。这一时期发生于口腔，可随意控制。

2. 口腔期　是指食团向咽部运送的过程。这个过程要求双唇紧闭的功能良好，舌头可自主向各个方向移动，舌上的食物被推送至舌后部并通过咽弓，吞咽动作变为反射行为，不再受意志的控制，在舌驱动力的作用下将食团推送入咽。

3. 咽期　即食物经咽喉进入食管的过程。食物刺激了咽部的吞咽受体，所产生的冲动传至脑干的吞咽中枢，此中枢立即抑制吞咽时的呼吸，并激发一系列协调过程，防止食物反流入鼻腔。吞咽反射引起了一些重要的肌肉活动，主要有四个动作：①软腭往上、往后顶，完全闭锁腭咽，避免食物反流进入鼻腔；②喉头上抬升高并向前紧贴会厌软骨，声带内收，声门关闭；③咽缩肌收缩推动食团往下；④环咽肌扩张，食团进入食管。这一期进行的极快，正常人通常仅需0.1秒。

4. 食管期　即食管的输送过程。吞咽反射结束后，食团因重力及食管蠕动而顺食管往下推送到胃部。正常情况下食团通过长25cm的整个食管需7～10秒。下食管括约肌松弛使食物进入胃中。

正常生理性吞咽动作是由中枢神经系统和第Ⅴ、Ⅶ、Ⅸ、Ⅹ、Ⅻ脑神经及颈丛共同参与完成。上述四个阶段中的任何环节受到损伤均可引起吞咽功能障碍。

吞咽功能障碍可归属于中医“口僻”“噎膈”等范畴。证候多属本虚标实，以气滞、痰阻、血瘀，经络不通为标实；肝脾肾失养，津枯血燥为本虚。

（二）临床表现

1. 呛咳　由于患者口腔控制食物的能力降低，食物可在吞咽发生前被吸入咽部，进入气管；或吞咽时食物逆流入鼻腔，或吸入、误咽至气管，引起呛咳。

2. 食物残留口腔　当患者舌肌和软腭部肌肉功能减退，不能将食物送入咽部，食物就会残留在口腔内。

3. 流涎　口部肌肉控制减弱，不能缩唇，舌肌运动减弱，不能吞咽口水，唾液从口中流出。

4. 吸入性肺炎　由于间断性误咽导致反复发生肺部感染，误咽是由于吞咽动作无力，食物吞咽不完全，残留于咽部的食物于呼吸时进入气管，或由于吞咽反射动作失调，气管闭锁不全所致。

5. 吞咽后胸部憋闷或食物反流　进食时食管下括约肌不能松弛，食物停留于

食管。

6. 需要额外液体将食物湿化或帮助吞咽。

7. 发音困难　声音变“潮湿”，嘶哑。

（三）辅助检查

1. 临床观察　包括临床专科资料（基础疾病、全身状态及意识水平等）及患者个人史、生活环境资料等。

2. 其他检查　为了正确评估吞咽功能，了解患者是否有误咽及误咽发生的时期，必须采取录像吞咽造影、内镜、超声波、测压检查等手段。其中录像吞咽造影法是目前最全面、可靠、最有价值的误咽评价检查方法，常被认为是评价吞咽障碍的“金标准”，它是借助X线及录像设备，利用含钡食物动态观察患者有无误咽及评价摄食—吞咽障碍的状态。测压检查是唯一定量分析咽部和食管力量的检查方法。表面肌电对吞咽各个时期的电生理进行分析。

（四）诊断要点

1. 病史采集　包括患者主观上吞咽异常的详细描述，如吞咽困难的持续时间、频度、加重和缓解的因素、症状、继发症状；相关的既往史和以前的吞咽检查；目前的进食方式及食物类型。

2. 综合分析病史、临床表现和临床检查结果，做出诊断。

（五）临床治疗

1. 药物治疗　近年来，已开展在内镜直视下行狭窄部注射肉毒杆菌毒素治疗贲门失弛缓而致的吞咽功能障碍。肉毒杆菌毒素局部注射可降低痉挛，促进括约肌松弛。

2. 手术治疗　对于食管疾病所致的吞咽功能障碍，在药物治疗不满意的情况下，可考虑行食管下段狭窄部球囊扩张术、支架放置术等外科手术治疗。

二、康复评定

通过评定了解是否存在吞咽功能障碍，发现吞咽功能障碍的可能病因，找出吞咽过程中存在的解剖和生理异常，确定吞咽障碍的类型、严重程度、预后，为制订治疗方案，评定治疗效果，指导安全喂食和健康宣教提供客观依据。

（一）吞咽能力分级标准（表6-9）

表6-9　吞咽能力分级标准

正常	轻度	中度	重度
具有正常的摄食吞咽能力	轻度吞咽困难，完全能经口摄食	一部分食物能经口摄食，但不能完全维持营养，需静脉辅助营养	完全不能经口摄食

（二）口腔功能评定

可采用由河北省人民医院康复中心修改的Frenchay构音障碍评定表中有关吞咽过程口腔肌肉活动功能的项目进行评定。包括：①唇的运动；②颌的位置；③软腭运动；④喉的运动；⑤舌的运动。这五项检查，每项最低分为1分，最高分为5分，16分以上为相对安全。

（三）吞咽功能评定

1. 反复唾液吞咽测试　患者采取坐位或半坐卧位，检查者将食指放于患者甲状软骨上缘，嘱患者做吞咽动作。观察30秒内完成吞咽的次数和活动度。当喉头随吞咽动作上抬越过食指后复位即完成一次吞咽反射。若患者口干难以吞咽时可在舌上滴少许水以利吞咽。嘱其尽快反复吞咽并记录完成吞咽次数，老年患者在30秒内能达到3次吞咽即可。一般有吞咽困难患者，即使第一次吞咽动作能顺利完成，但随后的动作会变得困难，或者喉头尚未充分上举就已下降。此方法可评定由吞咽反射诱发的吞咽功能状况。

2. 饮水试验　患者取坐位，让患者像平时一样饮30ml温水，观察并记录饮水时间、有无呛咳、饮水状况等。结果分为：①一次喝完无呛咳（a. 5秒钟之内喝完；b. 5秒钟以上喝完；）②两次以上喝完无呛咳；③一次喝完有呛咳；④两次以上喝完有呛咳；⑤呛咳多次发生，不能将水喝完。

吞咽功能判断：正常①a；可疑①b或②；异常③④⑤。此试验安全、直接、易重复，但敏感性及特异性较差，而且不能检测静息性误咽，可作为筛查测试。任何怀疑有吞咽障碍的患者，应进一步详细评估和吞钡造影检查。

3. 摄食—吞咽过程评定　按照摄食—吞咽的各个阶段来评定。①先行期：意识状态、有无高级脑功能障碍影响、食速、食欲。②准备期：开口、闭唇、摄食、食物从口中洒落、舌部运动、下颌、咀嚼运动、进食方式变化。③口腔期：吞送（量、方式、所需时间）、口腔内残留。④咽期：喉部运动、噎食、咽部不适感、咽部残留感、声音变化、痰量有无增加。⑤食管期：胸口憋闷、吞入食物逆流。此外，有必要留意食物内容、吞咽困难的食物性状、所需时间、一次摄食量、体位、残留物去除法的有效性等。

（四）高级脑功能评定

吞咽功能障碍评估不能脱离行为、情绪、认知和智力等整体性评价而单独存在。还应观察患者的语言功能、认知、行为、注意力、记忆力、情感或智力水平有无问题。

三、康复治疗

（一）康复治疗目标

1. 恢复或改善患者的吞咽功能，尽量减少不经口喂饲，改善患者的营养状况。

2. 增加进食的安全性，降低食物误咽、误吸入肺的机会，减少吸入性肺炎等并发症的发生。

3. 改善患者因不能经口进食所产生的心理恐惧与抑郁。

（二）现代康复治疗

1. 摄食训练（直接训练）　是指把食物引入口，加强吞咽功能。直接训练的适应证为：患者意识清楚，全身状态稳定，能产生吞咽反射，少量吸入或误咽能通过随意咳嗽咳出。

（1）体位的选择：首先选择适合患者进食的体位，一般选择躯干30°仰卧位，头部前屈，偏瘫者患侧肩部用枕头垫起，辅助者位于患者健侧。此时进行训练，食物不容易从口中漏出，有利于食团向舌根运送，还可减少向鼻腔逆流及误咽的危险。颈部前屈也可以预防误咽。严禁在水平位和侧卧位进食。

（2）食物的选择：食物的形态应根据吞咽障碍的程度及阶段，根据先易后难的原则来选择。容易吞咽的食物一般具有密度均一,有适当的黏性,松散且爽滑,通过咽和食管易变形,不在黏膜上等特点。吞咽功能障碍患者口饲食物的顺序一般为软食、半固体、固体,最后是液体食物。应根据患者的具体情况及饮食习惯进行选择,兼顾食物的色、香、味及温度等。

(3)一口量:即摄食时,最适于患者吞咽的每次摄食入口量。正常人的每次入口量约为1~20ml。浓黏稠食物为3~5ml,固体2ml。对患者进行训练时,每次入口量不宜过多,也不宜过少。若一口量过多,容易引起咽部残留,导致误咽;一口量过少,则会导致刺激强度不够,难以诱发吞咽反射。一般先以小量(3~4ml)试之,然后酌情加量。

(4)进食速度:指导患者以较常人缓慢的速度进行摄食、咀嚼和吞咽。一般每餐进食的时间控制在45分钟左右为宜。

(5)辅助吞咽动作

1)空吞咽:当咽部已有食物残留,如继续进食,则残留积累增多,容易引起误咽。因此,每次进食吞咽后,应反复做几次空吞咽,使食团全部咽下,然后再进食。

2)交互吞咽:让患者交替吞咽固体食物和流食,或每次吞咽后饮少许水(1~2ml),这样既有利于激发吞咽反射,又能达到去除咽部滞留食物的目的。

3)侧方吞咽:咽部两侧的梨状隐窝是吞咽后容易滞留食物的部位,通过颏部指向左、右侧的点头样吞咽动作,可去除并咽下滞留于两侧梨状隐窝的食物。

4)点头样吞咽:会厌上凹也是容易残留食物的部位。当颈部后屈,会厌上凹会变得狭小,残留物可被挤出,反复进行几次点头样的动作,同时做空吞咽动作,便可去除残留食物。

2. 间接训练　间接训练可预防失用性功能低下,改善吞咽相关器官的运动及协调动作。由于间接训练不使用食物,安全性好,因此适用于从轻度到重度的各类吞咽困难患者。一般先于直接训练进行,直接训练开始后仍可并用间接训练。常用的方法有:

(1)口唇闭锁练习:让患者面对镜子独立进行紧闭口唇练习,若无法主动闭锁口唇,可予以辅助练习。包括口唇闭合、口唇突出与旁拉、嘴角上翘(做微笑状)、抗阻鼓腮等,通过此方法可改善食物或水从口中漏出。

(2)下颌运动训练:可促进咀嚼功能,做尽量张口,然后松弛及下颌向两侧运动练习。对张口困难患者,可对痉挛肌肉进行冷刺激或轻柔按摩,使咬肌放松;通过主动、被动运动让患者体会开合下颌的感觉。为强化咬肌肌力,可让患者做以臼齿咬紧压舌板的练习。

(3)舌部运动训练:可促进对食团的控制及向咽部输送的能力。主要包括舌的前伸后缩、环形运动、舌齿舌唇的交替灵活运动、舌根的抬高运动等。

(4)冷刺激:将冰冻的棉棒蘸少许水,轻轻刺激软腭、腭弓、舌根及咽后壁,然后嘱患者做吞咽动作。如出现呕吐反射即应终止刺激;如患者流涎过多,可对患侧颈部唾液腺行冷刺激,3次/日,10分钟/次,至皮肤稍发红。通过此方法能有效地诱发和强化吞咽反射,反复训练之后可使吞咽有力。

(5)构音训练:吞咽困难患者常伴有构音障碍,通过构音训练可以改善吞咽有关器官的功能。

(6)咳嗽训练:吞咽困难患者由于肌力和体力下降、声带麻痹,咳嗽会变得无力。

强化咳嗽有利于排出吸入或误咽的食物,促进喉部闭锁。

(7)声带内收训练:患者深吸气,两手按住桌子或在胸前对掌,用力推压,闭唇、憋气5秒钟,以达到屏气时声带闭锁,防止食物进入气管。

(8)声门上吞咽训练:声门上吞咽又称为"屏气吞咽",由鼻腔深吸一口气,然后屏住气进行空吞咽,吞咽后立即咳嗽。通过这一训练可防止误咽,同时吞咽后咳嗽可以清除滞留在咽喉部的食物残渣。

(9)促进吞咽反射训练:用手指上下摩擦甲状软骨至下颌下方的皮肤,可引起下颌的上下运动和舌部的前后运动,继而引发吞咽。此方法可用于口中含有食物却不能产生吞咽运动的患者。

3. 综合训练　有摄食—吞咽障碍的脑卒中患者仅有口腔功能训练是远远不够的,应该提倡综合训练,包括肌力训练、排痰法的指导、上肢的摄食动作训练、辅助具的选择与使用、食物的调配、进食前后口腔卫生的保持等,凡是与摄食有关的细节都应考虑在内。因此,摄食-吞咽障碍患者的康复训练需要在医师的指导下,以及言语治疗师、物理治疗师、作业治疗师、护士、营养师等密切配合、通力合作,才会取得满意的效果。可通过低中频电疗法、肌电图生物反馈法等物理治疗法,以增强吞咽相关肌肉的肌力,促进吞咽动作的协调性,达到改善吞咽的目的。

4. 其他治疗方法　球囊扩张术经口、经鼻两种途径,主被动结合扩张,适用于神经源性吞咽障碍。通气说话瓣膜适用于气管切开患者。保守治疗无效的患者可考虑手术治疗。

知识链接

吞咽功能障碍治疗新革新

IOE(intermittent oro-esophageal tube feeding)技术又称间歇经口至食管管饲法,是一种进食代偿手段,是目前医学界治疗吞咽功能障碍的新技术。该项操作在插管的过程中能刺激舌根部,诱发吞咽反射,同时也符合经口进食的生理规律,无鼻腔刺激,避免咽喉部肌肉痉挛,患者不需长期带管,不影响外观形象,不影响康复训练,能提高患者的接受度。相比于传统鼻饲管治疗手段,IOE技术具有适用病症广、安全性高、舒适性好、治疗效果好、操作便捷、并发症少等优势,被广泛应用于临床,让吞咽障碍患者"告别鼻饲管,拒绝胃造瘘",也越来越受到患者的认可和好评。

(三)中医康复治疗

1. 体针　可针刺廉泉、通里、人迎、水突等穴。并根据病情,辨证取穴,如痰浊阻窍者配丰隆、阴陵泉、三阴交;肝肾阴虚者配太溪、复溜、太冲;气虚血瘀者配血海、足三里。

2. 头针　取偏瘫对侧头部运动区,或语言一、二、三区,常配合体针治疗。

3. 舌针　取舌三针,包括聚泉、海泉、舌边,可与其他针刺法配合治疗。

4. 电针　取风府、哑门、大椎、百会、上星、人中等穴,针刺得气后,通电30分钟。

四、康复预后和预防

多数功能性吞咽障碍患者的吞咽功能可逐渐恢复,但仍有部分患者不能自行缓解,需要进行专门的康复治疗。

预防原发疾病的发生，早期进行吞咽功能训练，可防止咽下肌群发生失用性萎缩，加强舌和咀嚼肌的运动，提高吞咽反射的灵活性，改善摄食和吞咽能力。

第七节 言语功能障碍

一、概述

语言和言语是人类交流思想感情的重要工具，这两个概念既不同但又有关联。语言是指人类社会中约定俗成的能够表达思想的符号系统，它是以字形和语音为要素，以词汇为基本单位，以语法结构为规律组成的体系；是人类区别于其他动物的重要特征之一，其表现形式包括口语、书面语和姿势语。言语是语言的主要内容，是人类运用语言材料和语法规律以表达思想、感情和影响他人的工具，是用声音来进行的口语交流，即人类说话的能力。

言语障碍是指构成言语的各个环节，如听、说、读、写单独或多个部分受损或发生功能障碍。目前我国尚无统一的言语障碍分类标准，这里主要介绍两种常见的言语障碍：失语症和构音障碍。

失语症是指由于脑部器质性损伤而使原已习得的语言功能缺失的一种语言障碍综合征。表现为对语言符号的感知辨识、理解接受、组织运用或表达某一方面或几方面的功能障碍。即患者无法说他过去能说、现在想说的话，无法写他原来会写的字句，而且常同时有程度不等的语言理解困难。意识障碍和普通的智力减退造成的语言症状、感觉和运动器官损害引起的语言、阅读和书写障碍以及因先天或幼年疾病导致的学习困难，语言功能缺陷等都不属于失语症范畴。

运动性构音障碍是由于神经病变导致与言语相关的肌肉麻痹、收缩力减弱或运动不协调所致的言语障碍。此定义强调呼吸运动、共鸣、发音和韵律方面的变化。从大脑到肌肉本身的病变都可引起言语症状。此种障碍可以单独发生，也可以与其他语言障碍同时存在，如失语症合并构音障碍。

（一）病因和发病机制

1. 失语症　失语症是脑功能损伤引起的言语和作为言语基础的认知过程出现的障碍。主要原因包括：

（1）脑血管病变：是失语症最常见的病因。常见的脑血管病变有脑血栓形成、脑栓塞、脑出血、脑血管瘤等。言语功能受大脑优势半球支配，语言区域是大脑中动脉和大脑后动脉的分布范围，所以失语大多是大脑中动脉或大脑后动脉分支病变的结果，多引起持续性失语，但其症状并非固定不变。

（2）脑外伤：外伤部位不同，失语症状表现各有不同。大脑优势半球颞上回外伤多出现感觉性失语，并见视野下象限同侧偏盲；缘上回外伤，理解与表达同时发生困难，有上肢单瘫及上肢感觉症状，并可见失用症；角回外伤多表现为轻型感觉失语，阅读困难比较突出，同侧偏盲也是主要症状。

（3）脑肿瘤：大多数脑肿瘤患者起病初期的失语症状多为暂时性发作，表现为多种类型失语，以命名障碍最为多见，命名性失语与表达性失语是脑肿瘤失语中最常见的持续性症状。

(4)脑组织炎症：各种原因所致的脑膜炎、脑炎、脑蛛网膜炎都可导致失语，其中脑炎引起的失语常较明显，且恢复困难。耳源性脑脓肿常发生在颞叶，可见持续性失语。

(5)Pick 病和 Alzheimer 病：Pick 病初期失语可为命名性失语，口语词汇日渐贫乏，错误逐渐严重，最后完全失语。Alzheimer 病多出现感觉性失语症，错语、多语比较突出。

(6)其他：脑型疟疾、脑型血吸虫病也可引起失语。

2. 构音障碍　常见于脑血管意外、脑肿瘤、脑瘫、肌萎缩性侧索硬化症、多发性硬化、肝豆状核变性、震颤性麻痹综合征、脑干病变、小脑病变、大脑性瘫痪、急性感染性多发性神经根炎等。

（二）临床表现

1. 失语症　失语症的表现与其脑损伤部位、范围、病因、病前言语情况、言语习惯等生理性、病理性、心理性及社会性等因素有关。有的可能表现出非常严重的表达性症状，而理解性症状较轻微，有的患者症状特征可能正好相反。有的患者可能只表现出轻微的局限于某一语言形式的偶发性症状，而有的则可能非常严重和广泛，以致几乎完全持久地丧失语言能力。常见的症状有：

(1)口语理解障碍：包括语音辨识障碍、词义理解障碍、听语记忆广度障碍、话语理解障碍。语音辨识障碍是指在非言语的听力测验中患者并没有表现出听力障碍，能正常听到声音，但对所听到语音不能辨认接受而被知觉为没有音节的嘈杂音，这类患者不能分辨近似的、只以一个特点相区别的“对应”音。词义理解障碍是指能正确辨识语音(如能准确地复述)，但不明词义，是由于音义联系中断造成的，往往造成词义混淆，或不理解词义。听语记忆广度是指言语听觉痕迹系列的保持能力，是影响口语理解的非口语因素之一，听语记忆广度障碍患者在复述单个词时，可能无困难，但要求复述词的系列时，就感到明显的困难。话语理解障碍即语句及篇章听理解障碍。

(2)口语表达障碍：口语表达的形式多种多样，一般分流畅性和非流畅性。包括独白、对白、复述、呼名等，根据内容不同分为自动性言语、系列语、情绪性言语、主动性言语等。口语表达障碍的主要表现有找词困难、呼名障碍、语音障碍、言语失用、错语、杂乱语、语法障碍、刻板语、持续性言语、偶然性言语、复述障碍、模仿性言语等。

(3)阅读障碍：也称失读症。包括阅读理解障碍和朗读障碍，可同时出现，也可单独出现。

(4)书写障碍：也称失写症。书写的形式及内容有多种，包括自发书写、序列性书写、抄写、听写及叙述书写等。其障碍表现常与口语表达障碍的描述相对应。

2. 构音障碍　根据神经解剖和言语声学特点分为六种类型(表 6-10)。

（三）辅助检查

1. 实验室检查　主要包括频谱分析、肌电图检查、光纤腭咽喉内镜检查、电视荧光放射照相术、气体动力学检查等，其中电视荧光放射照相术的临床应用日益受到重视。

2. 头颅 CT 或 MRI 检查　帮助判读病灶部位。

3. 与原发疾病相关的各项检查。

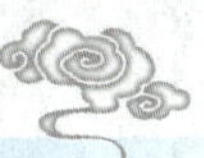

表 6-10 构音障碍的分类及言语特征

类型	常见病因	神经肌肉病变表现	言语异常特征
痉挛性（中枢性运动障碍）	脑血管病、假性延髓麻痹、脑瘫、脑外伤、脑肿瘤、多发性硬化	痉挛性瘫痪、运动缓慢 活动范围受限	说话费力，音拖长、不自然的中断，音量、音调急剧变化，粗糙音、费力音、元音和辅音歪曲，鼻音过重
弛缓型（周围性构音障碍）	脑神经麻痹、球麻痹、重症肌无力、面神经麻痹	弛缓型瘫痪、肌肉萎缩舌肌震颤	不适宜的停顿，气息音、辅音错误，鼻音减弱
共济失调型（小脑系统障碍）	脑卒中、肿瘤、外伤、多发性硬化、酒精中毒	运动不协调、肌张力低下、运动缓慢	元音、辅音歪曲较轻，主要以韵律失常为主，声音的高低强弱呆板震颤，初始发音困难、声音大，重音和语调异常，发音中断明显
运动过强型（锥体外系障碍）	舞蹈病、手足徐动、肌痉挛	异常的不随意运动	元音、辅音歪曲，失重音，不适宜的停顿，费力音，发音强弱急剧变化，鼻音过重
运动过弱型（锥体外系障碍）	帕金森病	运动范围和速度受限，僵硬	发音为单一音量，单一音调，重音减少，有呼吸音和失声现象
混合型（运动系统多重障碍）	多发性硬化、肌萎缩性侧索硬化症	多种运动障碍的混合或合并	各种症状的混合

（四）诊断要点

1. 资料收集　包括患者病史、个人史、生活环境资料等。
2. 初步检查　初步观察一般状况及语言能力印象。
3. 标准化失语症测验和实用交流能力评测的实施。

（五）临床治疗

与康复治疗不可分割，详见康复治疗。

二、康复评定

（一）失语症的评定

1. 波士顿诊断性失语检查法（the Boston diagnostic aphasia examination，BDAE）是目前英语国家应用较为普遍的失语症标准化诊断量表。该检查法设计全面由 27 个分测试组成，包括语言功能和非语言功能，检查由两部分，5 个大项组成：A 会话和自发言语，B 听理解，C 口语表达，D 书面语言理解，E 书写。能全面测出语言各组成部分的功能，既可对患者语言交流水平进行定量分析，又可对语言特征进行定性分析；既可确定患者失语症严重程度，又可做出失语症分类。但不足之处在于检查时间长，达 2~3 小时，以及评分困难。

2. 西方失语成套测验（the Western aphasia battery，WAB）　是 BDAE 修改后的短缩版，它克服了 BDAE 冗长的缺点，在 1 个小时内可以完成检查，比较实用。可单独检查口语部分，并能根据结果进行分类，是目前广泛用于失语症检查的方法之一。此检查法具有四个显著的优点：

1）可以从失语检查结果计算出失语指数（又称失语商，aphasia quotient，AQ）、操作指数（performance quotient，PQ）和大脑皮质指数（cortical quotient，CQ），以最高 100% 来表示。

2）根据言语功能部分的亚项（自发言语、听理解、复述和命名）的分数可以做出失语症的分类。

3）适用于失语症的脑损伤患者。

4）患者的左右大脑半球的全认知功能可以用左右大脑皮质指数分别计算。

3. 北京医科大学汉语失语成套测验（aphasia battery of Chinese，ABC）　主要是参考 WAB，结合中国国情经修改后拟定的。按照规范化要求制定统一指导语，统一评分标准，统一图片及文字卡片及统一失语分类标准，自 1988 年开始应用于临床，是国内比较常用的检查方法。

（二）构音障碍的评定

1. 构音障碍器官评定　主要包括发音器官神经反射，运动功能及言语功能评定。

（1）发音器官神经反射：通过询问家属和详细观察患者咳嗽反射、吞咽动作和流涎情况来判断。

（2）发音器官：观察患者在静坐时的呼吸情况，能否用嘴呼吸，说话时是否气短。口唇在静止状态时的位置，鼓腮、发音和说话时口唇动作是否有异常。颌、软腭、喉和舌在静止状态的位置和发音以及说话时的动作是否异常。

（3）言语：通过读字、读句以及会话评定发音、语速和口腔动作是否异常。

2. 由河北省人民医院康复中心修改的 Frenchay 构音障碍评定法　该测验检查内容包括反射、呼吸、唇、颌、软腭、喉、舌、言语八大项，每项为 2~6 细项，共 28 细项。能为临床动态观察病情变化、诊断分型和疗效评定提供依据，并对预后有较肯定的指导作用。

3. 中国康复研究中心构音障碍评定法　此检查法是由我国专家参考日本的构音障碍检查法编制的汉语构音障碍检查法，在临床上应用广泛，主要由构音器官检查和构音检查两部分组成。构音器官检查是通过对构音器官形态及粗大运动的观察确定构音器官是否存在器质异常和运动障碍，范围包括肺（呼吸情况）、喉、面部、口部肌肉、硬腭、腭咽机制、舌、下颌和反射。构音检查是以普通话语音为标准音结合构音类似运动对患者的各个言语水平及其异常进行系统的评定以发现异常构音。主要包括：会话、单词检查、音节复述、篇章检查、构音类似运动、结果分析和总结。

4. 仪器检查法　鼻流量计检查，喉空气动力学检查，纤维喉镜，电子喉镜，电声门检查等方法。

三、康复治疗

（一）康复治疗目标

1. 失语症治疗的总目标是修复和恢复言语过程，改善患者的语言功能和交流能力。

（1）轻度失语：包括命名性失语、传导性失语和部分 Broca 失语和经皮质运动性失语，其治疗目标主要是改善言语功能，力争恢复就业。

（2）中度失语：包括 Broca 失语、Wernicke 失语以及经皮质感觉和运动性失语，其治疗目标是充分利用残存功能，在交流上做到自理。

（3）重度失语：包括混合性失语和完全性失语，其治疗目标是尽可能利用残存功能和代偿方法，进行最简单的日常交流。

2. 构音障碍治疗的整体目标是加强交流功能。对于严重构音障碍者，尽可能建立非言语交流系统，使得患者通过交流获得日常生活中的需要。

（二）现代康复治疗

1. 失语症的治疗方法

（1）认知刺激法：曾称为刺激促进法，是传统的治疗方法。是 Schuell、Wepman 等言语治疗先驱提出的，这种方法至今仍是应用最广泛、最基础的治疗方法。刺激法是指对损害的语言符号系统应用强的、控制下的听觉刺激为基础，最大限度地促进失语症患者的语言重建和恢复。Schuell 提出的失语症治疗 6 原则，体现了刺激法的核心内容（表 6-11）。

表 6-11　失语症刺激治疗的主要原则

刺激原则	说明
给予适当的刺激	采用的刺激必须能输入大脑，因此要根据失语症的类型和程度，选用适当的控制下的刺激，要使患者感到有一些难度，但尚能完成为宜
给予强有力的刺激	多途径输入刺激，例如，给予听刺激的同时给予视、触、嗅等刺激（如实物），可以相互促进效果
给予反复的刺激	一次刺激得不到正确反应时，反复刺激可能会提高其反应性
给予引出相应反应的刺激	每次刺激应引出相应的反应，这是评价刺激是否恰当的唯一方法，它能提供重要的反馈，使治疗师调整下一步的刺激
选择性强化引出的反应	当患者对刺激有相应的反应时，要鼓励和肯定（正强化）正确的部分
其矫正反应，莫如改换刺激	对错误反应，不要直接强行纠正，应淡化患者的挫败感，及时调整或变换刺激

（2）实用交流能力训练：使语言障碍的患者最大限度的利用其残存的能力（语言的或非语言的），确定最有效的交流方法，使其能有效地与周围人发生有意义的联系，尤其是促进日常生活中所必需的交流能力。实用交流能力训练重视以下几个原则：

1）重视常用原则：采用日常交流活动的内容为训练课题，选用接近现实生活的训练材料，如实物、照片、新闻报道等，根据患者不同的交流水平，采取适当对应的方式，调动患者的兴趣及训练动机，并同时在日常生活中复习和体会训练的成绩，使其逐渐参与到日常交流活动中来。

2）重视传递性原则：不仅仅用口语，还应会利用书面语、手势语、画图等代偿手段传递信息，以达到综合交流能力的提高。

3）随时调整交流策略原则：治疗计划中应包括促进运用交流策略的训练，使患者学会选择适合不同场合及自身水平的交流方法，丰富交流策略的类型和内容。让患者体验

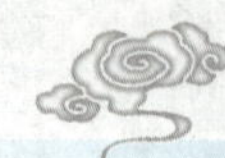

在你我交流过程中运用不同策略的成败，使其最终能找出适合自己的非语言交流手段。

4）重视交流原则：设定更接近于实际生活的语境变化，引出患者的自发交流反应，并在交流过程中得到自然的反馈。

（3）交流效果促进法（promoting aphasics communication effectiveness，PACE）技术：训练中利用接近实用交流的对话结构，信息在语言治疗师与患者之间相互传递，使患者尽量调动自己的残存能力，以获得实用化的交流技能。训练方法：将一叠图片正面向下扣置于桌上，治疗师与患者交替摸取，不让对方看见自己手中图片的内容。然后运用各种表达方式（如呼名、迂回语、手势语、绘画、指物等）将信息传递给对方，接受者通过重复确认、猜测、反复质问等方式进行适当反馈，治疗师可根据患者的能力提供适当的示范。

（4）代偿手段的利用和训练：包括手势、画图表意、交流板或交流册、电脑说话器等。

（5）训练注意事项

1）训练开始的时间：正规的语言训练开始时期是急性期过后，患者病情稳定，能够耐受集中训练至少30分钟，即可逐渐开始训练。

2）训练时间安排：每日的训练时间应根据患者的具体情况决定，情况差时应提前结束，较好时可适当延长。最初训练时间应限制在30分钟以内。超过30分钟可安排为上下午各一次。短时间、多频率训练比长时间、少频率的训练效果要好。

3）停止或不适合进行语言训练的情况：全身状态不佳、意识障碍、重度痴呆、拒绝或无训练动机及要求者、接受一段时间的系统语言训练已达持续静止阶段。另外，要密切观察患者的行为变化，一旦有疲劳迹象应及时调整时间和变换训练项目或缩短训练，避免机械的无效训练。

4）训练目标要适当：每次训练开始时从患者容易的课题入手，并于每天训练结束前让患者完成估计能正确反应的若干内容，令其获得成功感而激励进一步坚持训练。对于情绪不稳定者，处于抑郁状态的患者应调整到较容易的课题上来，缓解其不良情绪，增强训练信心。对于过分自信的患者可提供稍难一些的课题进行尝试，以加深其对障碍的认识。

2. 构音障碍的治疗方法

（1）构音器官运动功能训练：主要包括呼吸训练，下颌、口唇及舌运动功能训练，鼻咽腔闭锁功能训练（软腭训练）。训练时尽可能取端坐位，并进行松弛训练，颈肌放松，全身放松。首先集中训练运动力量、范围和运动的准确性，随后再进行速度、重复、交替和协调运动练习，这些运动训练对产生准确的、清晰的发音是非常重要。

（2）发音训练：包括发音启动、持续发音控制、音量控制、音高控制及鼻音控制等，应根据评价时发现的障碍类型决定。进行语音训练时，应鼓励患者观察治疗师的发音口型。患者发音时可照镜子，以便及时纠正自己的发音动作。在构音障碍中，共济失调型和运动减退型构音障碍者存在重音、语调和停顿不当与不协调等语言节奏异常，在进行语言节奏训练时，应针对性进行训练。

1）构音点不同音的组合训练：如“pa-da-ka”。

2）构音点相同音的组合训练：如“ba-ma-pa”。

3）无意义音节组合训练：如“ha-hu”“mi-ki”等。

4）有意义音节组合训练：将患者有问题的音组合入有意义音节（单词）中，如“m”音有问题时，用“妈妈、棉帽、千里马、开门红”等组合练习。

5）句子水平的组合训练：利用诗歌、儿歌、短文、会话等练习。

（3）言语代偿交流方法训练：适用于重度构音障碍的患者。重度患者可依据现有的语言及非语言水平，选择交流板［图画和（或）文字］、交流手册或计算机等进行言语代偿或补充，以助交流。交流板可设计为 4cm×45cm 左右，根据患者的日常活动、需求、喜好等设计约含 80 个内容的字图及亲友的照片等。交流板制作完成后，训练患者建立运用交流板的意识，以及会话中应用交流板的技巧等。

（三）中医康复治疗

1. 中药治疗　在辨证的基础上选方用药。风痰阻络者选用解语丹，肾精亏虚者选用地黄饮子等。

2. 针灸治疗　根据病情，辨证辨经络取穴，如针刺廉泉、哑门、承浆、大椎等。

四、康复预后和预防

不同原因所致的失语症，其恢复速度与程度均不同。一般来说，病灶范围越大，失语障碍越严重，预后也越差。失语症患者同时合并构音障碍、言语失用或其他高级神经功能障碍等情况时，预后相对比单纯失语症情况差。

构音障碍的病情取决于神经学状态和进展的情况，双侧皮质下和脑干损伤、退行性疾病如肌萎缩侧索硬化症等预后最差。单纯构音障碍的患者比构音障碍合并失语症、听力障碍或智力障碍的患者预后好。

言语功能障碍的预防重在预防原发疾病的发生，一旦发生功能障碍应尽早进行康复治疗。

（卢　哲）

复习思考题

1. 吞咽功能障碍的康复治疗目标是什么？
2. 构音障碍的康复治疗方法有哪些？

扫一扫
测一测

案例分析

案例分析
答案要点

1. 患者，男，48 岁，4 个月前驾车时突感左脚麻木，停车后，出现左侧肢体无力，跌倒在地。当时无明显头痛、头昏、恶心，无意识障碍、四肢抽搐。诊断为“脑出血”。保守治疗 3 周后出院，出院时患者病情平稳，遗留左侧肢体活动不便。出院后在家休养，未进行系统康复治疗，现患者左上肢屈曲挛缩。对该患者应制订哪些康复评定计划？

2. 患者，女，68 岁，脑出血致右侧肢体偏瘫 1 月余，骶尾部出现压疮 3 周。患者自脑出血后一直卧床。曾住 ICU 病房 3 周，现转入普通神经科病房，目前生命体征平稳。既往有高血压和糖尿病史，目前血糖和血压药物控制满意。查体：患者神志清，失语，查体不能合作，右侧上下肢肌张力增高，无随意运动，不会翻身，不能坐。骶尾部可见一个直径为 3cm 大小的皮损，深达皮下组织，伤口肉芽新鲜，周围黯红。针对该患者的压疮应如何施行康复治疗？

主要参考书目

1. 南登崑 . 康复医学[M]. 北京:人民卫生出版社,2004.
2. 卓大宏 . 中国康复医学[M]. 北京:华夏出版社,2004.
3. 关骅 . 临床康复学[M]. 北京:华夏出版社,2005.
4. 杜建 . 中西医结合康复学[M]. 北京:人民卫生出版社,2006.

复习思考题答案要点和模拟试卷

《临床康复学》教学大纲

10